训练伤康复图解

主　编　杨英昕　杨　旭　刘　佳
副主编　包永欣　杜　菲　王成刚　冯　静　段英超

北方联合出版传媒（集团）股份有限公司
辽宁科学技术出版社

图书在版编目（CIP）数据

训练伤康复图解 / 杨英昕, 杨旭, 刘佳主编. -- 沈阳 : 辽宁科学技术出版社, 2024. 12. -- ISBN 978-7-5591-4005-0

Ⅰ. R493-64

中国国家版本馆 CIP 数据核字第 2024Z4L204 号

出版发行：辽宁科学技术出版社
（地址：沈阳市和平区十一纬路25号　邮编：110003）
印 刷 者：辽宁鼎籍数码科技有限公司
经 销 者：各地新华书店
幅面尺寸：185 mm × 260 mm
印　　张：25.25
字　　数：530 千字
出版时间：2024 年 12 月第 1 版
印刷时间：2024 年 12 月第 1 次印刷
责任编辑：卢山秀
封面设计：魔杰设计
责任校对：黄跃成

书　　号：ISBN 978-7-5591-4005-0
定　　价：168.00元

编委会

主　编　杨英昕　杨　旭　刘　佳

副主编　包永欣　杜　菲　王成刚　冯　静　段英超

编　委（按姓氏拼音首字母排序）

包永欣　曹赓祥　常　祺　陈雪丹　程慧敏　俞倩馥
褚艳丽　邓志筠　董津含　杜　菲　段英超　冯　静
高　玲　高　正　郭　帅　郭思宁　韩　巍　韩芳芳
郝长宏　侯志鹏　胡靖郁　姜琳琳　姜晓玲　焦　骥
金墨林　鞠　闯　李　丹　李　伟　李　阳　李　尊
李二伟　李洪岩　李歆田　梁　操　梁晓杰　刘　佳
刘桂楠　刘天龙　刘允鹏　栾绍斋　马　迪　马　丁
马新棋　任彩婷　石　岩　史振广　孙晓颖　田　杨
田恩泽　田琳琳　王　丹　王　坤　王成刚　王光旭
王梦璐　王亚龙　吴增晖　许浩田　杨　旭　杨英昕
于海南　战　美　张　倩　张　尹　张孟博　张天洋
张怡冰　张永敏　张治宇　赵　迪　赵美月　赵紫薇
甄天旭　郑大鹏　周艳群　朱　敏　祚丹丹

序 言

军事训练伤的康复治疗是一个系统且复杂的过程，涉及官兵的生理、心理和医学等多个方面，需要根据官兵自身的特点和部队的训练要求，因势利导，施行有针对性的预防和治疗措施。这不仅关系到官兵的个人健康，更是影响官兵回归训练场的重要因素、提升部队整体战斗力的重要环节。

为此，北部战区总医院康复医学科团队在杨英昕主任的带领下，聚焦训练伤康复评定与治疗技术研究，以训练伤常见部位为主线，以康复技术方法为重点，以标准化实操为规范，编著了这本《训练伤康复图解》，旨在指导基层军医和官兵进行科学有效的康复训练，帮助受伤官兵恢复肢体功能、减少非战斗减员，助推部队一线战斗力生成。

《训练伤康复图解》汇集了康复领域、骨科领域、运动医学领域多位专家的智慧和心血，在训练伤康复评定标准、相关部位解剖结构、康复技术手段创新与规范等方面做了详尽的介绍与示范，既体现了军事训练伤康复治疗的前沿发展水平，又体现了中国传统技术特色。本书在配图的同时还制作了6个部位的动作视频，以图文和视频的形式，形象地展示了军事训练伤的康复治疗策略，是一套简便易学的“实操宝典”。

哪里有官兵，哪里就有人民军医冲锋的身影；哪里有训练，哪里就是人民军医奋战的疆场。北部战区总医院康复医学科将牢记“姓军为兵、姓军为战”的宗旨，秉持“因战而生、保障打赢”的责任担当，主动向一线靠拢、向战斗力聚焦，永远冲锋在为兵服务的前沿阵地，为战友健康保驾护航，为强军兴军贡献力量。

北部战区总医院康复医学科

2024年11月20日

目　录

第一章　训练伤康复评定

康复评定是康复医学中至关重要的一环，通过系统和科学的方法，对身体或心理功能受损的个体进行全面、客观的评价，以了解其功能障碍的性质、部位、严重程度、发展趋势、预后及转归，从而为其制定个性化的康复目标和实施计划提供依据。训练伤康复评定重点包括训练伤风险筛查、疼痛评定、感觉功能评定、关节活动度评定、肌力及肌张力评定、肌肉耐力和肌肉爆发力评定、本体感觉及平衡评定、日常生活活动能力评定、心理评估等方面，本节重点介绍疼痛评定、感觉功能评定及关节活动度评定等内容。

第一节　疼痛评定

疼痛是一种与实际或潜在组织损伤相关的不愉快的感觉与情绪体验[1]。疼痛是人类的第五生命体征，与体温、呼吸、脉搏、血压同等重要。疼痛性质是多方面的，疼痛强度是其最显著的特征，对病情严重程度评估和治疗效果评价都非常重要。疼痛可以通过自评量表、行为测试和生理测量进行评估[2-5]。其中疼痛量表是最为快捷且费用最低廉的评估手段，并且经过医护人员的简单培训，患者也可以进行自评，这对患者进行自我疼痛监控非常重要。因此，自评量表评估法被认为是疼痛评定的金标准[6, 7]。

一　单维度疼痛评估量表

疼痛评估量表应易于理解、完善、正确有效，并把患者的健康状况列入考虑。选择疼痛评估量表需满足 8 个要求：适当性、可重复性、正确性、敏感性、精确性、可评估性、可接受性以及可行性。目前，临床常用的疼痛强度主观评估方法有以下几种：视觉模拟评分（VAS)、语言描述评分法、数字分级法等。

（一）视觉模拟评分

视觉模拟评分为一条 10 cm 长的直线，两端分别标有 0（表示“无痛”）、10（表示“剧痛”），线上不应有标记、数字或词语，以免影响评估结果，保证患者理解两个端点的意义。

患者在线上标记出最能代表其疼痛强度的点，测量 0 到标出点的距离即为疼痛强度评分值。部分患者包括老年人和文化教育程度低的患者使用此评分法可能有困难，但大部分人可以在训练后使用。

视觉模拟评分又分为水平视觉模拟评分和垂直视觉模拟评分两种形式。有研究表明，英语母语者使用垂直视觉模拟评分的误差率较水平视觉模拟评分高，而中国患者使用垂直视觉模拟评分与水平视觉模拟评分的误差率无明显区别。总体来说，VAS 具有准确、简便易行、灵敏度高等特点。因此，在临床上和科研工作中使用广泛。VAS 的另一大优势就是其数值是连续变化的，一方面可以更好地反映出疼痛细微的变化，另一方面在统计上，连续分值可以用于参数检验，比类别评估量表（如 5 点评估法）的非参数检验有优势。因此，VAS 是临床科研的首选。

视觉模拟评分的优点：

（1）重复性好：较短的时间间隔和稳定的直观刺激下进行视觉模拟评分的重复测量，90% 的分值都很接近。

（2）灵敏度高：视觉模拟评分能区分出 101 种不同的疼痛程度，可反映出较小的变化。

（3）操作简单：只要给予清楚的指示，患者完成视觉模拟评分测试的过程相当简单；对研究者而言，记分和数据处理也容易。

（4）视觉模拟评分的数据呈连续频数分布，能进行严格的统计检验。

视觉模拟评分的缺点：

（1）视觉模拟评分的首次使用不成功应答率高（4% ~ 11%），特别是文化程度较低者回答量表时感到难以理解。

（2）随着时间的变化，若病患对相同刺激的实际主观疼痛感受发生变化后（如疼痛耐受），视觉模拟评分的可变率增高（可高达 20%），造成临床评估失败。

（3）视觉模拟评分量表必须以视觉模拟评分卡或绘图的方法给出，而不能仅仅通过语言描述的方式让患者标记疼痛强度。

（二）语言描述评分法

语言描述评分法，即让患者根据自身感受进行描述，用一系列词语（无痛、轻度疼痛、中度疼痛、重度疼痛）来代表不同水平的疼痛程度，患者在这些词语中选择最能代表其疼痛强度的词，将疼痛测量尺与口述评分法相结合。语言描述评分法的优点是语言描述易于理解，可随时口头表达，应答率较高。其缺点是不同的患者对相同的词语描述可能感受程度不同，语言描述评分法的测试结果不能进行计量分析。

具体方法是将疼痛划分为 4 级：

0 级：无痛。

Ⅰ级（轻度疼痛）：有疼痛但可忍受，生活正常，睡眠无干扰。

Ⅱ级（中度疼痛）：疼痛明显，不能忍受，要求服用镇痛药物，睡眠受干扰。

Ⅲ级（重度疼痛）：疼痛剧烈，不能忍受，需用镇痛药物，睡眠受严重干扰可伴自主神经紊乱，或被动体位。

（三）数字分级法

数字分级法使用疼痛程度数字评估量表对患者疼痛程度进行评估，用 0 ~ 10 代表不同程度的疼痛，0 表示无疼痛，10 表示最剧烈的疼痛。询问患者疼痛的程度，做出标记，或者让患者自己画出一个最能代表自身疼痛程度的数字。此方法在临床上较为常用，也有水平型和垂直型两种形式。按照对应的数字将疼痛程度分为轻度疼痛（1～3）、中度疼痛（4～6）和重度疼痛（7～10）。

0，无痛；1～3，轻度疼痛（疼痛不影响睡眠）；4～6，中度疼痛；7～9，重度疼痛（不能入睡或者睡眠中痛醒）；10，剧痛。

数字分级法的优点：

（1）数字分级法既能以绘图的方式给出，又可采用口头语言描述的方式。

（2）0～10 能反映对患者有意义的疼痛改变，其灵敏性可接受。

（3）数字分级法的数据能进行参数分析。

（4）因为数字易于理解，不成功应答率较视觉模拟评分低。

数字分级法的缺点：可重复性较差，可能的原因是该方法在评估不同问题时改变了量表两端的语言描述而造成的受试者混淆。

二 多维度疼痛评估量表

常用的量表有麦吉尔（McGill）疼痛问卷表、简化 McGill 疼痛问卷表、简明疼痛问卷表等。伴有心理问题的患者采用疼痛灾难化量表评价疼痛灾难化倾向。

简化 McGill 疼痛问卷表（SF-MPQ）

Melzack 和 Torgerson 于 1971 年在麦吉尔大学开发了原版 MPQ[8]。原版 MPQ 设计精密，可以对疼痛性质、特点、强度、情绪状态及心理感受等方面进行细致的记录，因此适合用于科研和对非急性患者进行详细调查[9]。但原版 MPQ 耗时较长（需要 5～15 min），结构复杂，会受患者的文化程度、情感、性别和种族等因素影响，因而在临床上并不常用。针对原版 MPQ 的缺点，Melzack 对 MPQ 进行简化[10]，制作了简版 MPQ（SF-MPQ）。SF-MPQ 保留 11 个疼痛强度评估和 4 个疼痛情感项目，而且添加一道单维度 VAS（100 mm）用于评估整体疼痛的强度[11]。SF-MPQ 完成时间缩短为 2～5 min，且保留了原版 MPQ 的敏感度和可靠性。使用 SF-MPQ 时，研究人员最好全程监督，必要时需要对术语进行解释。

（1）疼痛评级指数（PRI），见表 1-1。

表 1-1 疼痛评级指数

	无痛	轻度	中度	重度
S 感觉项				
跳痛（throbbing）	0)______	1)______	2)______	3)______
刺痛（shooting）	0)______	1)______	2)______	3)______
刀割痛（stabbing）	0)______	1)______	2)______	3)______

续表

	无痛	轻度	中度	重度
锐痛（sharp）	0）______	1）______	2）______	3）______
痉挛痛（carmping）	0）______	1）______	2）______	3）______
咬痛（gnawing）	0）______	1）______	2）______	3）______
烧灼痛（hot-burning）	0）______	1）______	2）______	3）______
酸痛（aching）	0）______	1）______	2）______	3）______
坠胀痛（heavey）	0）______	1）______	2）______	3）______
触痛（tender）	0）______	1）______	2）______	3）______
劈裂痛（splitting）	0）______	1）______	2）______	3）______
感觉项总分：__________				
A　情感项				
疲惫耗竭感（tiring-exhausting）	0）______	1）______	2）______	3）______
病恹样（sickening）	0）______	1）______	2）______	3）______
恐惧感（fearful）	0）______	1）______	2）______	3）______
受惩罚感（punishing-cruel）	0）______	1）______	2）______	3）______
情感项总分：__________				
以上两项相加（S+A）=疼痛总分（T）________				

（2）视觉模拟评分（VAS），见图 1-1。

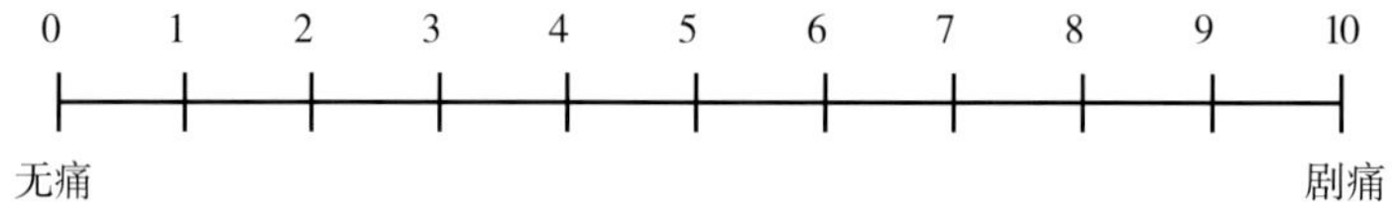

图 1-1　视觉模拟评分

（3）现时疼痛强度（PPI）。

0　无痛（no pain）。

1　轻度疼痛（mild）。

2　难受（discomforting）。

3　痛苦烦躁（distressing）。

4　可怕（horrible）。

5　极度疼痛（excruciating）。

评第 1 项时，向患者逐项提问，根据患者回答的疼痛程度在相应级别做记号。评第 2 项时，需采用 VAS 尺，该尺为一长为 10 cm 的游动尺规，一面标有 10 个刻度，两端分别为“0”和“10”，“0”表示无痛，“10”代表患者这一生中难以忍受的最剧烈的疼痛，临床使用时将有刻度的一面背向患者，让患者在直尺上标出能代表自己目前疼痛程度的相应位置，评估者根据患者标出的位置为其评出分数（如 5.4 cm 即为 5.4 分），并记录表格处。评第 3 项时，根据患者主观感受在相应分值上做记号。最后对 PRI、VAS、PPI 进行总评。

第二节　感觉功能评定

感觉功能以神经系统为结构基础。感觉器官中的感觉细胞（感受器）受到某种刺激而产生神经冲动，经传入神经传到各级中枢，直到人脑皮质的相应区域，通过综合分析，产生某种感觉。感觉主要分为一般感觉和特殊感觉。一般感觉包括了浅感觉、深感觉和复合感觉。浅感觉主要是指皮肤和黏膜的感觉；深感觉主要为肌腱、肌肉、骨膜、关节的感觉；复合感觉又称皮质感觉，它是大脑顶叶皮质对深、浅感觉进行分析、比较和整合而形成的。特殊感觉主要指视觉、嗅觉、听觉、味觉等。感觉功能评定（图 1–2）有助于确定感觉障碍的类型、部位和障碍的范围以及感觉损伤对运动功能的影响，针对感觉障碍特点能够制定相应的治疗计划。本节主要介绍一般感觉的评定。

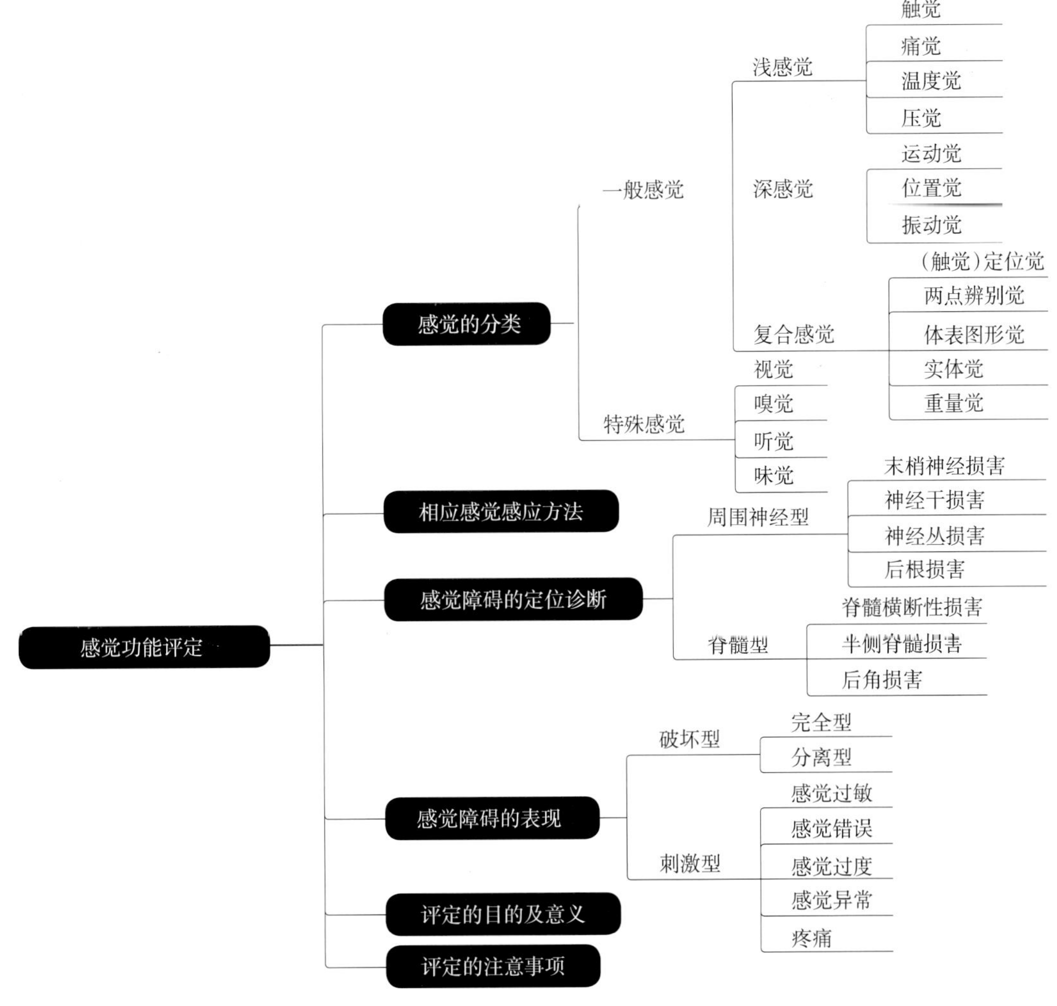

图 1–2　感觉功能评定

一般感觉功能的检查方法

（一）浅感觉检查

1. 触觉

（1）刺激：嘱患者闭目，检查者用棉签或软毛笔轻触患者的皮肤，测试时注意两侧对称部位的比较，刺激的动作要轻且频率不宜过快。检查四肢时，刺激的走向应与肢体长轴平行。顺序：①面部→②颈部→③上肢→④躯干→⑤下肢。若需要对轻触觉精细分级检查，可选择单丝定量测试。（图 1–3、图 1–4）

（2）反应：询问患者是否有一种痒的感觉，当患者感受到刺激时，需要用“是”或“否”作答来表示。遇到口头表达障碍的患者时，可尝试用其他方法，如点头、手指示意等。

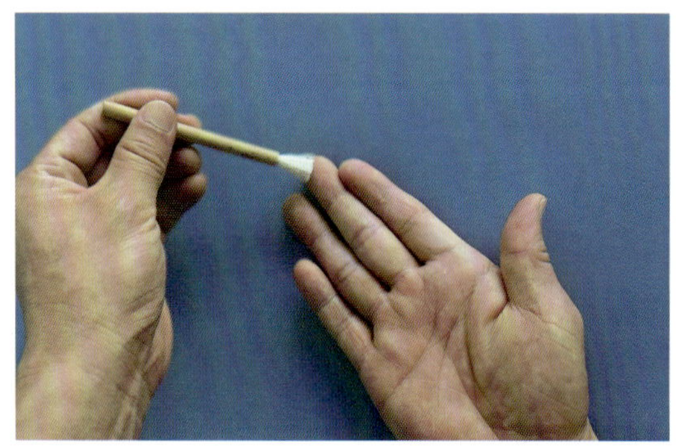

图 1–3

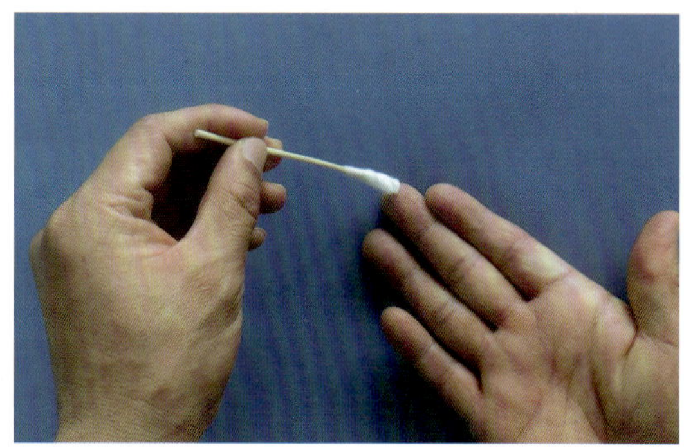

图 1–4

2. 痛觉

（1）刺激：嘱患者闭目，用大头针的尖锐端和钝端分别随机而垂直地刺激皮肤。每次刺激保持有一致的压力。（图 1–5）

（2）反应：患者感觉到刺激时，需要口头表达是尖锐的还是钝的。应该检测身体所有区域。

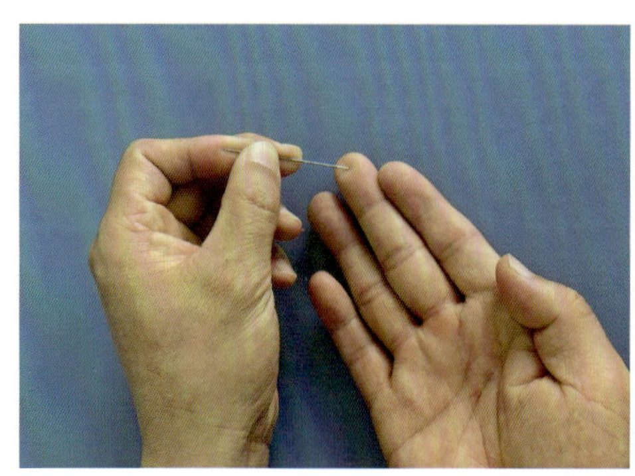

图 1–5

3. 温度觉

（1）刺激：用盛有热水（40～45℃）及冷水（5～10℃）的试管，在闭目情况下冷热交替接触患者的皮肤。注意：选用试管的直径要小，管底面积与皮肤接触面不要过大，接触时间以 2～3 s 为宜。注意两侧对称部位的比较。（图 1–6）

（2）反应：每次刺激后要求患者回答“冷”或“热”。

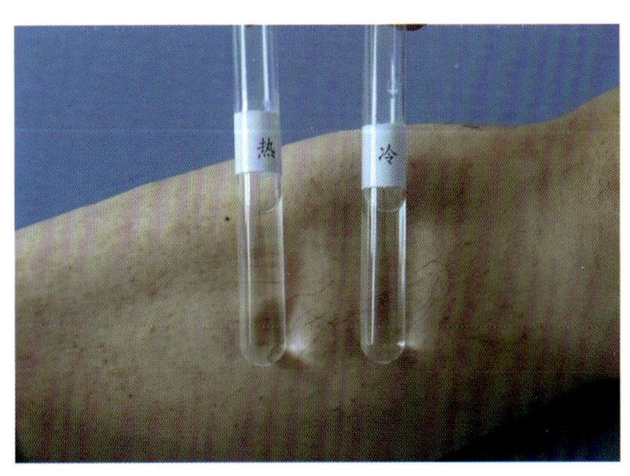

图 1–6

4. 压觉

（1）刺激：检查者用拇指或指尖用力压在皮肤表面。压力的大小应足以使皮肤下陷以刺激感受器。也可使用拇指和四指挤压跟腱来做这个测试。

（2）反应：当感受到刺激，患者需用“是”或“否”来做出反应。

（二）深感觉检查

1. 运动觉

（1）刺激：令患者闭目，检查者在一个较小的范围里被动活动患者的肢体（足趾或手指），让患者说出运动方向。例如：检查者用食指和拇指轻持患者的手指或足趾两侧做轻微的被动上下运动（约 5°）。如果感觉不清楚，可加大活动幅度再尝试较大的关节做 4～5 次。（图 1–7、图 1–8）

（2）反应：患者回答肢体活动方向（如“向上”或者“向下”），或用对侧肢体进行模仿。注意：患者在检查者加大关节的被动活动范围后才可辨别肢体位置的变化时，提示存在本体感觉障碍。

2. 位置觉

（1）刺激：嘱患者闭目，检查者将其肢体移动并停止在某个位置上。（图 1–9）

（2）反应：要求患者说出肢体所处的位置，或用对侧肢体模仿至相同的位置。也可用同侧肢体单独完成：首先，检查者保持一个位置，然后回到休息位，随后患者用同一肢体主动重复这个位置。

3. 振动觉

（1）刺激：选择振动频率为 128 Hz 或 256 Hz 的音叉的基底置于患者的骨隆起处。检查者拇指和食指握持音叉柄（切勿接触叉端），快速击打叉端启动振动。常选择的部位有

胸骨、锁骨、肩峰、鹰嘴、尺桡骨茎突、髂前上棘、股骨粗隆、腓骨小头、内踝和外踝等。(图 1–10、图 1–11)

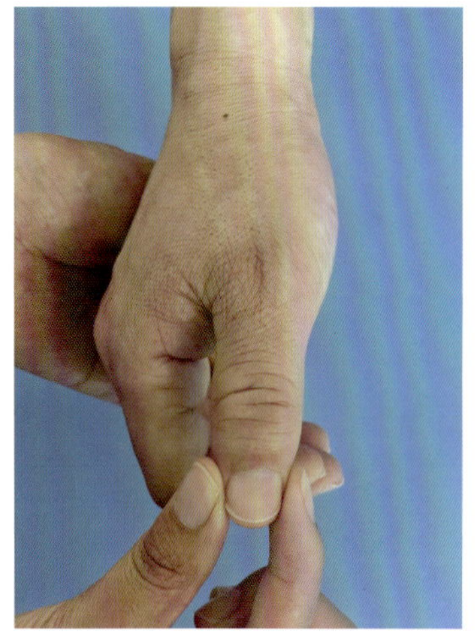
图 1–7　正确示范

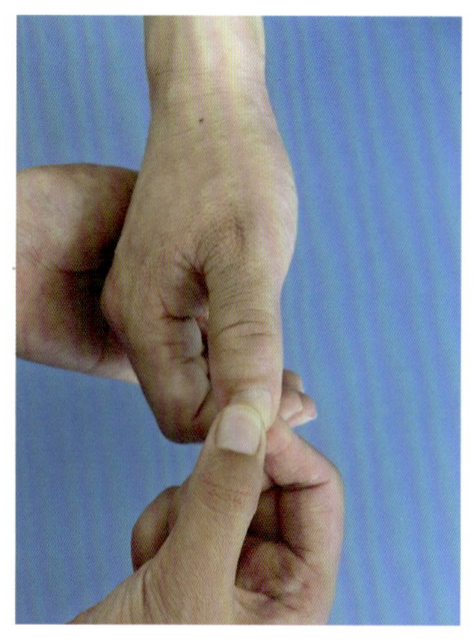
图 1–8　错误示范

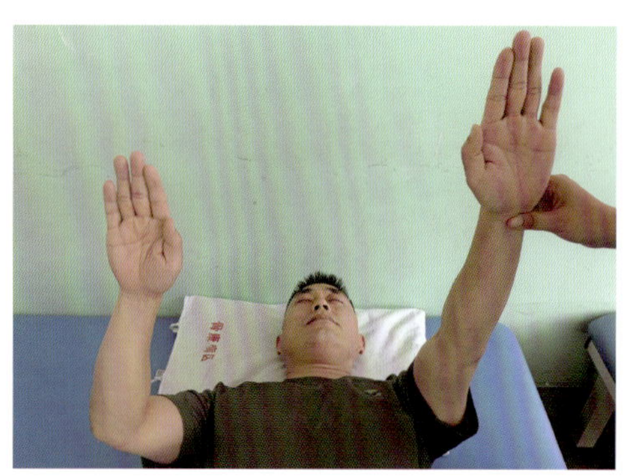
图 1–9

(2) 反应：询问患者有无振动感，并注意振动的持续时间、两侧对比。正常人有共鸣性振动感，随机应用无振动和振动的刺激。

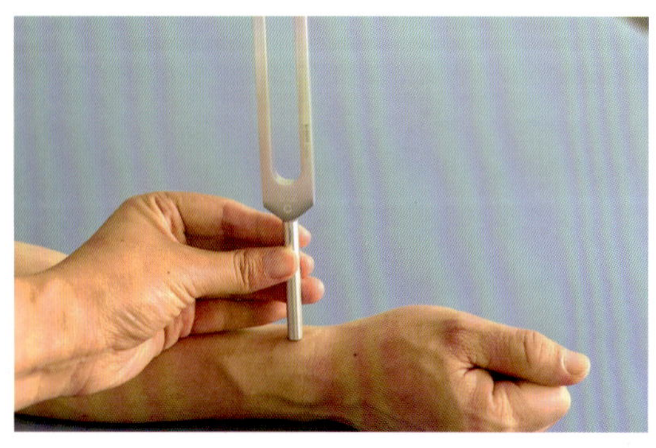
图 1–10

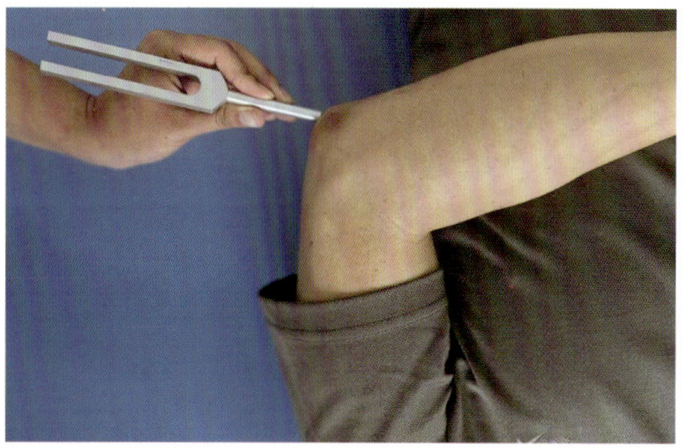
图 1–11

（三）复合感觉检查

1.（触觉）定位觉

（1）刺激：令患者闭目，用棉签或者手指轻触患者不同的皮肤表面。

（2）反应：要求患者识别触觉刺激特定的点，可让患者用手指出被刺激的部位。

2. 两点辨别觉

（1）刺激：令患者闭目，采用两点阈测定仪沿所检查区域长轴刺激两点皮肤，两点的压力要一致。若患者有两点感觉，再缩小两点的距离，直到患者感觉为一点时停止，测出此时两点间的距离。（图 1–12）

（2）反应：患者被要求确定是“一点”或“两点”刺激的感觉。

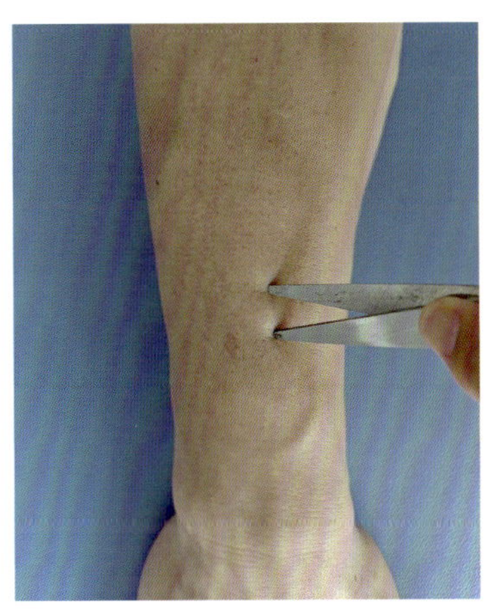

图 1–12

3. 体表图形觉（也称皮肤书写觉 / 图形痕迹辨别觉）

（1）刺激：令患者闭目，用铅笔或火柴棒等在其皮肤上写数字或画图形（如圆形、方形或三角形等）。进行另一次手掌画图前，应该用柔软的布料擦拭，以明确下一步要更换图形。（图 1–13）

（2）反应：要求患者口头辨别在皮肤上所画的内容。如果患者有言语障碍，则可从一系列图片中选择图形。

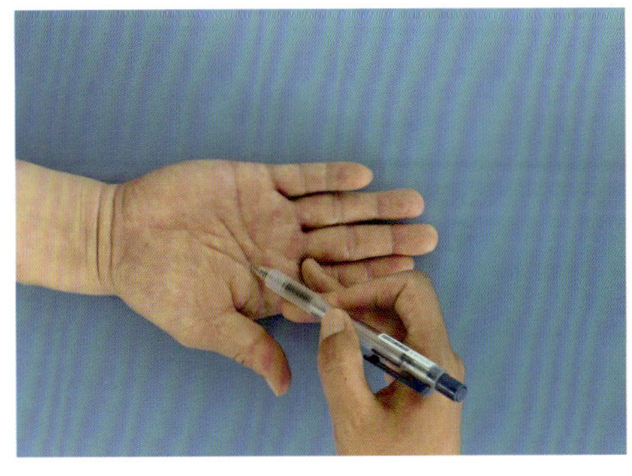

图 1–13

4. 实体觉

（1）刺激：测试时准备各种小型、不同体积、不同形状的熟悉物品。检查时令患者闭目，将生活中熟悉的物品放置于患者手中。检查时先测患侧。

（2）反应：要求患者口头命名物品。如果患者有言语障碍，则可从一系列图片中选择图形。

5. 重量觉

（1）刺激：检测分辨重量的能力。检查者将形状、大小相同但重量逐渐增加的物品逐一放在患者手上，或在患者双手同时分别放置不同重量的上述检查物品。（图 1–14）

（2）反应：要求患者将手中重量与前一重量比较或双手进行比较。患者通过表明物品是“较重”或“较轻”来做出应答。由于复合感觉是大脑皮质（顶叶）对各种感觉刺激整合的结果，因此必须在深、浅感觉均正常时，复合感觉的检查才有意义。

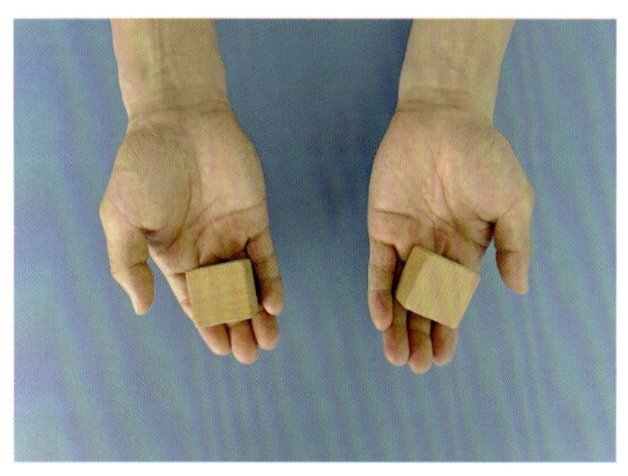

图 1–14

第三节　关节活动度评定

关节活动度是指一个关节从起始端至终末端的运动范围（即运动弧）。关节活动度可以分为主动关节活动度和被动关节活动度。主动关节活动度的测定由患者主动收缩肌肉在无辅助下完成，被动关节活动度的测定通过外力如检查者辅助下完全被动完成[12]。

一　关节活动度评定的适应证与禁忌证

（一）适应证

（1）骨关节、肌肉神经、神经系统疾病及术后关节活动障碍患者。

（2）其他原因导致关节活动障碍的患者。

（二）禁忌证

（1）关节急性炎症期。

（2）关节内骨折未做处理。

(3) 肌腱、韧带和肌肉术后。

二　测量工具及方法

(一) 测量工具

在临床治疗中，测量关节活动范围最常用的评定设备是量角器，主要包括通用量角器、电子量角器和小型半圆形量角器等。

(二) 评定方法

1. 评定体位

测量各关节及各关节不同功能活动时，都有标准的测量体位，一般情况下均应按要求操作。

2. 量角器位置

(1) 测量时，暴露被检查关节，触诊确定骨性标志。

(2) 将量角器的轴心与所测关节的运动轴心对齐，固定臂与构成关节的近端骨长轴平行，移动臂与构成关节的远端骨长轴平行（患者有特殊运动障碍时可以适当调整）。

3. 测量方法

(1) 通用量角器：使用时将量角器的轴心与所测关节的运动轴心对齐，固定臂与关节近端骨的长轴平行，移动臂与关节远端骨的长轴平行并随之移动，移动臂所移动的弧度即为该关节的活动范围。

(2) 电子量角器：使用时将固定臂和移动臂的电子压力传感器与肢体的长轴重叠，并用固定胶带（双面胶）将其固定在肢体表面；当所测关节运动时，液晶显示器所显示的数字即为所测关节的活动范围。

(3) 指关节测量器。

1) 小型半圆形量角器测量：测量掌指关节时，将量角器的固定臂放在掌骨远端，移动臂放在近端指骨上，并随之移动；测量指间关节时，量角器的两端分别放在指骨关节的近端和远端，移动臂随远端骨移动，所移动的弧度即为所测关节的活动范围。

2) 直尺测量：测量手指外展时，将直尺横放在相邻手指的远端，测量手指外展的最大距离［以厘米（cm）为单位］；测量手指屈曲时，将直尺放在测量手指与手掌之间，测量屈曲手指指尖到手掌的垂直距离［以厘米（cm）为单位］。

3) 圆规测量：拇指外展，先将圆规两脚放于拇指和食指指尖，测量两指之间的最大距离，再在尺上测出距离［以厘米（cm）为单位］。

三　关节活动度测量

1. 肩关节活动度参考值（表 1–2）

(1) 前屈：前平举，坐或立位，臂置于体侧，肘伸直为 160° ~ 180°，见图 1–15。

（2）后伸：胳膊贴着身体两侧向后抬的动作就是后伸，大约有 50°，见图 1–16。

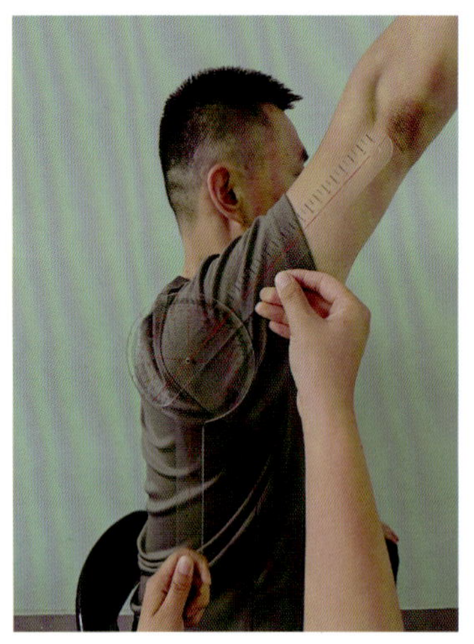

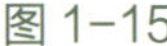

图 1–15

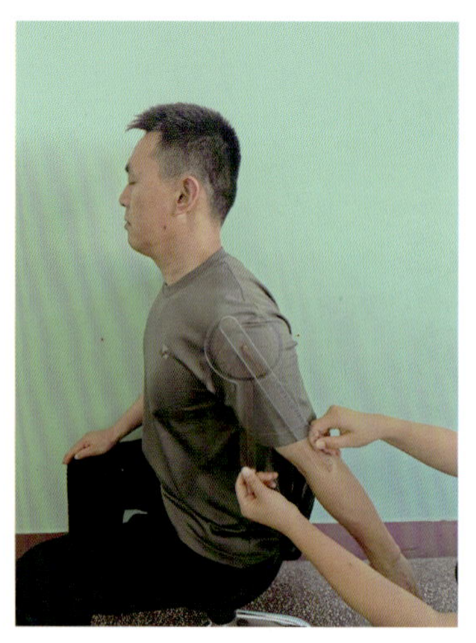

图 1–16

（3）外展：侧平举就是外展，为 80° ~ 90°，见图 1–17。但是外展最大的角度也可以至胳膊完全竖直，手臂贴着耳朵，也就是 180°。这是因为有肩带整体参与运动的缘故，盂肱关节（狭义的肩关节）外展只有大约 90°。

（4）内收：伸直胳膊，做用手去摸对侧腿的动作，就是肩关节的内收，为 20° ~ 40°，见图 1–18。

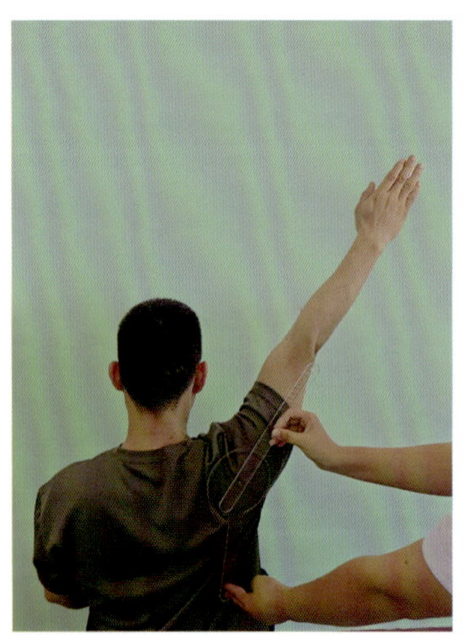

图 1–17

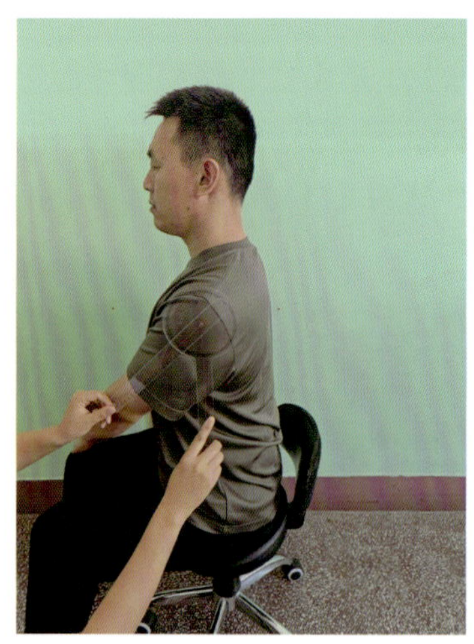

图 1–18

（5）内旋：胳膊夹紧在身体两侧，肘关节弯成 90°，小臂向里转，手能摸到肚子，就是内旋最大角度，为 70° ~ 90°，见图 1–19。

（6）外旋：和内旋相反方向的动作就是外旋，为 40° ~ 50°，见图 1–20。

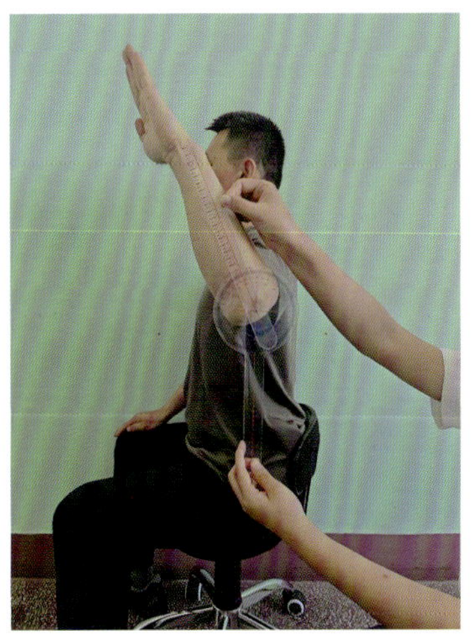

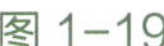

图 1-19

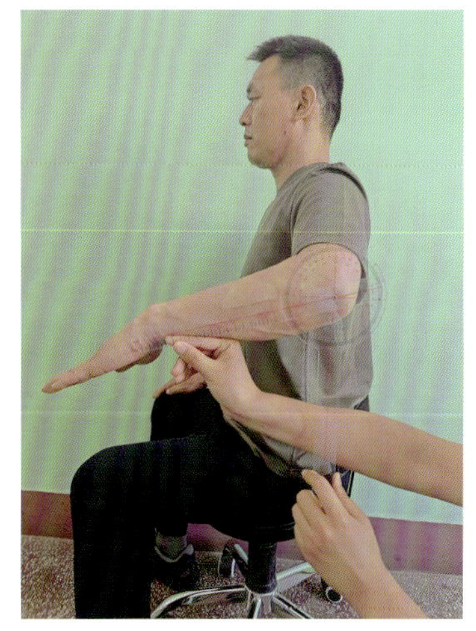

图 1-20

表 1-2　肩关节活动度

肩关节活动度	屈、伸	屈：0° ~ 180°；伸：0° ~ 50°
	外展、内收	外展：0° ~ 180°；内收：0° ~ 40°
	内旋、外旋	内旋：0° ~ 90°；外旋：0° ~ 50°

2. 肘关节活动度参考值（表 1-3）

（1）屈曲：屈曲就是弯胳膊，为 135° ~ 150°，见图 1-21。一般胳膊弯过来，手指可以轻松地搭在肩上，肘关节的屈曲就到位了。

（2）伸展：就是伸直胳膊，呈一条直线的时候，就是 0°，见图 1-22。很多人存在过伸，就是比 0° 再伸直一些，叫作过伸，为 10° ~ 15°。胳膊夹紧贴在身体两侧，肘弯成 90°，手握拳竖起大拇指，大拇指正好指向上，就是 0° 位。

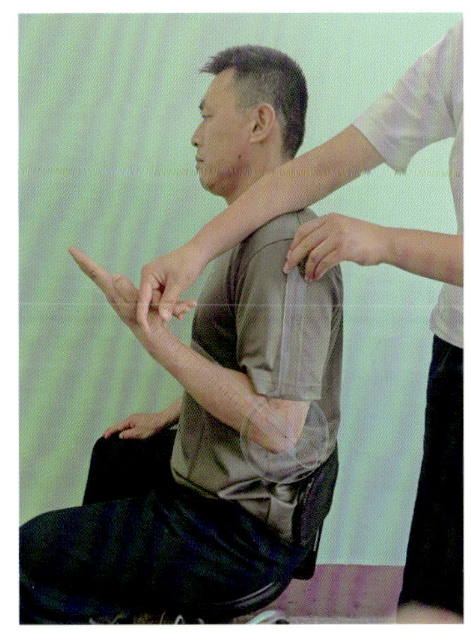

图 1-21

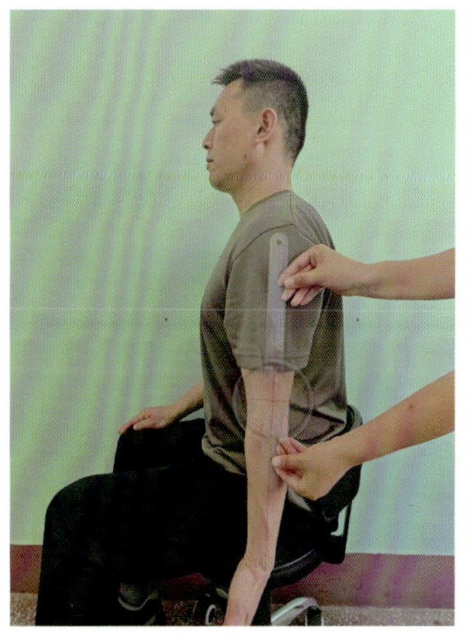

图 1-22

（3）旋前：就是旋转小臂让手心向下，为 80° ~ 90°，见图 1–23。

（4）旋后：和旋前相反方向旋转，让手心向上就是旋后，为 80° ~ 90°，见图 1–24。

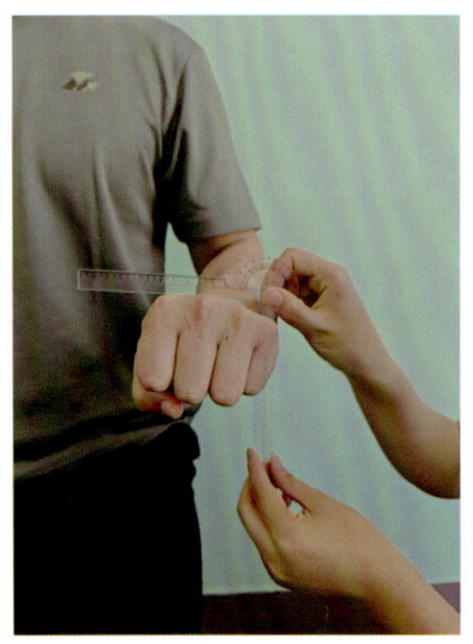

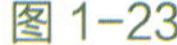

图 1–23

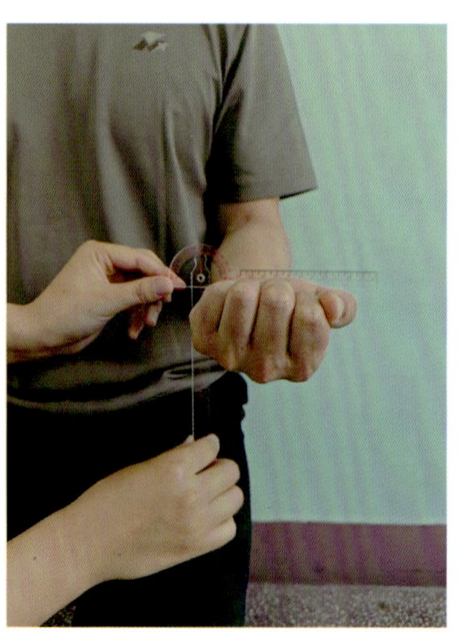

图 1–24

表 1–3　肘关节活动度

肘关节活动度	屈、伸	屈：0° ~ 150°；伸：0°
	旋前、旋后	各 0° ~ 90°

3. 腕关节活动度参考值（表 1–4）

手与前臂伸直呈一条直线，手掌向下，是腕关节的 0° 位。

（1）屈曲（掌屈）：向手心的方向，向下弯手腕，为 50° ~ 60°，见图 1–25。

（2）伸展（背伸）：向手背的方向，向上抬手腕就是背伸，为 30° ~ 60°，见图 1–26。

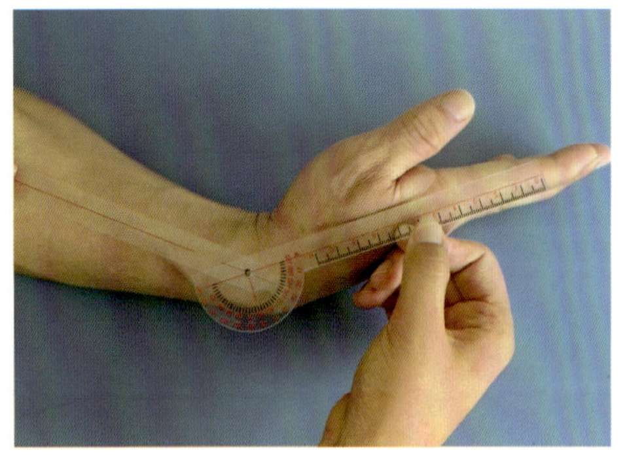

图 1–25

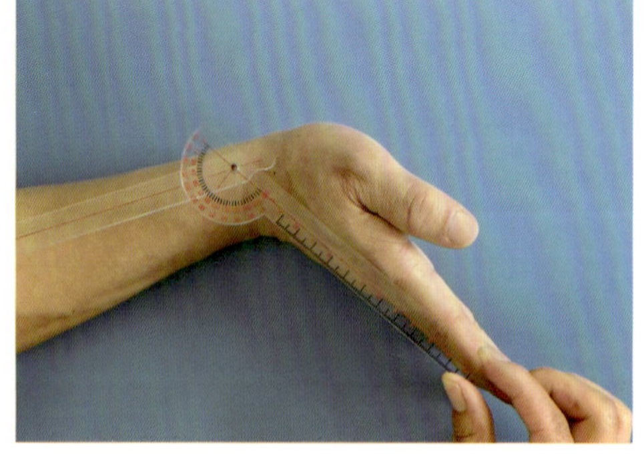

图 1–26

（3）尺侧偏：手腕伸直，向小手指的方向偏手掌，就是尺侧偏，为 30° ~ 40°，见图 1–27。

（4）桡侧偏：手腕伸直，向大拇指的方向偏手掌，就是桡侧偏，为 25° ~ 30°，见图 1–28。

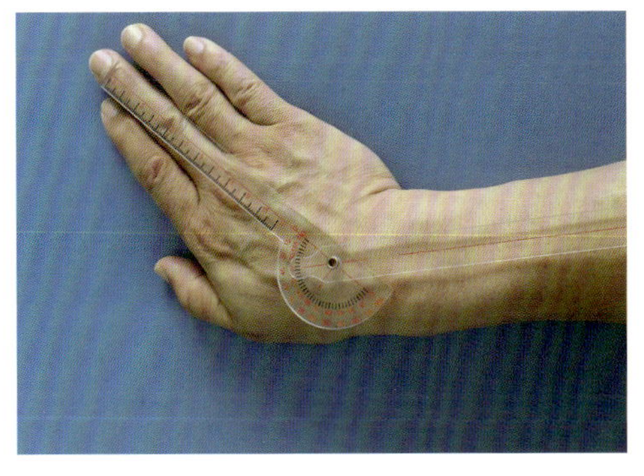

图 1–27

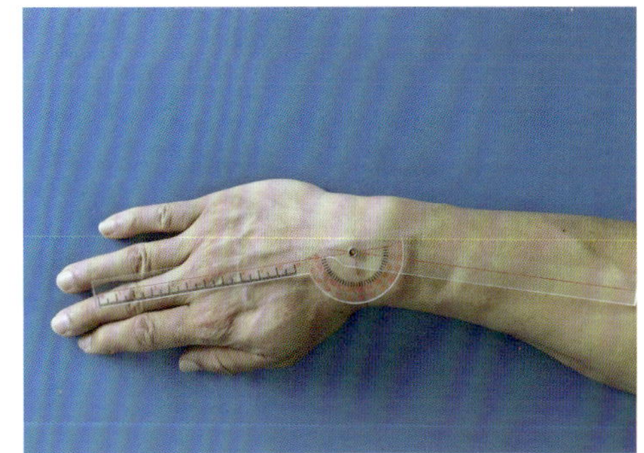

图 1–28

表 1–4 腕关节活动度

腕关节活动度	屈、伸	各 0° ~ 60°
	尺桡侧偏移	桡偏：0° ~ 30°；尺偏：0° ~ 40°

4. 髋关节活动度参考值（表 1–5）

（1）屈曲：屈曲就是弯曲，膝盖去接触胸口就是髋关节的屈曲，大约为 130°，但是也有观点认为髋关节的屈曲只有 90°，90°之后再向更大的角度就不是髋本身的活动了，而是在有下腰部的参与下完成的，见图 1–29。

（2）后伸或者伸展：就是后踢腿的动作，为 10° ~ 15°，见图 1–30。有人会觉得角度比这个大，像武术和舞蹈演员可以踢得很高，杂技里柔术演员甚至能脚踩在自己的头顶上，这也是在有下腰部的伸展帮助下完成的，髋本身就只有 20°之内的后伸角度。

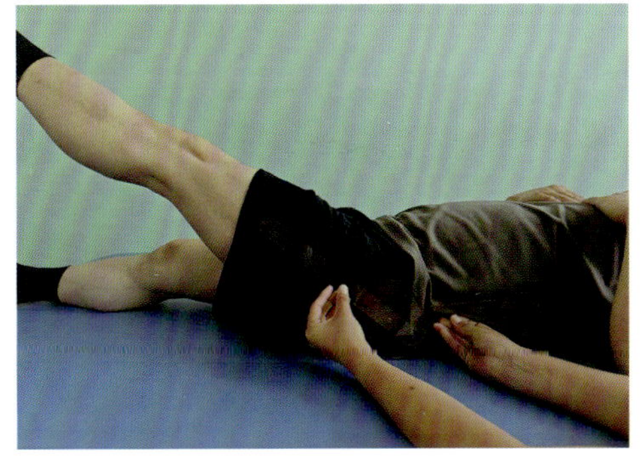

图 1–29

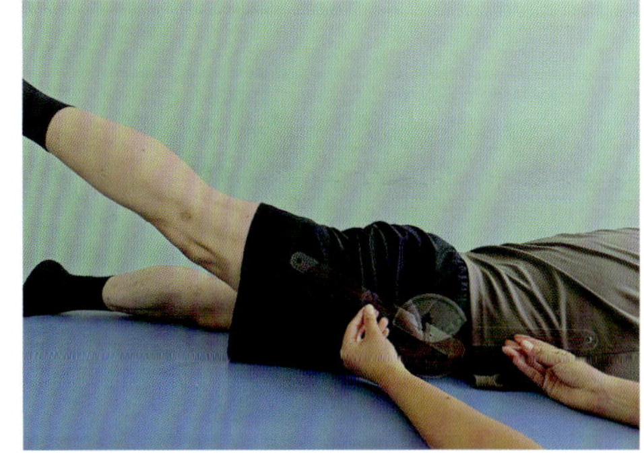

图 1–30

（3）内收：交叉步时右腿向左迈步、左腿向右迈步就是髋关节的内收，为 20° ~ 30°，见图 1–31。

（4）外展：两腿分开就是髋关节的外展，为 30° ~ 45°，见图 1–32。系统训练之后角度能增大很多，能“劈叉（横叉）”就是练习效果的体现。

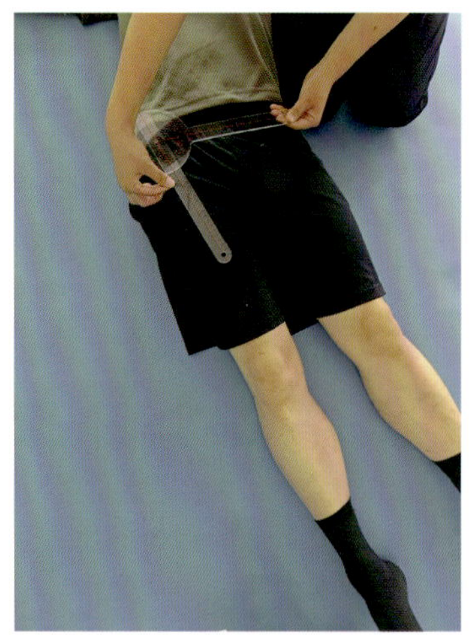

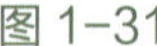

图 1-31

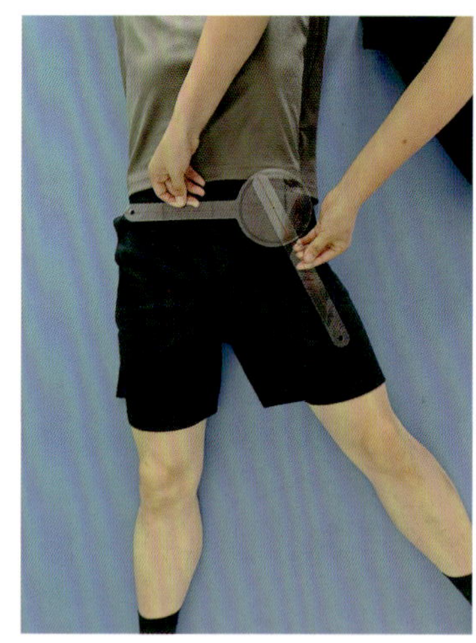

图 1-32

（5）外旋：“跷二郎腿”和踢毽子时，小腿翻转向里的动作就是外旋，为 30°～40°，见图 1-33。

（6）内旋：和外旋相反的方向翻转小腿就是内旋，为 40°～50°，见图 1-34。

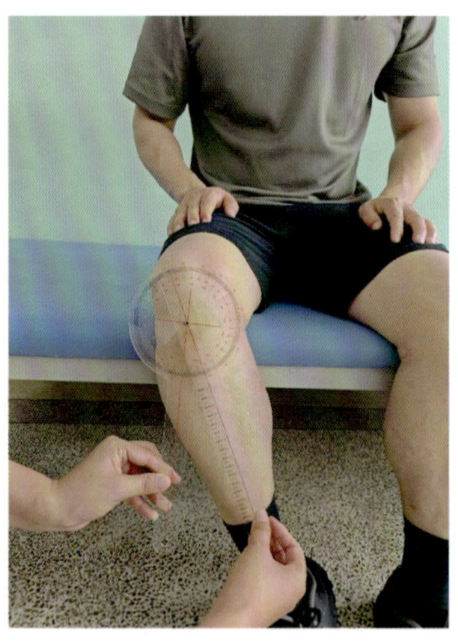

图 1-33

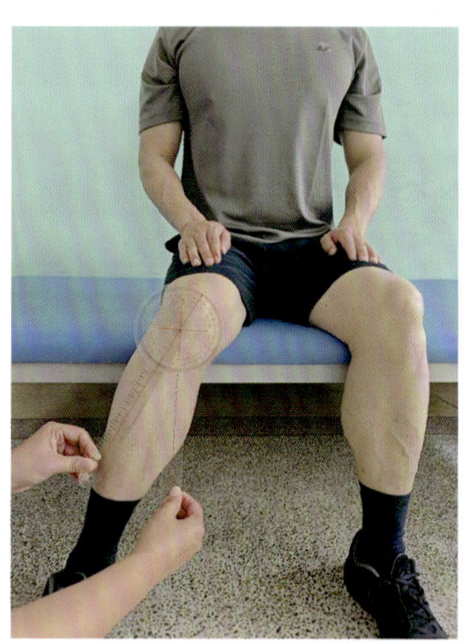

图 1-34

表 1-5　髋关节活动度

髋关节活动度	屈、伸	屈：0°～130°；伸：0°～15°
	内收、外展	内收：0°～30°；外展：0°～45°
	内旋、外旋	内旋：0°～50°；外旋：0°～40°

5. 膝关节活动度参考值（表 1-6）

（1）屈曲：屈曲就是弯曲，下蹲时就是膝关节屈曲角度接近最大的时候，为

135°～150°，见图 1–35。

（2）伸展：伸展就是伸直腿，呈一条直线就是 0°，大多数人都存在过伸，就是比 0°再伸直一点，为 5°～10°，见图 1–36。

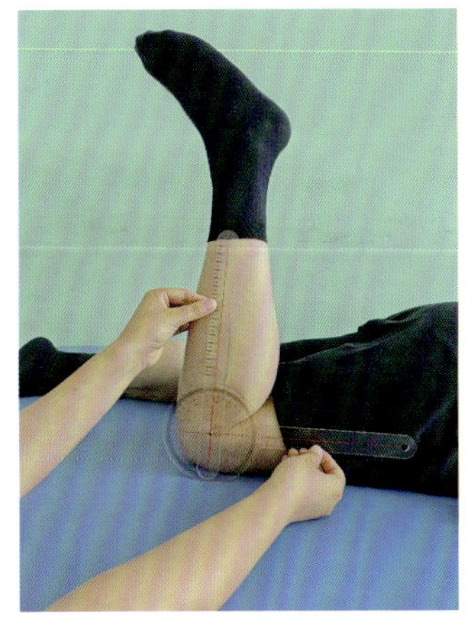

图 1–35

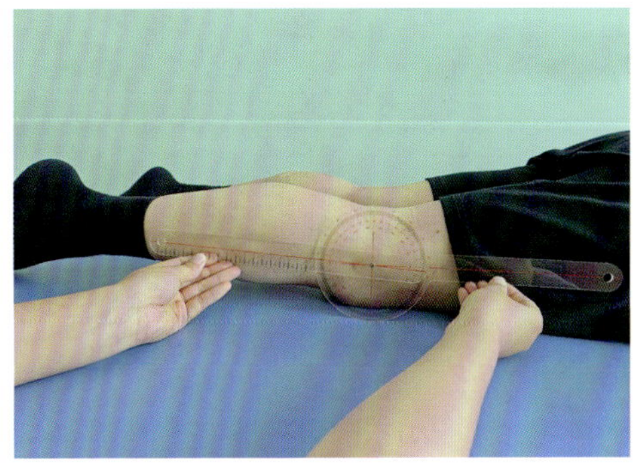

图 1–36

表 1–6　膝关节活动度

膝关节活动度	屈、伸	屈：0°～150°；伸：0°

6. 踝关节活动度参考值（表 1–7）

坐在床上伸直腿，小腿平放在床面上足尖向正上方，就是踝关节的 0°位。

（1）背屈：向上勾脚尖就是踝关节的背屈，为 20°～30°，见图 1–37。

（2）跖屈：脚尖向下踩就是踝关节的跖屈，为 40°～50°，见图 1–38。

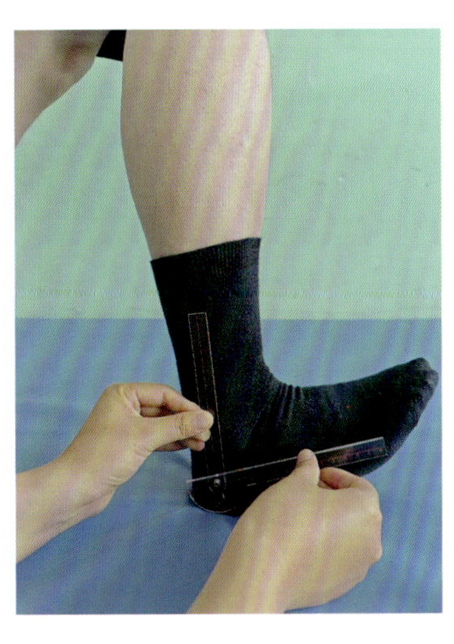

图 1–37

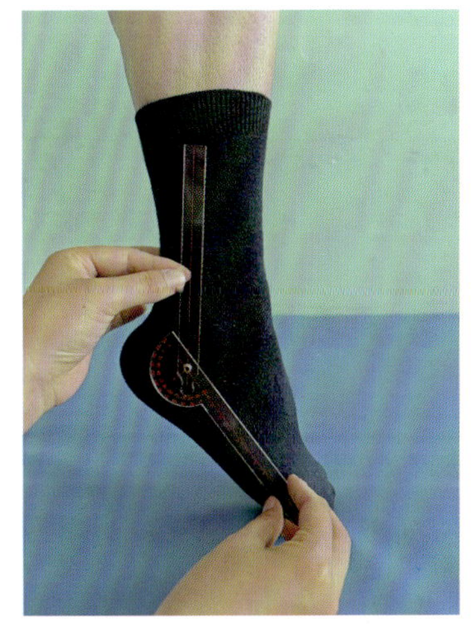

图 1–38

（3）内翻：脚自然放松，向脚心的方向偏，让两个脚心相对，就是内翻，大约为

30°，见图 1–39。

（4）外翻：脚自然放松，向脚背的方向偏，就是外翻，为 30° ~ 35°，见图 1–40。

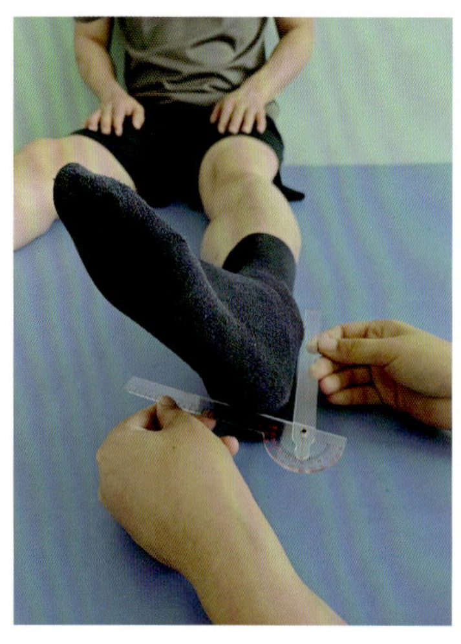

图 1–39

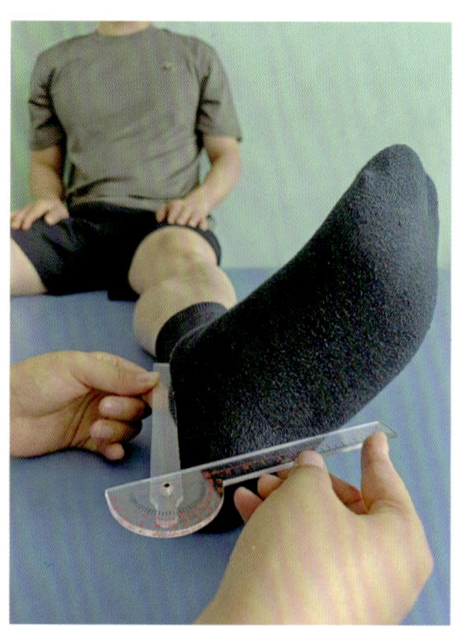

图 1–40

表 1–7　踝关节活动度

踝关节活动度	背屈、跖屈	背屈：0° ~ 20°，跖屈：0° ~ 50°
	内、外翻	内翻：0° ~ 30°，外翻：0° ~ 35°

7. 颈椎活动度参考值（表 1–8）

（1）屈曲：向前低头，用下巴去触胸口就是屈曲，见图 1–41。上身正直，头也保持正直，眼睛平视向前时就是 0°，低头时的最大角度大约为 45°。

（2）伸展：就是向后抬头、仰头看天的动作，最大角度大约为 45°，见图 1–42。

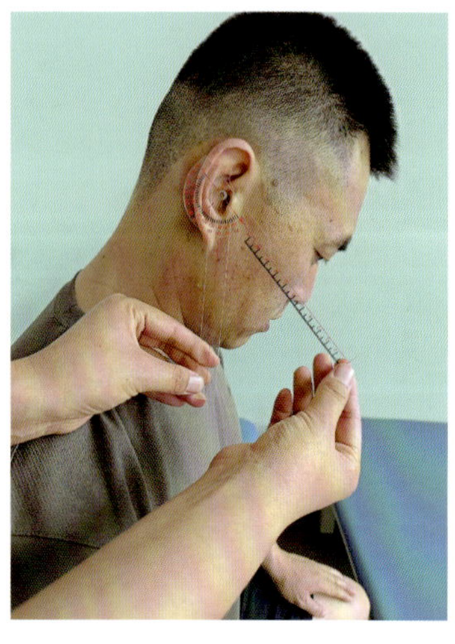

图 1–41

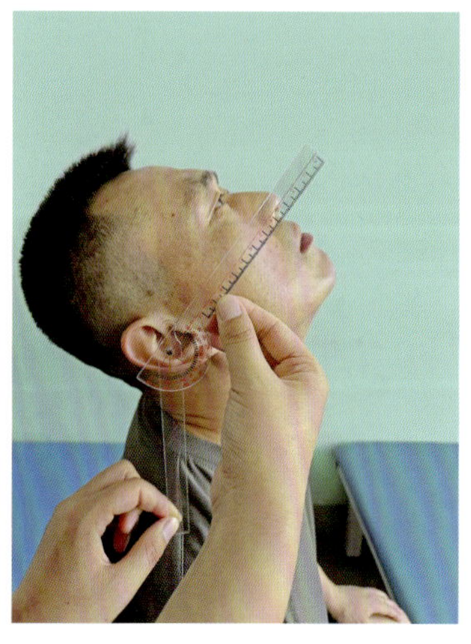

图 1–42

（3）侧屈：侧屈就是歪头，用耳朵去够肩膀，但不是转头，侧屈的角度大约为 45°，见图 1–43。当然，侧屈分为左、右两侧侧屈。

（4）旋转：旋转就是转头、回头的动作，转动的角度大约为 60°，见图 1–44。

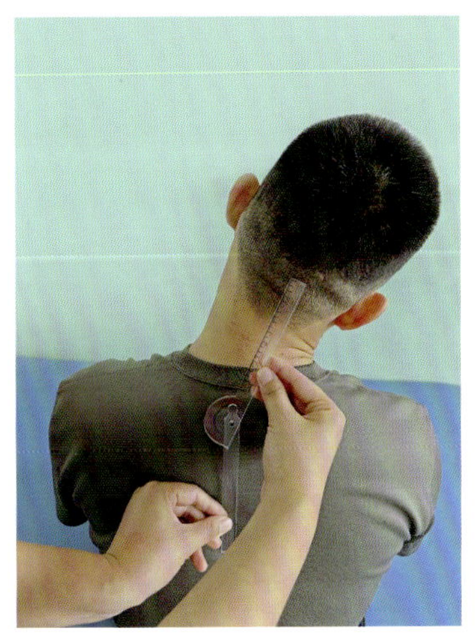

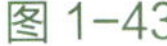

图 1–43

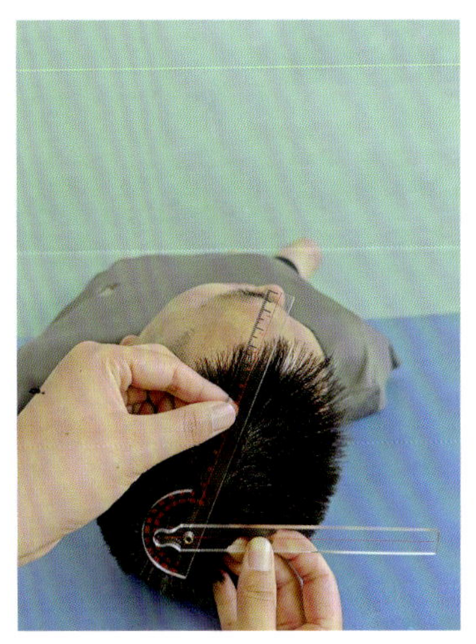

图 1–44

（5）环转：颈部还可以把前后左右的动作连续起来做，就是环转，当然转一圈就是 360°。

表 1–8　颈椎活动度

颈椎活动度	屈、伸	各 0° ~ 45°
	侧屈	左、右各 0° ~ 45°
	旋转	左、右各 0° ~ 60°

8. 腰椎活动度参考值（表 1–9）

（1）屈曲：屈曲就是弯腰的动作，自然站直就是 0°，向前弯腰的角度大概只有 40°，见图 1–45、图 1–46。腰椎不能弯到 100° 以上，弯腰的时候手可以摸到的是髋关节在参与。

（2）伸展：就是上身向后仰的动作，最大大约可以有 30°，见图 1–47。武术舞蹈杂技里的“下腰”动作，人可以向后 扬手从后面摸到自己的脚腕子，也是有髋关节在参与。

（3）侧屈：就是广播体操中的“体侧”运动，侧屈的角度也很有限，为 20° ~ 30°，见图 1–48。

（4）旋转：腰和颈椎一样可以做旋转动作，只是动作的幅度更小，大约为 40°，见图 1–49。

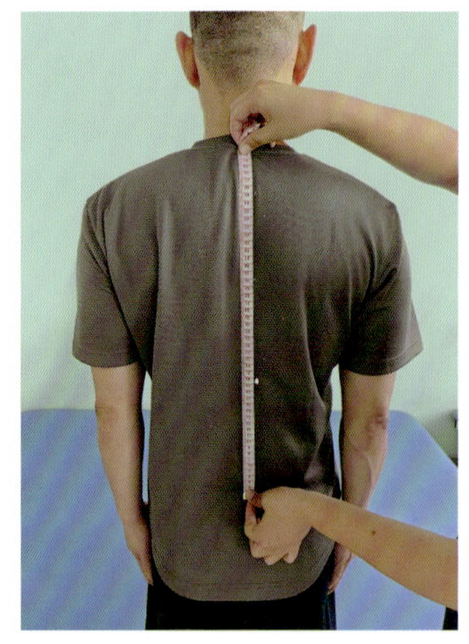

图 1–45

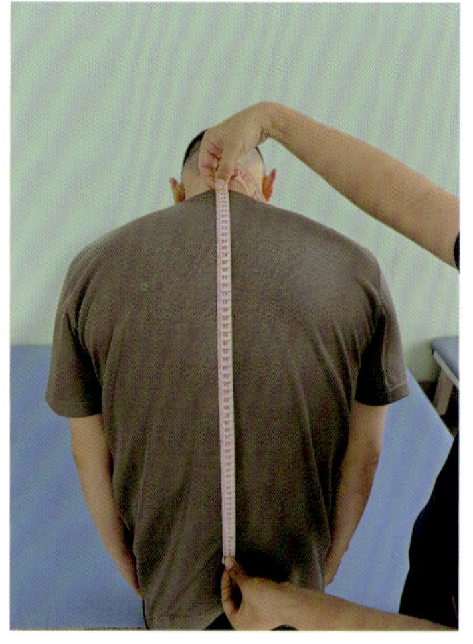

图 1–46

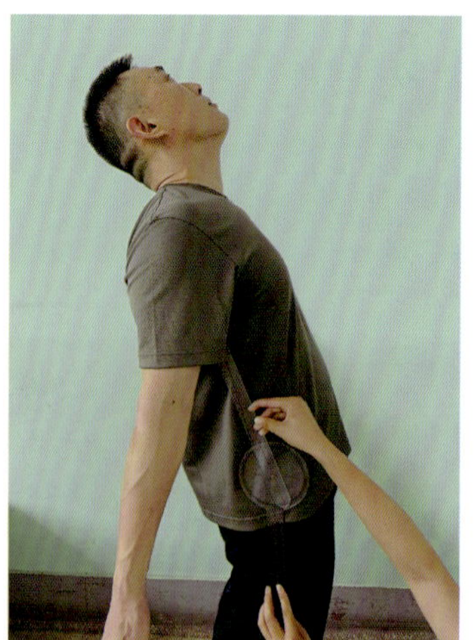

图 1–47

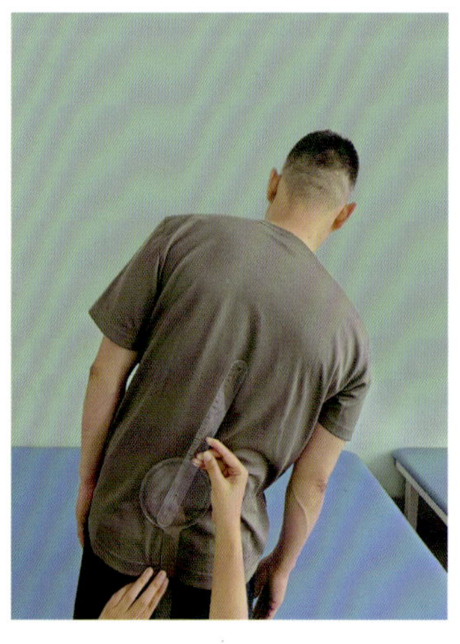

图 1–48

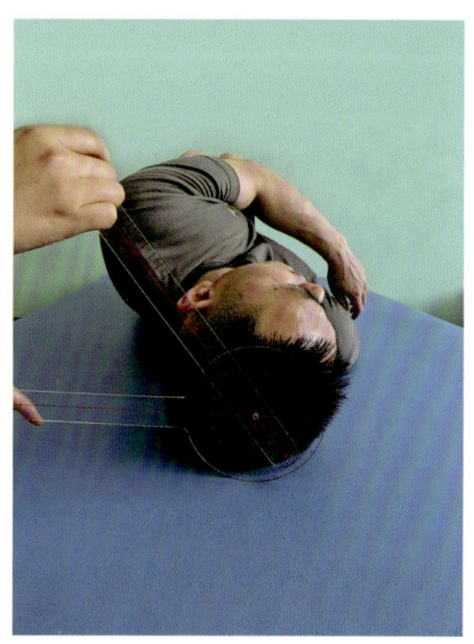

图 1–49

表 1–9　腰椎活动度

腰椎活动度	屈、伸	屈：0° ~ 40°；伸：0° ~ 30°
	侧屈	左、右各 0° ~ 30°
	旋转	左、右各 0° ~ 40°

参考文献

[1] 田明清，高崇荣．关于完善疼痛定义的探讨 [J]. 中国组织工程研究，2003，7（4）：622-623.

[2] LICHTNER V, DOWDING D, ESTERHUIZEN P, et al. Pain assessment for people with dementia:a systematic review of pain assessment tools[J].BMC Geriatr, 2014, 14(1):138.

[3] WANG J L, ZHANG W J, GAO M, et al. A cross-cultural adaptation and validation of the short-form McGill Pain Questionnaire-2:Chinese version in patients with chronic visceral pain[J].J Pain Res, 2017, 10:121-128.

[4] GREGORY J. The complexity of pain assessment in older people[J].Nurs Older People, 2015, 27(8):16-21.

[5] 陈睿，唐丹丹，胡理．基于神经生理学的疼痛测量 [J]. 心理科学，2015，38（5）：1256-1263.

[6] HUANG G, XIAO P, HUNG Y, et al. A novel approach to predict subjective pain perception from single-trial laser-evoked potentials[J].Neuroimage, 2013, 81:283-293.

[7] HU L, IANNETTI G D.Painful issues in pain prediction[J].Trends Neurosci, 2016, 39(4):212-220.

[8] MELZACK R, TORGERSON W S.On the language of pain[J].Anesthesiology, 1971, 34(1):50-59.

[9] HAWKER G A, MIAN S, KENDZERSKA T, et al. Measures of adult pain:visual analog scale for pain(VAS Pain), numeric rating scale for pain(NRS Pain), McGill pain questionnaire(MPQ), short-form McGill pain questionnaire(SF-MPQ), chronic pain grade scale(CPGS), short form-36 bodily pain scale[J].Arthritis Care Res, 2011, 63(S11):S240-S252.

[10] CLEELAND C S, RYAN K M. Pain assessment:global use of the brief pain inventory[J].Ann Acad Med Singap, 1994, 23(2):129-138.

[11] MELZACK R.The short-form McGill pain questionnaire[J].Pain, 1987, 30(2):191-197.

[12] 励建安，黄晓琳．康复医学 [M]. 北京：人民卫生出版社，2016：95-98.

第二章　物理因子治疗

第一节　电疗法

电疗法是利用特定设备产生的治疗性电流或电磁场进行治疗的方法，临床上常用的电疗法包括低频电疗法、中频电疗法、调制中频电疗法、高频电疗法。

一　间动电疗法

间动电流是将 50 Hz 正弦交流电流叠加在直流电上而构成的一种脉冲电流，由法国 Bernard 首先发现并研究，故又称贝尔纳电流。将这种电流用于临床治疗，称为间动电疗法。

（一）适应证

扭伤、挫伤、肌纤维组织炎、肩关节周围炎、肱骨外上髁炎、神经痛、颞颌关节紊乱、雷诺病等。

（二）禁忌证

急性化脓性炎症，出血倾向，严重心脏病，高热患者等。

（三）仪器设备

（1）间动电疗仪：应能输出 50 Hz 正弦交流电流叠加在直流电上所构成的低频脉动电流，即间动电流，其波形有 6 种：疏波、密波、疏密波、间升波、断续波、起伏波。

（2）附件：直径为 3 cm 或 5 cm 的圆形铅板电极或杯状电极（装在可活动的手柄上），150 ~ 200 cm^2 的片状电极。衬垫和其他用品的要求与直流电疗法相同。

（四）操作程序

（1）仔细阅读医嘱，按医嘱选好电极，患者取舒适体位，暴露治疗部位。

（2）打开电源开关，预热，检查机器各机钮是否均在正常位置，输出机钮是否在“0”位。

（3）检查皮肤，找准痛点，阴极置于痛点，阳极置于相应部位，并向患者交代正常感觉（如麻、轻微针刺感、振动感、紧压感）和异常感觉（烧灼、刺痛）。

（4）调节直流电至 1 ~ 2 mA（根据电极大小可适当增减），然后开脉冲电流至所需剂量，记录时间。

（5）根据病情选择脉冲波形，一般先采用 1 ~ 2 min 的密波，然后改换所需的其他波形，电流强度以患者能耐受的最大量为度。

（6）治疗完毕，将脉冲电流和直流电降至“0”，取下电极，检查皮肤，关闭机器。

（五）注意事项

（1）金属电极和导线不能裸露、直接接触皮肤，以免引起灼伤。

（2）治疗时要查对电流形式、电极种类、电极放置法、极性及治疗时间。

（3）治疗时，衬垫要湿透，与皮肤紧密接触，电极固定稳妥。

（4）如患者对直流电过敏，应及时反馈给医生。

（5）治疗时必须先调直流电，再调脉冲电流。

二 神经肌肉电刺激疗法

神经肌肉电刺激疗法又称电体操疗法。

（一）适应证

下运动神经元伤病所致肌肉失神经支配，失用性肌萎缩、习惯性便秘、宫缩无力等。

（二）禁忌证

痉挛性瘫痪，其余与间动电疗法相同。

（三）仪器设备

（1）低频脉冲电疗仪：能输出三角波与方波电流，电流频率 0.5 ~ 100 Hz，波宽 1 ~ 1000 ms，脉冲上升时间和下降时间均可调，电流输出强度 0 ~ 100 mA，调制频率 1 ~ 30 次 /min。有的仪器有自控断续装置。

（2）附件：电极为 150 ~ 200 cm^2 的板状铅片电极和直径 1 cm 的圆形点状电极或 1 cm × 1 cm 的方形点状电极。电极、衬垫、导线和其他物品的要求与直流电疗法相同。

（四）操作程序

（1）患者取舒适体位，使肌肉放松，暴露治疗部位，找出需刺激的运动点。

（2）检查治疗仪的输出旋钮是否在“0”位，接通电源，调节治疗所需的各个参数。

（3）选择治疗用的电极和衬垫，衬垫以温水浸透。电极的放置有两种：

1）单极法：以点状电极与衬垫为主极，置于患肌的运动点上，另一个 150 ~ 200 cm^2 的辅极置于颈背部（上肢治疗时）或腰骶部（下肢治疗时）。一般主极接治疗仪的阴极，辅极为阳极。

2）双极法：取两个点状电极和衬垫置于患肌肌腹的两端，一般近端电极为阳极，远端电极为阴极。电极用沙袋、固定带固定。

（4）缓慢调节电流强度，以引起不过于强烈但有明显可见的肌肉收缩而无明显皮肤疼痛为度（过强的电流会引起患者疼痛，而且肌肉收缩伴僵抖、收缩先强后弱、治疗后仍有僵硬不适感）。

（5）如使用电脑治疗仪，在启动电源、选择电体操处方后调节输出电流进行治疗。

（6）电刺激治疗宜分段进行，一般先刺激 3 ~ 5 min，肌肉收缩 10 ~ 15 下，休息 10 min 后再刺激，如此反复 4 回，达到总共收缩 40 ~ 60 下。失神经严重者治疗时开始只能使其每分钟收缩 1 下，一次治疗收缩 10 ~ 15 下。病情好转时需改变电流的脉冲宽度和强度，逐步增加肌肉收缩的次数，达到一次治疗收缩 20 ~ 30 下，缩短休息时间，延长刺激时间，使总收缩次数达到 80 ~ 120 下。

（7）治疗完毕时缓慢将电流输出钮调回“0”位，从患者身上取下电极和衬垫，关闭电源。

（五）注意事项

（1）有条件时，病情发生变化时可再进行一次强度 – 时间曲线检查，以及时调整电流参数。

（2）其余注意事项与直流电疗法相同。

三 等幅中频电疗法

等幅中频电疗法通常被称为“音频电”疗法。

（一）适应证

瘢痕、关节纤维性挛缩、术后粘连、炎症后浸润硬化、注射后硬结、血肿机化、狭窄性腱鞘炎、肌纤维组织炎、硬皮病、阴茎海绵体硬结、肩关节周围炎、血栓性静脉炎、关节炎、肱骨外上髁炎、慢性盆腔炎、肠粘连、慢性喉炎、声带肥厚、神经炎、神经痛等。

（二）禁忌证

恶性肿瘤、急性炎症、出血倾向、局部金属异物、心脏起搏器、心区、孕妇下腹部、对电流不能耐受者。

（三）仪器设备

（1）“音频电”疗仪，或有“音频电”处方的电脑中频电疗仪。

（2）附件：电极为铅片、铜片或导电橡胶板。衬垫由 2 ~ 3 层绒布制成，稍大于电极，有布套可插入电极。导线应柔韧，外表绝缘良好。其他用品有绝缘布、沙袋、固定带等。

（四）操作程序

（1）仔细阅读医嘱，按医嘱选好电极，患者取舒适体位，暴露治疗部位。

（2）检查输出旋钮是否在“0”位，接通电源。

（3）按医嘱要求采用对置或并置法，仔细放好电极并固定。缓慢调节输出旋钮至所需电流位。

（4）告诉患者正常感觉，如有麻木、振动感，如有烧灼样疼痛等异常感觉，要停止治疗进行检查，处理后方能继续进行。

（5）治疗结束时，将输出旋钮旋回“0”位，取下电极板，检查局部皮肤，切断电源。

（五）注意事项

（1）金属电极和导线、夹子不能直接接触皮肤，要固定牢固，防止脱落，以免引起灼伤。

（2）电极放置要避开心脏。

（3）治疗局部区域有手术或烧伤后瘢痕，应注意电流强度的掌握。

（4）使用长条电极时，要用双联导线夹在电极两端，注意电极板不要接触。

（5）孕妇下腹部及其附近部位禁用此疗法。

四　调制中频电疗法

调制中频电疗法包括正弦调制中频电疗法与脉冲调制中频电疗法，又称低频调制中频电疗法。

（一）适应证

颈椎病、肩关节周围炎、骨性关节病、肱骨外上髁炎、软组织扭挫伤、肌纤维组织炎、腱鞘炎、瘢痕、粘连、血肿机化、注射后硬结、术后肠麻痹、尿潴留、坐骨神经痛、面神经炎、周围神经伤病、失用性肌萎缩、溃疡病、胃肠张力低下、尿路结石、慢性盆腔炎、弛缓性便秘等。

（二）禁忌证

与等幅中频电疗法相同。

（三）仪器设备

（1）调制中频电疗仪，或电脑中频电疗仪：应能输出调制中频电流，其低频调制波频率为 1～150 kHz，波形有正弦波、方波、三角波、梯形波、微分波等；中频载波频率为 2～8 kHz，有 4 种调制波，即连续调制波、间歇调制波、断续调制波、变频调制波；有 0～100% 的调幅度，一般为 25%、50%、75%、100% 4 种。各种调制波可以以全波、正半波或负半波出现。调制中频电疗仪的各种调制波可以分别调节。电脑中频电疗仪所输出的治疗处方中预置了由不同类型调制波组合的电流处方，适用于多种疾病的治疗，可以按处方号选用。

（2）附件：电极为导电橡胶板，呈不同大小的矩形、圆形或特殊形状。导线两端可分别插入电极和治疗仪输出插口。导电橡胶电极可不使用衬垫，也可使用由 2 ~ 3 层绒布制成的薄衬垫。使用铅片电极时必须使用薄衬垫。其他物品有沙袋、固定带等。

（四）操作程序

（1）仔细阅读医嘱，按医嘱选好电极，患者取舒适体位，暴露治疗部位。

（2）检查机器机钮是否在正常位置，如输出机钮是否在“0”位，通断比是否符合要求。根据病情调好调制频率和调制深度，选择好波形，打开电源预热。

（3）将选好的电极置于治疗部位，固定好电极，防止导线、夹子、铅板裸露，以免接触皮肤引起烫伤。

（4）缓慢调节输出电流至所需要剂量，并向患者交代正常感觉（舒适麻木感和轻微振动感、按摩感等）及异常感觉（剧痛和烧灼感）。记录时间。

（5）治疗中如有异常感觉，须及时将输出电流钮降至“0”位，检查原因处理后方能继续治疗。更换波形和更换治疗部位时，也应先将输出电流钮降至“0”位，防止电击。

（6）治疗完毕将输出机钮降至“0”位，取下电极，检查皮肤，切断电源。切记，把所有的机钮旋回到原位。

（五）注意事项

（1）电极放置要避开心脏，孕妇下腹部不宜进行治疗。

（2）导线、夹子和铅板不能裸露，固定妥当，防止脱出，以免接触皮肤引起烫伤。

（3）启动电流输出后，不要将两输出线末端相碰，两电极间距离也要保持 1 cm 以上，以免短路。

（4）用半波治疗时，衬垫厚度同直流电疗法，注意事项亦与直流电疗法相同。

五　直流电离子导入疗法

直流电离子导入疗法（electrophoresis）是使用直流电将药物离子通过皮肤、黏膜或伤口导入体内进行治疗的方法，又称为直流电药物导入疗法。

（一）适应证

周围神经损伤、神经炎、神经根炎、神经症、自主神经功能紊乱、高血压病、关节炎、颈椎病、肩关节周围炎、慢性炎症浸润、瘢痕、粘连、颞颌关节功能紊乱等。

（二）禁忌证

对拟导入药物过敏者，恶性血液系统的疾病、恶性肿瘤、急性湿疹以及对直流电不能耐受者。对皮肤感觉障碍的患者，治疗时要慎重，避免烧伤。

（三）仪器设备

直流电治疗仪及辅助配件的规格要求（电源电压）与直流电疗法基本相同。遵医嘱选择不同的药物配制成不同浓度的导入药液备用，药物必须新鲜、无污染。另外，配浸药所用的滤纸、纱布、衬垫要注明阳极（+）和阴极（–）。

（四）操作程序

(1) 操作方法：将拟用于离子导入的药液均匀地洒在衬垫形状和面积相同的滤纸或纱布上，再将浸有药液的滤纸或纱布平整地放在治疗部位皮肤上，其上依次覆盖极性与拟导入离子相同的衬垫和电极。衬垫和电极的要求以及治疗操作方法与直流电疗法相同。辅极一般不放药物，如需同时进行药物离子导入，操作方法同主极。

(2) 抗生素导入：所用的非极化电极有 5 层：第 1 层为浸有抗生素液的滤纸，置于治疗部位皮肤上；第 2 层为温度、湿度适宜的直流电疗衬垫；第 3 层为浸有 5%葡萄糖或 1%甘氨酸溶液浸湿的滤纸；第 4 层为温度、湿度适宜的直流电疗衬垫；第 5 层为铅板电极。其中第 2、4 层的衬垫可稍薄于直流电疗通用衬垫，但二者的总厚度不应薄于 1.5 cm。铅板电极可插入第 4 层湿衬垫的布套内。

(3) 眼杯法药物离子导入法：

1）眼部药物离子导入所用药液浓度较低，或与滴眼药的浓度相同。

2）将需导入的药液注入消毒的眼杯内，周围涂少许凡士林。

3）患者低头睁眼，眼眶紧贴眼杯边缘，使角膜与眼杯内药液相接触。

4）另一辅极使用 100 cm^2 的衬垫与电极置于颈后部。

5）眼杯的电极导线极性应与拟导入药物的极性相同（进行眼内异物导出时则眼杯所接的极性与所需导出的异物极性相反）。

6）将直流电疗仪的电流量程调至小量程（0 ~ 10 mA），调节电流宜极缓慢，单眼治疗电流为 1 mA 或 2 mA，每次治疗 10 ~ 20 min。

7）患者不能耐受睁眼给药治疗时，可在治疗前向眼结膜囊内滴入 0.5%丁卡因 1 ~ 2 滴，麻醉角膜与结膜，然后开始治疗。

8）治疗完毕，将电位器缓慢调回“0”位，关闭电源。患者抬头离开眼杯，用清洁毛巾擦干眼部皮肤。

(4) 组织内药物导入法：按治疗要求注射或内服药液后，在局部皮肤上或拟治疗器官的体表投影区放衬垫及电极，操作方法与直流电疗法相同。

（五）注意事项

(1) 衬垫上必须标明（+）或（–）号，用于阳极与阴极的衬垫必须严格区分，分别冲洗，煮沸消毒，分别放置。

(2) 药物应保存于阴暗凉处，易变质的药物应保存于棕色瓶内。剧毒药应单独加锁存放，专人管理。

（3）药物使用前必须检查其保质日期，观察有否变色、变浑，使用后应将瓶盖盖严，防止污染。

（4）配制药物的溶液，除特殊需要外，一般采用蒸馏水、无离子水、乙醇、葡萄糖溶液等。配制的药液存放时间不宜超过 1 周。

（5）每次浸滤纸或纱布的药液量一般每 100 cm^2 约 3 mL。贵重药的用量要严格掌握，切勿超量。

（6）浸药滤纸于治疗后丢弃。浸药纱布于治疗后可经彻底冲洗、煮沸消毒后反复使用，但必须专药专用。

（7）其他注意事项与直流电疗法相同。

六　干扰电疗法

干扰电（又名交叉电）疗法，是将两种不同频率的正弦电流交叉地输入人体，在电力线的交叉部位形成干扰场，在深部组织产生低频调制的脉冲电流，以治疗疾病的一种方法。

（一）适应证

颈椎病、关节炎、肩关节周围炎、扭挫伤、肌纤维组织炎、骨折延迟愈合、术后肠粘连、肠麻痹、弛缓性便秘、尿潴留、压迫性张力性尿失禁、胃下垂、失用性肌萎缩、雷诺病、坐骨神经痛等。

（二）禁忌证

与等幅中频电疗法相同。

（三）仪器设备

（1）干扰电疗仪：能同时输出频率为 4000 Hz 与（4000 ± 100）Hz，差频为 0 ~ 100 Hz 的两路等幅中频电流。其附件有两对（4 个）铅片电极或导电橡胶电极，以及 2 ~ 3 层绒布制成的薄衬垫或以海绵制成的衬垫。有 4 条导线分别连接电极与治疗仪，其他物品有沙袋、固定带等。

（2）动态干扰电治疗仪：类似于干扰电疗仪，但其输出的两路电流的幅度被波宽为 6 s 的三角波所调制，使两路电流的输出强度发生周期为 6 s 的节律性幅度变化。其余附件和用品与等幅中频电疗法相同。

（四）操作程序

（1）患者取舒适体位，暴露治疗部位，接通电源。

（2）选好电极，衬垫用温水浸透，套在电极外。

（3）干扰电疗与动态干扰电疗时将两个电路的 4 个电极与衬垫交叉对置于治疗部位，

使两路电流交叉通过病变部位，病变部位处于两路交叉电流的中心。用沙袋、固定带或患者自身体重固定电极。

（4）检查治疗仪的输出钮是否在“0”位，按治疗需要选择差频参数。缓慢调节两路电流的输出旋钮，电流强度以患者电极下出现麻颤感（感觉阈）或肌肉收缩反应（运动阈）为度，也可在阈上或阈下，也可以达到耐受限（患者最大耐受量）。

（5）每次治疗先后选用1～3组差频，需要改变差频时，可以直接调整差频参数，不必将电流输出钮调回“0”位。

（6）治疗完毕时将电流输出钮调回“0”位，取下电极、衬垫、吸盘，关闭电源。

（五）注意事项

（1）正确放置电极，以保证交叉电流能通过病变部位。

（2）治疗仪有电流输出时，同路电极不得相互接触。两组电极必须交叉放置。

（3）其他注意事项与等幅中频电疗法相同。

七 短波疗法

应用短波电流所产生的高频电磁场治疗疾病的方法称为短波疗法（short wave therapy）。

（一）适应证

慢性和亚急性炎症及伤病，肌纤维组织炎、扭挫伤、风湿性关节炎、类风湿性关节炎、骨性关节炎、肩关节周围炎、骨折延期愈合、伤口延期愈合、胃十二指肠溃疡、胃炎、结肠炎、胆囊炎、肾炎、急性肾功能衰竭、神经炎、前列腺炎、盆腔炎等。

（二）禁忌证

恶性肿瘤（高热治疗时除外）、出血倾向、局部金属异物、装有心脏起搏器、支架、心肺功能不全、颅内压增高、青光眼、妊娠、活动性结核。

（三）仪器设备

短波治疗仪，能输出波长22.12 m、频率13.56 MHz或波长11.06 m、频率27.12 MHz的短波电流，以其产生的高频交变磁场作用于人体。

（1）常规治疗仪：功率200～300 W，附有电缆电极、由电缆电极盘绕成的盘形电极或鼓形电极、不同大小的涡流电极、不同大小的圆形或矩形电容电极。

（2）脉冲治疗仪：脉冲峰功率1 kW，平均功率80～120 W，附有不同直径的圆形电容电极，用于非热效应治疗。

（四）操作程序

（1）治疗前患者除去身上的金属物品，取舒适体位，治疗部位可不裸露。

（2）选用治疗需用的电极，不同类型电极的操作方法不同：

1）采用盘形电极或鼓形电极时将电极置于治疗部位上。选用电缆电极时，将电缆按治疗部位的形状盘绕成各种形状。电缆间用梳状分隔器固定。电缆电极留出的两端应等长。电缆一般盘绕 3 ~ 4 圈。电缆圈间应距离 2 ~ 3 cm。盘形电极、鼓形电极、电缆电极与皮肤之间间隔 1 ~ 3 cm，其间可垫以毡垫、棉垫、毛巾。

2）采用涡流电极时，选用治疗所需的电极，安装于治疗仪的支臂上，移动支臂，使涡流电极置于治疗部位上，距离 1 ~ 3 cm，也可贴近皮肤。

3）采用电容电极时，选用治疗所需的电极，操作方法与超短波疗法相同。

（3）检查治疗仪的各开关旋钮是否在应在位置，电流输出钮是否在“0”位。接通电源，治疗仪预热 1 ~ 3 min。

（4）将治疗仪接通“高压”，调节输出钮至“治疗”挡，再调节“调谐”钮。

（5）治疗剂量按患者治疗时局部的温热感觉分为 4 级：

无热量（Ⅰ级）：无温热感，在温热感觉阈下，多用于疾病的急性期。

微热量（Ⅱ级）：有刚能感觉的温热感，多用于疾病的亚急性期。

温热量（Ⅲ级）：有明显而舒适的温热感，多用于疾病的慢性期、急性肾功能衰竭。

热量（Ⅳ级）：有刚能耐受的强烈热感，多用于恶性肿瘤。

（6）治疗过程中，注意询问患者的感觉，以便及时调节剂量。如患者感觉过热、烫痛，应中止治疗。检查治疗部位皮肤是否有烧伤，如有烧伤，应及时处理。

（7）一般每次治疗 10 ~ 20 min。

（8）治疗完毕，将治疗仪输出钮调回到“0”位，关闭高压与电源，从患者身上取下电缆，移开电极。

（9）一般每 1 ~ 2 天治疗 1 次，5 ~ 10 次为一个疗程。

（五）注意事项

（1）治疗室应铺绝缘地板，治疗仪应接地线。各种设施应符合电疗安全技术要求。

（2）患者应在木床和木椅上治疗。如遇特殊情况需在金属床上治疗时，应避免治疗仪、电缆、电极与金属床相接触，电缆、电极下方垫以棉被或橡胶布。

（3）治疗前检查治疗仪各部件能否正常工作、电缆电极是否完好无损、电极插头是否牢固，不得使用破损有故障的治疗仪与附件。

（4）治疗过程中，患者不得任意挪动体位或触摸金属物。

（5）治疗中避免治疗仪的两根输出电缆相搭或交叉、打圈，间距不宜小于治疗仪输出插孔的距离，以免形成短路、损坏电缆并减弱治疗剂量。电缆也不得直接搭在患者身上，以免引起烫伤。

（6）在头面、眼、睾丸部位，尤其是对于婴幼儿，不得进行温热量与热量治疗。

（7）感觉障碍与血液循环障碍的部位治疗时，不应依靠患者的主诉来调节剂量，谨防过热烧伤。

（8）手表、手机、收录机、电视机、精密电子仪器应远离高频电治疗仪，以免损坏仪器和发生干扰。

八 微波疗法

微波波长 1 mm ～1 m，频率 300～300 000 MHz，包括分米波（波长 10 cm ～1 m，频率 300～3000 MHz）、厘米波（波长 1～10 cm，频率 3000～30 000 MHz）、毫米波（波长 1～10 mm，频率 30～300 GHz）。

（一）适应证

软组织、胸腹盆腔器官的亚急性、慢性炎症感染，关节炎、扭挫伤、网球肘、冻伤、肩关节周围炎、颈椎病、腰椎间盘突出症、肌纤维组织炎、坐骨神经痛、溃疡病、伤口愈合迟缓等。分米波、厘米波高热疗法与放疗、化疗联合应用可治疗皮肤癌、乳腺癌、淋巴结转移癌、甲状腺癌、宫颈癌、直肠癌、前列腺癌、食管癌、胃癌、骨肿瘤等。

（二）禁忌证

与短波、超短波疗法相同。避免在眼、睾丸、小儿骨骺部位治疗。治疗时需注意保护操作人员和患者的眼部，避免微波直接辐射或由金属物反射至眼部，必要时戴微波防护眼镜，以免引起白内障。

（三）仪器设备

针对康复科领域的微波设备，工作频率大致分为 915 MHz、2450 MHz 两种。其物理特性为频率越高则波长越短，穿透能力越弱；频率越低则波长越长，穿透能力越强（波长计算公式：波长 = 波速 / 频率）。2450 MHz 微波的波长为 12.2 cm，915 MHz 微波的波长为 32.7 cm。915 MHz 微波技术也称为深部热疗技术，其穿透深度为 2450 MHz 微波技术的 2 倍以上，由于穿透深度深，热包裹性强，对治疗滑膜炎、腰椎间盘突出症造成的神经根等局部水肿、关节性炎症、深部组织炎症、积液性炎症等疾病的治疗更佳。

（四）操作程序

（1）治疗前患者除去身上的金属物品，取舒适体位，治疗部位可不裸露。

（2）微波每次治疗 20～30 min，每日或隔日 1 次，5～15 次为一个疗程。

（3）检查治疗仪的各开关、旋钮是否在合适的位置，电流输出钮是否在“0”位，电极的电缆插头是否牢固插在输出孔内，接通电源，治疗仪预热 1～3 min。

（4）治疗过程中，应注意询问患者的感觉，以便及时调节输出。如患者感觉过热、烫痛，应中止治疗，检查治疗部位有否烧伤，如有烧伤应及时处理。

（5）治疗完毕，将治疗仪输出钮调回“0”位，关闭高压与电源。

（五）注意事项

其他注意事项与短波疗法相同。

九　五官超短波疗法

五官超短波治疗仪采用电子管振荡产生工作频率为 40.68 MHz 的超短波，通过电容电极输出能量，将患部置于电极之间，在射频电场的作用下，使病变部位的分子和离子在其平行位置振动，并互相摩擦而产生热效应。这种热效应使患部的表层和深层组织均匀受热，能增强血管通透性，改善微循环，调节内分泌，加强组织机体的新陈代谢，降低感觉神经的兴奋性，从而达到止痛目的。这种疗法称为五官超短波疗法。

（一）适应证

毛囊炎、疖、痈、蜂窝组织炎、丹毒、甲沟炎、手外伤后感染、乳腺炎、淋巴结炎、静脉炎、睑缘炎、外耳道炎、中耳炎、鼻炎、鼻窦炎、咽炎、扁桃体炎、喉炎、根尖炎、冠周炎、颌面间隙感染、支气管炎、肺炎、胃炎、肠炎、肾炎、肾周围脓肿、膀胱炎、前列腺炎、盆腔炎、前庭大腺炎、化脓性关节炎、化脓性骨髓炎、术后伤口感染等，软组织、五官和内脏器官的急性、亚急性炎症、慢性炎症急性发作等。

还适用于软组织扭挫伤、肌纤维组织炎、肌筋膜炎、肱骨外上髁炎、骨折愈合迟缓、伤口愈合迟缓、面神经炎、周围神经损伤、坐骨神经痛、支气管哮喘、胃十二指肠溃疡、颈椎病、腰椎病、腰椎间盘突出症、骨性关节炎、急性肾功能衰竭等。

（二）禁忌证

与短波疗法相同。

（三）仪器设备

超短波治疗仪能输出波长 7.7 m、频率 38.96 MHz，波长 7.37 m、频率 40.68 MHz 或波长 6 m、频率 50 MHz 的高频电场。

（1）常规治疗仪：

1）小功率治疗仪：功率 50 ~ 80 W，附有不同大小的圆形电容电极。

2）大功率治疗仪：功率 200 ~ 300 W，附有不同大小的圆形或矩形电容电极，仪器均带有连接治疗仪与电极的电缆。

各治疗仪均附有毡垫、氖光灯管等，其他用品有棉垫、毛巾、沙袋等。

（2）脉冲治疗仪：峰值功率 1 ~ 10 kW，平均功率 100 W，附有不同大小的圆形或矩形电容电极、毡垫、氖光灯管等，用于非热效应治疗。治疗仪也能输出连续超短波。

（四）操作程序

（1）治疗前患者除去身上的金属物品，取舒适体位，治疗部位可不裸露。

（2）选用治疗需用的电极，采用电容场法治疗，电极放置的方法不同：

1）对置法：①两个电容电极相对放置，两电极间的距离不应小于一个电极的直径。②电极应与治疗部位皮肤表面平行。如不平行成为斜对置，则两电极靠近处易于形成短路，影响作用的深度和均匀度。③电极与皮肤之间应保持一定的间隙。两电极下的皮肤间隙相等时，作用较均匀，否则间隙小的一侧作用较强。④两个对置的电极等大时作用较均匀，否则作用将集中于小电极一侧。⑤治疗部位表面凹凸不平时应稍加大电极下的皮肤间隙，以免集中作用于隆突处，易致烧伤。⑥两肢体同时治疗时，应在两肢体骨突（如膝、踝内侧）接近处垫以衬垫，以免该处烧伤。

2）并置法：①两个电容电极并列放置，两电极间的距离不应超过电极直径以免使作用分散。但两电极间距小于 3 cm 时，易于形成短路，影响作用深度。②两电极下的皮肤间隙不宜过大，以免影响作用深度。

3）单极法：治疗时只使用一个电极，一般只用于小功率治疗仪，而且另一个不使用的电极应远离且相背而置，否则会使电力线大量散发至四周空间，易造成电磁污染。

（3）检查治疗仪的各开关、旋钮是否在合适的位置，电流输出钮是否在“0”位，电极的电缆插头是否牢固插在输出孔内，接通电源，治疗仪预热 1 ~ 3 min。

（4）将治疗仪接通“高压”，调节输出钮至“治疗”挡，再调节“调谐”钮，使仪器工作达到谐振状态，此时电流表指针上升至最高点，氖光灯此时亮度最大。

（5）治疗剂量的分级与短波疗法相同。应按照治疗仪的输出功率、病灶部位的深度与患者温热感的程度，调整治疗电极与皮肤的间隙来达到治疗剂量的要求。微热量治疗时小功率治疗仪浅作用时电极、皮肤间隙为 0.5 ~ 1 cm，深作用时为 2 ~ 3 cm；大功率治疗仪浅作用时电极、皮肤间隙为 3 ~ 4 cm，深作用时为 5 ~ 6 cm。无热量或温热量治疗时应适当加大或减小电极、皮肤间隙。不得仅按治疗仪的电表读数或氖光灯的亮度来划分、调节治疗剂量，不得用失谐法来调节治疗剂量。

（6）治疗过程中，应注意询问患者的感觉，以便及时调节输出。如患者感觉过热、烫痛，应中止治疗，检查治疗部位有否烧伤，如有烧伤应及时处理。

（7）一般每次治疗 10 ~ 15 min。①急性炎症早期、水肿严重时应用无热量，每次 5 ~ 10 min，水肿减轻时改用微热量，每次 8 ~ 12 min。②亚急性炎症一般用微热量，每次 10 ~ 15 min。③慢性炎症和其他疾病一般用微热量或温热量，每次 15 ~ 20 min。

（8）治疗完毕，将治疗仪输出钮调回“0”位，关闭高压与电源。

（五）注意事项

（1）在脂肪层厚的部位进行电容场法Ⅳ级（热量）剂量治疗时，有的患者会出现因脂肪过热引起的皮下痛性硬结，不必予以特殊处理，停止治疗后可自行消失。

（2）其他注意事项与短波疗法相同。

十　静电疗法

（一）适应证

全身静电疗法适用于神经症、失眠、自主神经功能紊乱、更年期综合征、脑震荡后遗症、神经血管性头痛、原发性高血压病早期、低血压等。

（二）禁忌证

装有心脏起搏器、人工呼吸装置、吸氧装置、药物自动泵、人工耳蜗、金属人工心脏瓣膜、体内金属异物、恶性肿瘤、高热、严重脑血管疾病、严重心血管疾病、妊娠期、月经期。

（三）仪器设备

静电治疗仪：能输出 30 ~ 50 kV 的高压恒定静电场，电流＜ 1.5 mA，仪器有电压调节钮、极性转换开关。

全身治疗附件：帽状电极、升降电极支架、木椅、有绝缘底座的脚踏电极板、带绝缘手柄的导体。

（四）操作程序

全身静电淋浴

（1）采用高压静电治疗仪。

（2）开始治疗前先检查治疗仪的电源开关是否在“关”位，输出电压调节钮是否在“0”位。

（3）患者取下身上所有的金属物。

（4）患者坐在木椅上，双脚踏在脚踏电极板上，接阳极。或患者双脚踏在木板地面上，使阳极直接接地。

（5）用电极支架移动帽状电极至患者头顶上方 10 ~ 15 cm 处，接阴极。

（6）接通电源，治疗仪预热 0.5 ~ 1 min。

（7）按治疗需要调节输出电压，通常用 30 ~ 45 kV，患者头发竖起，头部有微风吹拂感。

（8）治疗过程中患者必须静坐不动，不得起立，不得触摸周围物品和人，或触摸仪器面板上的电压控制钮。

（9）一般每次治疗 10 ~ 15 min，治疗完毕时将电压输出钮调至“0”位，关闭电源。

（10）治疗结束时患者不能立即起立，以免碰到帽状电极，受其上所残留的余电电击。应先由操作者以带有绝缘手柄的导体，使帽状电极放电，然后离开电极，患者才起立离椅。

（11）治疗 1 次 1 ~ 2 天，15 ~ 20 次为一疗程。

（五）注意事项

（1）治疗仪及治疗椅（床）周围半径 1 m 的空间内不得放置任何金属物品，不得停留任何人。

（2）患者头部、身体、衣服潮湿时不得进行治疗。

（3）雷击、闪电时应立刻停止治疗，切断电源，拔下电极。

（4）治疗过程中，患者不得任意挪动体位。全身静电治疗时患者不得同时抬起双脚，不得触摸治疗仪或治疗电极，不得触摸周围金属物品和人，也不得拾取地上物品。

（5）患者治疗过程中，如发生头晕、恶心等不良反应，应立即中止治疗。

（6）患者治疗时，操作者接触患者必须先将电压输出钮调至“0”位，并关闭电源。

（7）治疗结束后，必须等电极上余电放完，才能用手触摸，以免发生电击。

第二节　磁疗法

一　脉冲磁疗法

脉冲磁疗法主要是通过冲击波疗法来扩张体内的血管，增强血液循环、消炎镇痛，可以使机体的局部起到发热的效果，可以增强机体的新陈代谢，缓解肌肉酸痛的情况，还可以加快伤口组织的愈合的治疗方法。

（一）适应证

软组织扭挫伤、肌纤维组织炎、肌筋膜炎、肱骨外上髁炎、肩关节周围炎、颈椎病、骨性关节炎、类风湿性关节炎、跟骨骨刺、骨折愈合迟缓、肋软骨炎、带状疱疹后神经痛、坐骨神经痛、颞颌关节炎等。

（二）禁忌证

金属异物局部、心脏起搏器局部及其邻近、孕妇下腹部、出血倾向、体质极度虚弱者。

（三）仪器设备

（1）旋转磁场治疗仪：带有两个磁头，每一磁头内有一个可水平旋转的圆盘，盘上安装 2 ~ 4 片磁感应强度为 0.1 ~ 0.2 T 的永磁体。治疗仪内电动机启动后可带动磁头内磁片旋转，而产生旋转磁场，其磁感应强度为 0.06 ~ 0.15 T。因磁片表面磁极性的异同而产生交变磁场或脉动磁场。

（2）电磁治疗仪：因治疗仪所利用电流种类不同而产生不同类型的磁场，如低频交变磁场、脉动直流电磁场、脉冲磁场。治疗仪多带两个或多个电磁头，其磁感应强度为0.1～1.0 T。

（3）其他用品：有沙袋、棉垫等。

（四）操作程序

（1）检查治疗仪能否正常工作。

（2）患者取下手表与治疗部位邻近的金属物品。

（3）患者取舒适体位，电磁疗时可不裸露治疗部位，旋磁疗时需暴露治疗部位。

（4）将磁头放在治疗部位，用沙袋固定。旋磁疗时可由操作者或患者手持磁头进行治疗。

（5）旋磁疗时，接通治疗仪电源后磁头下出现振动感，即开始治疗。电磁疗前，先调节治疗所需的磁场波形、脉冲频率、磁感应强度，接通电源后磁头出现温热感，即开始治疗。

（6）每次治疗 15～20 min，治疗完毕，关闭电源，从患者身上取下磁头。

（7）一般治疗 1 次 /1～2 天，5～10 次为一疗程。

（五）注意事项

（1）磁头不得撞击或掉落地上，以免磁头破碎、损坏。

（2）旋磁头表面用 75% 乙醇擦拭消毒，电磁头外套以布套，定期清洗布套。

（3）注意勿使手表、收录机、移动电话等靠近磁头。

（4）对眼部、头面部、胸腹部治疗或对老人、幼儿、体弱者治疗均宜用弱磁场，治疗时间不宜过长。

（5）旋磁疗过程中如治疗仪或磁头内出现异常响声，应立即中止治疗，关闭电源，检查处理故障。

（6）电磁疗过程中，如患者感觉过热发烫，应在磁头与治疗部位间加垫或加大间距，以防烧烫伤。

（7）极少数人磁疗后出现头晕、恶心、心慌、气短等不适反应。轻者不需处理，可继续治疗；重者，可减弱磁感应强度、缩短治疗时间或停止磁疗。以上反应可逐渐自行消失，不留后遗症。

二　静磁法

将磁片直接贴敷在患病部位或穴位，用胶布或伤湿止痛膏固定。贴敷患病部位时，选用患区或其邻近穴位，或是用远隔部位的穴位。为了防止压伤或刺激皮肤（尤其当磁片贴敷时间较久，由于汗液的浸渍，磁片生锈时），可在磁片与皮肤之间垫一层纱布或薄纸。贴敷穴位时，一般多用直径 1 cm 左右的磁片；贴敷患区时，根据患区的范围大小，选用面积不同的磁片。

（一）适应证

（1）软组织扭挫伤、肌纤维组织炎、肱骨外上髁炎、关节炎、肩关节周围炎、颈椎病、软组织炎症感染。

（2）支气管炎、支气管哮喘、高血压、胃肠功能紊乱、溃疡病、胆石症、遗尿症、神经痛、神经症。

（3）乳腺小叶增生、功能性子宫出血、痛经。

（4）面肌抽搐、颞颌关节炎、耳廓软骨膜炎、毛细血管瘤。

（二）禁忌证

金属异物局部、心脏起搏器局部及其邻近、对磁疗有明显不良反应或皮肤过敏者。

（三）仪器设备

（1）磁片，多为圆形，直径 0.5 ~ 2 cm，表面磁感应强度 0.05 ~ 0.2 T，多用于体表。

（2）磁珠，圆形，直径 0.2 ~ 4 mm，表面磁感应强度约 1 mT，多用于耳廓穴位。

（3）其他用品有胶布、纱布、75%乙醇等。

（四）操作程序

1. 直接贴磁法

（1）选取有足够磁感应强度的 1 片至数片磁片。

（2）暴露治疗部位，选好痛点、穴位等贴磁部位。

（3）将磁片分别置于需敷磁部位，用胶布固定。有不同的贴磁方法：①单磁片法：应用 1 片磁片，将磁片的任一极置于病患部位或穴位上。此法多用于病患范围较小、较浅时。②双磁片法：应用 2 片磁片。病患范围较大、较浅时，将两磁片的异名极并置敷贴。病患范围较大、较深时，将两磁片的同名极并置。病患范围较小、较深时，将两磁片的异名极相对敷贴于病患部位的上下、左右或前后。③多磁片法：应用多片磁片，一般不超过 6 片，参考双磁片法贴于病患部位，贴的范围应稍大于病患部位。

（4）贴磁片后每隔 5 ~ 7 天取下磁片，检查贴磁片局部的皮肤反应。如无不良反应，而又需要继续治疗者，可以休息 1 ~ 2 天后继续在原位贴磁。

（5）异名极对置贴于组织较薄处时，容易发生血管受压、局部缺血的情况，应多检查，出现局部缺血时应立即取下磁片。

（6）贴磁片处皮肤发生刺激、疼痛、出现水疱时应立即取下磁片，更换贴磁部位。皮肤过敏、破损处可先用消毒纱布覆盖破损皮肤处，再贴磁片。

（7）疗程无严格限制，一般 7 ~ 30 天为一个疗程。

2. 间接贴磁法

（1）将数片磁片缝制于可用于病患部位的衣物上（如腰带、腹带、护膝等）。

(2) 将带有磁片的衣物穿戴于病患部位，磁片与皮肤之间只隔薄层织物，必须使磁片紧贴病患部位、痛点或穴位。

(3) 体位变动或穿脱动作使磁片移位时需及时纠正。

(4) 磁疗用品一般穿戴 1 ~ 2 周后，休息 1 ~ 2 天再用。

3. 耳磁场法

(1) 选取若干磁珠或小磁片。

(2) 选好耳廓穴位，将磁珠（片）贴在耳穴上，用胶布固定。

(3) 异名极在耳廓对置贴时容易发生对耳廓组织的压迫，一般贴 2 h 后松开 5 min 再贴，以免长时间压迫引起耳廓组织坏死。

(4) 疗程无严格限制，可长期贴用。

（五）注意事项

(1) 磁片不可相互撞击，以免破坏磁场，减弱其磁感应强度。

(2) 磁片可用 75% 乙醇消毒，不得火烤或水煮，以免退磁。

(3) 注意勿使手表、收录机、各种磁卡、移动电话等靠近磁片。

(4) 治疗前应去除治疗区内的金属物品，以免被磁化。

(5) 永磁片可反复使用多年，疗程结束后妥善保管备用。磁感应强度过弱时，应不用或充磁后再用。

三　磁疗法

磁疗法是将 1500 高斯（Gs，10 000 Gs=1 T）以上的磁片两片，固定于所选穴位上为电极片，再将电针仪的输出导线与磁片相连，通以脉冲电流。电流强度由小逐渐增大，引起轻度刺痛感以患者可耐受为度。波形可用连续波或疏密波。

（一）适应证

骨折、骨不连、骨质疏松、软组织挫伤、外伤性血肿、臀部注射后硬结、颈椎病、腱鞘囊肿、风湿性关节炎、类风湿关节炎、骨关节炎、肌纤维组织炎、耳廓浆液性软骨膜炎、颞颌关节综合征、前列腺炎、尿路结石、支气管炎、三叉神经痛、神经性头痛、高血压病、胆石症、婴幼儿腹泻、血管瘤、术后痛等。

（二）禁忌证

目前磁疗法尚无绝对禁忌证，但对以下情况或人群可不用或慎用，如治疗部位结核、心脏起搏器、助听器、严重脏器功能衰退及血液疾病、体质极度衰弱者、孕妇、高热者。

（三）仪器设备

根据治疗部位外形，选用合适的低频交变磁场磁头，使磁头的开放面与治疗部分的皮肤密切接触，使磁力线能更多地通过患区组织。如果磁头与皮肤之间有空隙，将会增加磁场的衰减而影响治疗效果。由于磁头面积较大，原则上采取病变局部治疗，适当照顾经穴。

（四）操作程序

1. 低频交变磁疗法

患者取舒适体位，暴露治疗部位。根据患者患部大小，选用相应的磁头。检查机器面板开关旋钮是否在“关”位。将磁头输出导线插入治疗机的插口。根据治疗需要，将开关旋钮指向“弱”“中”或“强”位，电源被接通，电流通过输出导线进入磁头线圈产生磁场。在治疗过程中，患者可有振动感及温热感。每次治疗时间 20 ~ 30 min，每天治疗 1 次，治疗结束把开关旋钮旋至“关”位，将磁头取下。

2. 脉动磁疗法

患者躺卧床上，将治疗部位置于两磁头之间，使磁力线垂直通过治疗部位。调节上磁头的高度，使上磁头降到距皮肤最近距离或接触皮肤（另一类型机器的磁头铁芯延长，其铁芯端已无温热感，故可接触皮肤）。检查机器面板开关应在“关”位，电流表指针应在“0”位。打开电源开关，接通电流，指示灯指示。根据病情需要，转动电流调节钮，增加电流强度，使患者受到一定强度的磁场作用。治疗结束后，将电流调节钮调回至“0”位，然后把开关旋钮调至“关”位，升高上磁头的高度，移开磁头。每次治疗时间 20 ~ 30 min 或 1 h，每天治疗 1 次。

3. 脉冲磁疗法

脉冲频率为 40 ~ 100 次 /min，磁场强度为 0.15 ~ 0.8 T。应用脉冲磁场治疗，称为脉冲磁疗法。首先把机壳后面的地线接在焊片上，然后将 2 个磁头上的 4 根导线接在 4 个接线柱上，红的接线钩应接在红色接线柱上，黑的接线钩应接在黑色接线柱上。遵照医嘱，将磁头放在治疗部位。检查治疗机面板各旋钮，是否均在规定位置上。旋动波段开关，指示灯亮，经过 1 min 后，显示管亮，然后调到治疗所需波段。调节磁场强度旋钮到所需的强度。波动脉冲频率调到治疗所需的频率。将时间控制旋钮调到所需治疗时间的位置。按下定时按钮，经数秒钟后放开，磁头便可产生所需的磁场。每次治疗时间 20 ~ 30 min，每天治疗 1 次。治疗结束时，按治疗的相反顺序关闭机器，旋回各钮，取下磁头。

4. 磁振热疗法

采用交变磁场、生物磁振、温热三种物理因子相结合的同步物理治疗仪。温热导子线圈接通交流电后，产生交变磁场，因磁场方向的不断变化，产生特有的非机械振动，即有温热效应、机械振动作用和磁效应。将两片磁电极并置或对置于治疗部位。检查治疗机面板各旋钮，是否均在规定位置上。旋动打开电源开关，指示灯亮，调节磁场强度旋钮到所需的强度。频率调到治疗所需的频率。将时间控制按钮调到所需治疗时间的位置。按下定时按钮，便可开始治疗。每次治疗时间 20 ~ 30 min，每天治疗 1 次。治疗结束时，按治疗的相反顺序关闭机器，旋回各钮，取下磁极片。

（五）注意事项

（1）行直接贴敷法，应注意检查皮肤。

（2）掌握好剂量。

（3）正确使用磁片。磁片不要相互碰击，不要加热，因为会使磁性分子排列紊乱，磁性互相抵消而使磁性消失。使用磁片前后要用75%乙醇消毒。不同磁场强度的磁片要分类保管，否则磁场强度小的磁片易碎裂。皮肤溃破、出血的局部不宜直接贴敷，应隔有纱布再贴敷。

（4）注意不良反应。治疗后如有血压波动、头晕、恶心、嗜睡或严重失眠等，应停止治疗。

（5）白细胞较低的患者定期做白细胞检查。

（6）磁疗时不要戴机械手表，以免损坏手表。植入心脏起搏器患者慎用。

第三节　光疗法

一　红外线疗法

在光谱中，应用波长在760 nm ~400 μm的红外线治疗疾病的方法称为红外线疗法。其作用机制是热效应，因此有热射线之称。

（一）适应证

疖、痈、蜂窝组织炎、丹毒、乳腺炎、淋巴结炎等软组织炎症吸收期。

软组织扭挫伤恢复期、肌纤维组织炎、关节炎、关节纤维性挛缩、术后伤口延迟愈合、慢性溃疡、压疮、烧伤、冻伤、肌痉挛、神经痛等。

（二）禁忌证

恶性肿瘤、高热、急性化脓性炎症、出血倾向、活动性结核。

（三）仪器设备

（1）发光红外线灯，即白炽灯和钨丝红外线灯，100 ~ 300 W，台式或落地式。

（2）不发光红外线灯，由电阻丝或有涂料的辐射板（棒）构成，200 ~ 300 W。台式或落地式。

（3）其他用品，有墨镜、治疗巾、毛巾等。

（四）操作程序

（1）治疗前检查灯泡、辐射板是否碎裂，灯头安装是否牢固，支架是否稳妥。

（2）接通电源，使灯头预热 5 ~ 10 min。

（3）照射方法。

局部红外线照射：①患者取舒适体位，暴露治疗部位。②移动灯头，距治疗部位 30 ~ 50 cm，视灯头功率而异，使灯头中心对准病患部位，以患者有舒适温热感为度。③每次治疗 15 ~ 30 min。④治疗完毕，移开灯头，检查皮肤，拭去汗水。⑤每日或隔日 1 次，也可每日 2 次，5 ~ 10 次为一疗程。

（五）注意事项

（1）头、面、肩、胸部治疗时患者应戴墨镜，或用布巾、纸巾或浸水棉花覆盖眼部，避免红外线直射眼部。

（2）治疗部位有伤口时应先予清洁擦净处理。

（3）治疗过程中患者不得任意挪动体位，或拉动灯头，尤其光浴时要防止身体触及灯泡引起烧伤。

（4）治疗中患者如出汗过多、感觉头晕、心慌，应适当加大灯距，或关闭光浴器部分灯泡，以免过热。

（5）神志昏迷者或局部有感觉障碍、血液循环障碍、瘢痕者治疗时宜适当加大灯距，以防烧伤。

二 紫外线疗法

在光谱中，应用波长在 180 ~ 400nm 的紫外线治疗疾病的方法称为紫外线疗法。其作用机制主要是光化学效应，因此又有光化学线之称。

（一）适应证

（1）局部照射适用于疖、痈、蜂窝组织炎、丹毒、乳腺炎、淋巴结炎、静脉炎、手部感染等软组织急性化脓性炎症、伤口感染、伤口愈合迟缓、皮下瘀血、急性关节炎、急性神经痛、肺炎、支气管哮喘等。

（2）体腔照射适用于口、咽、鼻、外耳道、阴道、直肠、窦道等腔道急性感染、溃疡。

（3）全身照射适用于佝偻病、骨软化症、骨质疏松症、过敏症、疖病、免疫功能低下、玫瑰糠疹、银屑病等。

（4）光敏治疗适用于银屑病、白癜风等。

（二）禁忌证

恶性肿瘤部位、心肺肝肾功能衰竭、出血倾向、活动性结核、急性湿疹、红斑狼疮、日光性皮炎、血卟啉病、色素沉着性干皮症、皮肤癌变、血小板减少性紫癜、光过敏症、应用光过敏药物（光敏治疗时除外）。

（三）仪器设备

低压汞灯（冷光水银石英灯），主要产生短波紫外线，并有少量中波紫外线。落地式灯 30 W，手提式灯 10 ~ 15 W，用于体表、局部与全身体表照射。体腔式灯 5 ~ 8 W，用于体腔照射，配有适用于不同体腔的各种形状、直径的石英导子。

其他用品，有生物剂量测定器、保护眼镜、治疗巾、洞巾、米尺、秒表、95% 乙醇或乙醚等。

（四）操作程序

1. 最小红斑量（MED，即生物剂量）测定

（1）接通紫外线灯电源，拨启动开关，低压汞灯需 3 min 后稳定。

（2）在被测者的下腹两侧、大腿内侧、上臂内侧选正常皮肤区作为被测定区。

（3）患者平卧，暴露被测定区。操作者将生物剂量测定器覆盖其上，固定好，患者身体其他部位均予盖严。

（4）移动紫外线灯，使灯管中心垂直对准测定部位；低压汞灯几乎接近测定器，或距离 1 ~ 2 cm。

（5）抽动测定器盖板，每隔一定时间（低压汞灯 1 s）露出一个小孔，直至 6 个孔都照完，将灯移开。

（6）成人照射后 6 ~ 8 h 观察测定结果，小儿照射后 4 ~ 6 h 观察测定结果，以测定部位皮肤出现最弱红斑的照射时间为该成人（或小儿）对该灯在该测量距离的 1 个 MED。

（7）如果照射后 6 个孔均未出现红斑或全部出现红斑，则应更换部位，重新测定，酌情增加或减少每一孔的照射时间。

（8）确定某一灯管的平均生物剂量时，应在 1 ~ 2 天内以同等条件，按以上操作程序对 20 名健康男女青壮年进行测定，求其平均数即可。灯管使用期间，应每隔 3 ~ 6 个月再重新测定一次该灯管的平均生物剂量。更换新灯管时需重新测定。

2. 紫外线剂量分级

紫外线照射后的剂量按受照射区皮肤的红斑反应进行分级，通常采用五级法：

0 级红斑（亚红斑量）：1 个 MED 以下，皮肤无红斑反应。

Ⅰ级红斑（弱红斑量）：1 ~ 3 个 MED，皮肤有微弱的红斑反应，界线可辨，约 24 h 后消退。

Ⅱ级红斑（红斑量）：4 ~ 7 个 MED，皮肤有鲜红色红斑，稍肿，轻度灼痛，2 ~ 3 天后消退，伴轻度色素沉着。

Ⅲ级红斑（强红斑量）：8 ~ 12 个 MED，皮肤有暗红色红斑、水肿、灼痛，4 ~ 5 天后消退，伴色素沉着。

Ⅳ级红斑（超红斑量）：10 个 MED 以上，皮肤有暗红色红斑、水肿，出现水疱、剧烈灼痛，5 ~ 7 天后消退，伴明显色素沉着。

机体对紫外线的敏感度受年龄、性别、生理状况、身体不同部位、既往接触阳光、疾病、药物、食物、其他物理因子作用等多种因素的影响，个体差异较大。在人体的各部位对紫外线的敏感度不同，背、胸、腹、大腿内侧、上臂内侧最敏感，颈、面次之，肢体更次之，其中屈侧比伸侧敏感，腕踝手背足背不敏感，手掌、足底最不敏感。因此，各部位出现同等程度红斑所需要的照射剂量也有很大差异。

3. 局部照射法

（1）接通紫外线灯电源，启动，低压汞灯 3 min 后稳定。

（2）患者取合适体位，暴露治疗部位，用治疗巾或洞巾界定照射野范围，使之边界整齐，非照射部位用布巾盖严。

（3）照射伤口创面时，应先将伤口的坏死组织、脓性分泌物清除处理。照射范围应包括伤口周围 1 ~ 2 cm 正常组织。

（4）按治疗所要求的红斑等级 MED 数计算照射时间，定时器预设治疗时间后，按动手动开关后开始治疗，自动倒计时。

（5）照射完毕，将灯移开，从患者身上取下治疗巾。

（6）每次治疗可照射几个照射野，红斑量照射时每天照射的总面积在成人中不宜超过 800 cm^2。照射部位多、总面积大时，可分次交替照射。亚红斑量照射不受面积限制。

（7）下一次照射时应按前一次照射范围进行照射，不得超过原照射野的边缘。

（8）一部位连续进行紫外线照射，剂量应予增加。红斑量照射时增加的剂量根据上一次照射后红斑的强度而定，以达到治疗要求的红斑强度为度。3 ~ 5 次为一疗程。

4. 几种特殊照射法

（1）中心重叠照射法：在严重的表浅炎症或坏死组织多的伤口可采用此法，在中心部位用强红斑量或超红斑量照射，病灶周围 5 ~ 10 cm 范围内用红斑量或弱红斑量照射。

（2）多孔照射法：需要大面积红斑量照射时，可采用多孔照射法。在面积为 80 cm × 50 cm 的大治疗巾上纵横各开 10 排孔，每孔直径 1.5 cm，孔距 2.5 cm。每次照射均用红斑量，同一剂量重复 2 ~ 3 次，但照射孔不重叠，每次照射均改变孔巾的位置，照射 1 次 /1 ~ 2 天，9 ~ 12 次为一疗程。

（3）节段照射法：照射与病患有关的躯体反射节段，如脊柱反射区、领区、乳腺区、上臂内侧区。

5. 体腔照射法

（1）采用低压汞灯，根据治疗需要选用相应的体腔石英导子。旋松灯手柄上的固定螺母，将消毒的石英导子轻轻插入光导孔内，以触到灯管为准，拧紧螺母。

（2）患者取合适治疗的体位。

（3）在治疗仪上预设治疗时间，将石英导子伸入患者体腔内，接触或几乎接触治疗部位，按启动键，开始治疗，计时器倒计时。

（4）治疗完毕，将导子自患者体腔取出。

（5）旋松灯头上的螺母，取下导子，冲洗干净，用乙醇棉球擦拭，再浸泡在75%乙醇中消毒。

（6）治疗1次/1～3天，3～5次为一疗程。

（五）注意事项

（1）紫外线治疗室应保持空气流通，室温应保持在24℃左右。

（2）治疗前应检查治疗仪是否能正常工作，灯管有否破裂、污垢，灯光安装是否牢固，支臂是否稳妥。

（3）任何人都不能直视已起辉的紫外线灯及石英导子输出端，以免发生电光性眼炎。

（4）每个患者的疗程中均应采用同一个灯管。

（5）患者的非照射区必须用布巾盖严，予以保护。

（6）应告诉患者红斑量以上剂量照射后皮肤上会出现红斑，体表照射后不要擦洗局部或洗澡，也不要用冷热治疗或外用药物刺激。口腔内照射后不要立即喝热水、吃酸性食物。

（7）紫外线照射与其他物理因子治疗相配合应用时，应注意安排先后顺序。如紫外线与超短波、红外线等能产生温热效应的治疗相配合时，一般应先行温热治疗，后照射紫外线。

（8）紫外线照射疗程中不要用光敏药物、吃光敏食物。对使用光敏剂的患者应先测定用光敏剂后本人的生物剂量，再开始治疗，以防紫外线过量。

（9）如发现紫外线照射过量，应立即用红外线等热疗局部处理。

（10）经常用95%乙醇或乙醚擦拭灯管上的污垢，不要用手触摸灯管。

三　可见光疗法

可见光在光谱中位于红外线与紫外线之间，波长为760～400nm，为人眼可以看到的光线。辐射人体组织后主要产生温热作用和光化学作用。应用可见光治疗疾病的方法称为可见光疗法（visible light therapy），物理因子疗法中常用的可见光疗法有红光疗法和蓝紫光疗法。应用波长在640～760nm的红色光线对人体进行治疗的方法称红光疗法。应用波长在420～510nm的蓝紫光对人体进行治疗的方法称蓝紫光疗法，主要用于新生儿高胆红素血症的治疗。

（一）适应证

（1）红光疗法：软组织损伤、烧伤后创面、术后组织粘连、皮肤溃疡、褥疮、周围神经损伤、关节炎、慢性胃炎、慢性肠炎、气管炎、肺炎、浅静脉炎、神经炎、神经痛、神经性皮炎、斑秃、湿疹、盆腔炎性疾病后遗症等。

（2）蓝紫光疗法：主要用于治疗新生儿高胆红素血症。

（二）禁忌证

同红外线疗法。

（三）仪器设备

最常用的人工可见光光源是白炽灯，如果加不同颜色的滤板便可以获得各色的可见光线，如红光、蓝光、紫光；利用不同的荧光物质制成的荧光灯也可发出各色的可见光线。

（1）红光治疗仪是一种新型的可以应用于医院、家庭的光疗设备。

（2）蓝紫光治疗仪可用于治疗新生儿核黄疸。

（3）颜色光光子治疗仪是一种新型理疗仪器，它能满足颜色疗法的要求。

（四）操作程序

1. 有色光的操作方法

（1）照射前检查灯泡、辐射板安装是否牢固，支架是否稳妥。

（2）患者取舒适体位，暴露治疗部位。

（3）移动灯头，使灯头中心对准患处，照射距离视灯的功率大小而定，若在 200 W 以下，红光照射距离在 20 cm 以内，蓝光在 10 cm 以内。

（4）每日 1 次，每次 15 ~ 30 min，15 ~ 20 次为一个疗程。

2. 蓝紫光的操作方法

（1）将 6 ~ 10 只 20 W 的蓝光荧光灯或日光荧光灯（需滤过所含的紫外线）按半月形悬挂在距治疗床 70 cm 的高度，使灯管长轴与床的长轴平行，以新生儿胸骨柄为中心进行照射。

（2）患儿全身裸露，戴防护眼镜或用黑色硬纸遮盖患儿眼睛接受照射，仰卧或俯卧于照射箱内，照射箱温度保持在 30℃左右。

（3）在 1 ~ 3 天内连续照射或间断照射（每照射 6 ~ 12 h，停止照射 2 ~ 4 h），蓝紫光总照射时间为 24 ~ 48 h，白光总照射时间为 24 ~ 72 h。

（4）照射过程中每 1 h 给患儿翻身一次，使其身体前后面交替照射。每 4 h 测一次体温，超过 38℃时应及时降温。

（五）注意事项

（1）照射部位接近眼部或光线可射及眼部时，应用盐水纱布遮盖双眼，由于眼球含有较多的液体，对可见光吸收较强，可引起白内障。

（2）治疗过程中患者不要随意变换体位，防止身体触及灯泡而引起烫伤。

（3）照射过程中注意观察患儿情况，如呼吸、体温、眼睛、皮肤等变化。

（4）蓝紫光照射后皮肤黄疸消失快，但血清胆红素下降较慢，应定时复查血清胆红素以确定是否继续照射。如照射总时间超过 24 h，患儿黄疸不退或血胆红素不下降，需考虑改用其他疗法。

（5）灯管长时间照射后会衰老及光线减弱，应定期进行更换。

四　激光疗法

受激辐射光称为激光，以各种形式的激光治疗某些疾病的方法，称为激光疗法。激光的生物学效应有热效应、压力效应、光化学效应、电磁效应等。激光又有光针之称。

（一）适应证

疖、蜂窝组织炎、手部感染等软组织炎症吸收期、伤口延迟愈合、慢性溃疡、窦道、烧伤、牙痛、关节炎、口腔溃疡、过敏性鼻炎、耳廓软骨膜炎、脱发、带状疱疹、面肌抽搐、支气管炎、支气管哮喘、外阴白色病变、滑囊炎、颈腰椎疼痛、关节疼痛、神经痛、软组织水肿、血肿、肌纤维组织炎等软组织疼痛、肌腱炎、肌肉挫伤、拉伤、撕裂、肌肉紧张、挛缩、筋膜相关疼痛等。治疗效果与相应波长和功率正相关。

（二）禁忌证

恶性肿瘤（光敏治疗时除外）、皮肤结核、高热、出血倾向。

（三）仪器设备

（1）氦－氖（He-Ne）激光治疗仪，输出波长 632.8nm 的红光激光，功率 3 ~ 10 mW 或 25 ~ 50 mW，激光可直接输出，或通过光导纤维输出。

（2）砷化镓（GaAs）或砷铝化镓（GaAlAs）半导体激光治疗仪，输出 0.63 ~ 8.5 μm 的红光或远红外激光，功率数百毫瓦，激光可直接输出，或通过光导纤维输出。

（3）二氧化碳（CO_2）激光器，输出 10.6 μm 的红外激光，功率 10 ~ 100 W，可以原光束或散焦、聚焦输出，低能激光治疗时多采用散焦照射。

（4）双波半导体激光治疗仪，输出波长 808 nm（连续波）和 905 nm（脉冲波）的激光，功率 25 ~ 75 W。不发热，可定点持续照射。有接触式和非接触式两种治疗头，可结合手法治疗。

（5）附件，应有激光专用防护眼镜。

（四）操作程序

（1）接通电源，启动激光管，调整电压电流，使发光稳定，一般需 3 ~ 5 min。

（2）患者取舒适体位，暴露治疗部位。如为伤口照射，先清除创面分泌物、坏死组织。

（3）移动激光器或光导纤维使输出的光斑对准治疗部位，照射距离一般为 30 ~ 50 cm。

（4）一般病患区每点照射 5 ~ 10 min，每次总共治疗 20 ~ 30 min。

(5) 治疗完毕，移开激光管、光导纤维。

(6) 一般治疗 1 次 /1～2 天，5～10 次为一疗程。

(7) 激光器一般可连续工作 4 h，不必多次关机。

(五) 注意事项

(1) 激光治疗室内应光线充足。

(2) 光导纤维不得挤压、折曲，以防折断。

(3) 激光管有激光输出时，不能直接照向任何人眼部或经反射镜反射至人眼。必要时操作者要戴与激光种类相应的激光防护镜。

(4) 二氧化碳激光不能直接照射纸张或木板，以免引起燃烧。

(5) 治疗过程中，患者不得任意挪动体位，或挪动激光管。

(6) 每 3～6 个月定时检测激光器的输出强度。强度过弱时应停止使用，更换灯管。

五 红外偏振光疗法

应用波长 760～400 μm 的红外线经偏振后形成的红外偏振光治疗疾病的方法。

(一) 适应证

颈椎病、腰椎间盘突出所致的疼痛、术后伤口痛、三叉神经痛、血管性头痛、偏头痛、带状疱疹后遗神经痛、中晚期癌症痛、面神经炎、面肌痉挛、偏瘫、脑瘫、自主神经功能紊乱、失眠、高血压病、高脂血症、消化道溃疡、结肠炎、支气管哮喘、突发性耳聋、中耳炎、外耳道炎、扁桃体炎、过敏性鼻炎、颞颌关节功能紊乱等。

(二) 禁忌证

恶性肿瘤、高热、皮肤感染、有出血倾向者。

(三) 仪器设备

红外偏振光治疗仪，波长 0.7～1.3 μm，输出功率 350 mW，照射直径 8 mm。有的治疗仪有单纯偏振光治疗头，有的治疗仪有偏振光、激光、红外线光三个治疗头（可挑选各光源前后照射）。

(四) 操作程序

(1) 患者坐位或卧位，暴露治疗部位，全身放松、安静。

(2) 按照病情选择需照射的痛点、穴位、星状神经节，或照射部位的体表投影区（在投影区上下左右选取 4～5 个点照射，并在照射点上做标记）。

(3) 按病情与部位，决定照射功率（以总功率的百分数计算，如 60%、80%等）。

(4) 照射前检查电线是否连接好，各钮是否在“0”位上，接通电源，将光源对准照射部位，治疗头距皮表 2 mm 左右，再开输出功率和脉冲比例，1 次 / 天，每次照射 3 ~ 5 点，每点 5 min，总治疗时间不超过 30 min。

（5）治疗完毕，移开光源，关闭电源；也可继续照射另一患者，直至工作完毕再关闭电源。

（五）注意事项

（1）同一部位可连续照射，一般共 15 ~ 20 min。

（2）治疗头不要直接接触皮肤以免过热引起烧伤，照射部位有黑色素病、褐斑时谨防烫伤。

（3）避免用黑颜色标记照射部位，光斑应在标记之外，不要将光斑与标记重叠。

第四节　超声治疗

超声波是指频率在 20 kHz（千赫兹）以上、不能引起正常人听觉反应的机械振动波。超声治疗（ultrasound therapy）是应用超声波作用于人体以达到治疗疾病为目的的一种物理治疗方法。频率 500 ~ 2500 kHz 的超声波有一定的治疗作用，物理因子治疗一般常用频率为 800 ~ 1000 kHz。超声治疗有直接、间接、超声药物导入以及高强度聚焦等治疗技术，通过不同剂量作用于病变部位，达到治疗目的，具有操作简便、无副作用等优点。

一　物理特性

（一）超声波的传播

（1）传播媒介与波形：超声波的传播必须依靠介质，可在固体、气体、液体中传播。超声波在介质中传播是产生一种弹性的纵波，波长非常短，可以聚集称狭小的发射线束而成束状直线播散，所以超声波传播具有一定的方向性。

（2）传播速度：与介质的特性有关，与超声波的频率无关。

（3）传播距离：在同一介质中超声波的传播距离与其频率有关，频率越高传播距离越近，频率越低则传播越远。此外，超声波的传播又与介质的特性有关，同一频率的超声波作用于不同的介质，其穿透深度亦不同。

（4）散射与束射：当超声波在传播过程中遇到线度远远小于超声波波长的微小粒子时，微粒吸收能量后会向四周各个方向辐射超声波形成球面波，这种现象称为散射。当声源的直径大于波长时，超声波即呈直线传播；超声波频率越高，越集中成束射。

（5）反射、折射与聚焦

超声波在界面被反射的程度完全取决于两种介质的声阻：声阻相差越大，反射程度也越大；声阻相同的两种介质，反射程度也最小。（表 2–1）

表 2-1　几种介质的声速、密度和声阻

介质	声速（m/s）	密度（g/cm²）	声阻（×10⁵ Rayls）
空气	340	0.001 29	0.000 43
水	1480	0.997	1.47
液状石蜡	1420	0.835	1.18
人体软组织	1500	1.060	1.59
肌肉	1568	1.074	1.68
脂肪	1476	0.995	1.41
骨骼	3380	1.800	6.18

在治疗时，为了使声头与治疗部位能密切接触，避免空气层，必须在治疗体表即声头之间加上接触剂。

（二）超声波的吸收与穿透

超声波在介质中传播时，部分超声波被介质吸收转变为热能，强度随其传播距离而减弱，称为超声波的吸收或超声的减弱。影响超声波吸收与穿透的主要有介质和超声波频率等因素。

（1）介质：超声波的吸收与介质的密度、黏滞性、导热性及超声波频率等有关。超声波在气体中被吸收最大，其次是液体，固体中被吸收最小，在空气中的吸收系数比在水中约大 1000 倍。

在实际工作中常用半吸收层来表明一种介质对超声波的吸收能力。半吸收层是指超声波在某种介质中衰减至原来能量一半时的厚度，通常用来表明一种介质对超声波的吸收能力或超声波在某一介质中的穿透能力。半吸收层（半价层）厚度大，表示吸收能力弱，不同组织对同一频率的超声波半吸收层值不同，如频率 300 kHz 的超声波，肌肉半吸收层值为 3.6 cm，脂肪为 6.8 cm，肌肉加脂肪为 4.9 cm。

（2）超声波频率：同一生物组织对不同频率的超声波吸收不同，其吸收系数与超声波频率的二次方呈正比，即超声波频率愈高，在同一生物组织中传播时吸收越多，半吸收层越小，穿透能力越小。由于过高频率的超声波穿透能力低，用在深部治疗时剂量则太小；而过低频率的超声波穿透能力强，以至被治疗部位吸收的声能太少，不足以产生有效的治疗作用。因此，目前常用于物理治疗的超声波频率为 800 ~ 1000 kHz，穿透深度约为 5 cm。

不同生物组织对同一频率超声波的吸收不同。水的超声吸收系数比软组织低得多，含水量较多、固体成分较少的组织（如血液）就表现出较低的吸收系数，超声波穿透力就强，反之则相反。组织的平均吸收值由大到小排列为：肺＞骨＞肌腱＞肾＞肝＞神经组织＞脂肪＞血液＞血清。

（三）超声波的声场

超声波在介质中传播的空间范围，即介质受到超声振动能作用的区域称为超声声场。超声波的频率高，具有与光线相似的束射特性，接近声头的一段为平行的射束，称之为近场区；随后射束开始扩散，称之为远场区。因此，为克服能量分布的不均，在超声治疗时声头应在治疗部位缓慢移动。声场的主要物理参量有声压和声强：

（1）声压：声压即声能的压力，指介质中有声波传播时的压强与没有声波传播时的静压强之差。超声波在介质中传播时，介质中出现稠密区和稀疏区，在稠密区的压力强度大于原来的静压强，声压为正值；在稀疏区的压力强度小于原来的静压强，声压为负值。这种正或负的压强所形成的声压，随声波周期而改变，因此也具有周期性变化。

（2）声强：声强代表单位时间内声能的强度，即在每秒内垂直通过介质中每平方厘米面积的能量。对超声声头，以每秒辐射总能量表示其总功率，单位为 W（瓦特），用 W/cm^2（瓦 / 平方厘米）作为治疗剂量单位。声强与声压的二次方呈正比，亦与频率的二次方、振幅的二次方和介质密度的乘积呈正比，因此超声波频率越大，声能越强。

二　治疗作用

（一）超声波对人体组织的作用原理

（1）机械作用：这是超声波对人体的基本作用。超声波的机械振动对细胞产生细微的按摩，因而增强细胞膜的弥散过程，改善组织代谢功能，并使坚硬的结缔组织延长、变软。超声波的机械作用对促进血液循环、刺激神经系统及细胞功能均有重要意义。

（2）温热作用：超声波的温热作用是介质吸收超声能的结果，可使组织充血、血液循环加强，提高通透性和加强化学反应。

（3）化学作用：超声波的化学作用继发于其机械作用和温热作用。在超声波作用下可引起化学链断裂，局部高温能促进化学反应，使复杂的蛋白质较快地分解为普通的有机分子，因而有活化很多酶的作用。超声波还可使体内的凝胶转化为液胶状态，改善组织脱水，增加其弹性，对肌肉、肌腱和韧带的退行性变化或粘连有治疗作用。超声波还可使组织酸碱度发生改变，pH 偏碱性，能减轻炎症反应。

（二）主要治疗作用

（1）镇痛、解痉：超声波可降低肌肉组织及周围神经兴奋性，减慢神经传导速度，故有较好的镇痛、解痉作用。

（2）软化瘢痕、硬结，松解组织粘连。

（3）改善局部血液循环和营养，促进水肿吸收、消除炎症。

（4）小剂量的超声波可促进骨痂生长，加速骨折愈合。

三 仪器设备

（一）主要结构

超声治疗仪由高频振荡发生器和输出声头（超声换能器）两部分组成。常用频率有0.8 MHz、1 MHz、3.2 MHz，声头直径有1 cm、2 cm、3 cm等多种。

（二）输出形式

（1）连续超声波：在治疗过程中，声头连续不断地辐射出声能作用于机体。此作用均匀，产热效应较大。

（2）脉冲超声波：在治疗过程中，声头间断地辐射出声能作用于机体，通断比有1∶2、1∶5、1∶10、1∶20等。此作用产热效应较小，既可减少在较大治疗强度超声辐射下所引起的组织过热危险，又可充分发挥超声波的机械效应。

（3）耦合剂：是用于声头与皮肤之间，以填塞空隙，既能防止因有空气层而产生的界面反射，又能有利于超声能量通过的一种液体，又称接触剂。选择的耦合剂声阻应介于声头材料与皮肤之间，以减少超声波在皮肤界面的反射消耗。常用耦合剂有煮沸过的水、液体石蜡、甘油、凡士林、麻油，还有按一定比例配制的各种复合乳剂（水、油、胶的混合物）、液体凝胶等，以适应临床不同的用途。

（4）辅助设备：是为超声波的特殊治疗或操作方便而配备的附件，如水槽、水枕、水袋、水漏斗、反射器等。

四 治疗方法

（一）常规剂量

超声波常用治疗强度一般小于3 W/cm^2，可分为3种剂量：0.1～1 W/cm^{2}为低剂量；1～2 W/cm^{2}为中等剂量；2～3 W/cm^{2}为大剂量。在实际应用中多采用低、中等剂量，脉冲法、水下法、水枕法时剂量可稍大，见表2–2。主要治疗方法有直接治疗法和间接治疗方法。

表2–2 超声强度等级表（单位：W/cm^2）

治疗方法	固定法			移动法		
强度等级	低	中	高	低	中	高
连续式	0.1～0.2	0.3～0.4	0.5～0.6	0.5～0.8	1～1.2	1.2～2
脉冲式	0.3～0.4	0.5～0.7	0.8～1.0	1.0～1.5	1.5～2	2～2.5

（二）操作方法

（1）直接治疗法：指将声头直接压在治疗部位进行治疗，又分为移动法和固定法两种。

1）移动法：该法最为常用。先在治疗部位涂上耦合剂，声头轻压接触身体；接通电源、调节治疗时间及输出剂量后，在治疗部位缓慢往返或回旋移动，移动速度根据声头面积和治疗面积进行调整，一般为 2 ~ 3 cm/s；常用强度为 0.5 ~ 2.5 W/cm^2，头部可选用脉冲超声，输出强度由 0.75 ~ 1 W/cm^2 逐渐增至 1.5 W/cm^2，眼部治疗用脉冲超声，输出强度 0.5 ~ 0.75 W/cm^2；每次治疗时间 5 ~ 10 min，大面积移动时可适当延长至 10 ~ 20 min；治疗结束时，将超声输出钮调回“0”位，关闭电源，取出声头。一般治疗 6 ~ 10 次为一个疗程，慢性病 10 ~ 15 次，每日或隔日 1 次，疗程间隔 1 ~ 2 周。如需治疗 3 ~ 4 个疗程，则第 2 疗程以后间隔时间应适当延长。

2）固定法：此法用于痛点、穴位、神经根和病变很小部位的超声治疗。在治疗部位涂以耦合剂，声头以适当压力固定于治疗部位；治疗剂量宜小，常用超声强度为 0.1 ~ 0.5 W/cm^2，其最大量约为移动法的 1/3；每次治疗时间 3 ~ 5 min；开通、关闭电源顺序及治疗疗程与移动法相同。固定法易在不同组织的分界面上产生强烈的温热作用及骨膜疼痛反应，治疗时如果出现治疗部位过热或疼痛，应移动声头或降低强度，避免发生灼伤。

（2）间接治疗法：指声头通过水、水袋等介质或辅助器，间接作用于治疗部位的一种治疗方法，又分为水下法和辅助器治疗法两种。

1）水下法：此法的优点是超声波不仅能垂直且能倾斜成束状辐射到治疗部位，还可通过水使超声波传导完全，常用于治疗表面形状不规则、有局部剧痛、不能直接接触治疗的部位，如肘、腕、手指、踝、趾关节、开放性创伤、溃疡等。将声头与患者手足等治疗部位浸入 36 ~ 38℃温开水中，声头距治疗部位 1 ~ 5 cm；接通电源，调节治疗时间及输出剂量，声头做缓慢往返移动；治疗剂量、时间、疗程、关闭电源顺序与直接治疗法的移动法相同。

2）辅助器治疗法：对于某些部位如眼、面部、颈部、脊柱、关节、阴道、前列腺、牙齿等不平之处，必须借用水枕、水袋等辅助器与治疗部位紧密接触，使治疗部位上所有不平之处均得到超声治疗。在水枕或水袋与皮肤及声头之间均涂以耦合剂；将声头以适当压力置于水枕或水袋上，接通电源，调节治疗时间及输出剂量；治疗剂量、时间、疗程、关闭电源顺序与直接治疗法的固定法相同。

五　适应证

（1）软组织损伤：肱骨外上髁炎（网球肘）、肩撞击综合征、肌肉劳损、软组织扭挫伤、血肿机化、腱鞘炎、瘢痕组织、注射后硬结、冻伤、冻疮。

（2）骨关节病：颈椎病、肩周炎、强直性脊柱炎、四肢慢性关节炎、腰椎间盘突出症、半月板损伤、髌骨软化症、骨折、颞颌关节功能紊乱。

（3）神经系统疾病：脑卒中、脑外伤后遗症、脑瘫、面神经炎、痴呆以及各种神经性痛（如三叉神经痛、肋间神经痛、坐骨神经痛、幻肢痛、带状疱疹后遗神经痛）。

（4）眼科疾病：睑板腺囊肿、外伤性白内障、中心性浆液性脉络膜视网膜病变、玻璃体混浊等。

（5）内科疾病：冠心病、慢性支气管炎、慢性胃炎、胆囊炎、胃十二指肠溃疡、功能性便秘等。

（6）泌尿生殖系统疾病：尿路结石、前列腺炎、附睾淤积症、阴茎硬结、慢性盆腔炎、附件炎、输卵管闭塞、痛经等。

（7）其他：早期乳腺炎、肢体溃疡、带状疱疹、雷诺病、乳突炎、耳鸣、耳聋等。

六 禁忌证

活动性肺结核、严重支气管扩张、出血倾向、消化道大面积溃疡。心绞痛、心力衰竭，植入心脏起搏器、心脏支架者，严重心脏病的心区和交感神经节及迷走神经部位。多发性血管硬化，血栓性静脉炎。化脓性炎症、急性败血症、持续性高热。恶性肿瘤（超声治癌技术除外）。孕妇的下腹部、小儿骨骺部禁用。头部、眼、生殖器等部位治疗时，剂量应严格把握。高度近视患者的眼部及邻近部位。放射线或同位素治疗期间及治疗后半年内。

慎用：心、脑、眼生殖器官这些器官对超声波敏感，禁用大剂量，以免造成组织损伤。血栓性静脉炎以往禁用，现有报道称对该病治疗效果好，治疗时也要注意剂量，避免血栓脱落造成重要器官的栓塞。心脏疾病尤其是心功能不全的患者，治疗剂量要小，治疗过程中注意观察反应。植入心脏起搏器的患者应用时注意观察，防止超声波对其造成不良影响。对糖尿病患者有报道称超声治疗期间血糖可下降，不在餐前进行超声治疗，并采用低强度、短时间。对皮肤感觉迟钝区域应慎用。

七 注意事项

（1）熟悉仪器性能，定期测定超声治疗仪输出强度，确保超声治疗的剂量准确。

（2）治疗时首先将声头接触治疗部位或浸入水中，方能调节输出，切忌声头空载，同时应避免碰撞声头。

（3）治疗中声头应紧贴皮肤，声头与皮肤之间不得留有任何细微空隙；移动法治疗时勿停止不动，以免引起疼痛反应。

（4）治疗过程中紧密观察患者反应以及仪器的工作状态，如治疗部位过热或疼痛，应暂停治疗，找出原因，予以处理，避免发生灼伤。

（5）水袋法与水下法治疗时，应采用温开水缓慢灌入，水中及皮肤上不得有气泡。

（6）进行胃肠治疗时，治疗前患者应饮温开水 300 mL 左右，坐位进行治疗。

（7）治疗过程中不得卷曲或扭转仪器导线；注意仪器和声头的散热，如有过热应暂时停机一段时间，再继续使用。

（8）治疗结束时，将超声输出钮调回“0”位，关闭电源后方可将声头移开。

（9）应注意不能用增大强度来缩短治疗时间，也不能用延长时间来降低治疗强度。

第五节　体外冲击波疗法

体外冲击波疗法（extracorporeal shock wave therapy，ESWT）是一种高效、简单、安全的非侵入性疗法。聚焦式冲击波主要用于骨科疾病；放散式冲击波的出现，将冲击波的治疗领域进一步扩展到软组织疾病。

冲击波是一种机械波，具有很强的张应力和压应力，能够穿透任何弹性介质，如水、空气和软组织。冲击波治疗主要是利用中、低能量的冲击波产生的生物学效应来治疗疾病，其生物学效应取决于冲击波的能级和能流密度。冲击波辐射产生的方法有火花放电、压电、电磁和气动等，前 3 种都设计在发生器输出面聚焦后发出聚焦（focus）式冲击波，气动发生器发出的是不聚焦的径向（radial）式冲击波。

一　基本原理

（一）冲击波的产生

（1）液电式冲击波是利用液体中流注放电原理产生冲击波，最早应用于冲击波碎石机。其优点是峰值较高，能量大，脉冲波形稳定，冲击时间短；缺点是噪声大、消耗电极，放电稳定性差，焦点漂移，对组织损伤大。

（2）压电式冲击波是利用数以百计的压电晶体，排列在一个凹形面上，在电能的作用下，全体压电晶体共同振动，发出的冲击波经椭球体收集，全部能量聚集于焦点处。

（3）电磁式冲击波是利用电磁线圈，在电能的作用下发生强大的电磁场，推动金属振膜在水中振动产生冲击波。其优点是噪声小，不用更换电极，聚焦稳定，不易漂移；缺点是冲击波时间慢，焦点能量较低，价格较高。

（4）压弹道式冲击波是利用机内压缩机产生压缩空气去驱动一个类似运动活塞的射弹，射弹获得加速度并撞击一个钢性治疗头的尾端，治疗头前端产生脉冲式冲击波通过耦合剂作用于人体组织。其优点是没有能量焦点，相对安全，波源传播范围广泛，治疗过程中治疗头可灵活移动，对软组织疗效较好；缺点是穿透力不足，不能用于深层组织、骨组织疾病的治疗。

（二）治疗参数

（1）焦点、焦斑和焦区。焦点是指散射的冲击波经聚焦后产生的最高压力点，焦斑是指冲击波焦点处的横截面，焦区是指冲击波的正相压力≥ 50% 峰值压力的区域。

（2）压力场。压力单位是兆帕（MPa）。1 MPa（兆帕）=10^6 Pa（帕）=10 bar（巴）≈ 10 atm（大气压）。

（3）冲击波能量。冲击波能量是对每一个压力场特定位置内的压力 / 时间函数进行时间积分后，再进行体积积分后算出的。

（4）能流密度。表示垂直于冲击波传播方向的单位面积内通过的冲击波能量，一般以 mJ/mm^2 为单位。

（5）有效焦区能量。有效焦区能量是指流经焦点处于垂直于冲击波探头的治疗平面的圆面积内的能量，即作用平面。

（三）物理和生物学效应

1. 空化效应

冲击波作用于组织时，组织内气体以极快的速度膨胀、崩溃，气泡在崩溃时产生高速微喷射现象，速率达到 400 ~ 800 m/s。气泡崩溃和微喷射引起组织局部微毛细血管破裂，血液和细胞介质（如胶原酶）漏出，产生自由基，刺激新生血管形成，松解关节组织粘连。

2. 应力效应

冲击波在组织细胞表面产生拉应力、压应力和剪切应力，骨组织在交变应力作用下将出现轻微的损伤，交变应力产生的显微裂痕是诱导骨重建的主要原因。

3. 镇痛效应

（1）当冲击波介入人体后，由于其所接触的介质不同，如脂肪、肌腱、骨骼等，在不同的组织之间界面产生不同的机械应力效应，表现为对细胞产生不同的拉应力和压应力。拉应力可以诱发组织间松解，促进微循环；压应力可以使得细胞弹性变形，增加细胞的摄氧，从而达到缓解疼痛的目的。

（2）局部高强度的冲击波能够对神经末梢组织产生超强刺激，引起细胞周围自由基的改变，释放抑制疼痛的物质。

（3）冲击波对痛觉神经感受器进行高度刺激，使神经敏感性降低，神经传导功能受阻，从而达到缓解疼痛的目的（闸门学说）。

（4）冲击波还能改变伤害感受器对疼痛的接受频率，改变伤害感受器周围化学介质的组成，抑制疼痛信息的传递，从而缓解疼痛。

4. 代谢激活效应

使冲击波作用部位血液供应增加，带来新的生长因子并诱导干细胞转化为正常的组织结构，可明显改善治疗区域的新陈代谢，减轻患处的炎性反应，促进组织修复。

5. 成骨效应

（1）冲击波能使骨病部位硬化骨与正常骨组织之间产生能量梯度差及扭拉力，造成微骨折，诱导成骨作用，启动骨愈合。

（2）空化效应促进毛细血管增生，改善局部血液循环，辅助新骨形成。

（3）冲击波能促进成骨活性因子表达。诱导因子 -1（HIF -1）：是信号传递的关键成分，也是血管再生和重建的重要物质。血管内皮生长因子（VEGF）：可促进骨形成和塑形。骨形态发生蛋白（BMP）：可加强诱导成骨作用，促进骨痂形成，加速骨折愈合。转化生长因子 -β（TGF-β）：可以调节 ALP、Ⅱ型胶原及其他组织特殊蛋白质的表达，促进成骨。核结合因子－α：是成骨细胞分化及其功能调控的核心因子。

二　治疗作用

（一）对骨骼肌肉疾病的影响

（1）骨组织疾病：主要包括骨折延迟愈合、骨折不连接、成人中早期股骨头缺血性坏死。冲击波治疗的本质是使接受治疗的组织受到压力冲击后产生生物学反应，与骨疾病密切相关的是空化效应。冲击波作用后骨组织发生微小骨折、血肿、诱导血管生成、增强内膜骨化、加速软骨化骨，最终形成正常的骨质。

（2）软组织损伤疾病：冲击波治疗慢性软组织疼痛的机制为：①启动镇痛的“闸门机制”。②代谢激活效应：冲击波可改变细胞膜的通透性，使神经膜的极性发生改变，通过抑制去极化作用产生镇痛效应。③冲击波作用后组织释放更多的 P 物质，促进血管扩张和血液循环，产生镇痛效果。④抑制环氧化酶（COX－Ⅱ）活性。

（二）对骨质疏松症的影响

骨质疏松症（osteoporosis，OP）是一种系统性骨病，其特征是骨量下降和骨组织的微细结构破坏，表现为骨的脆性增加，因而骨折的危险性大为增加，即使是轻微的创伤或无外伤的情况下也容易发生骨折。

（1）冲击波可减少骨量丢失，诱导新骨形成和改良骨组织的微结构，增强局部骨质，是预防骨质疏松症的有效方法。

（2）冲击波刺激可使骨质疏松部位的骨膜细胞增殖和分化，这可能是启动成骨的机制。冲击波对骨质疏松的骨组织产生了成骨效应，能有效地防治骨质疏松症，但仍需临床研究的进一步证实。

（三）对肢体痉挛的影响

痉挛是指伴有过度腱反射、以速度依赖的牵张反射（肌张力）增加为特征的运动失调。

冲击波对脑卒中患者上肢肌肉痉挛有显著的缓解作用。冲击波能诱导非酶性和酶性一氧化氮（NO）合成。在周围神经系统，NO 与神经肌肉突触形成有关；在中枢神经系统，NO 有神经传导、记忆和突触可塑等重要生理功能。此外，也可能与冲击波对肌腱部位肌纤维的机械刺激作用有关，因为短时间连续或间断的肌腱部压力刺激，能降低脊神经的兴奋性，降低肌张力。可以排除机械振动对治疗结果的影响，因为其作用是短暂的。

（四）对伤口愈合的影响

冲击波能促进伤口愈合，其机械刺激产生的生物学效应，可促进内皮 NO 合成酶和（或）热振蛋白增加。冲击波治疗伤口与调节生长因子表达有关。一方面，可使 VEGF、一氧化氮合成酶、PCNA 增加，强化缺血组织灌注和刺激血管生成；另一方面，可抑制炎症反应。冲击波使中性粒细胞、巨噬细胞缓慢渗入伤口，抑制严重烧伤皮肤早期的炎性免疫反应。此外，可能与冲击波作用后局部组织毛细血管数、新形成的上皮细胞数和血管外周的巨噬细胞数明显增加有关。

（五）对缺血性心脏病的影响

冲击波对急性心肌梗死和周围血管疾病有一定的治疗作用。心前区应用低能量冲击波可诱导冠状血管再生和改善心肌供血。低能量冲击波作用于体外培养的内皮细胞能有效增加 VEGF 表达，使急性心肌缺血的左心室重建。

三 适应证

足跖筋膜炎、肱骨外上髁病、肩袖肌腱病变、肩周炎、肱二头肌长头肌腱炎、跟腱炎、髌腱炎、膝骨关节炎、骨折延迟愈合及骨不连、痉挛、慢性增生性伤口及伤口延迟愈合与不愈合、其他腱鞘末端病、早期股骨头坏死等。

四 禁忌证与不良反应

（一）绝对禁忌证

凝血功能障碍，未治疗、未治愈或不能治愈的出血性疾病；严重认知障碍和精神疾病；生长痛的患儿；2 个月内接受化疗者。

（二）相对禁忌证

严重心律失常；未控制的严重高血压；安装心脏起搏器；恶性肿瘤已多处转移；孕妇；感觉功能障碍；痛风急性发作。

（三）局部因素禁忌证

肌腱、筋膜断裂及严重损伤；治疗焦点位于脑、脊髓、大血管及重要神经干走行区域、肺组织；治疗部位存在关节液渗漏；治疗部位存在骺板；大段缺损性骨不连，骨缺损＞3 cm；治疗区域存在血栓；治疗局部存在严重的骨质疏松；治疗局部存在窦道、蜂窝织炎或脓性渗出物。

（四）体外冲击波治疗的不良反应

冲击波治疗后会引起局部轻度肿胀、点状出血、瘀斑、局部疼痛反应增强、治疗局部感觉过敏或减退等，这些反应的出现取决于治疗剂量、病变程度以及患者的个体差异。通常不需要特殊处理。反应严重者可以局部对症处理，或者延长治疗间歇时间、减少治疗强度，必要时终止治疗。

五　治疗定位方法

（1）体表解剖标志结合痛点定位：常用于慢性软组织损伤性疾病，如肌腱炎、腱鞘炎、筋膜炎、难愈合创面等。

（2）X线定位：常用于骨组织疾病，如钙化灶、骨性关节炎、骨不连、骨折延迟愈合、股骨头缺血性坏死、跟骨骨刺等。

（3）超声定位：常用于骨和软组织疾病，如肌腱炎、腱鞘炎、钙化性冈上肌肌腱炎等。

（4）MRI定位：常用于骨、软骨疾病定位，如股骨头坏死、距骨骨软骨损伤、骨髓水肿等。

六　操作程序

（1）向患者简要告知治疗原理和治疗过程中可能出现的反应。

（2）检查仪器设备各部分连接是否完好。

（3）依据治疗区域和定位方法选择治疗体位，并根据体位标记治疗部位，在标记处涂抹适量耦合剂，将冲击波治疗头贴于该处。

（4）根据疾病治疗参数及患者耐受力，合理调节冲击波冲击剂量。遵循先轻后重、先低压后高压、先低频后高频的原则。

（5）治疗时，可以标记处为中心，结合点线面，分多点固定进行冲击波治疗。也可以标记处为中心，缓慢移动进行冲击波治疗。

（6）治疗完毕后，擦拭患者治疗部位残留的耦合剂，并清洁冲击头。

（7）若患者疼痛不能耐受，可给予冰袋冷敷20 min，无特殊不适方可离去。

（8）患者治疗后数日可能存在一定程度的疼痛等不适，若不能忍受可口服非甾体抗炎药。

（9）嘱患者治疗后尽量减少治疗部位负重及避免劳累，配合适当的功能锻炼。

七　注意事项

（1）体外冲击波治疗操作不当会影响治疗效果，须由接受过培训的专业人员进行操作。

（2）冲击头应避免放置在皮肤有破溃的区域击打。

（3）冲击头未接触患者患处时禁止开启输出，以免对患者和设备造成不必要的损伤。

（4）治疗手柄通常分为常规手柄和高能手柄，各配备专用冲击头，不得混用。

（5）治疗手柄连接管应避免弯折。

（6）治疗过程中，应密切关注患者的反应，若不能耐受应立即停止治疗。

（7）治疗应在患者清醒的状态下进行，患肢应无感觉障碍。

第六节　脊柱牵引疗法

牵引（traction）是应用作用力和反作用力的原理，并将这一对方向相反的力量作用于脊柱或四肢关节，达到分离关节面、牵伸周围软组织和改变骨结构之间角度或列线等目的的一种康复治疗方法。当牵引过程作用于脊柱时，则称为脊柱牵引。由于牵引的效果往往体现在肌肉骨骼系统，并且常用于牵伸和松动的治疗目的，所以牵引也是运动疗法范畴的治疗性技术。牵引时脊柱节段往往是处于分离和滑动的结合状态。此外，若牵拉的力量成角时，还可存在对牵拉部位的剪力和压力。

一　分类

（1）根据治疗部位，分为脊柱牵引（颈椎牵引、胸椎牵引、腰椎牵引）、四肢关节牵引（包括皮牵引、骨牵引）。

（2）根据牵引力来源，分为滑车－重锤牵引、电动牵引、自重牵引、徒手牵引。

（3）根据牵引力作用的连续性，分为持续牵引、连续牵引和间歇牵引。

（4）根据治疗体位，分为坐位牵引（颈前屈、中立、后伸）、卧位牵引（仰卧位牵引、俯卧位牵引）。

二　牵引的生理学效应

（1）牵引可以机械性地拉长脊柱。沿脊柱轴向施加牵引作用力，可使脊柱机械性拉长8 mm左右，牵引治疗可应用于脊柱压缩、侧屈等体位性疾患。影响拉长脊柱的因素：患者的体位、牵引的角度、牵引的重量、摩擦力的大小及牵引装置。

（2）周围小关节的松动牵引力作用于脊柱可以引起椎体周围小关节作用力的变化，小关节面之间分离或压缩均有可能引起椎体周围小关节的松动。牵引的三要素、脊柱的屈伸及旋转均影响到小关节的松动效果。

（3）脊柱肌肉放松，缓解肌肉痉挛。牵引后腰部肌肉肌电活动变慢，腰部肌肉得到放松。患者的体位、脊柱的伸屈角度、牵引的重量和时间均有可能影响脊柱周围肌肉的紧张程度，及时调整上述影响因素可以有效缓解肌肉痉挛。

（4）缓解疼痛。牵引有助于改善局部的血液循环，缓解压力，降低局部有害的炎性刺激物的浓度；牵引对椎体椎隙的分离作用可减少对脊神经根损害的刺激或压迫；对关节突关节面的分离作用可调节小关节之间的协调程度；牵拉软组织的机械伸展力量可使脊柱相应节段的活动增加，故可降低因活动受限或软组织损伤导致的肌肉紧张性疼痛。患者的位置、脊柱的位置、牵引的力量和时间均与缓解疼痛有关。

（5）改善脊柱异常生理曲度。长期的异常姿势和外伤等原因经常会导致脊柱生理曲度的变化，其中以颈、腰椎生理曲度变化最为常见。在治疗过程中，通过不同角度的牵引可防止或减缓脊柱生理曲度的进一步加重，或使生理曲度得到进一步改善，从而使脊柱恢复保护和支撑的功能，在运动中增加运动稳定性，提高运动能力。

三　颈椎牵引疗法

（一）适应证

颈部肌肉疼痛导致的痉挛、颈椎退行性疾病、颈椎椎间盘突（膨）出、颈脊神经根受刺激或压迫、椎间关节囊炎、颈椎失稳症和寰枢椎半脱位等。

（二）禁忌证

颈椎及邻近组织的肿瘤、结核或血管损害性疾病、骨髓炎或椎间盘炎、颈段风湿性关节炎、严重的颈椎失稳或椎体骨折、脊髓压迫症、突出的椎间盘破碎、急性损伤或炎症在首次治疗后症状加重、严重的骨质疏松、颈椎病术后、未控制的高血压、严重的心血管疾病。

（三）仪器设备

电动牵引装置或机械牵引装置。

（四）操作程序

1. 处方

（1）牵引体位：根据患者病情和治疗需要选择坐位或仰卧位。

（2）颈椎的角度：通常在中立位到30°颈屈位范围内，上颈段病变牵引角度可小些，下颈段病变牵引角度可大些。

（3）应用模式：可选择持续牵引或间歇牵引。通常间歇牵引可使患者更为舒适些。

（4）牵引力量：牵引力量的范围应是患者可以适应接受的范围。通常以患者体重的7%为牵引首次力量，适应后逐渐增加。常用的牵引力量范围为6～15 kg。

（5）治疗时间：10～30 min。

（6）频度和疗程：频度为1次/天或3～5次/周，疗程为2～4周。

（7）其他的理疗：若在牵引治疗前或治疗中应用其他物理因子治疗，则应在牵引处方中予以注明。

2. 治疗操作

（1）治疗前：明确牵引首次重量。根据处方选择患者舒适、放松体位，如坐位、仰卧位等。根据处方确定患者颈部屈曲角度。牵引带加衬，使患者更为舒适，且使牵引力量作用于患者后枕部而非下颌部。将牵引带挂于牵引弓上。

（2）治疗中：设定控制参数：牵引力量、牵引时间、牵引方式，间歇牵引时的牵引、间歇时间及其比例。治疗调整：每次牵引后，可根据患者牵引后的症状、体征的改变，相应调整牵引体位、角度、力量和时间。

（3）治疗后：牵引绳完全放松、所有参数回“0”后关机，卸下牵引带。询问患者牵引效果及可能的不适，记录本次牵引参数，以作为下次治疗的依据。

（五）注意事项

1. 患者须知：牵引前应取下耳机、助听器、眼镜等影响治疗的物品。牵引中应尽可能使颈部及全身放松。如果出现不良反应，应及时报告。

2. 工作人员须知：熟悉牵引装置的性能。治疗时对患者状况做密切观察，预防不良反应。如患者有假牙，可将纱布卷放于上、下后牙之间；使用改良牵引带，可减少颞颌关节疼痛；对于合并腰椎病变者，牵引力量宜小，以避免产生腰椎疼痛；对肌肉疼痛导致痉挛者，宜采用小剂量持续牵引，避免采用间歇牵引方式。

四 腰椎牵引疗法

（一）适应证

腰椎间盘突出症，腰椎退行性疾患，腰椎小关节功能障碍、腰椎肌肉疼痛导致的痉挛或紧张等。

（二）禁忌证

下胸腰段脊髓受压、马尾神经综合征、腰椎感染、恶性肿瘤、风湿性关节炎、急性拉伤扭伤、腹疝、裂孔疝、动脉瘤、严重痔疮、严重骨质疏松、急性消化性溃疡或胃食道反流、心血管疾病（尤其是未控制的高血压病）、严重的呼吸系统疾病、心肺功能障碍、孕妇。

（三）仪器设备

电动牵引装置或机械牵引装置。

（四）操作程序

1. 处方

（1）牵引体位：根据患者的病情和治疗需要，选择仰卧位和俯卧位等体位。

（2）腰椎的角度：通常以髋 / 膝的位置改变腰椎的角度，髋 / 膝的位置可在全伸展位到 90°屈曲范围内调节。

（3）应用模式：根据需要选择持续牵引或间歇牵引。间歇牵引可使患者更为舒适些。

（4）牵引力量：牵引力量的范围应是患者可以接受的范围。通常首次牵引力量选择>体重的 25%，适应后逐渐增加牵引力量。常用的牵引力量范围为 20 ~ 60 kg。

（5）治疗时间：10 ~ 30 min。

(6) 频度和疗程：频度为 1 次 / 天或 3 ~ 5 次 / 周，疗程为 2 ~ 4 周。

(7) 辅助的理疗：在牵引治疗前或治疗中可用超短波、红外线等其他物理治疗放松局部肌肉。

2. 治疗操作

(1) 治疗前：根据处方，确定选择患者牵引体位，并使患者体位处于正确的牵拉力学列线上。固定牵引带，骨盆牵引带的上缘应恰好处于髂前上棘，反向牵引带固定于胸廓（或双侧腋下），分别将牵引带系于牵引弓和牵引床头。

(2) 治疗中：设定参数：牵引力量、牵引时间，间歇牵引时的牵引间歇时间及断续比例。治疗调整：每次牵引后，可根据患者牵引后的症状、体征的改变，相应调整牵引力量、时间，一般用渐增力量，根据牵引力的大小相应调整时间，牵引力大则时间要短。

(3) 治疗后：牵引绳完全放松、控制参数回“0”后关机。再次评估患者状况。记录本次牵引的参数，作为下一次治疗的依据。

（五）注意事项

1. 患者须知：尽量使自己放松。症状加重或有不良反应时及时告诉治疗师。

2. 工作人员须知：为减少摩擦力可选择滑动的分离式牵引床，骨盆置于滑动部分；治疗前后，锁定分离床，治疗时再开启。可利用脚凳、枕头等调整患者腰椎角度。

第七节　深层肌肉刺激仪

深层肌肉刺激仪（deep muscle stimulator，DMS）是先进、高效的理疗设备，可提供动能冲击和机械振动，将产生的能量作用在深层肌肉，进而促进患者及运动员的肢体恢复。DMS 可通过击打和机械振动作用于深层肌肉和本特感觉的激发和恢复，改善因各种原因如应变、乳酸堆积、扳机点、疤痕组织等导致的肌肉疼痛。

一　适应证

颞颌关节功能紊乱，颈肩痛、颈椎病，肩周炎、肩痛，网球肘，腱鞘炎，下背痛，脊柱畸形，髋、膝、踝等骨关节病，肌肉软组织损伤非急性期，疲劳综合征，中枢神经损伤（偏瘫、截瘫），外周神经损伤。

二　禁忌证

眼睛、牙齿、隆胸、癌细胞、生殖器官、内置心脏起搏器、电子刺激仪或假肢、螺丝钉等处禁止使用刺激仪。严重骨质疏松或身体极度虚弱的患者。对于严重糖尿病患者，刺激仪只能在脚底和手部使用。不要将刺激仪放在任何可能骨折的部位使用。如果疼痛是持续性的，请立即停止使用并向医生咨询。不要对 16 岁以下人群使用刺激仪。不要对孕妇使用刺激仪。不要在水中或湿润环境中使用刺激仪。对于中枢性神经受压（脊髓型颈椎病等）不能使用刺激仪。

三 仪器设备

主要由主机、电源线（含适配器）、按摩头和转接头组成。频率为 0 ~ 60 Hz，最高振动次数为 3600 次 /min，治疗深度为 20 ~ 60 mm。可提供动能冲击和机械振动，将产生的能量作用在深层肌肉进而促进患者及运动员的肢体恢复。

四 操作程序

患者坐位或卧位于治疗床或治疗凳上，把干毛巾折叠 2 ~ 3 层置于治疗部位，治疗师手持深层肌肉刺激仪，在治疗部位缓慢移动治疗。

五 注意事项

（1）在运动前后使用深层肌肉刺激仪可以缓解肌肉疼痛和软组织损伤。

（2）使用过程中，患者不需要脱去任何衣物，但是要摘除腰带、钱包、首饰和脱掉鞋子等附属品。治疗时需垫一块柔软的折叠好的干毛巾，厚度由患者不感疼痛为宜。

（3）使用深层肌肉刺激仪时应避免作用于脊柱区域以及突出的骨性结构附件。

（4）深层肌肉刺激仪可以作用于任何独立肌肉或者任何肌群。任何肌肉或软组织的修复没有规定的时间。永远以较小的压力开始并逐渐增加压力大小。

（5）使用深层肌肉刺激仪治疗，应该注意强调患者一天水摄入量的增加。

参考文献

[1] 丛芳．物理因子治疗技术 [M]. 北京：人民卫生出版社，2019.

[2] 燕铁斌．物理治疗学 [M]. 北京：人民卫生出版社，2018.

[3] 于长隆．常见运动创伤的护理和康复 [M]. 北京：北京大学医学出版社，2006.

[4] 王红星，沈滢．体外冲击波治疗技术 [M]. 北京：电子工业出版社，2021.

[5] 岳寿伟，何成奇．物理医学与康复医学指南与共识 [M]. 北京：人民卫生出版社，2019.

[6] 纪树荣．运动疗法技术学 [M]. 北京：华夏出版社，2011.

[7] 程亭秀，刘树义，王泽军，等．深层肌肉刺激仪治疗臀小肌损伤临床研究 [J]. 中华针灸电子杂志，2015（3）：127–129.

第三章　康复治疗技术

第一节　神经松动术

神经松动术是针对神经组织，根据解剖结构和功能，施以特定方向和力使其伸展和放松的手法，来增加其活动度，以减轻疼痛、松解粘连和促进神经修复的技术。

一　机制及作用

神经松动术机制与受牵张时神经或其周围组织产生的机械性与张力性活动，尤其是神经张力手法可增加轴突运输，从而促进其修复有关。人体的神经系统主要由中枢神经系统和周围神经系统组成。整个神经系统是一个相对封闭的连续链，当机体运动时，外周神经因为牵张会在机体内移动和滑动，由于其连续性会导致系统中的其余部分运动，这种移动和滑动使神经与周围组织产生相对移动，从而松解周围组织对神经的粘连、卡压，更重要的是神经受牵伸时，其轴浆运输发生加速，影响神经修复、再生及功能。由于外周神经生化特性适应发育过程中的生长特性适应发育过程中的生长和适应牵伸，这种特性为神经系统运动及神经松动术提供了基础[1]。

神经松动术作用：改善神经的微循环、轴浆运输和脉冲频率，促进其结构修复及功能恢复；改善神经组织的延展性，降低神经张力，缓解疼痛；通过神经组织在周围软组织中的滑动、延伸、加压，松解粘连。

二　基本方法

神经松动术分为滑动手法和张力手法，通过多关节的被动运动作用于神经。当关节运动时，张力会在凸侧关节面增大（在关节运动反方向神经被动的拉长），在凹侧关节面相对缩小，从而形成神经的滑动和张力。

（1）滑动手法：神经一端受牵拉，产生向该端的移动，以神经与邻近组织之间的滑动为主，目的是让邻近的相关神经结构活动，可减轻疼痛和增加神经的移动，主要用于损伤的急性期。

（2）张力手法：在神经两端从起点到终点做拉扯的动作，此时神经是被拉紧的。可用“拉—放”的方式来减轻神经组织内肿胀并增强循环。张力手法的目的是调节神经的张力，神经主要在其黏滞性范围内活动，若手法适宜，则可改善神经的黏滞性及其生理功能，主要用于损伤的恢复期。

三 神经张力测试及分期

（一）神经张力测试

（1）正中神经：患者仰卧，患肩外展 90°，肩胛带提高，治疗者立 / 坐于患侧。一侧上肢的手 / 肘固定并给予患者肩胛带和上臂阻力，另一只手固定患者大拇指和其他手指，手呈“八字形”握住患者的手，拇指固定患者的小鱼际，食指固定患者的拇指，其余三指及手掌固定患者的手掌使其在伸展位，先后分别使患肩外展 90°、患肘屈 90°、前臂旋后、指伸，逐步过渡到肘伸外旋、腕背伸尺偏、指伸，并询问患者是否出现平常所感到的熟悉的不适症状。如未出现症状，嘱患者颈向对侧屈，再次询问患者是否感觉神经张力并出现平常所感觉到的熟悉的不适症状（桡侧 3 个半指背侧麻木）。如出现这些症状，则为阳性。（图 3–1、图 3–2）

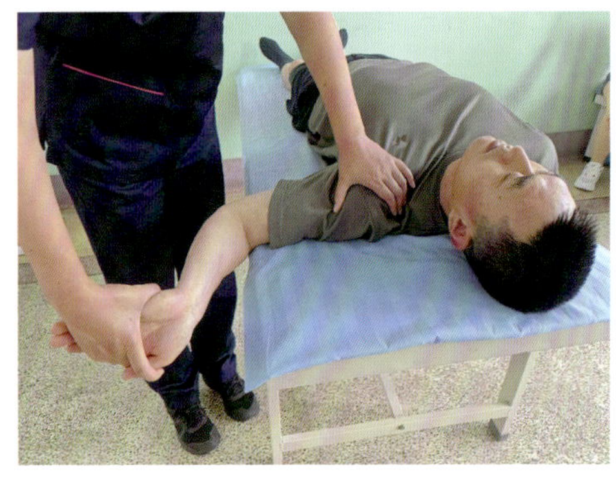

图 3–1

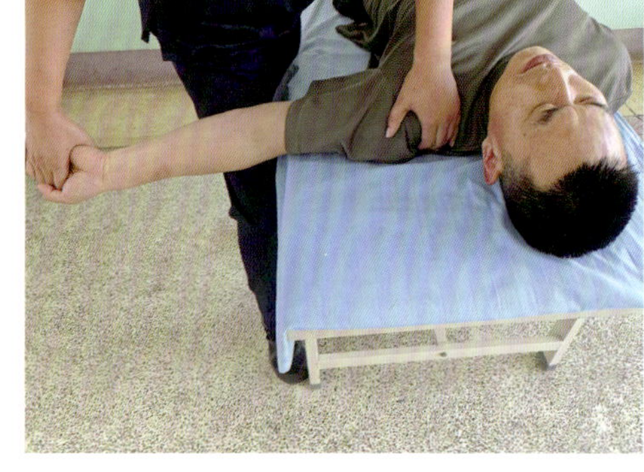

图 3–2

（2）尺神经：患者仰卧，患肩外展内旋 90°。治疗者立于患侧，一手呈“八字形”握住患者的手，另一手固定于患者颈肩交接处，身体及远端的手控制上肢呈肩外展 90°、外旋、屈肘、前臂旋前、腕背伸，如出现与平常一致的熟悉症状，则为阳性。（图 3–3、图 3–4）

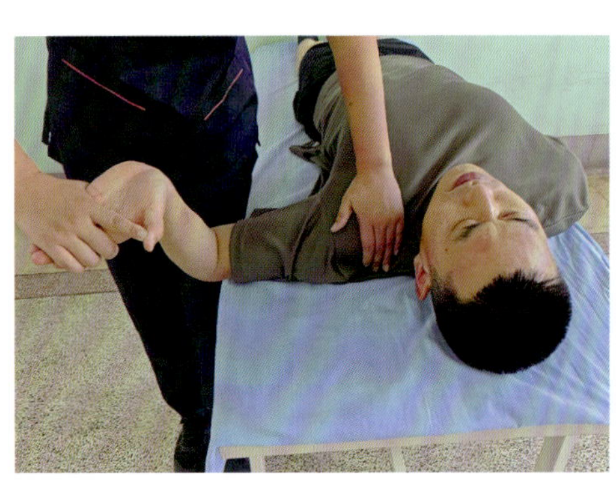

图 3–3

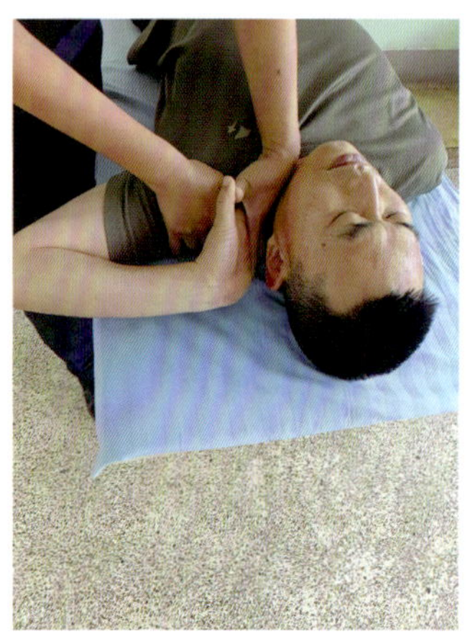

图 3–4

（3）桡神经：患者仰卧，治疗者坐于患侧或立于头侧，并将患肩置于治疗床边，头面向并紧贴治疗师的躯干。治疗师用躯干（臂部）压住其肩峰处，下压肩胛带。一手置于肘关节，控制上肢呈肩稍外展 60° ~ 90°、内旋，肘屈、前臂旋前，另一手控制患肢做伸肘、前臂旋前、腕掌屈、尺偏动作，并询问患者是否出现平常所感到的熟悉的不适症状。如未出现症状，嘱患者颈向对侧屈，再次询问患者是否感觉神经张力并出现平常所感觉到的熟悉的不适症状。如出现这些症状，为阳性。（图 3–5、图 3–6）

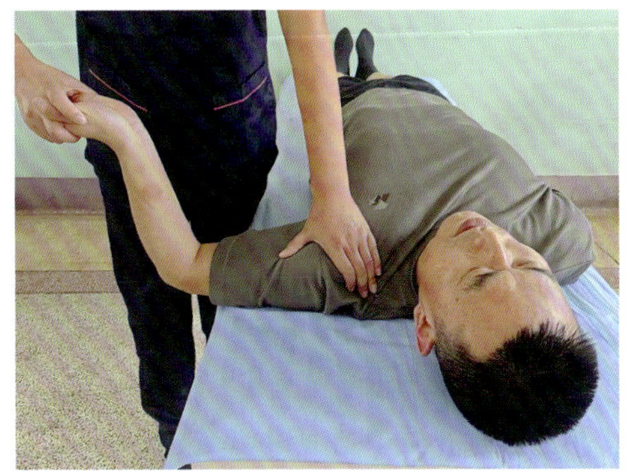

图 3–5

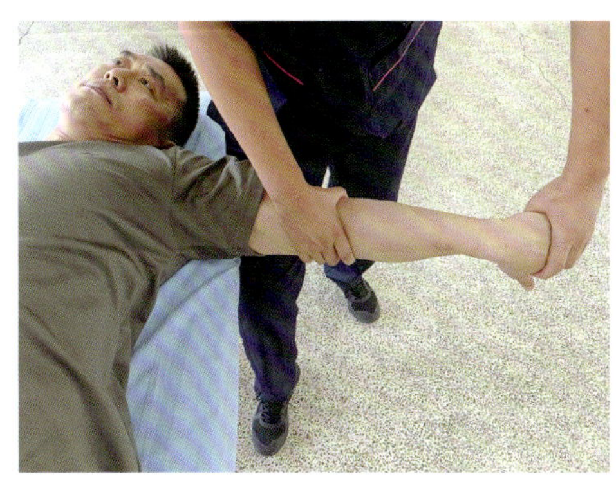

图 3–6

（4）Slump 试验：患者坐位，双上肢内旋掌心向上置于骶骨处，预防骨盆后倾，先后缩下颌，再屈曲颈部使下颌碰到胸骨，脊柱屈曲，维持姿势为坐位背屈姿，治疗师站于患者侧后方，膝盖固定患者双手，一手压患者颈胸交接处，一手压患者的肋骨最下缘与肚脐中间，使屈曲胸椎达最大幅度。然后，治疗师用一手轻置于头，同侧肘和对侧胸压住患者的双肩，使患者感到脊椎屈曲并稍延长。治疗师维持脊柱的屈曲，指导患者主动将膝关节伸直，如不能主动完成，由检查者被动伸膝，先伸无症状侧或症状较轻侧，然后是累及侧。如症状仍未出现，则指导其主动或被动踝背屈，直到症状出现，被动或主动后伸颈部可能会减轻症状。（图 3–7 ~ 图 3–12）

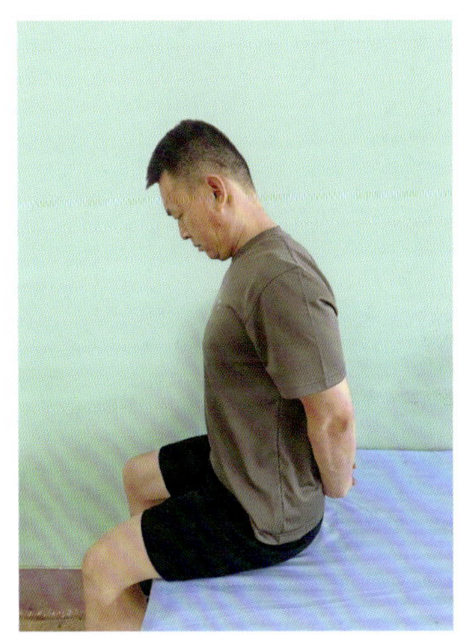

图 3–7

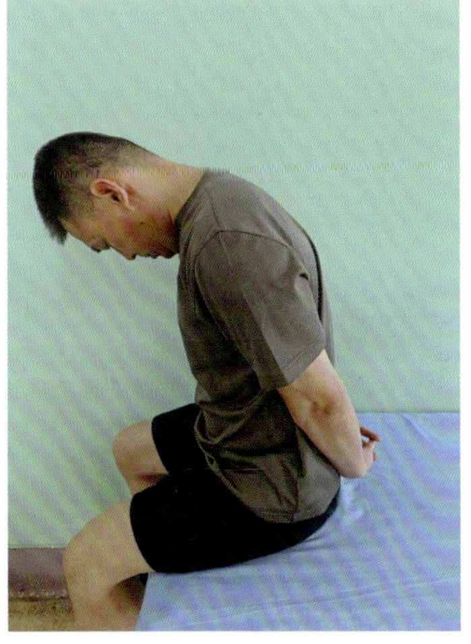

图 3–8

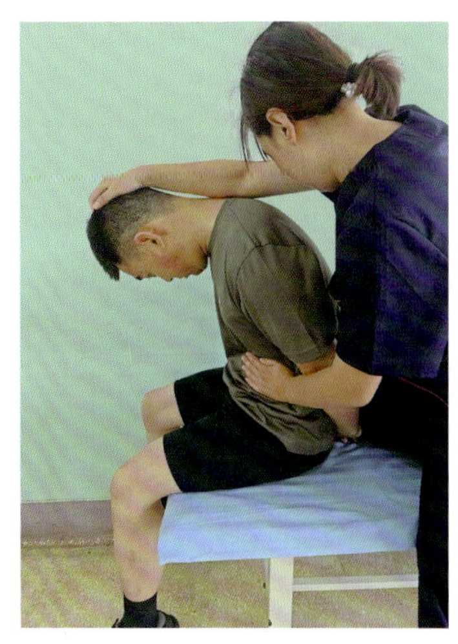

图 3–9

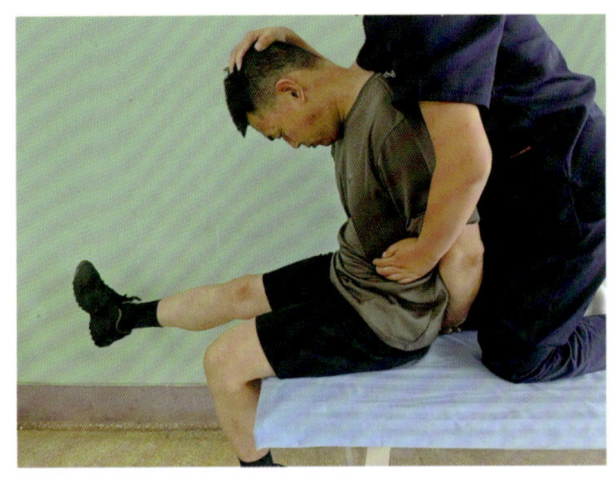

图 3–10

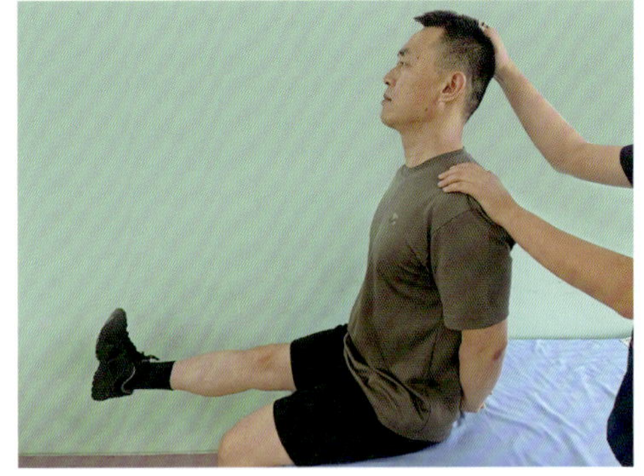

图 3–11

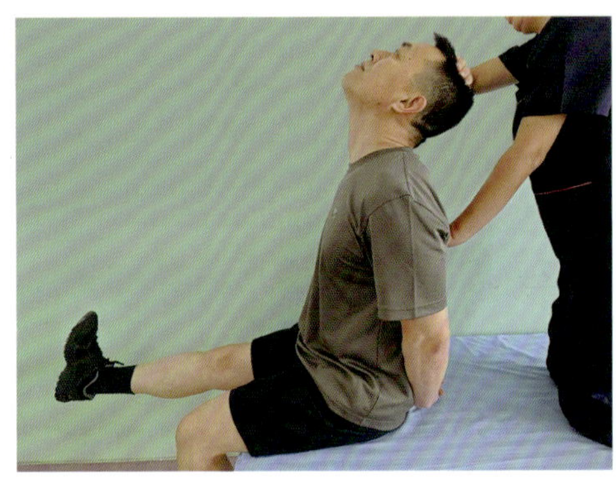

图 3–12

（5）坐骨神经：患者仰卧，治疗者站于患侧，一手放在患侧膝部锁住膝关节，一手放在踝后方抬起患侧下肢，因坐骨神经、腰骶神经根、硬脊膜白质受到牵拉，引发由下背部延伸至下肢坐骨神经支配部位的症状，则为阳性。为测试近端坐骨神经，可在直抬腿时将髋关节内收。（图 3–13）

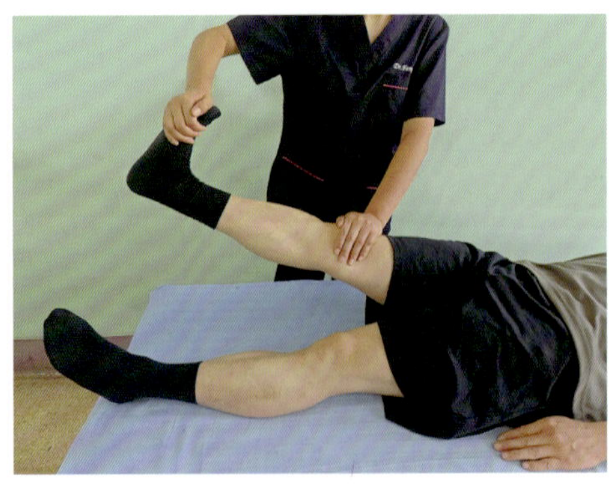

图 3–13

（6）股神经：股神经是腰神经丛的分支，由 L1、L2、L3、部分 L4 的前神经根组成。股神经在膝部内侧会延伸至成为隐神经。

1）股神经：患者侧卧，先由治疗师用两手前臂抱患者两端，一端为颈胸交界处，一端为骶骨处，两端施压让躯干产生更大的张力，然后让患者维持此姿势（侧躺屈背姿），并用双手抱下侧膝呈屈髋屈膝位，治疗师立于其后，一手置于上方骨盆维持稳定，一手扶上方下肢的膝部使髋关节后伸。询问是否有症状出现，或患者仰卧，治疗师站立于患侧，经由髂腰肌产生拉力，可产生腰椎上半部神经根拉力，然后逐渐被动屈膝、伸展股四头肌，以增加股神经的张力。（图 3–14）

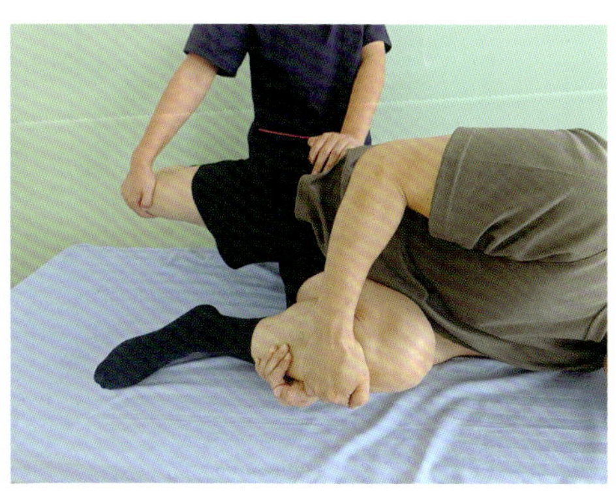

图 3–14

2）闭孔神经：姿势体位同上，治疗师将患者上方下肢外展，询问是否出现股内侧疼痛麻木或平时的症状。

3）股外侧皮神经：患者维持侧躺屈背姿，双手抱上侧膝关节呈屈髋屈膝位，治疗师立于其后侧，一手从上方维持骨盆稳定，一手扶着下方膝部（屈膝），后伸髋关节到紧的位置，然后是髋被动内收、屈曲，见图 3–15。

4）隐神经：患者取坐位屈曲背姿，伸膝，踝关节外翻，询问是否出现与平时一致的症状，见图 3–16。

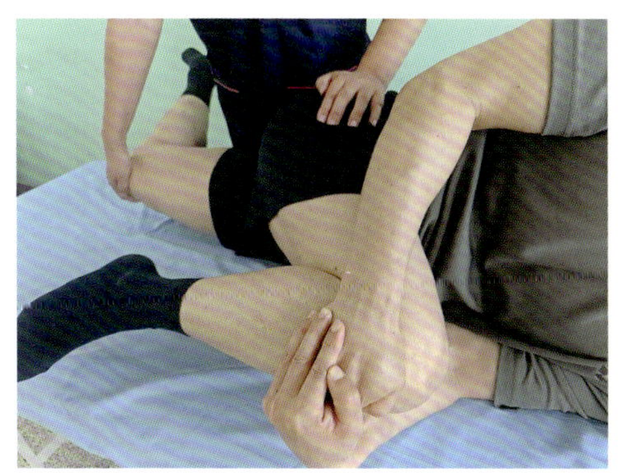

图 3–15

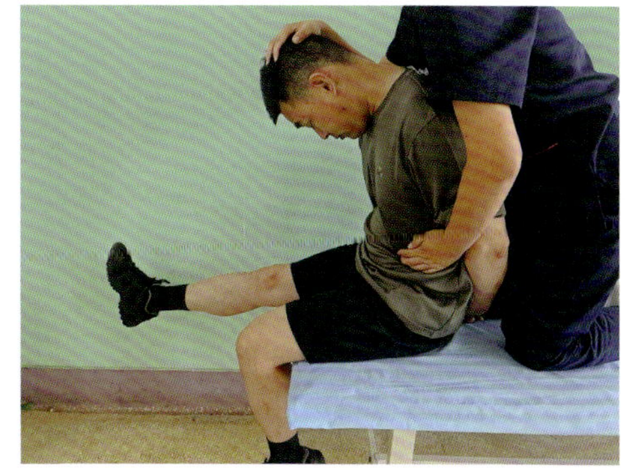

图 3–16

（7）腓总神经：患者仰卧固定在直腿抬高位，治疗师一手固定下肢，另一手施加压力使踝关节跖屈和内翻，可于坐骨神经测试完成时进行踝关节跖屈 / 内翻完成，见图 3–17、图 3–18。

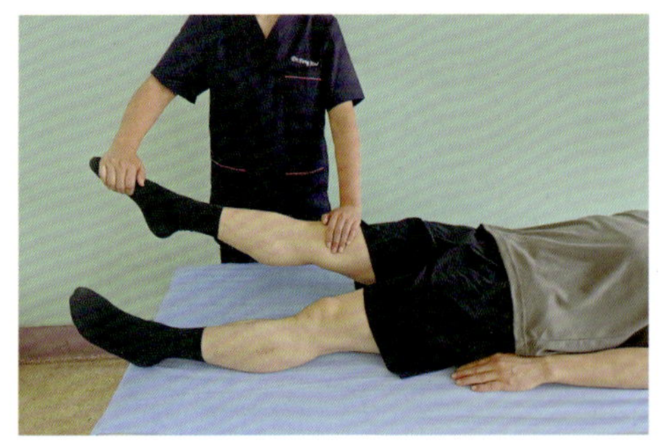
图 3-17

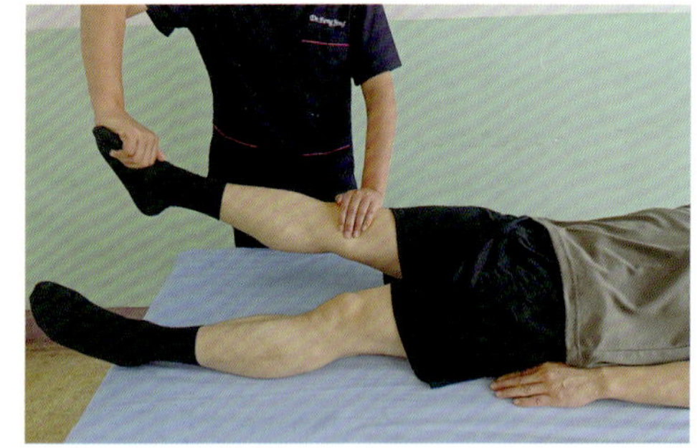
图 3-18

（8）胫神经：患者仰卧固定在直腿抬高位，治疗师一手固定下肢，另一手施加压力使足背屈外翻，感觉张力，亦可经由踝关节外翻、足趾伸展、足底筋膜伸展等进一步胫神经刺激，询问是否出现症状，见图 3-19。

（9）腓肠神经：患者仰卧固定在直腿抬高位，治疗师一手固定下肢，另一手施加压力使踝背屈内翻，感觉张力并持续 3～5 s。询问患者感觉是否有症状出现。可在坐骨神经紧张试验后进行踝背屈内翻。（图 3-20）

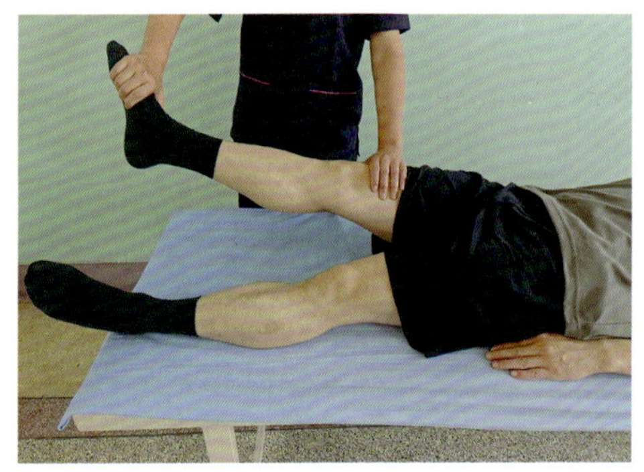
图 3-19

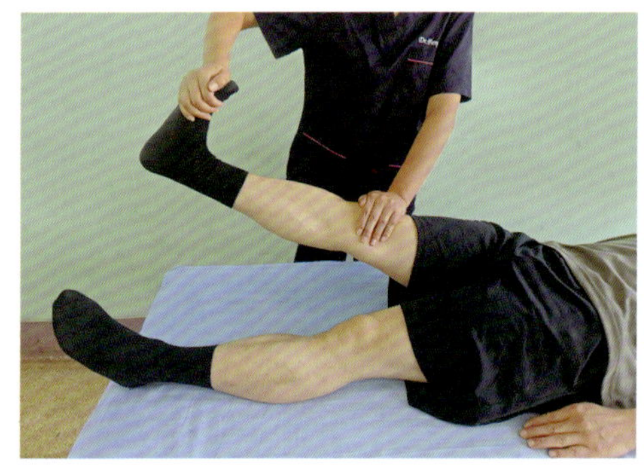
图 3-20

（二）神经高张力状态的分期

（1）急性期：原有神经症状在未出现活动终末感时已经诱发或加重。

（2）亚急性期：出现终末感的同时出现或加重原有神经症状。

（3）慢性期：已经出现终末感后，继续牵伸后才出现紧张或疼痛等神经症状。

四 神经松动术操作

（一）神经滑移松动术

是神经的一端受牵拉使神经组织向该端移动，神经与周围组织间产生滑动，通过较小的神经张力、较大的神经纵轴移动来防止粘连，达到治疗目的。方法是将肢体活动至第一次诱发症状处，这时近端神经受牵拉，然后使头偏向检查肢体，以减轻近端神经张力。适用于神经卡压的急性期、术后早期。方法是固定神经一端，神经另一端进行单向滑动（头向尾侧或尾向头侧），然后是固定端移向滑动端。一般每次进行 10 ~ 15 次，后期每次可重复 30 次，每天进行 3 次。

（1）正中神经：体位同正中神经张力检测试验体位，患者仰卧，患肩外展 90°，肩胛带提高，治疗师立 / 坐于患侧，一侧上肢的手 / 肘固定并给予患者肩胛带和上臂阻力。固定手法：抬高肘关节使肱骨头后移，对于肩峰撞击者可用手掌压肩峰使其向后向下移动，对于前侧关节囊紧张者可以压前侧关节盂。另一手固定患者大拇指和其他手指，手呈“八字形”握住患者的手，拇指固定患者的小鱼际，食指固定患者的拇指，其余三指及手掌固定患者的手掌使其在伸展位，先后分别使患肘屈 90°、前臂旋后、指伸，逐步过渡到肘伸外旋，腕背伸尺偏、指伸，维持 2 ~ 3 s 至患者平常所感到的熟悉的不适症状出现前。嘱患者进行上述练习时，颈向对侧屈（关闭位）；颈向对侧屈，肩外展位（开放位）。（图 3–21、图 3–22）

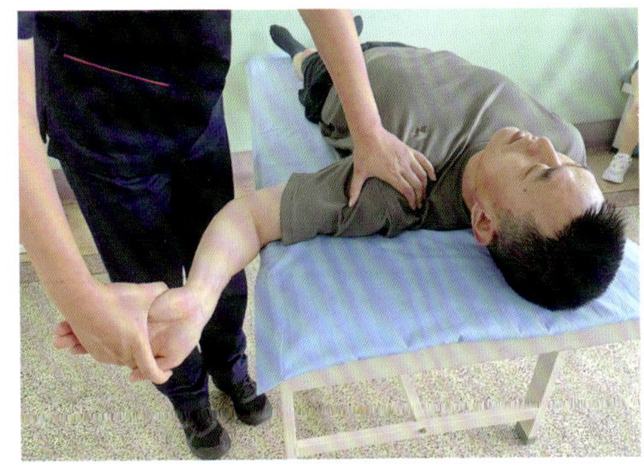

图 3–21　关闭位

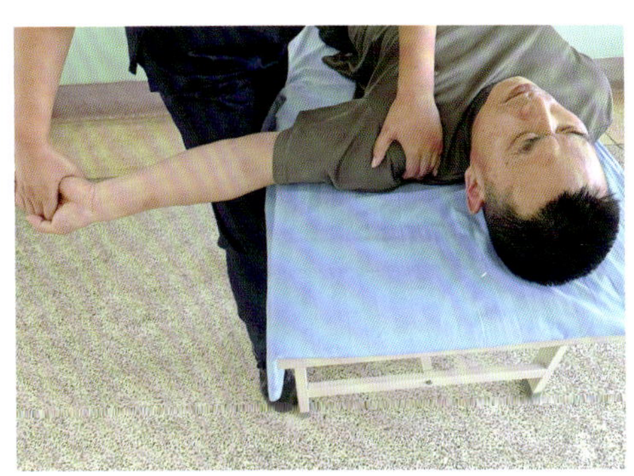

图 3–22　开放位

（2）尺神经：患者仰卧，患肩外展外旋 90°，治疗师坐于患侧，一手使患者的手伸展并与之交叠成 90°，另一手固定于患者颈肩交界处，身体及远端的手控制上肢呈外肩外展 90°、外旋、屈肘、前臂旋前，腕背伸。患者头向同侧屈，为关闭位；头向对侧屈，患肩内收位为开放位。（图 3–23、图 3–24）

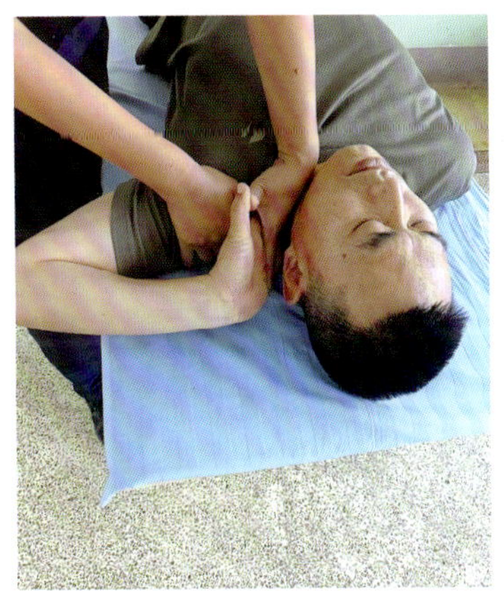

图 3–23　关闭位

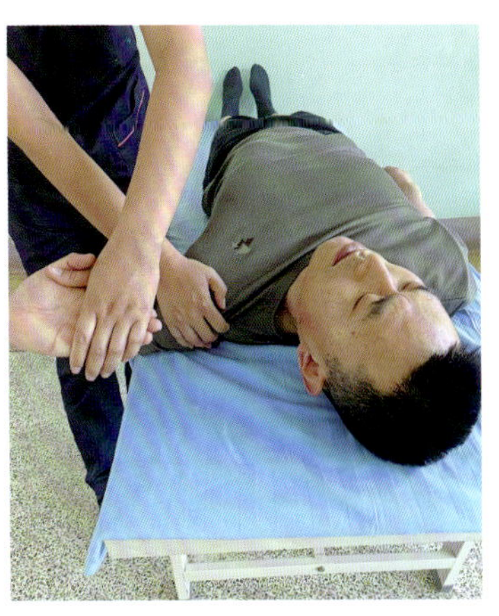

图 3–24　开放位

（3）桡神经：患者仰卧，患肩置于治疗床边，头面向并紧贴治疗师的躯干，治疗师用躯干（腿部）压住其肩峰处，下压肩胛带，一手置于肘关节，控制上肢呈肩稍外展 60° ~ 90°、内旋、肘屈、前臂旋前。远端手使患肢伸肘、前臂旋前、腕掌屈、尺偏，伸肘时颈向同侧屈是关闭位，肩内收同时患者颈向对侧屈为开放位，见图 3–25、图 3–26。

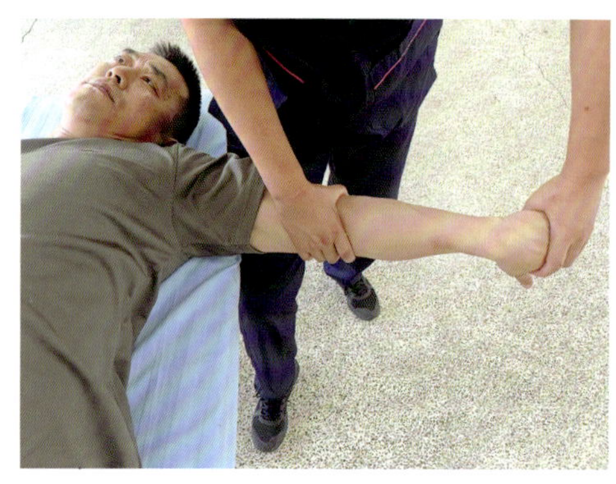

图 3–25　关闭位

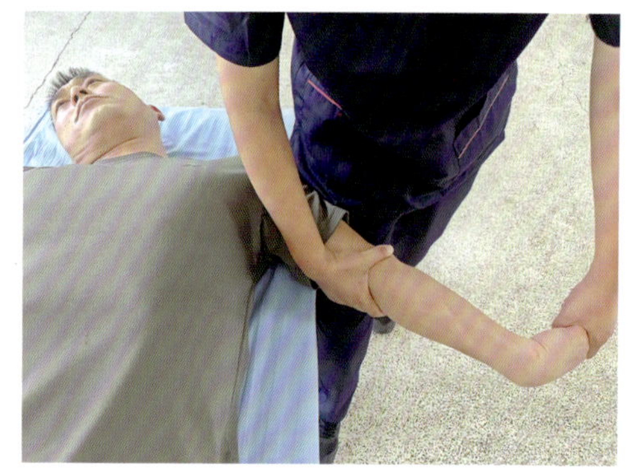

图 3–26　开放位

（4）以 Slump 方法的滑移松动：起始体位同 Slump 测试，治疗师帮助患者维持坐位被屈姿，让患者伸单侧膝，然后踝背屈，同时颈部后伸，踝跖屈时，颈部前屈，见图 3–27、图 3–28。

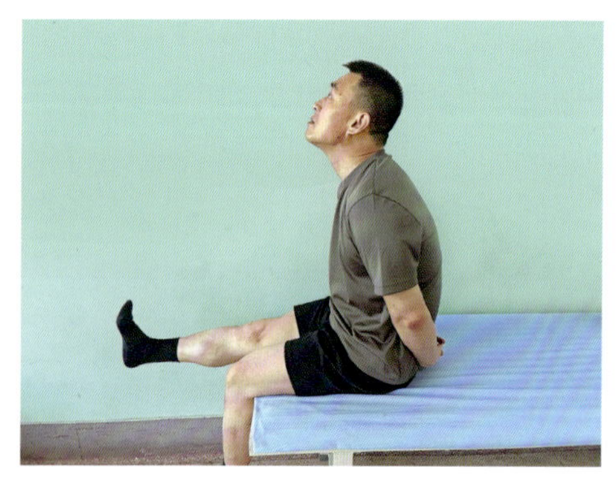

图 3–27

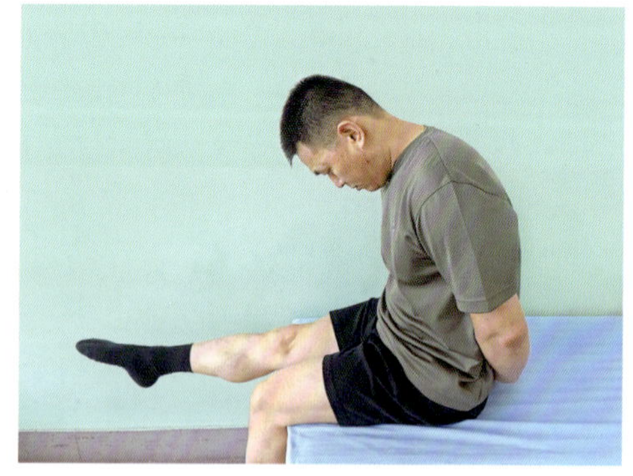

图 3–28

张力松动者，治疗师帮助患者维持脊柱屈曲，当患者足背屈时，轻压头部的手会微微感觉到头部向上的动作，要求患者重复足背屈—跖屈，见图 3–29、图 3–30。

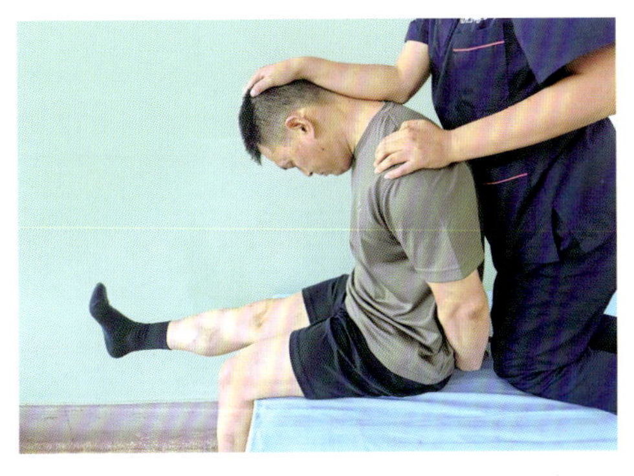
图 3-29

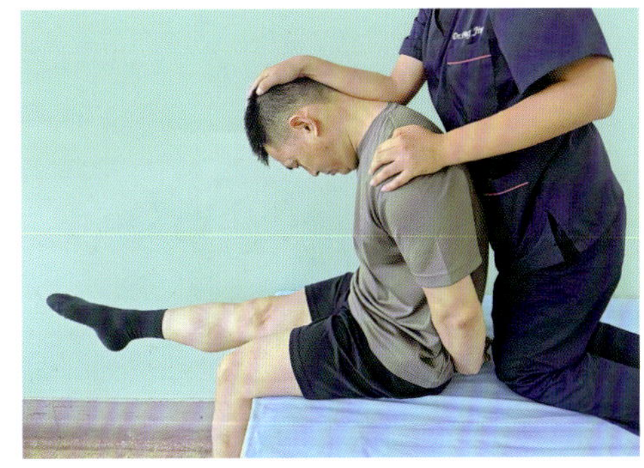
图 3-30

（5）坐骨神经：患者仰卧，治疗师站于患侧，一手放在患侧膝部，一手放在足部使患足背屈，使患侧下肢直腿抬高至少 35°，有时甚至可达 75°。为增加近端坐骨神经额外的拉力，可在直腿抬高的同时将髋关节内收，出现疼痛前将患足跖屈放松并放下患肢。30 个 / 次，3 次 / 天。（图 3-31、图 3-32）

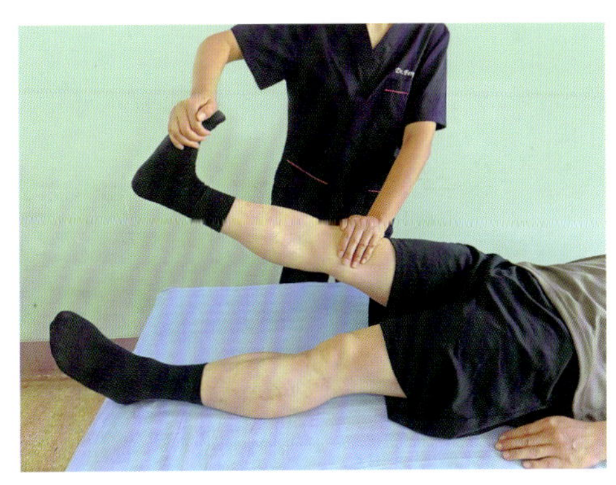
图 3-31

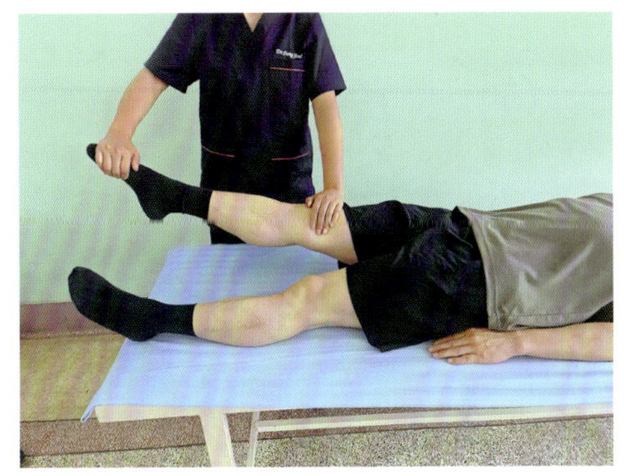
图 3-32

（6）股神经：体位同股神经测试。患者侧卧位，健侧肢体在下屈曲，躯干屈曲并用双手抱及分健侧腿。治疗者站于患者后方，一手固定患侧髋部使之呈髋中立位，另一手置于患膝，使患者髋后伸膝屈曲，同时患者颈后伸或松开抱膝的手。也可在俯卧位下完成，患者头部离开检查台以便主动后伸颈部，检查者使用 / 不使用非振动技术进行被动屈膝。（图 3-33）

（7）闭孔神经：患者维持股神经滑动松动术姿势，双手抱下侧膝呈屈髋屈膝位，治疗师立于其后侧，一手置于上侧下肢的骨盆维持稳定，一手置于上方膝部（屈膝），后伸髋关节到紧的位置，然后使髋外展到紧的位置，并在髋外展的同时配合颈部的后伸或松开抱膝姿势，见图 3-34。

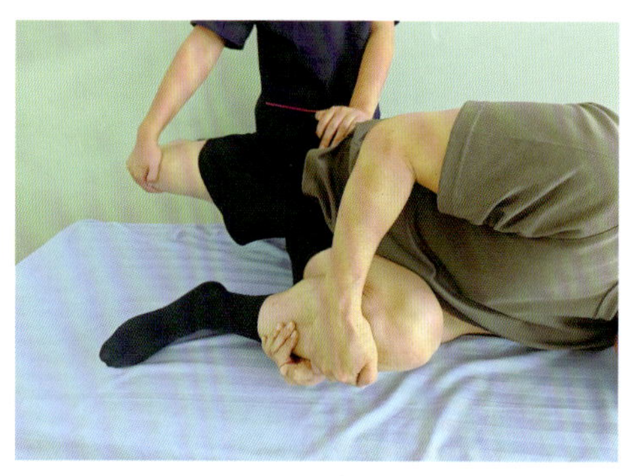

图 3-33

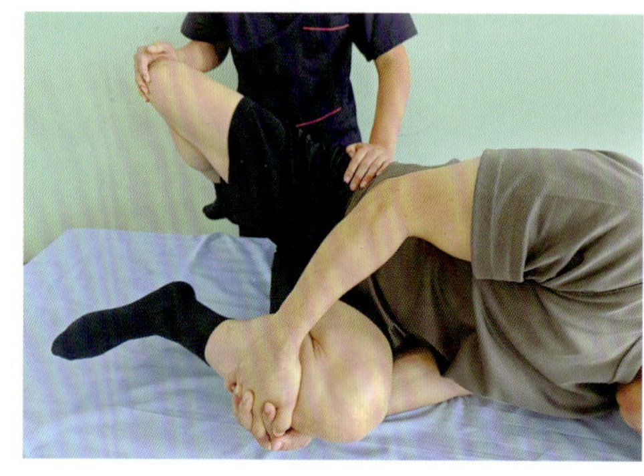

图 3-34

（8）股外侧皮神经：起始姿势同股外侧皮神经测试体位。治疗师手置于下方膝，使髋关节内收到紧或症状出现的位置。在髋内收的同时，配合颈部的屈伸或松开抱膝姿势。

（二）神经张力松动

是将神经从两头起点到终点做牵拉，是在关节末端的活动，操作时使神经组织的两端均受牵拉，此时神经被拉紧，通过拉放来减轻神经组织内的肿胀，改善循环，从而恢复功能、改善症状。适用于神经卡压的慢性期。

（1）股神经张力松动方法：体位同股神经滑动滑移松动，即患者侧卧位，健侧肢体在下屈曲，躯干屈曲并用双手抱起健侧腿。治疗师站于患者后方，一手固定患侧髋部使之呈髋中立位。不同的是患者在颈屈下完成屈膝。如果只有一名检查者而没有助手，股神经松动可以在俯卧位下完成。患者头部离开检查台以便主动屈曲颈部，治疗师使用 / 不使用非振动技术进行被动屈膝。（图 3-35 ~ 图 3-38）

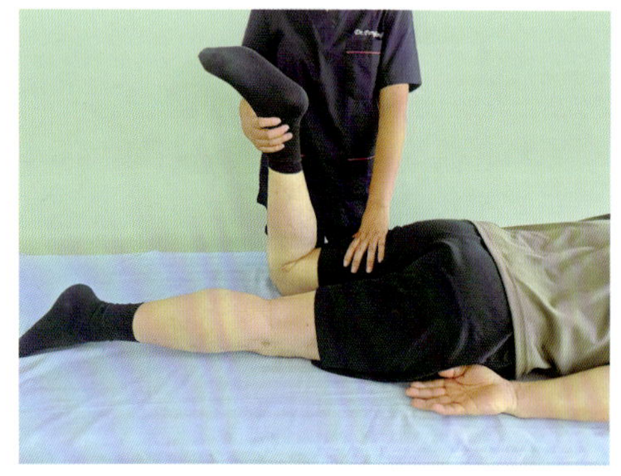

图 3-35

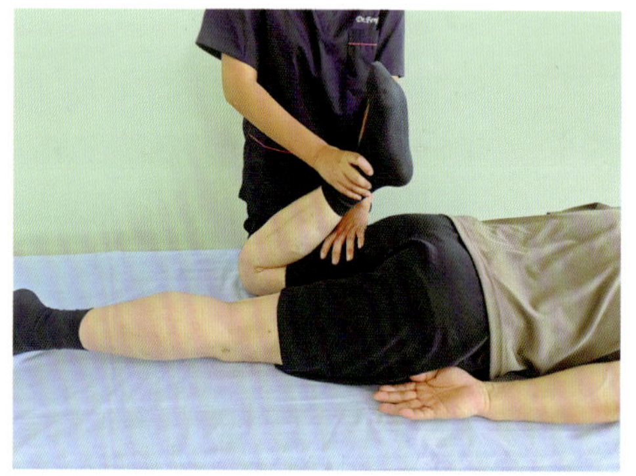

图 3-36

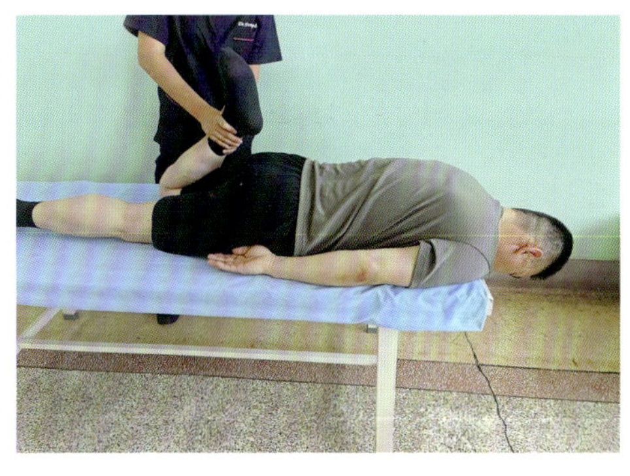

图 3-37

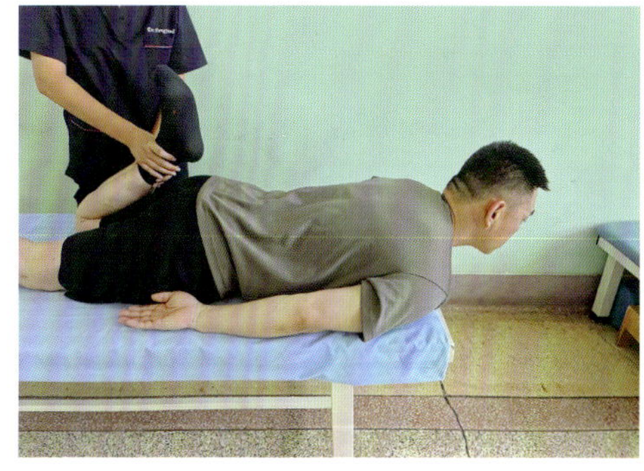

图 3-38

（2）Slump 方法的张力松动：起始位同 Slump 测试，治疗师维持脊柱的屈曲体位，请患者伸单侧膝，然后踝背屈，此时治疗师轻压头部的手会微微感觉到头部向上的动作，见图 3-39。

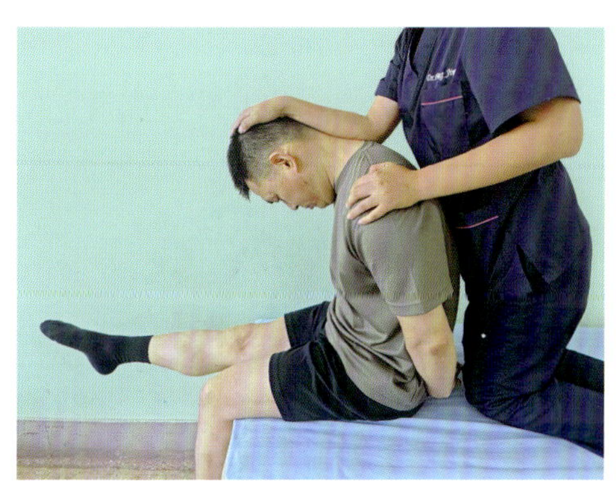

图 3-39

（3）其他神经如正中神经、桡神经、尺神经、股外侧皮神经、闭孔神经、腓总神经、腓肠神经、颈神经的张力松动方法同神经张力测试方法。

五 适用证与禁忌证

适应证：周围神经卡压综合征；周围神经高张力导致的神经痛；周围神经术后。

禁忌证：急性感染、脊髓损伤征象、恶性肿瘤、神经根压迫、周围神经病变、第 1 型及第 2 型复杂性局部疼痛症候群。

六 注意事项

（1）进行神经松动术前，首先评估、治疗神经包容组织，即评估确定是神经张力还是关节囊肌肉紧张问题。

（2）通过评估排除 Mckenzie 排列不良症候群，并对相应神经进行评估，找出疼痛或症候的位置。接着根据位置不同选择近端关节活动或远端关节活动。

（3）进行治疗时，髋关节屈曲角度不超过 70°，膝关节屈曲不宜超过 90°，且不宜做持续牵伸。同样依据评估技巧找出神经近端或远端出现问题，依次活动各个关节。

（4）神经松动技术强调的是关节位置的控制与操作手法，过强的牵张力、过快的频率可能会导致神经的损伤。

（5）神经松动术的目的是恢复受损神经的正常功能，介入方式应以温和、短暂、大幅度的被动动作为主，每次总时间为 30 ~ 60 s，每次重复 30 次，一天进行 2 ~ 3 次。

（6）Slump 试验主要是对脊髓、颈神经根、腰神经根进行松动。其关键在于体位的摆放，通常进行坐位治疗，通过颈椎、胸椎的屈曲、旋转进行调节不同位置的神经松动。

第二节　关节松动术

关节松动术是治疗关节功能能碍，关节僵硬、可逆的关节活动度受限、关节疼痛的一门康复治疗技术。此技术属于被动运动范畴，具有针对性强、见效快、患者痛苦小、容易接受等特点。

一　基本原理

关节松动术利用了关节的生理运动和附属运动。

（1）生理运动：是关节在生理活动范围内完成的活动，如关节的屈曲 / 伸展、内收 / 外展等。在关节松动术的操作中，生理运动如果可以由患者主动完成，就是主动运动；如果由治疗师完成，就是被动运动。

（2）附属运动：是在关节活动范围内完成的活动，一般不能通过关节的主动活动来完成，而需要其他人或对肢对侧肢体的帮助才能完成。附属运动是维持关节正常活动不可缺少的一种运动，例如滑动、滚动、分离或牵引等。

二　作用

（1）缓解关节疼痛：一方面通过抑制脊髓和脑干致痛物质的释放，提高痛阈。另一方面通过促进关节液的流动，增加关节软骨和软骨盘无血管区的营养，来消肿及缓解疼痛。同时防止因活动减少引起的关节退变。关节松动术可以通过刺激直径大、阈值低的力学感受器在脊髓平面产生疼痛抑制，类似于闸门控制学说。

（2）改善和恢复关节活动：通过力学作用来直接牵拉关节周围的软组织，保持或增加其延展性，同时，还可以通过改善关节软骨营养、延缓关节退变。

（3）增强本体感觉：通过力学作用刺激本体感觉，增加本体反馈，促进运动功能恢复。

三　禁忌证和适应证

适应证：力学因素引起的关节功能障碍，如关节疼痛、肌紧张或痉挛、制动等导致的关节活动度降低及进行性关节活动受限。

禁忌证：关节不稳、炎症、外伤或疾病引起的关节肿胀或渗出、骨折，未明确诊断的疼痛、先天性骨畸形、恶性肿瘤等。

四　分级及操作

1. Maitland 技术分级

Ⅰ级：治疗者在关节活动的起始端，小范围、节律性地来回推动关节。Ⅱ级：治疗者在关节活动允许范围内，大范围、节律性地来回推动关节，但不接触关节活动的起始端和终末端。Ⅲ级：治疗者在关节活动允许范围内，大范围、节律性地来回推动关节，每次均接触到关节活动的终末端，并能感觉到关节周围软组织的紧张。Ⅳ级：治疗者在关节活动的终末端，小范围、节律性地来回推动关节，每次均接触到关节活动的终末端，并能感觉到关节周围软组织的紧张。

上述 4 级手法中，Ⅰ、Ⅱ级用于治疗因疼痛引起的关节活动受限，Ⅲ级用于治疗关节疼痛并伴有僵硬，Ⅳ级用于治疗关节因周围组织粘连、挛缩而引起的关节活动受限。手法分级范围随着关节可动范围的大小而变化：当关节活动范围减少时，分级范围相应减小；当治疗后关节活动范围改善时，分级范围也相应增大。

2. 操作

（1）体位：

患者体位：舒适、放松、无疼痛的体位，通常为卧位或坐位，尽量暴露所治疗的关节并使其放松，以达到关节的最大活动范围。

治疗师体位：靠近所治疗的关节，一手固定关节的一端，一手松动另一端。为叙述方便，本节中凡是靠近患者身体一侧的手称内侧手，远离患者体侧的手称外侧手，靠近患者头部的手称上方手，靠近患者肢体远端的手称下方手。其他位置术语与标准解剖位相同，即靠近腹部为前，靠近背部为后，靠近头部为上，靠近足部为下。

（2）手法操作要点：

1）运动方向：治疗时运动方向应该是平行于或垂直于治疗平面的方向。治疗平面是指垂直于关节面中点旋转轴线的平面。一般来说，关节分离垂直于治疗平面，关节滑动和长轴外平行于治疗平面。

2）治疗力度：无论附属运动还是生理运动，手法操作力度均应达到关节活动受限处。例如，治疗疼痛时，手法应达到痛点，但不超过痛点；治疗僵硬时，手法应超过僵硬点。操作中，手法要平稳，有节奏。不同的松动速度产生的效应不同，小范围、快速度可抑制疼痛，大范围、快速度可缓解紧张或挛缩。

3）治疗强度：不同部位的关节，手法操作的强度不同。一般来说，活动范围大的关节如肩关节、髋关节、胸腰椎，手法的强度可以大一些，移动的幅度要大于活动范围小的关节，如手腕部关节和颈椎。

4）治疗时间：每种手法可以重复 3 ~ 4 次，每次治疗总时间为 15 ~ 20 min。根据患者对治疗的反应，每天或隔 1 ~ 2d 治疗一次。

颈椎

（1）分离牵引：患者仰卧位，头部伸出治疗床外。治疗师站在床头，右手托住患者头后部，左手放在下颌，双手将头部沿长轴向后牵拉，持续数秒钟后放松还原。如果是上段颈椎病变，可以在颈部中立位牵引；若中下段病变，可使用头前屈 10° ~ 15°体位牵引。（图 3–40、图 3–41）

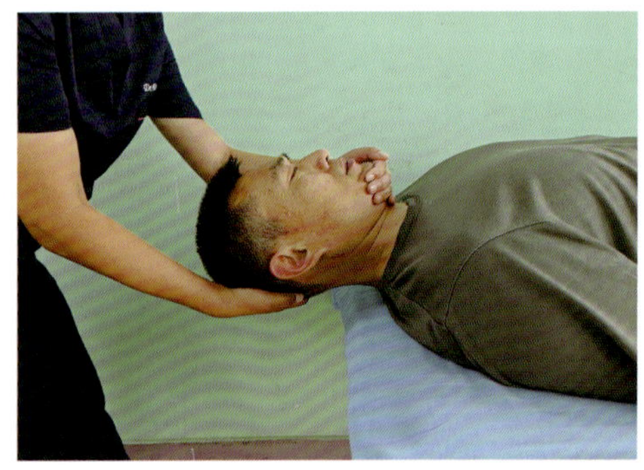

图 3–40

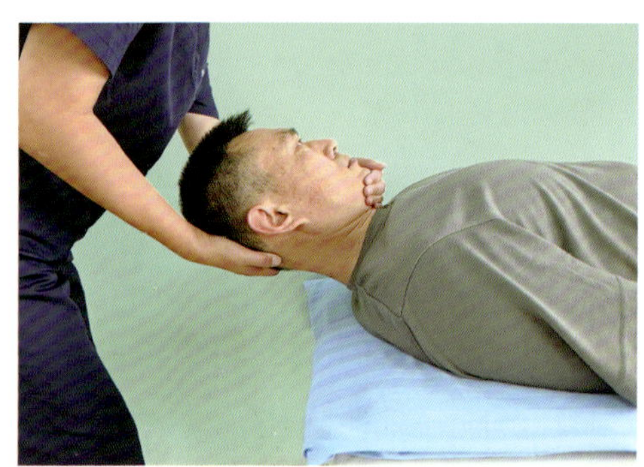

图 3–41

（2）侧屈摆动：患者仰卧位，头部伸出治疗床外。治疗师面对患者头部站立，将患者头部向右侧屈时，治疗师右手放在枕后及颈部右侧，食指和中指放在拟发生侧屈运动的相邻椎体横突上，左手托住下颌，上身左转，使颈椎向右侧屈。向左侧屈时则相反。（图 3–42）

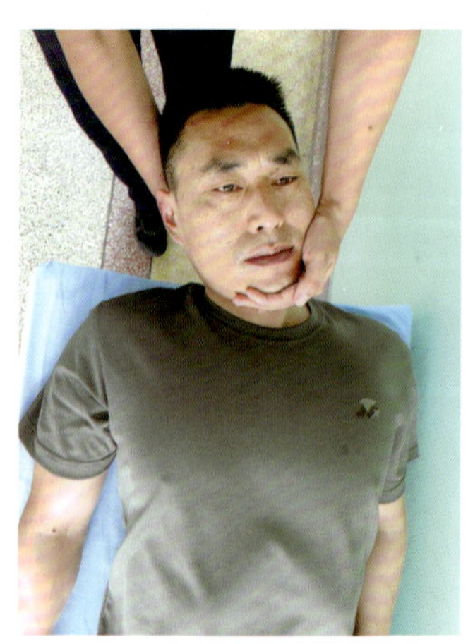

图 3–42

（3）旋转摆动：患者仰卧位，头部伸出治疗床外。治疗师面对患者头部站立，将患者头部向左旋转时，治疗师右手放在枕骨上托住头部，左手放在下颌，双手同时使头部向左转动。向右旋转时则相反。（图 3–43）

（4）后伸摆动：患者仰卧位，头部伸出治床外，枕在治疗师一侧大腿部。治疗师面对患者站立，一侧大腿向前屈曲，支撑患者头后部，双手托起枕部两侧，拇指放在耳后，向上提使患者颈椎后伸。（图 3–44）

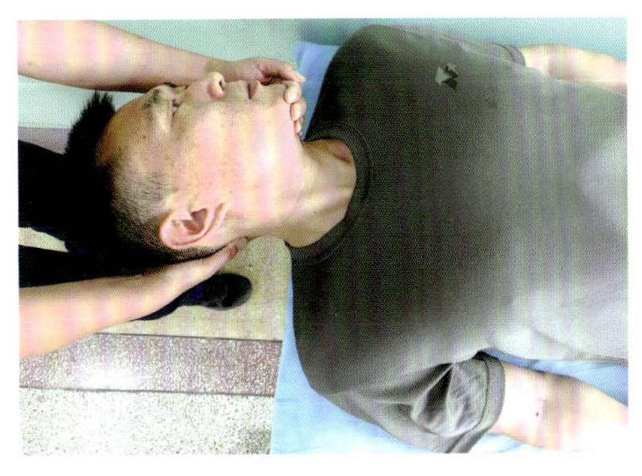

图 3–43

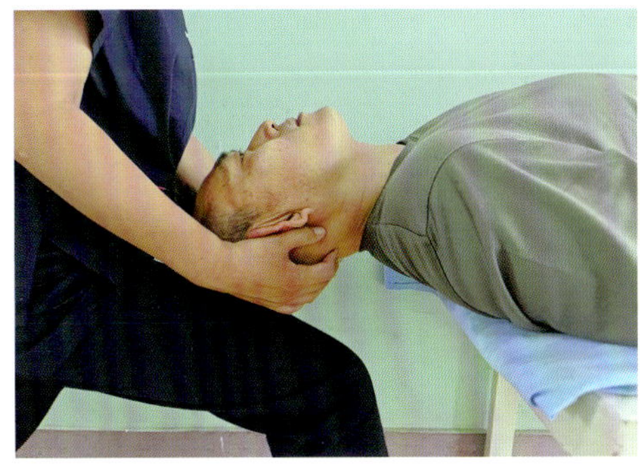

图 3–44

（5）垂直按压棘突：患者俯卧位，双手五指交叉，掌心向上放在前额，下颌稍内收。治疗师对患者头部站立，双手拇指并排放在同一椎体的棘突上，将棘突向腹侧垂直推动。松动上段颈椎时指背相对，松动下段颈椎时指尖相接触。（图 3–45）

（6）垂直按压横突：患者体位同上。治疗师面对患者头部站立，双手拇指放在同一椎体的一侧横突上，指背相接触，将横突垂直向腹侧推动。如果疼痛明显，外侧手的拇指靠近横突尖，这样，轻微的松动即可产生明显的力学效应；如果关节僵硬明显，外侧手的拇指靠近横突根部。（图 3–46）

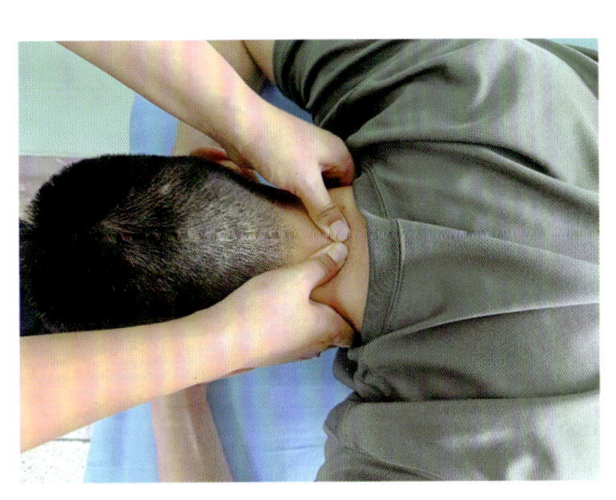

图 3–45

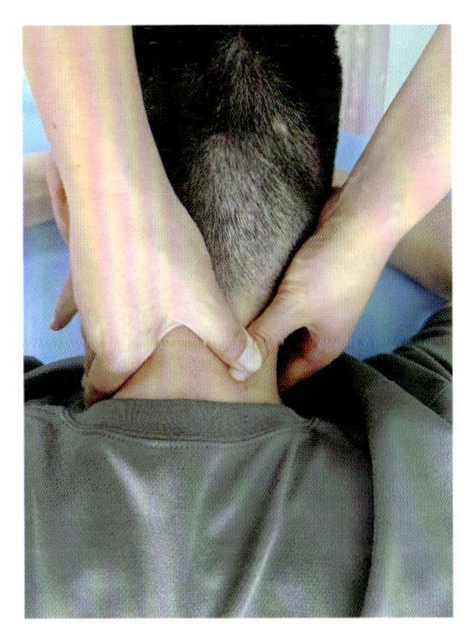

图 3–46

（7）垂直松动椎间关节：患者俯卧位，双手拇指交叉放在前额上，头部向患侧旋转约 30°。治疗师面对患者头部站立，一手拇指放在棘突上，一手拇指放在同一椎体的横突上，

双手拇指同时向中间靠拢向腹侧推动。（图 3-47）

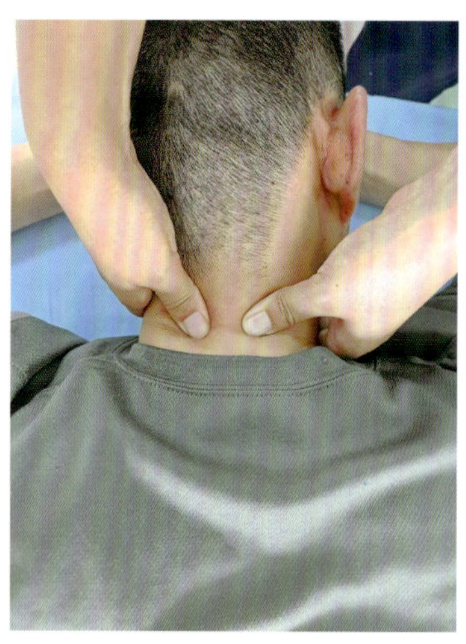

图 3-47

胸腰椎

（1）垂直按压棘突：患者俯卧位，腹部垫一枕头，上肢放在体侧或垂于治疗床沿两侧，头转向一侧。治疗师面对患者头部站立或站在体侧，下方手掌根部放在胸腰椎上，豌豆骨放在拟松动的棘突上，五指稍屈曲，上方手放在下方手腕背部将棘突垂直向腹侧按压。（图 3-48）

（2）垂直按压横突：患者体位同上。治疗师面对患侧站立，双手拇指放在拟松动胸腰椎的一侧横突上，指背相接触或拇指重叠将横突向腹侧推动。（图 3-49）

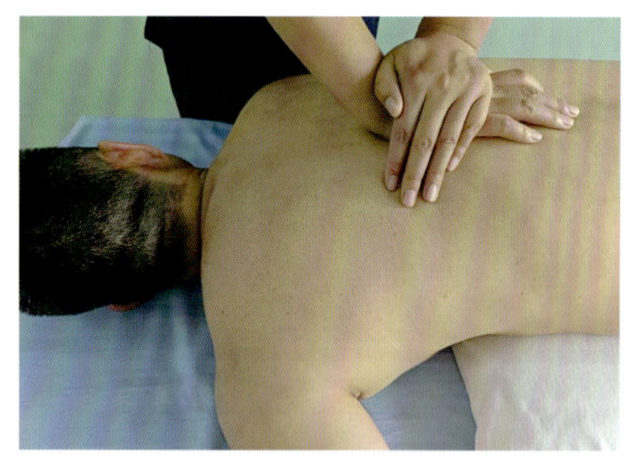

图 3-48

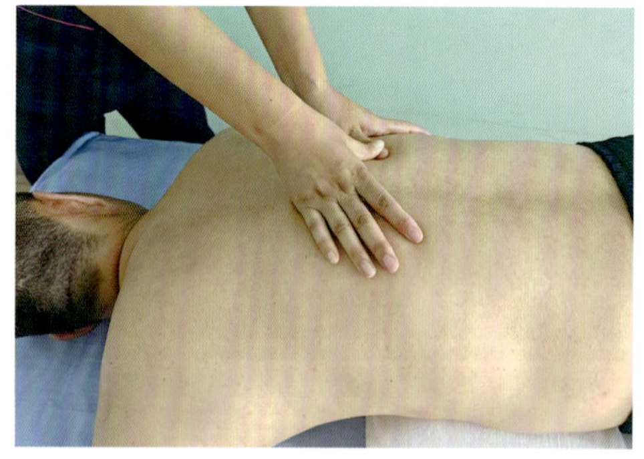

图 3-49

（3）腰椎旋转摆动：患者健侧卧位，屈髋、屈膝。屈髋角度根据松动的腰椎节段而定；节段越偏上，屈髋角度越小；节段越偏下，屈髋角度越大。治疗师立于患者身后，双手放在上方髂嵴上将髂骨向前推动。如果关节比较僵硬，治疗师可以一手放在髂嵴上，一手放在上方肩部内侧，双手同时反方向来回用力摆动，这式手法对中段腰椎病变的效果比较好。如果是下段胸腰椎病变，可以让患者将上方下肢垂于治疗床沿一侧，借助下肢的

重力来增加摆动幅度。（图 3–50）

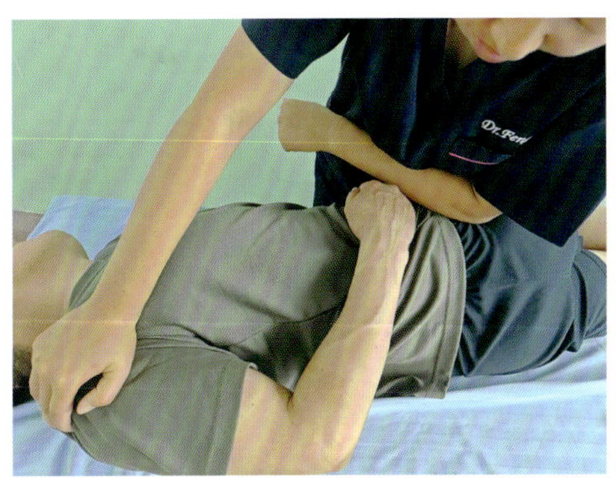

图 3–50

肩关节

（1）分离牵引：患者仰卧位，肩外展约 50° 并内旋。治疗师外侧手托住上臂远端及肘部，内侧手四指放在腋窝下肱骨头内侧，拇指放在腋前，向外侧持续推肱骨，然后放松，重复 3 ~ 5 次。操作中要保持分离牵引力与关节盂的治疗平面相垂直。（图 3–51）

（2）前屈向足侧滑动：患者仰卧位，上肢前屈 90°，屈肘，前臂自然下垂。治疗师双手分别从内侧和外侧握住肱骨近端，同时向足的方向牵拉肱骨。（图 3–52）

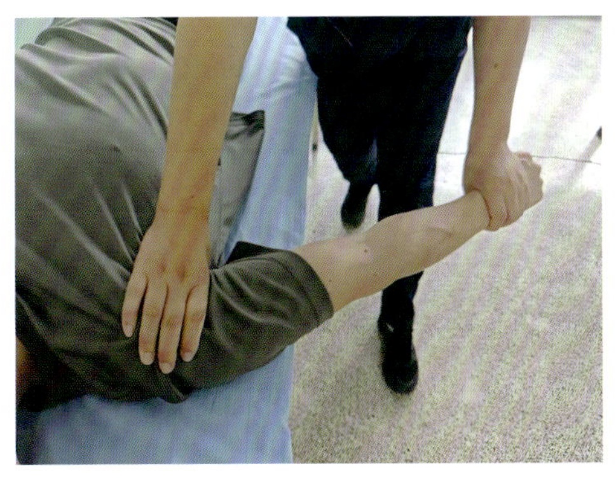

图 3–51

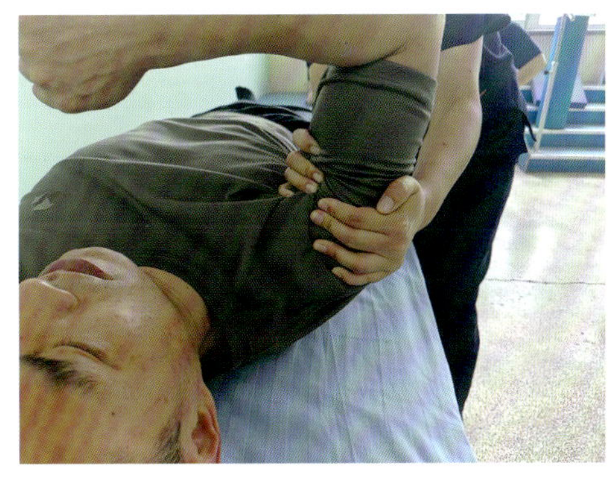

图 3–52

（3）外展向足侧滑动：患者仰卧位，上肢外展，屈肘，前臂旋前放在治疗师前臂内侧。治疗师外侧手握住肘关节内侧，稍向外牵引，内侧手虎口放在肱骨近端外侧，四指向下向足的方向推动肱骨。（图 3–53）

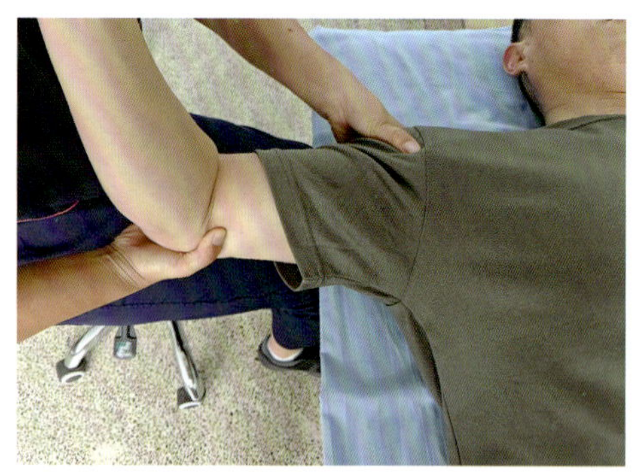

图 3-53

（4）前后向滑动：患者仰卧位，上肢休息位。治疗师下方手放在肱骨远端内侧，将肱骨托起并固定，上方手放在肱骨头上，将肱骨向后推动。如果关节疼痛明显，也可以双手拇指放在肱骨头上操作。患者也可以仰卧，上肢前屈 90°，屈肘，前臂自然下垂。治疗师下方手放在肱骨近端内侧，将肱骨向外做分离牵引，上方手放在肘部，向下推动肱骨。（图 3-54、图 3-55）

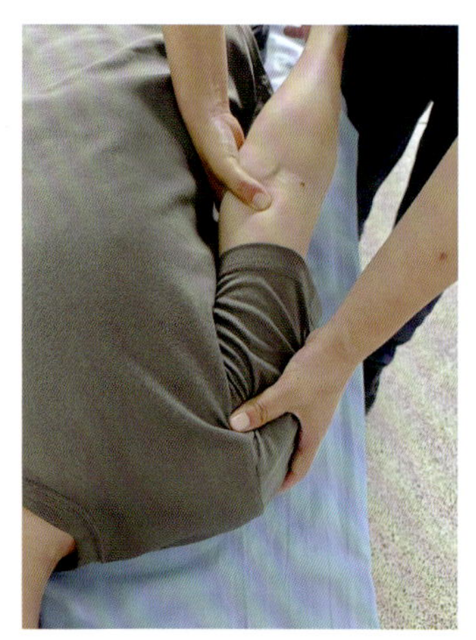

图 3-54

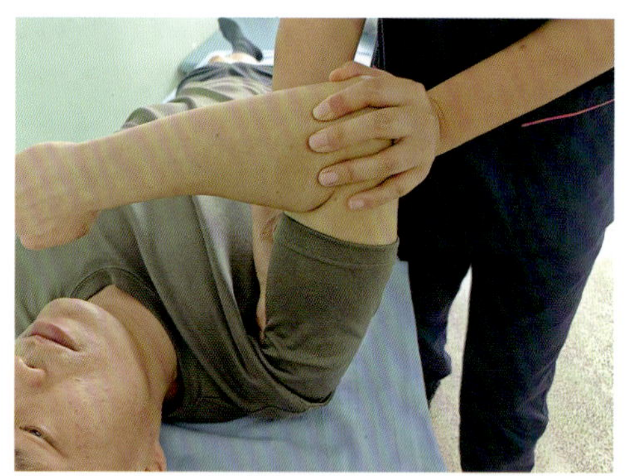

图 3-55

（5）后前向滑动：患者仰卧位，上肢放在体侧，屈肘，前臂放在胸前。治疗师双手拇指放在肱骨头后方，其余四指放在肩部及肱骨前方，将肱骨头向前推动。患者也可以仰卧，上肢稍外展，屈肘，前臂放在治疗师肘窝处。治疗师站在患肩外侧，内侧手握住肱骨远端向足的方向做长轴牵引，外侧手握住肱骨近端，向前推动肱骨。如果患者不能仰卧，可以取俯卧，患肩放在治疗床边缘，肩前方平垫一毛巾，上肢外展，上臂放在治疗师内侧大腿上。治疗师外侧手放在肱骨远端后面固定，内侧手放在肱骨近端后面，向前推动肱骨。（图 3-56、图 3-57）

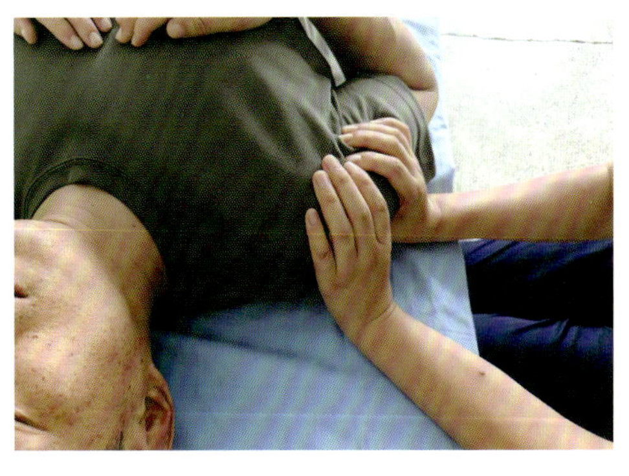

图 3–56

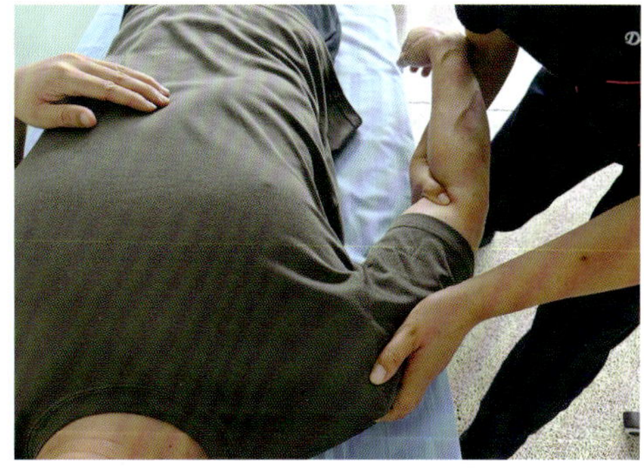

图 3–57

（6）侧方滑动：患者仰卧位，上肢前屈 90°，屈肘，前臂自然下垂。治疗师外侧手握住肱骨远端及肘部固定，内侧手握住肱骨近端内侧并向外侧推动肱骨。如果关节僵硬明显，治疗师也可以用双手握住肱骨近端，颈肩部抵住肱骨远端外侧。松动时，双手向外，肩部向内同时推动肱骨。（图 3–58）

（7）后前向转动：患者健侧卧位，患侧在上，肩稍内旋，稍屈肘，前臂放在身后。治疗师双手拇指放在肱骨头后面，其余四指放在肩部及肱骨近端前面，由后向前转动肱骨。（图 3–59）

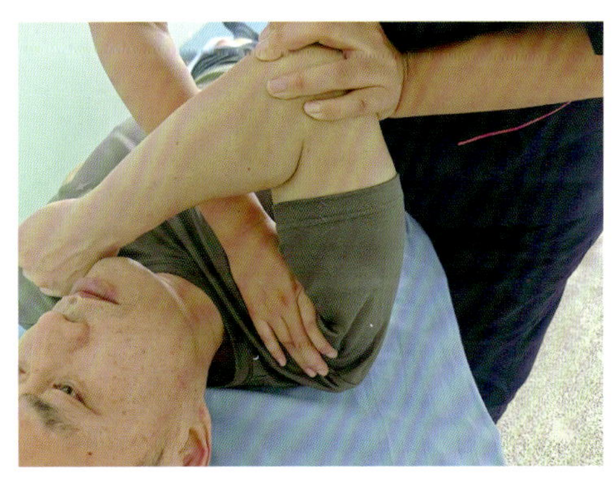

图 3–58

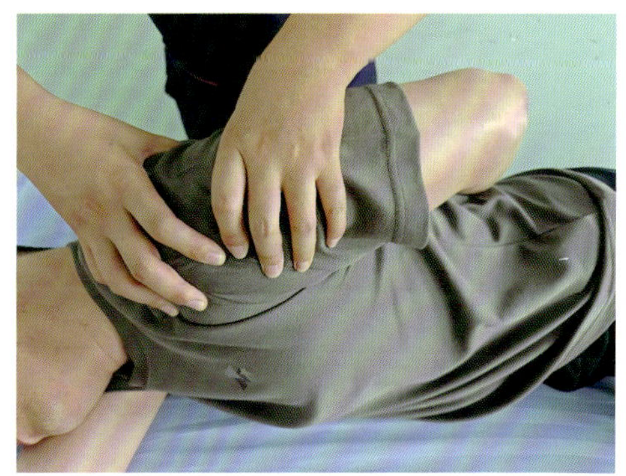

图 3–59

（8）前屈摆动：患者仰卧位，上肢前屈至受限处，屈肘 90°。治疗师外侧下肢屈髋屈膝放在床上与患侧上臂接触，内侧手握住患者腕部，外侧手握住肘部，在活动受限处摆动。（图 3–60）

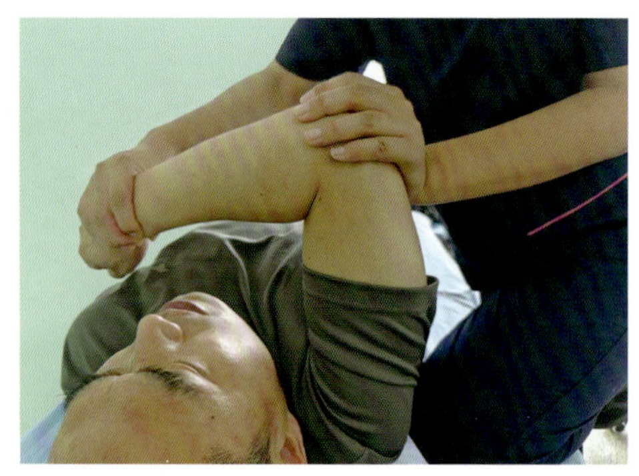

图 3-60

（9）外展摆动：患者仰卧位，肩外展至活动受限处，屈肘 90°，前臂旋前。治疗师内侧手从肩背部后方穿过，固定肩胛骨，手指放在肩上，以防耸肩的代偿作用。外侧手托住肘部，并使肩稍外旋和后伸，将肱骨在外展终点范围内摆动。如果患者肩关节外旋没有困难，前臂能接触床面，治疗师也可以在此位置上将肱骨做外展摆动。（图 3-61）

（10）水平内收摆动：患者坐位，肩前屈 90°，屈肘，前臂旋前，手将患侧上肢水平内收摆动。（图 3-62）

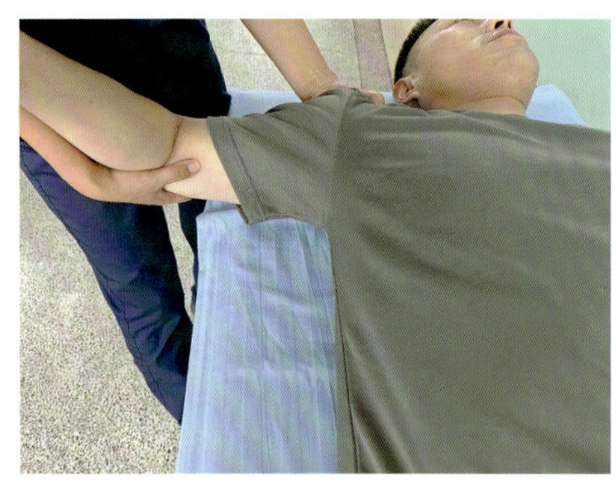

图 3-61

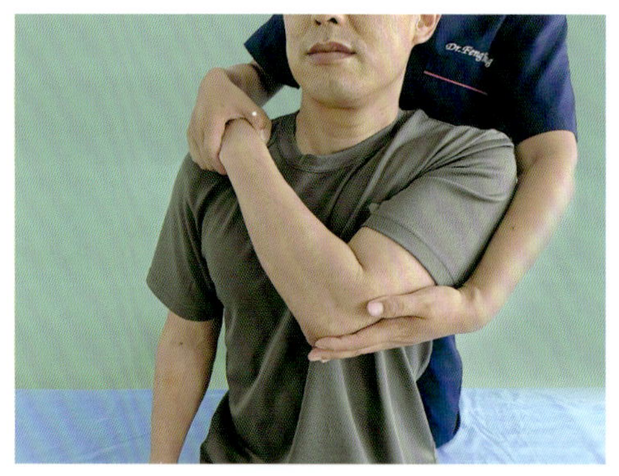

图 3-62

（11）内旋摆动：患者仰卧位，肩外展 90°，屈肘 90°，前臂旋前。治疗师上方手握住肘窝部固定，下方手握住前臂远端及腕部，将前臂向床面运动，使肩内旋。患者也可以取坐位，肩外展 90°，屈肘 90°。治疗师内侧手握住肱骨远端固定，外侧手握住前臂远端及腕部，将前臂向下后摆动，使肩内旋。（图 3-63）

（12）外旋摆动：患者仰卧位，肩外展，屈肘 90°。治疗师下方手放在肱骨头前面固定肩部并稍向下加压，上方手握住前臂远端及腕部，将前臂向床面运动，使肩外旋。（图 3-64）

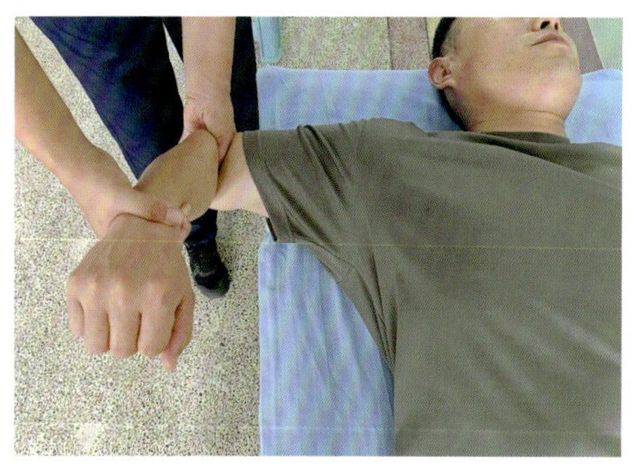

图 3-63

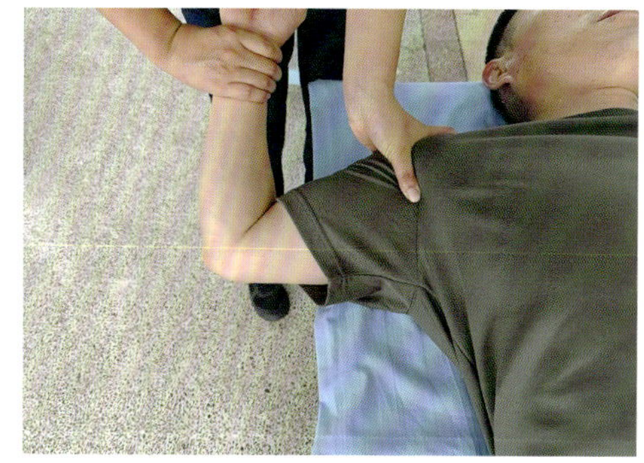

图 3-64

（13）松动肩胛骨：患者健侧卧位，患侧在上，屈肘，前臂放在上腹部。治疗师上方手放在肩部，下方手从上臂下面穿过，拇指与四指分开，固定肩胛骨下角。双手同时向各个方面活动肩胛骨，使肩胛骨做上抬、下降、前伸（向外）、回缩（向内）运动，也可以把上述运动结合起来，做旋转运动。（图 3-65、图 3-66）

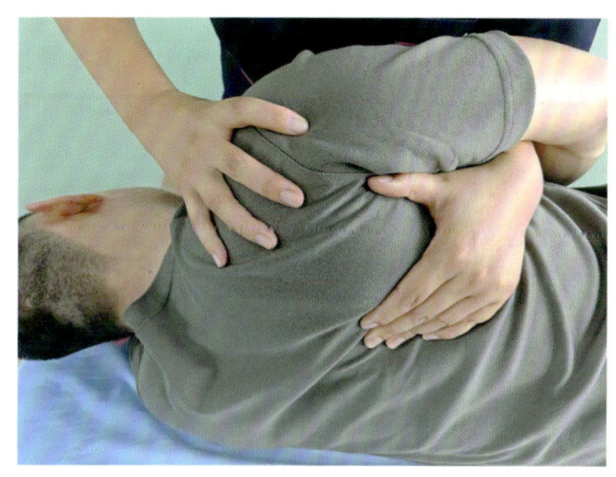

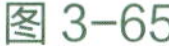

图 3-65

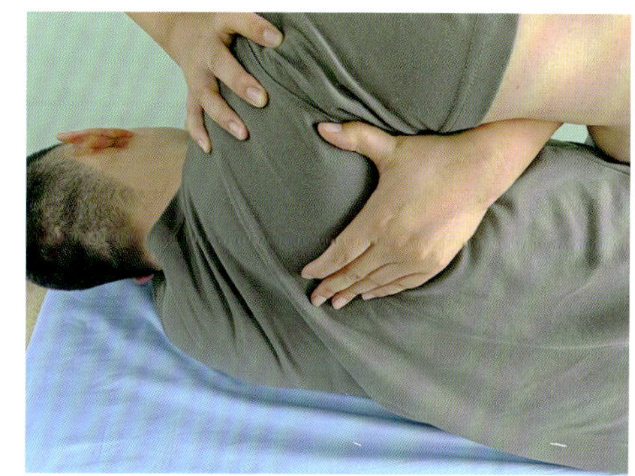

图 3-66

肘关节

（1）分离牵引：患者仰卧位，屈肘 90°，前臂旋后位。治疗师下方手握住前臂远端和腕部背面尺侧，上方手放在肘窝，手掌接触前臂近端，掌根靠近尺侧向足侧推动尺骨。（图 3-67）

（2）侧方滑动：患者仰卧位，肩外展，伸肘，前臂旋后。治疗师上方手放在肱骨远端外侧固定，下方手握住前臂远端尺侧，向桡侧推动尺骨。（图 3-68）

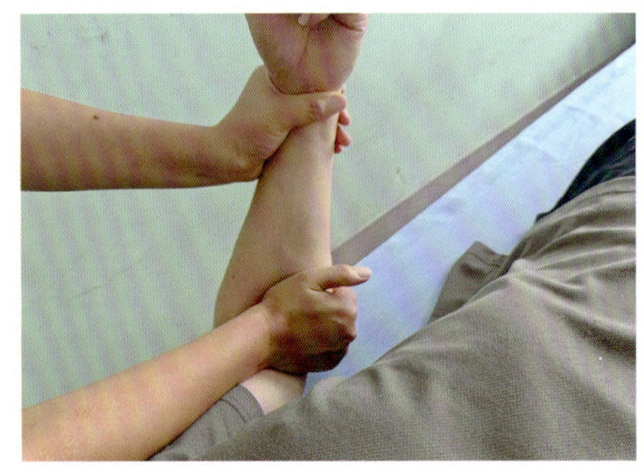
图 3-67

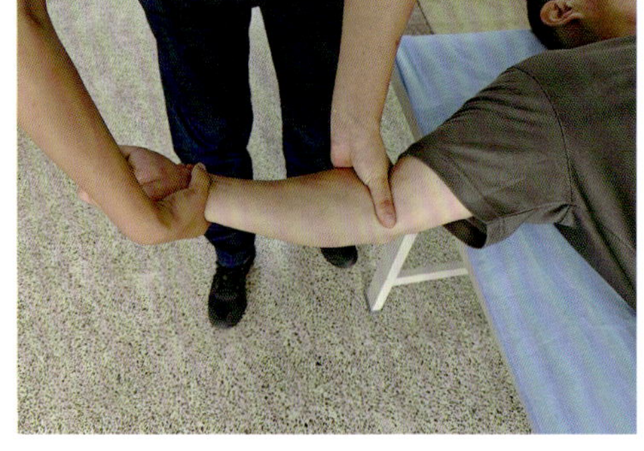
图 3-68

（3）屈肘摆动：患者仰卧位，肩外展，屈肘，前臂旋前。治疗师上方手放在肘窝固定，下方手握住前臂远端稍做长轴牵引后再屈曲肘关节。（图 3–69）

（4）伸肘摆动：患者仰卧位，肩外展，前臂旋后。治疗师上方手放在肘窝，下方手握住前臂远端尺侧在伸肘活动受限的终点摆动。（图 3–70）

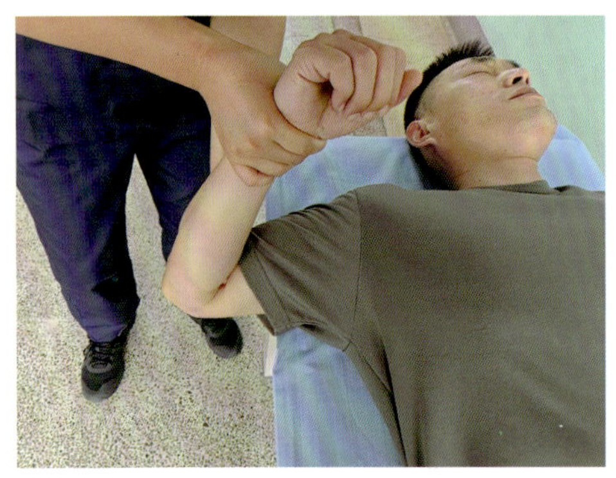
图 3-69

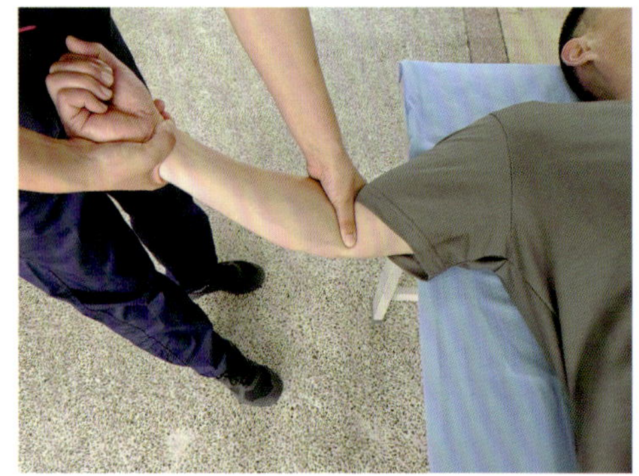
图 3-70

髋关节

（1）长轴牵引：患者仰卧位，下肢中立位，双手抓住床头，以固定身体。治疗师双手握住大腿远端，将小腿夹在内侧上肢与躯干之间。双手同时用力，身体后倾，将股骨沿长轴向足部牵拉。（图 3–71）

（2）分离牵引：患者仰卧位，患侧屈髋 90°，屈膝并将小腿放在治疗师的肩上，对侧下肢伸展。双手抓住床头，以固定身体。治疗师上身稍向前弯曲，肩部放在患腿窝下，双手五指交叉抱住大腿近端。上身后倾，双手同时用力将股骨向足部方向牵拉。（图 3–72）

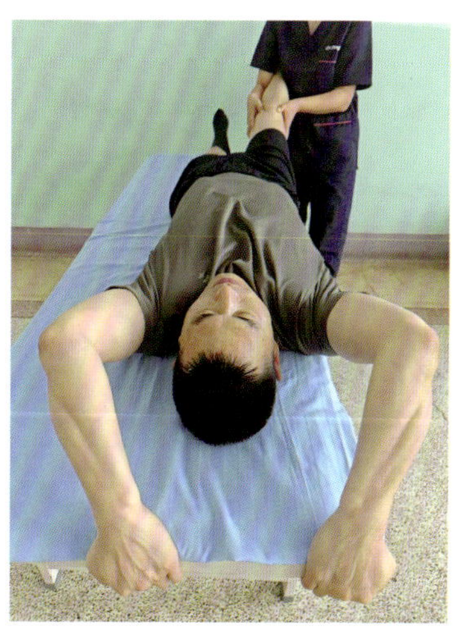

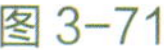

图 3–71

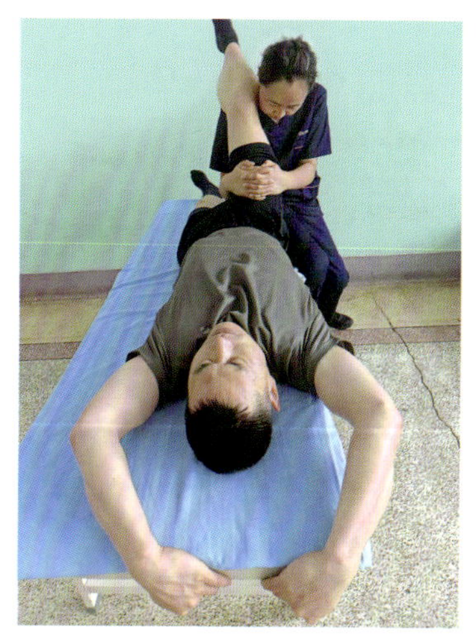

图 3–72

(3) 后前向滑动：患者健侧卧位，患侧下肢屈髋，屈膝，两膝之间放一枕头，使上方下肢保持水平。治疗师站在患者身后，双手拇指放在大腿近端后外侧，相当于股骨大转子处，其余四指放在大腿前面用力将股骨向腹侧推动。(图 3–73)

(4) 屈曲摆动：患者仰卧位，患侧下肢屈髋，屈膝，健侧下肢伸展。治疗师上方手放在膝关节上，下方手托住小腿，双手同时将大腿向腹侧摆动。(图 3–74)

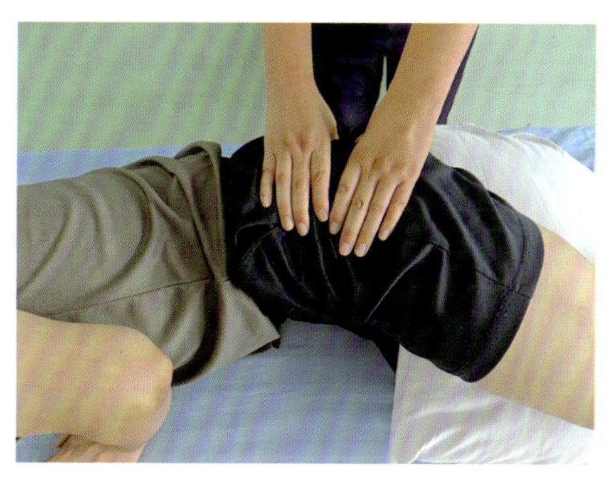

图 3–73

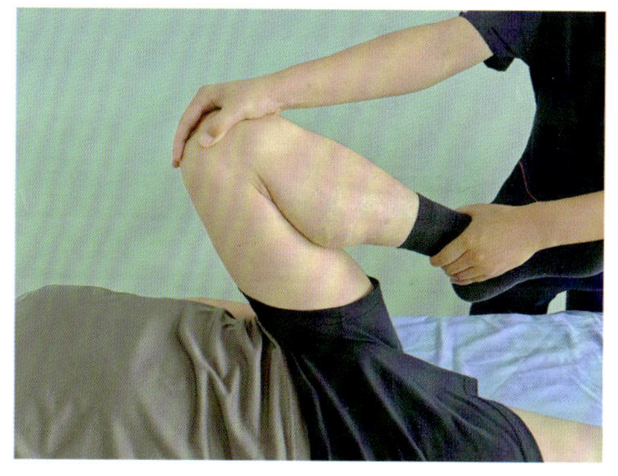

图 3–74

(5) 旋转摆动：患者仰卧位，患侧下肢分别屈髋，屈膝 90°，健侧下肢伸展。治疗师上方手放在髌骨上，下方手握住足跟。内旋时，上方手向内摆动大腿，下方手向外摆动小腿；外旋时，上方手向外摆动大腿，下方手向内摆动小腿。(图 3–75，图 3–76)

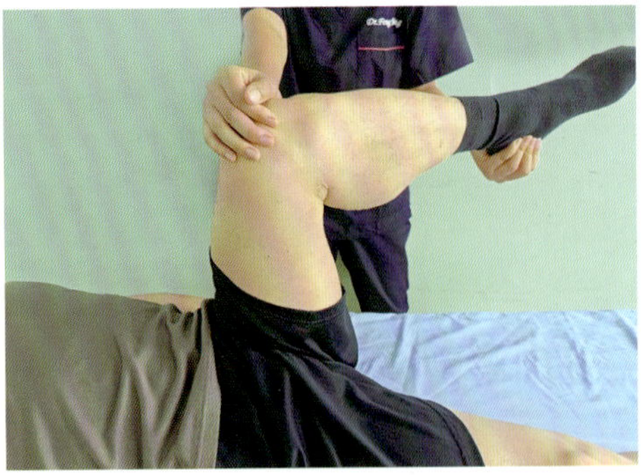

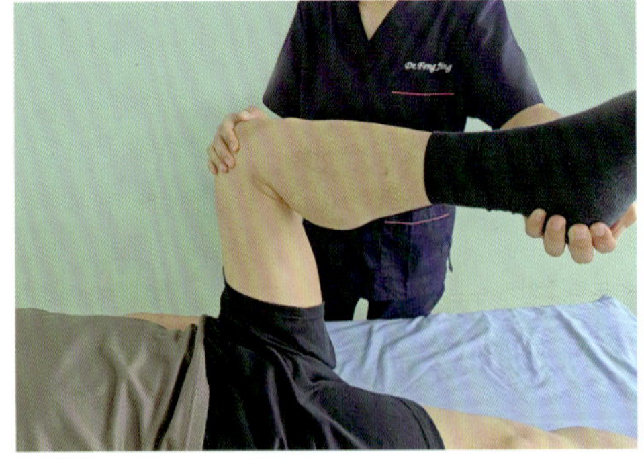

图 3-75

图 3-76

（6）内收内旋摆动：患者仰卧位，患侧下肢屈髋，屈膝，健侧下肢伸展。治疗师上方手放在患侧髋部，下方手放在患膝外侧将大腿向对侧髋部方向摆动。（图 3-77）

（7）外展外旋摆动：患者仰卧位，患侧下肢屈髋，屈膝，足放在对侧膝关节上，健侧下肢伸展。治疗师上方手放在对侧骨盆上，下方手放在患侧膝关节将膝关节向下摆动。（图 3-78）

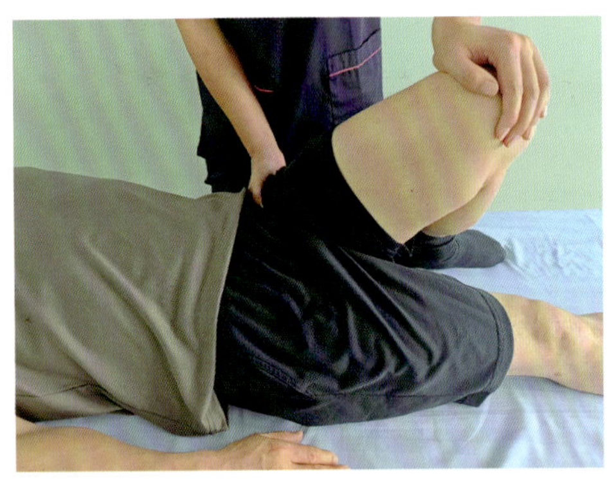

图 3-77

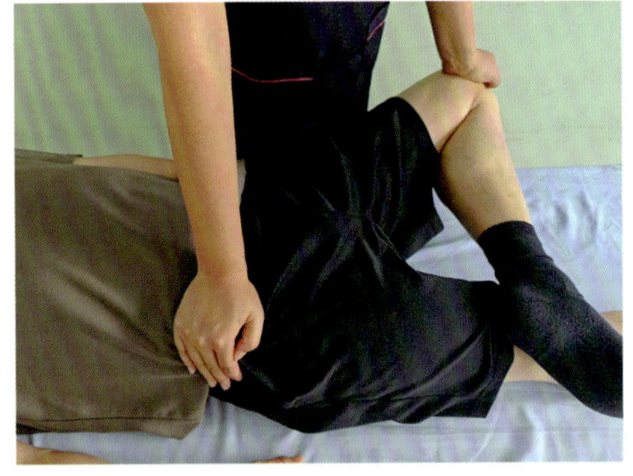

图 3-78

膝关节

（1）长轴牵引：患者坐在治疗床上，患肢屈膝垂于床沿，腘窝下可垫一毛巾卷，身体稍后倾，双手在床上支撑。治疗师双手握住小腿远端，身体下蹲，将小腿向足端牵拉。（图 3-79）

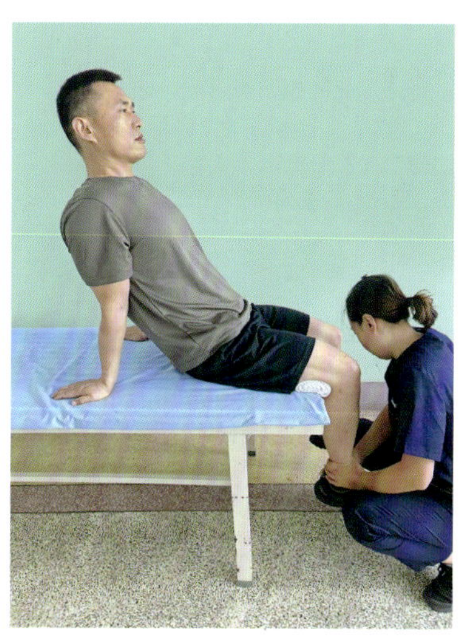

图 3-79

（2）前后向滑动：患者仰卧位，患侧下肢屈髋，屈膝。治疗师上方手放在大腿远端，下方手掌根部放在小腿近端大约胫骨结节处将胫骨向背侧推动。(图 3-80)

（3）后前向滑动：患者仰卧位，患侧下肢屈髋，屈膝，足平放床上，健侧下肢伸展。治疗师坐在治疗床一侧，大腿压住患者足部，双手握住小腿近端，拇指放在髌骨下缘，四指放在腘窝后方将胫骨向前推动。(图 3-81)

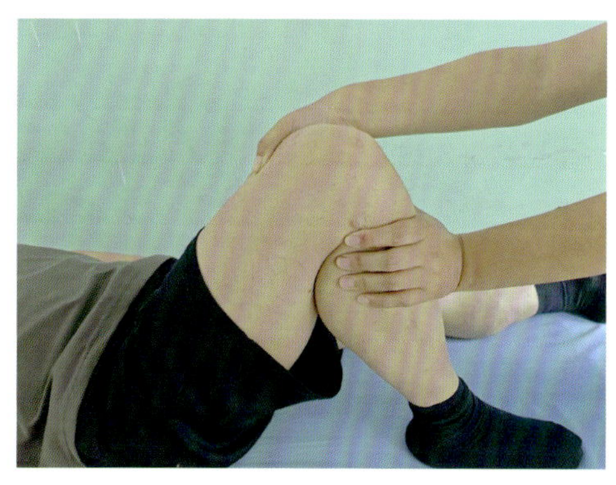

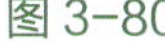

图 3-80

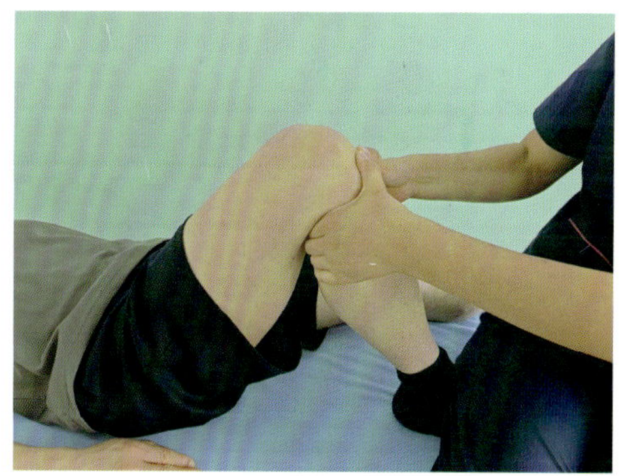

图 3-81

（4）伸膝摆动：患者仰卧位，患侧下肢稍外展，屈膝。治疗师将患侧下肢置于上方上肢与躯干之间，双手握住小腿远端稍将小腿向下牵引后向上摆动。(图 3-82)

（5）旋转摆动：患者坐位，小腿垂于治疗床沿。治疗师面向患者坐矮凳上，双手握住小腿近端稍向下牵引。内旋时，双手向内转动小腿；外旋时，向外转动小腿。(图 3-83、图 3-84)

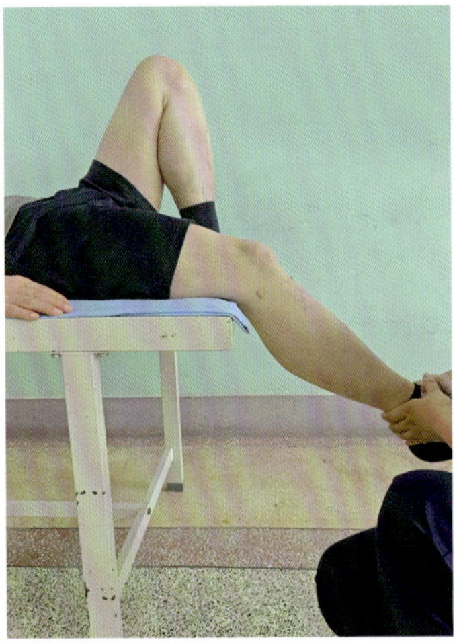

图 3-82

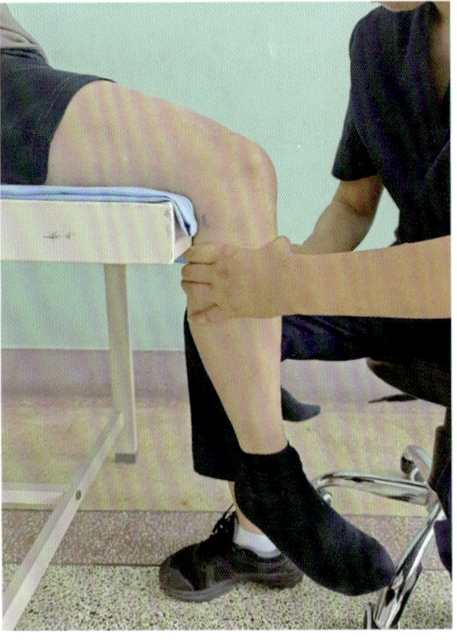

图 3-83

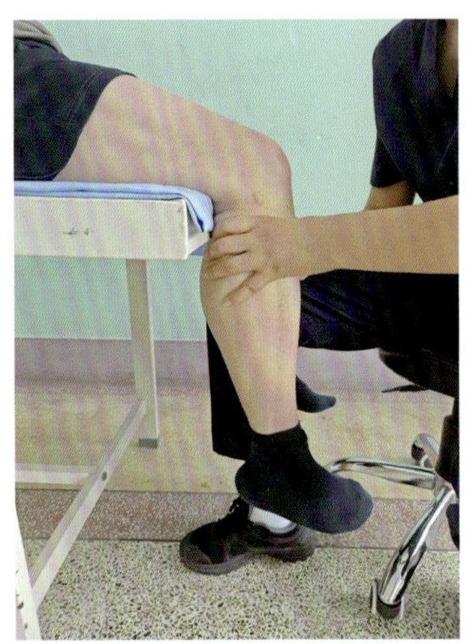

图 3-84

第三节　肌肉能量技术

肌肉能量技术（muscle energy technique，MET）是针对软组织、肌肉、骨骼系统紊乱，以软组织整骨疗法为载体，由操作者精确控制方向和施力大小，通过患者的主动参与、利用肌肉等长收缩抗阻的方法，用以改善肌肉骨骼系统功能和减轻疼痛的一类操作技术。

一　MET 原理

（1）肌肉纤维有两种，即梭外肌纤维和梭内肌纤维。梭外肌纤维受 α 运动神经元支配，它的收缩产生肌肉力量；梭内肌纤维也叫肌梭，由 γ 运动神经元支配，是帮助调节肌纤维长度和张力的感受器。

（2）肌肉持续性不自主的紧张可能是因为 γ 运动神经元异常活动，造成肌肉的张力异常增高或肌肉在休息时的长度缩短。

（3）自主等长收缩使肌腹缩短，使梭内肌纤维松弛暂时性地抑制肌梭功能。因为自主的等长收缩只需要 α 运动神经元参与，不需要 γ 运动神经元参与。

（4）自主等长收缩后肌肉放松，α 运动神经元停止作用，肌纤维的长度增加。在这个放松期内，γ 运动神经元开始发放冲动来保持肌肉张力。

（5）肌力训练是根据超量负荷的原理，通过肌肉的主动收缩来改善或增强肌肉的力量。

二　肌力训练分类

根据肌肉的收缩方式可以分为等长运动和等张运动，根据是否施加阻力分为非抗阻力运动和抗阻力运动。非抗阻力运动包括主动运动和主动助力运动，抗阻力运动包括等张性

（向心性、离心性）等长性、等速性抗阻力运动。当肌力为 1 级或 2 级时，进行徒手助力肌力训练。当肌力达 3 级或以上时，进行主动抗重力或抗阻力肌力训练。此类训练根据肌肉收缩类型分为抗等张阻力运动（也称为动力性运动）、抗等长阻力运动（也称为静力性运动）以及等速运动。

三　主要技术

（一）收缩－放松（contraction-relaxation，CR）

（1）目的：放松张力过高的肌肉，恢复肌肉的感觉，评估肌肉的无力和疼痛。

（2）方法：将目标肌肉置于休息位，拉长目标肌肉直到感到阻力，维持此姿势，让目标肌肉进行主动抗阻等长收缩 8 ~ 10 s；适用于评估肌肉无力或疼痛，放松紧张肌肉和增加目标肌肉的感觉。

（二）交互抑制（reciprocal inhibition，RI）

（1）目的：用于急性损伤，缓解疼痛，巩固 CR 取得松弛效果。

（2）方法：被动牵伸目标肌肉直到感到阻力或疼痛前，让目标肌肉的拮抗肌进行主动抗阻等长收缩 8 ~ 10 s，重复 3 ~ 5 次；适用于急性损伤、抑制疼痛，巩固 CR 的效果。

（三）等长收缩后放松（post isometric relaxation，PIR）

（1）目的：延长缩短的肌肉和相关的筋膜，抑制触发点。

（2）方法：拉长目标肌肉直到感到阻力，维持此姿势，知道患者进行主动抗阻等长收缩 8 ~ 10 s，然后将肌肉拉到一个更长的位置，重复 3 ~ 5 次；适用于放松激发点，拉长短缩的肌肉及筋膜。

（四）收缩－放松－拮抗肌收缩（contraction-relaxation-antagonistic muscle contracion，CRAC）

（1）目的：牵张粘连，延长结缔组织，降低过高的肌肉张力。

（2）方法：结合 PIR 和 RI，即拉长目标肌肉直到感到阻力，维持此姿势，指导患者进行主动抗阻等长收缩 8 ~ 10 s，让目标肌肉的拮抗剂主动等张收缩到阻力或障碍部位，再次进行目标肌肉的主动抗阻等长收缩，二者交替进行，最后被动牵张目标肌肉结束；适用于慢性问题，如牵张粘连、拉长结缔组织、降低肌肉张力。

（五）离心性收缩（essentric contraction，EC）

（1）目的：松解粘连，延长结缔组织。仅用于慢性病例，身体健康差和接受过关节置换术的早期患者不能做离心性收缩。

（2）方法：治疗师用中度的力量抗阻并保持 5 ~ 10 s，嘱患者继续抗阻完成被动离心性收缩，此过程中患者始终保持对抗。

四 注意事项

由于人体各关节的运动都是由几组肌群分工合作，而不是由一块肌肉单独收缩完成的，因此，康复治疗中的肌力训练通常是训练一组肌群，而不是一块肌肉。训练中需要注意以下事项：

（1）心血管反应：等长抗阻力运动，特别是抗较大阻力时，具有明显的升压反应，加之等长运动时常伴有闭气，容易引起瓦尔萨尔瓦氏效应，对心血管造成额外负荷。因此，有高血压病、冠心病或其他心血管疾病者应禁忌在等长抗阻运动时过分用力或闭气。

（2）选择适当的训练方法：增强肌力的效果与选择恰当的训练方法直接相关。训练前，应先评估训练部位的关节活动范围和肌力是否受限及其程度，根据肌力等级选择运动方法。

（3）阻力施加及调整：阻力通常加在需要增强肌力的肌肉远端附着部位，以较小的力量产生较大的力矩。例如，增加三角肌前部肌纤维的力量时，阻力应加在肱骨远端。但在肌力稍弱时，也可靠近肌肉附着的近端。阻力的方向总是与肌肉收缩使关节发生运动的方向相反。每次施加的阻力应平稳，非跳动性。

（4）掌握好运动量：肌力训练的运动量以训练后第 2 天不感到疲劳和疼痛为宜。根据患者的全身状况（素质、体力）局部状况（关节活动度、肌力强弱）选择适当的训练方法，每天训练 1 ~ 2 次，每次 20 ~ 30 min，可以分组练习，中间休息 1 ~ 2 min。

五 重要肌肉 PIR 技术

（一）颈后肌群

颈后肌群包括夹肌、半棘肌、多裂肌、旋转肌，长时间的伏案工作使颈部持续屈曲，过度激活易致肌肉短缩，久之导致短颈或颈 – 颅过伸、经痛、颈性眩晕、颈椎关节突疾患。

（1）头半棘肌：患者仰卧，治疗师站于头侧，交叉手臂支撑患者头部，同时双手放在患者的肩上，带动患者头部向前屈曲，感到阻力或在患者感到牵伸痛之前停止，指导患者主动抗阻等长向后推头，维持 5 ~ 10 s 后，当治疗师感到患者已经完全放松，嘱患者深吸气和呼气。治疗师去除肌肉的松解，比以前进一步深入前屈时，应达到一个新的静息长度，可重复 2 ~ 3 次。(图 3–85)

（2）颈半棘肌（左侧）：患者仰卧，屈颈头向对侧屈曲旋转，治疗师站于头侧，一手轻轻放在患者的肩部，另一只手放在乳突后面枕部，指导患者主动抗阻向对侧回旋头部，感觉肌肉放松后，治疗师通过尽可能地向对侧旋转头部或到达新的障碍而去除松解，见图 3–86。

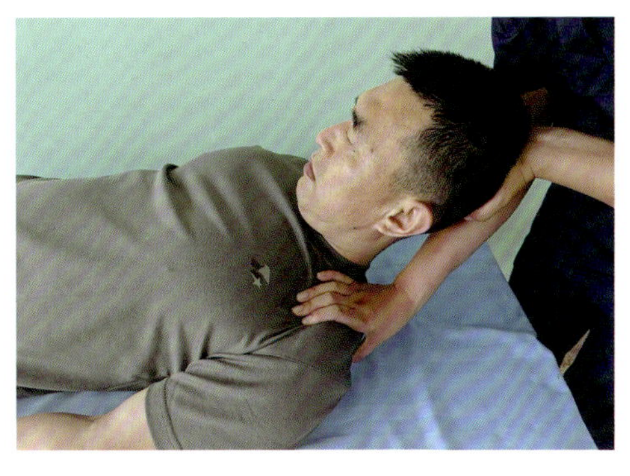

图 3-85

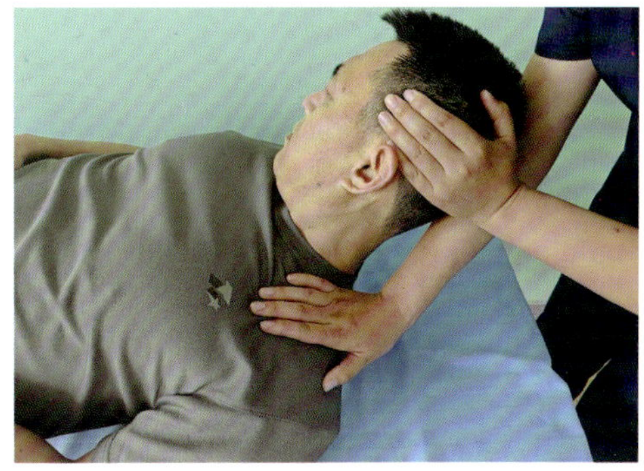

图 3-86

（3）头 / 颈夹肌（左侧）：患者仰卧，屈颈头向对侧屈、向同侧旋转，治疗师站在头侧，一手轻轻放在患者的肩部，另一只手放在乳突后面枕部，指导患者主动抗阻向同侧回旋头部，感觉肌肉放松后，治疗师通过尽可能地向对侧旋转头部或达到新的阻碍而去除松解，见图 3-87。

（4）多裂肌和回旋肌（左侧）：充分旋转然后使旋转的头部进行最大屈曲，力量应非常轻柔，见图 3-88。

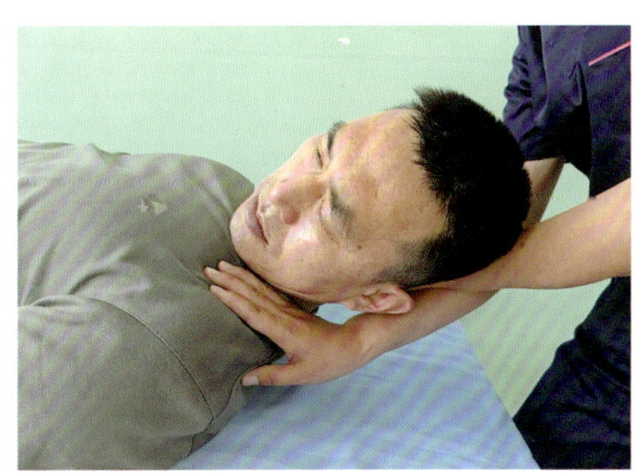

图 3-87

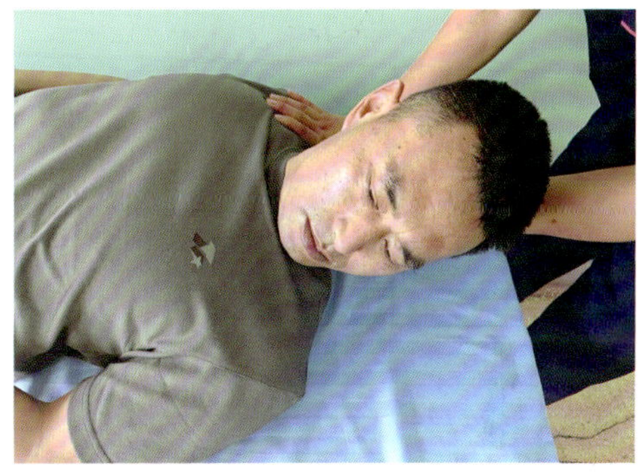

图 3-88

（二）上斜方肌

因姿势和工作等影响，上斜方肌易发生短缩，常引起头痛，尤其是太阳穴、颈部疼痛，头部前伸和上颈椎后伸增加的姿势以及肩 - 肱对和改变导致的沿颈后外侧到乳突和鬓角的牵涉痛。

PIR 技术：患者仰卧，屈颈头向对侧屈曲旋转，治疗师在头侧，一手轻轻放在患者的肩部，另一手放在乳突后面，指导患者主动抗阻上抬肩部，感觉肌肉放松后，治疗师通过尽可能地下压肩部或达到新的阻碍而去除松解，并达到下一个障碍点，见图 3-89。

（三）肩胛提肌

长期伏案工作和颈部持续旋转等使肩胛提肌过度激活乃至缩短，有患者转头时同侧颈肩背痛、斜颈，颈–肱骨对合改变、肩胛骨向上旋转受限，肩胛骨内侧缘、颈项部牵涉痛，以及 C1–2 和 C2–3 及颈胸段交界部功能障碍等改变。查体时可有颈肩线的轻度隆起，肩胛骨上角和内侧缘儿可找到扳机点，头向同侧屈和对侧旋转时，在同侧肩实施轻柔压力，推动肩部时弹性缺失提示阳性。

PIR 技术：患者体位与斜方肌相同，治疗师站于头侧，双前臂交叉，一手置于乳突，最大限度屈曲患者颈部，然后向对侧旋转，另一手接触患者肩峰上内上缘，并利用手臂紧靠患者头部以支撑头，在肩部下压，指导患者主动抗阻等长抬高肩部。一旦患者已经完全放松，治疗师通过增加肩部压力去除松解。(图 3–90)

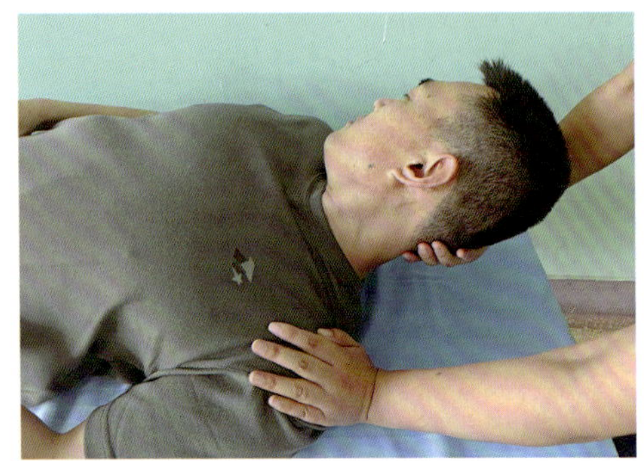

图 3–89

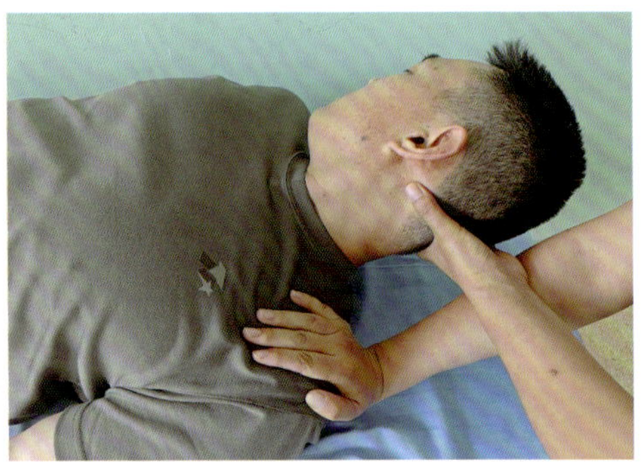

图 3–90

（四）枕下肌

枕下肌常因姿势和工作，导致颈持续后伸而激活乃至缩短，患者“短颈”，颈颅过度后伸，头部两侧、头后、前额及眼睛出现牵涉痛。查体时可在斜方肌和半棘肌深部触到扳机点。患者仰卧位时主动向胸部下拉下颌，如胸骨上窝和下颌间存在两个或多个手指宽度的距离，提示枕下肌缩短。

PIR 技术：患者仰卧，下巴微屈，治疗师在头侧，一只手在枕后，轻轻牵拉，另一只手掌根部放在前额，手指指向下颌或耳。指导患者主动抗阻等长向后倾斜头部，嘱患者眼睛向前额向上看。一旦患者已经完全放松，治疗师手支撑颈 / 枕部，增加它的牵引力。使枕下肌延长到下一障碍点，重复上述操作。(图 3–91)

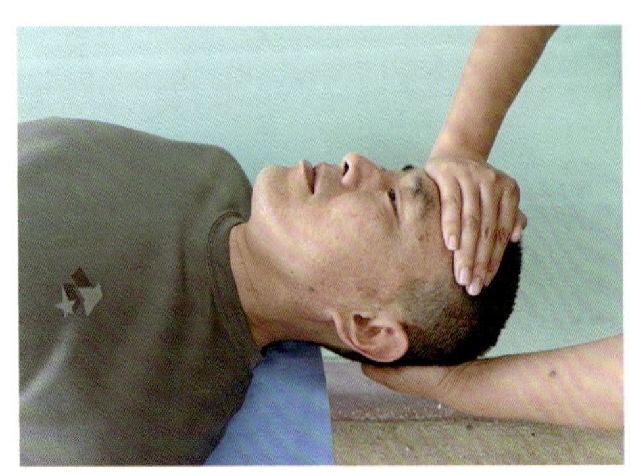

图 3–91

（五）胸锁乳突肌

胸锁乳突肌紧张、缩短常因姿势异常，颈深屈肌无力、枕下肌缩短，视力下降等原因引起。常导致患者上头痛、耳痛、颈部旋转减少，以及额部、乳突、头顶、咽喉、太阳穴等部位出现牵涉痛。查体时可见头前伸、肌腹紧张，肌腹及乳突下存在扳机点。仰卧位头－颈屈曲试验阳性。

PIR 技术：患者仰卧，肩在操作台边缘的头侧，收下颌，头向对侧旋转，颈在胸上，轻度后伸，手置于臀下。患者尝试以最小限度旋转抬起头。（图 3–92、图 3–93）

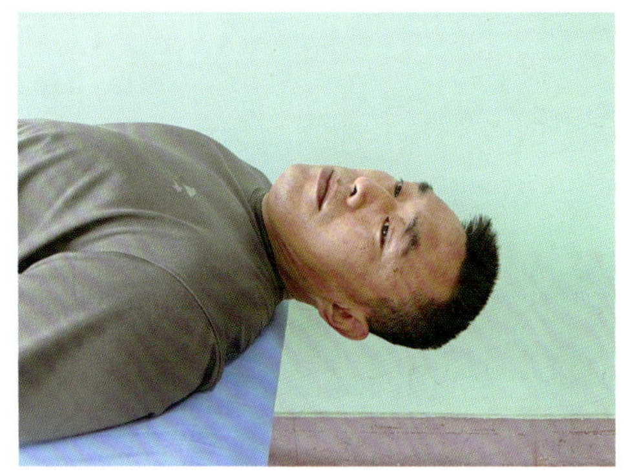

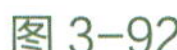

图 3–92

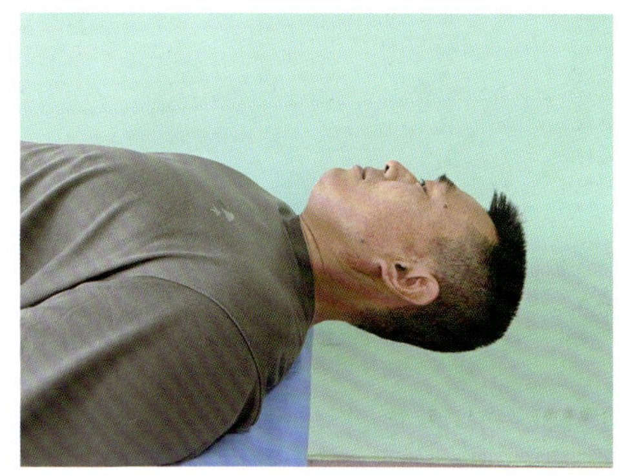

图 3–93

（六）斜角肌

斜角肌过度活动或缩短常因头前伸姿势、异常呼吸模式、焦虑、肩带其他提肌紧张、提升和牵拉重复运动中用力过度、长短腿等所致。常表现为手指麻木或刺痛，以及胸大肌、上臂、前臂桡侧、菱形肌、内侧肩胛的牵涉痛。查体时可在斜角肌触到扳机点，导致颈椎屈曲固定。

PIR 技术：前斜角肌：患者仰卧，头和颈向对侧屈，轻度后伸，同侧旋转。治疗师站于头侧，一手掌根置于上肋内侧，另一手置于乳突正前方。指导患者抗阻等长主动向同侧旋转。中斜角肌：患者仰卧，头和颈向对侧屈曲和轻度后伸。治疗师站于头侧，一只手掌根置于上肋，另一只手置于乳突，指导患者抗阻等长主动向同侧旋转。后斜角肌：患者仰卧，头和颈向对侧屈，轻度后伸，对侧旋转。治疗师站于头侧，一手掌根置于上肋外侧，另一手置于乳突正后方，指导患者主动抗阻等长向对侧旋转。（图 3–94 ~ 图 3–96）

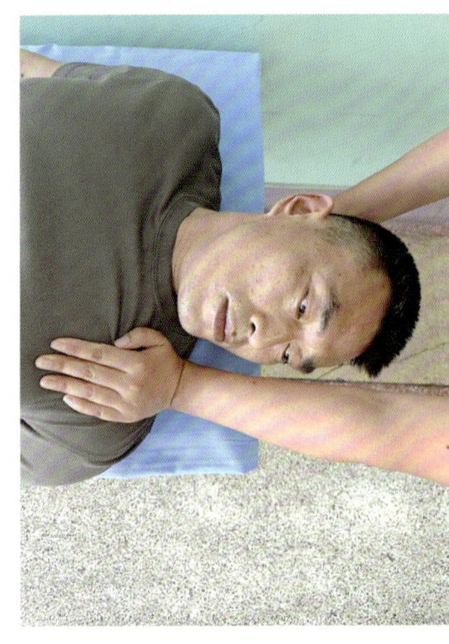

图 3-94

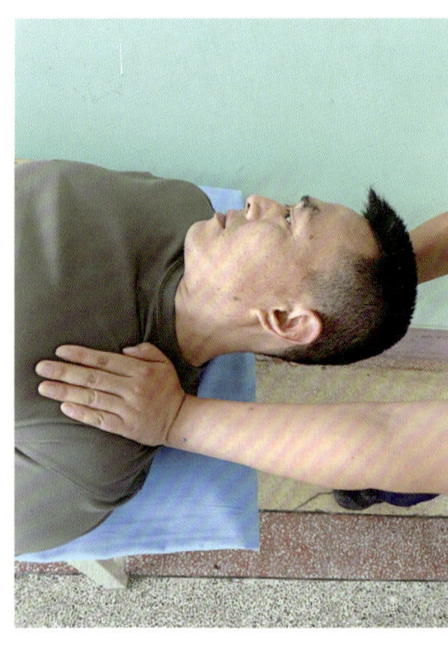

图 3-95

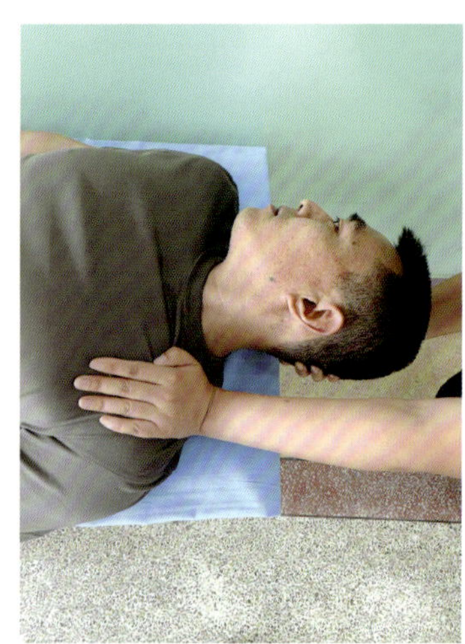

图 3-96

（七）胸大肌

胸大肌常因肩部前屈、胸椎后凸、头前伸姿势导致过度激活乃至缩短，常引起心脏缺血样疼痛，肩关节撞击综合征，以及前胸部、臂内侧和前臂的牵涉痛，严重者出现上部肋骨、盂肱关节功能障碍。查体可见肩部前屈，胸椎后凸增加，上臂内旋，肩胛外展和上回旋，在胸大肌肌腹存在扳机点，胸大肌缩短试验阳性。

PIR 技术：患者仰卧，上肢外展 90° 并外旋伸肘，悬垂于治疗床外。治疗师在患侧，一只手固定在胸骨或同侧锁骨，另一只手握住患者上臂，指导患者主动抗阻等长提高手臂，一旦患者完全放松，治疗师可回撤肩部到新的阻碍点，见图 3-97。

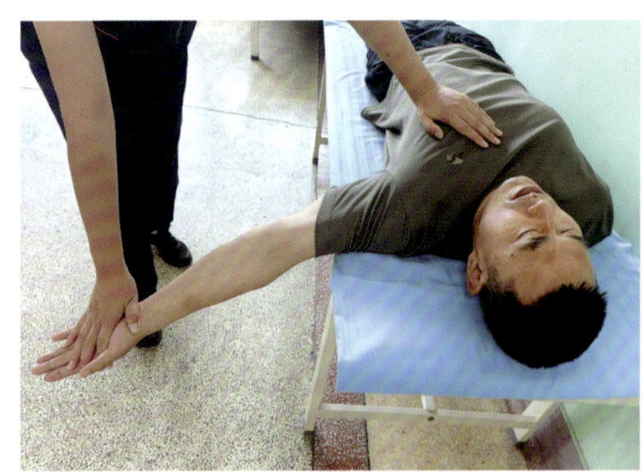

图 3-97

（八）胸小肌

胸小肌过度活动常因持续的肩前伸、错误的肩胛下降方式所致。长期胸小肌过度激活缩短可使患者出现肋骨骨膜痛、胸廓出口综合征等。查体时可见肩胛前伸、肩胛骨内角突出。

PIR 技术：患者仰卧，上肢外展 80°并外旋伸展，悬垂于治疗床外。治疗师站于患侧上肢与治疗床之间，一手接触盂肱关节，另一手握住手臂，指导患侧上肢主动抗阻等长向天花板方向抬肩。一旦患者完全放松，治疗师通过肩膀推离锁骨和头，达到新的阻碍点，继重复继续重复上述过程。(图 3–98)

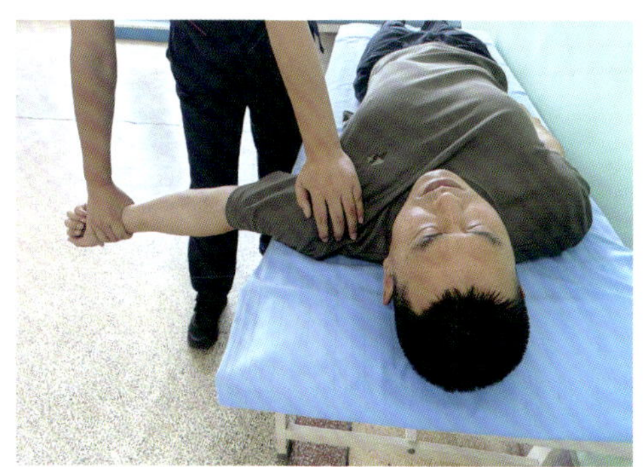

图 3–98

（九）冈上肌

冈上肌过度活动常因投掷类、肩 – 肱对合不良所致。长期冈上肌缩短可致肩外展痛，外展前屈小于 90°，肩袖综合征，在三角肌区侧上臂和肘等部位出现牵涉痛。查体时在斜方肌深部冈上肌筋膜可触及扳机点。

患者仰卧，屈肘肩外展，治疗师站于患侧，一手置于上臂外侧对抗上臂，另一手握住患者的手腕，指导患肩主动抗阻等长外展。一旦患者放松，治疗师将患者冈上肌拉长到下一障碍点。(图 3–99)

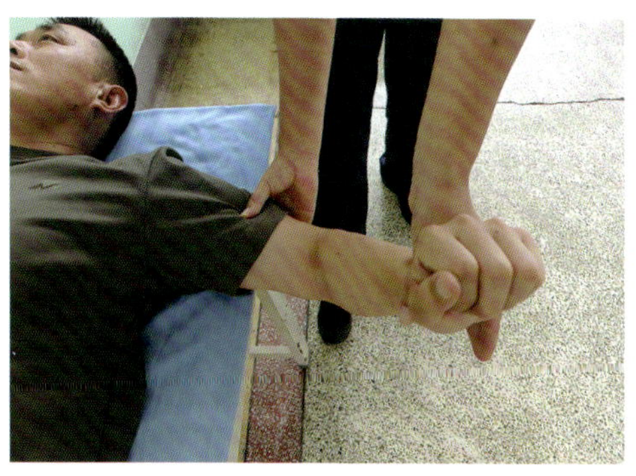

图 3–99

（十）冈下肌

冈下肌过度激活常因肩过度使用综合征、异常肩 – 肱节律、肩内旋肌紧张等，常使患者睡眠时出现两侧肩部疼痛，从背后面活动困难，甚至肩袖疾病。可在三角肌前方、肩部、前臂外侧向下和手部出现牵涉痛。查体时可在冈下窝触及扳机点。

PIR 技术：患者仰卧，患肩和上臂由治疗床支持，肩外展、内旋、曲肘 90°。治疗师坐于患侧，一手握上臂，另一手握前臂，使之向下。指导患者主动抗阻等常外旋，患者放松后，治疗师使其肩进一步内旋到新的障碍点。（图 3–100）

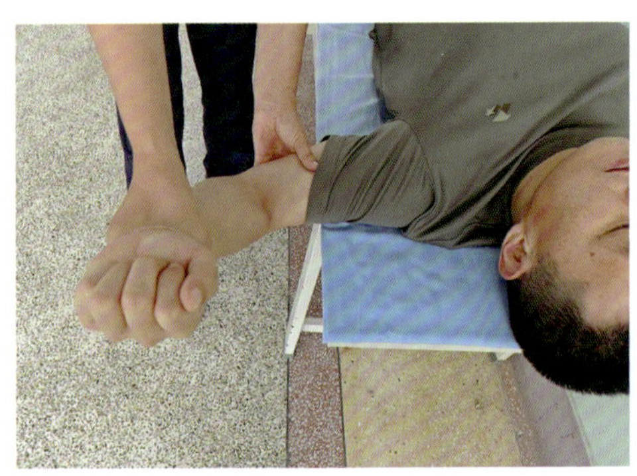

图 3–100

（十一）肩胛下肌

肩胛下肌过度激活常因肩过度使用、肩部活动减少、圆肩尤其是胸肌紧张所致，常导致盂肱关节功能障碍。表现为投掷时到达背部困难，常与冻结肩、肩峰下撞击综合征和肩袖综合征伴发，在三角肌后方和臂后方出现牵涉痛。查体时可在肩胛骨腹侧、外缘出现扳机点。

PIR 技术：患者仰卧，患肩置于治疗床上，肩外展、外旋，屈肘 90°。治疗师坐于患侧，一手握上臂固定，另一手握前臂使之向下使肩外旋。指导患者前臂主动抗阻等长向上或向前使肩内旋，患者放松后，治疗师使其肩进一步外旋到新的障碍点。（图 3–101）

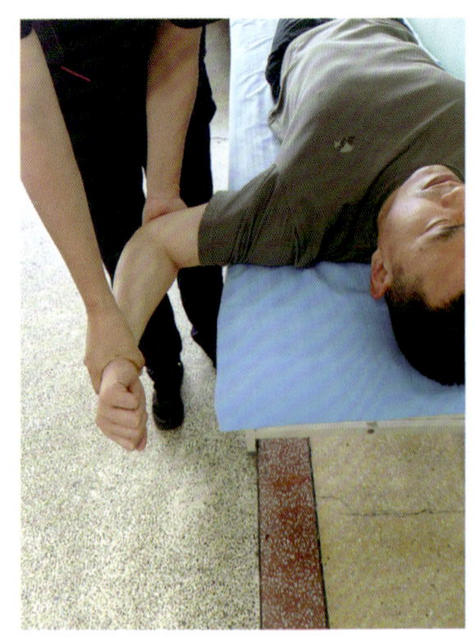

图 3–101

（十二）腘绳肌

腘绳肌常因代偿无力的臀大肌以及坐于过高的椅子使之处于一个较长时间的缩短坐位而过度刺激，可引起 L5～S1、胸腰交界部、腓骨头功能障碍。患者常出现膝前痛、腓骨头功能障碍，在臀下到小腿的上内侧出现牵涉痛。查体时可见大腿后方肌容积增加，在肌腹中部可触及扳机点，在坐骨结节、腓骨头触及骨膜点。腘绳肌过度试验及缩短试验阳性。

PIR 技术：患者仰卧，对侧髋膝屈曲足置于台面，患肢体髋屈曲并膝伸直。治疗师面向头侧站于治疗侧，肩部或肘窝支撑患侧下肢，一手置于髌骨上方以维持膝伸直位，指导患者抗阻等长收缩向下压腿。患者放松后，治疗师进一步抬高患肢达到新的障碍点，重复上述过程。腘绳肌内侧 PIR 为患者下肢外展位，外侧 PIR 为患者下肢内收位。（图 3-102～图 3-104，腘绳肌、内侧、外侧）。

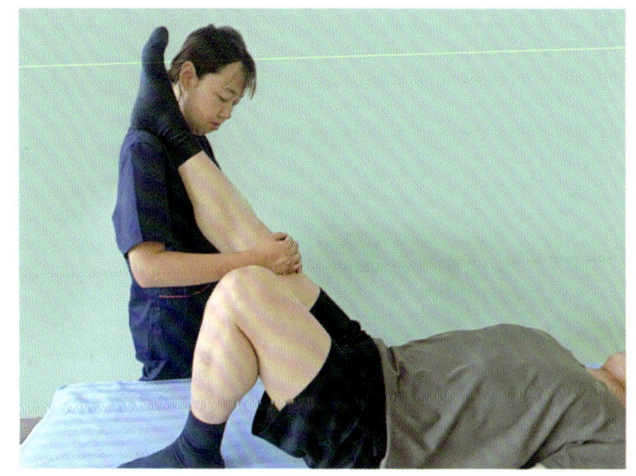

图 3-102

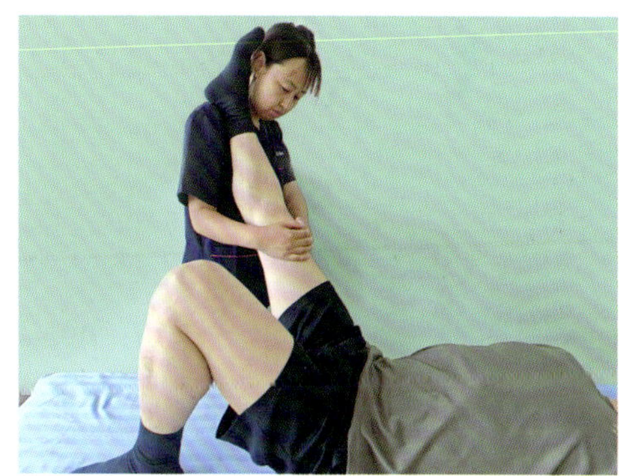

图 3-103

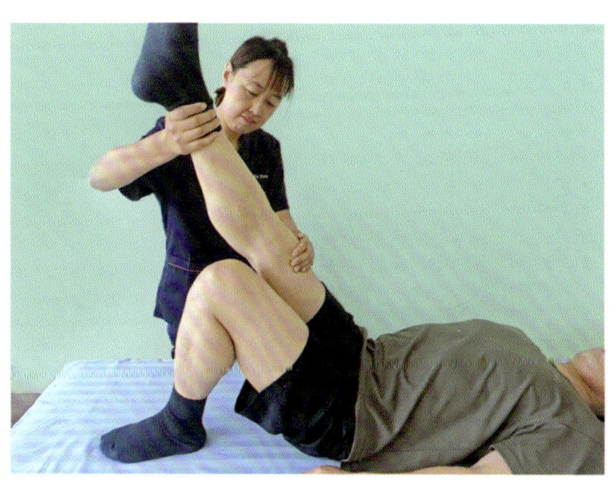

图 3-104

股二头肌 PIR：患者仰卧，对侧髋膝屈曲足置于台面，双手抱患侧大腿于胸前、膝屈曲 90°，患足置于治疗师肩部以支撑患侧下肢，双手置于踝给予阻力防止患膝屈曲，指导患者抗阻等长收缩屈膝，见图 3-105。

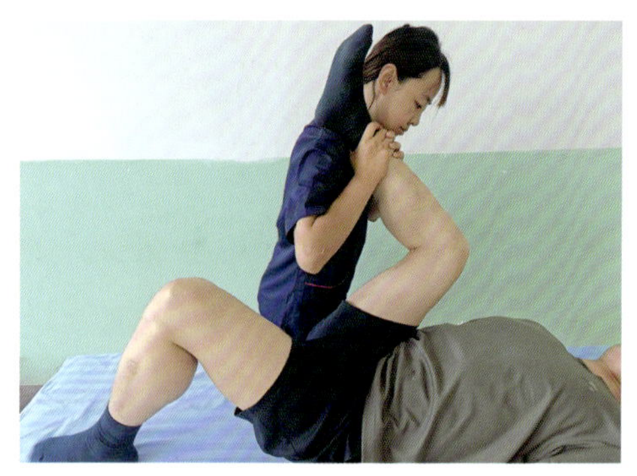

图 3-105

（十三）髋内收肌

髋内收肌过度激活常因髋关节炎、骑马等原因所致，可导致髋关节或骶髂关节功能障碍，表现为膝内侧痛、下蹲困难，臀中肌活动困难，骨盆向同侧倾斜，在腹股沟、大腿内侧、膝前或内侧、胫内侧等部位出现牵涉痛。查体时可在肌腹触及扳机点，在骨膜点（耻骨联合、鹅足、股骨内侧髁）可有压痛，下肢外展受限。

PIR 技术：患者仰卧位，腿外展，直到感知阻力，在台面上轻度外展对侧腿以帮助稳定骨盆，膝屈曲，足平放在台面上。治疗师站于患者外展的大腿与台面之间，完全支撑患者大腿的重量，指导等长抗组内收大腿。患者放松后进一步使其大腿外展。（图 3-106、图 3-107，仰卧位、侧卧位）

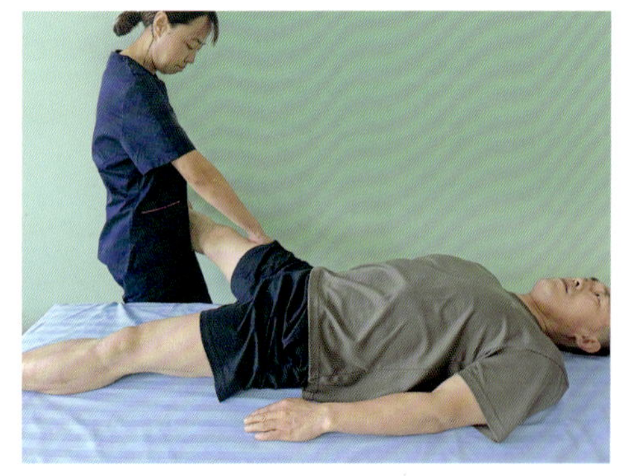

图 3-106

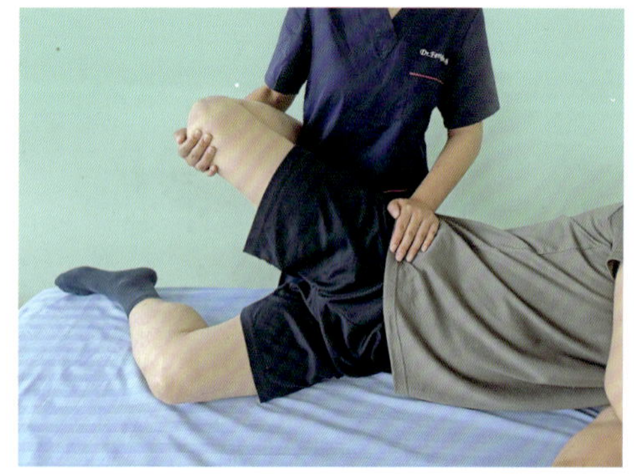

图 3-107

（十四）髂腰肌

髂腰肌过度激活常因近期椎间盘突出、骨盆前倾、长时间坐位、代偿腹肌无力所致，久之可导致髂腰肌缩短，常引起 T10 ~ L1 及髋伸展受限、骨盆后倾困难。患者表现为站立位骨盆前倾、髋关节屈曲，并在腰部、骶髂、大腿前方等部位出现牵涉痛。查体时在肌腹可触及扳机点。过度活动试验阳性、改良托马斯试验阳性。

PIR 技术：患者仰卧位，坐骨结节正好置于治疗台边缘，髋自由伸展离开台面末端，对侧髋关节和膝关节保持完全屈曲到胸部。治疗师站于患者两腿之间，一手稳定骨盆，另一只手置于患侧膝上给予阻力，指导患者主动抗阻等长屈髋，维持 10 s。一旦患者完全放松，治疗师可通过伸展髋关节到及新的终点而去除松解。（图 3–108、图 3–109，仰卧位、侧卧位）

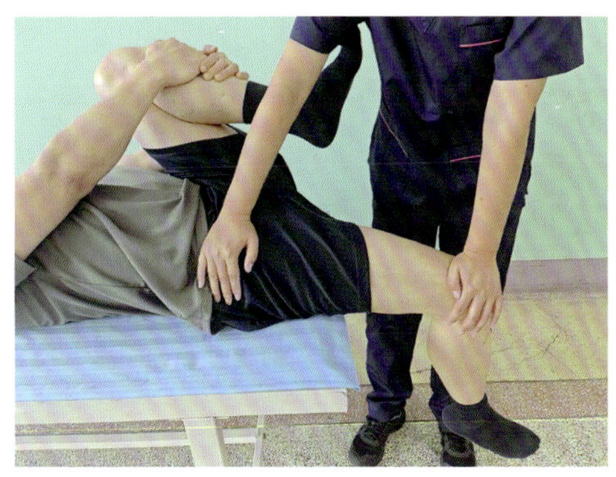

图 3–108

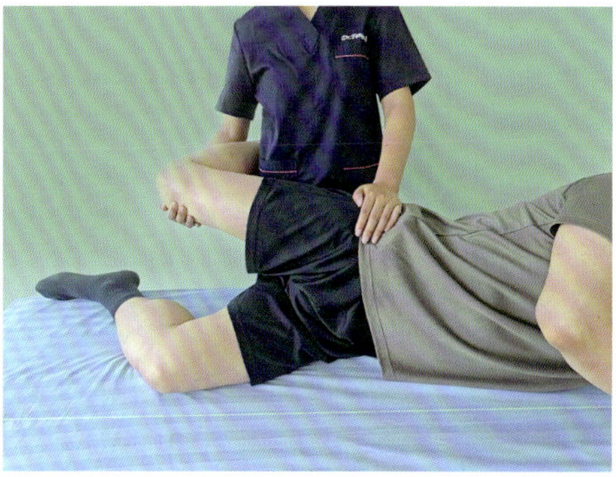

图 3–109

（十五）阔筋膜张肌

阔膜膜张肌过度激活常由于反复奔跑及骑自行车的反复拉伤、骨盆侧移、前足不稳定、长时间坐位、代偿无力的臀中肌等所致。常导致骶髂关节，髌骨束的沟槽，髌骨往上外侧偏移，髌骨上外侧可见肌肉紧张。髋外展试验时髋关节屈曲，Ober 试验阳性。

PIR 技术：患者侧卧，患侧在上，健侧膝和髋屈曲，患侧大腿内收伸直，直到感知阻力，治疗师站在患者身后，一手稳定骨盆，另一手置于膝上内收患者的大腿，指导患者主动抗阻等长屈髋和外展。放松后进一步内收和伸展而不丧失骨盆中立位。需注意的是，髌骨综合征患者，当牵伸阔筋膜张肌时应从内侧稳定髌骨。（图 3–110、图 3–111，侧卧位、仰卧位）

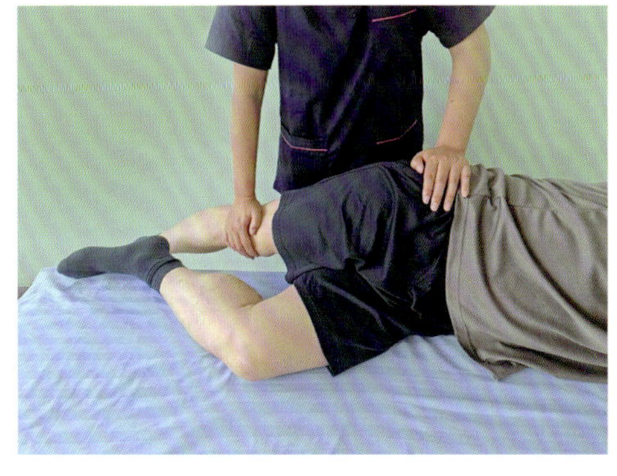

图 3–110

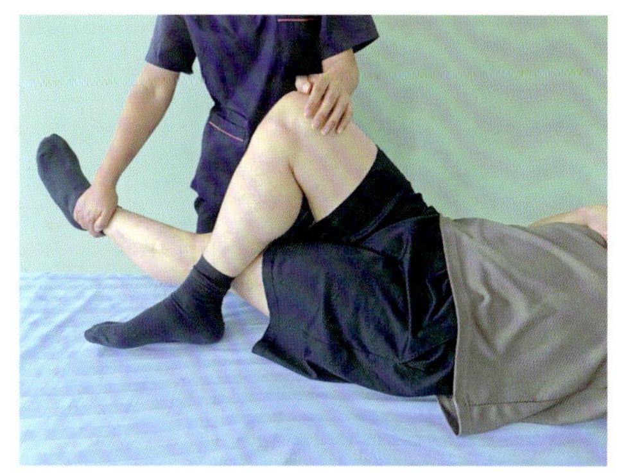

图 3–111

（十六）梨状肌

梨状肌过度激活常因短腿、长时间屈髋外展、臀中肌无力，平衡或本体感觉障碍，踝关节不稳等所致。常导致 L4 ~ L5 和骶髂关节功能障碍。患者表现为站立或仰卧位下肢 / 足外旋，站立位骨盆旋转，臀部和骶髂关节出现牵涉痛。查体发现，梨状肌肌腹上存在扳机点，在坐骨切迹上轻微触诊时可诱发肌肉保护。令患者髋外展或臀中肌试验时髋关节外旋或骨盆旋转，梨状肌缩短试验阳性。

PIR 技术：患者仰卧，髋屈曲大约 45°，膝屈曲大约 90°。治疗师站在患侧，面对患者，腹部和一手固定膝，另一手置于膝外侧沿股骨干推膝部，使患腿内收。指导患者抗阻等长外旋。（图 3–112 ~ 图 3–115）

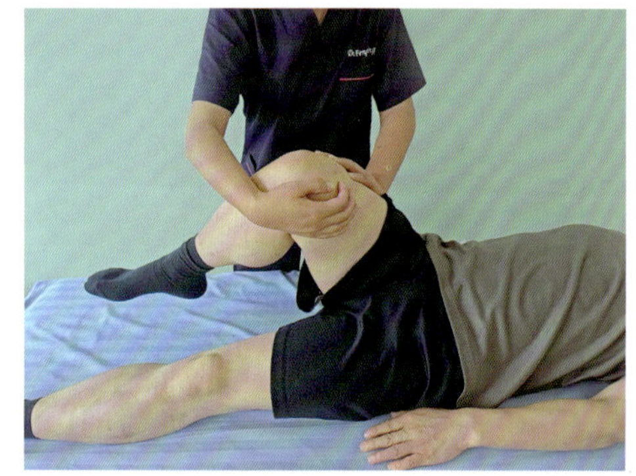

图 3–112

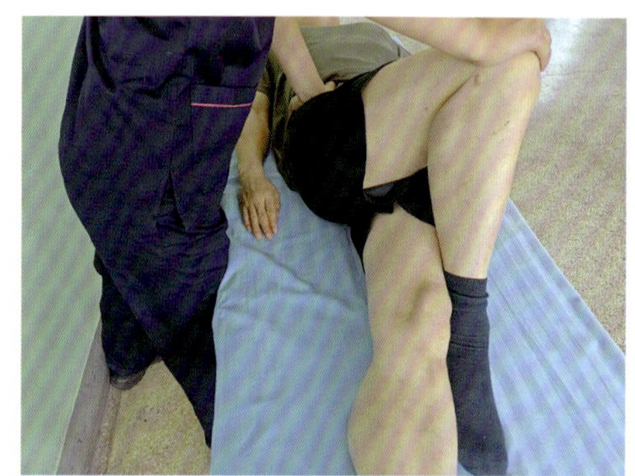

图 3–113

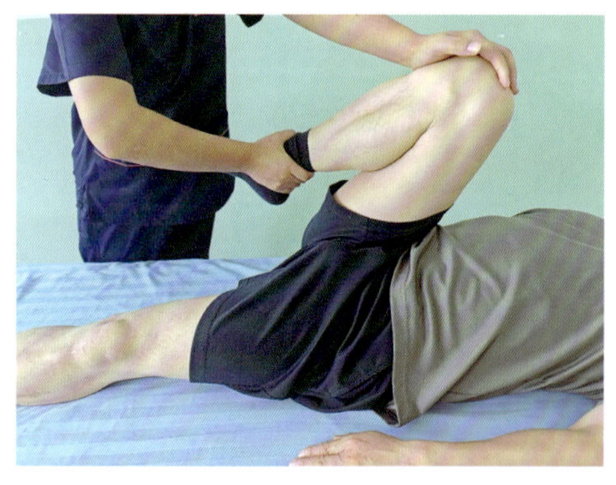

图 3–114

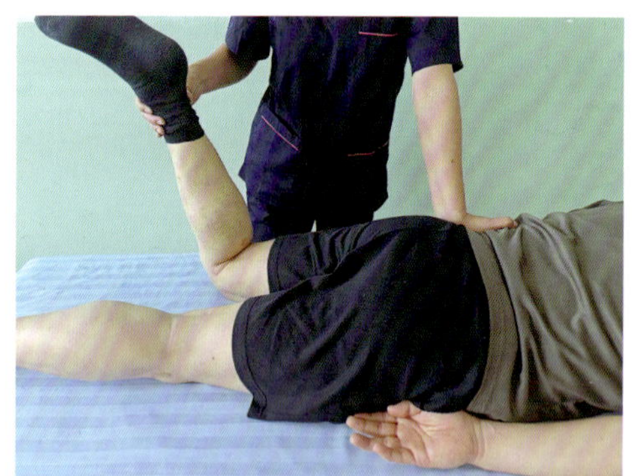

图 3–115

（十七）股四头肌

PIR 技术：俯卧，患者屈膝，指导患者抗阻伸膝，待患者完全放松后，治疗师进一步屈患膝使股四头肌达到新的障碍点，继续重复上述过程，见图 3–116。

（十八）腰方肌

腰方肌过度激活常因躯干扭曲抬起、持续躯干侧弯、弯腰工作、反复躯干后伸所致。

常导致肋骨活动受限和呼吸功能障碍，以及 T10 ~ L1 关节功能障碍。患者常出现腰痛、后下肋痛、骶髂关节处疼痛，涉及髂嵴的外侧纤维和髋部外侧、骶髂关节的内侧纤维和臀深部的牵涉痛。查体时可见异常的髋部徒步步态，站立时同侧髋骨抬高、同侧腰椎侧弯、在竖脊肌下横突侧方可触及痛点，髂嵴和肋骨附着骨膜点压痛。令患者侧卧位行髋外展试验，可见早期骨盆抬高，缩短筛查试验阳性。

PIR 技术：患者侧卧位，患侧在下，骨盆后倾，躯干轻微向后旋转，髋膝屈曲 90°，双踝交叉。治疗师面前患者，大腿固定患膝，一手固定背部触诊底侧竖脊肌，一手握住并抬高患踝，在底侧产生腰椎侧屈，指导抗阻等长侧弯，肌肉放松时，踝上提产生进一步腰椎侧屈。(图 3-117)

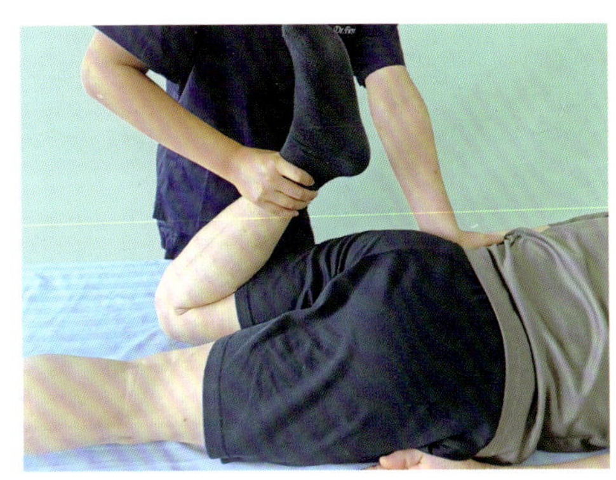

图 3-116

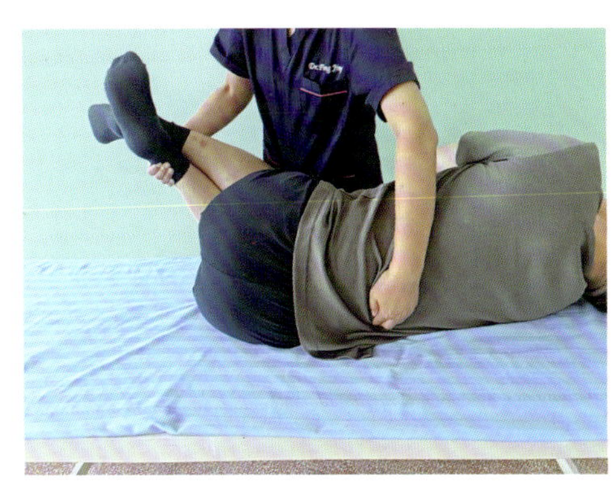

图 3-117

(十九) 竖脊肌

竖脊肌过度激活常因姿势过度紧张，当背部扭曲或屈曲上抬时突遇超负荷、臀中肌无力或抑制所致。常导致相应节段尤其是 L4 ~ L5 和 L5 ~ S1 功能障碍，表现为下腰痛，以及骶髂关节、腰部及臀部牵涉痛。查体时在胸腰结节处可见肌肉肥大，肌腹被抑制者可见腰椎前凸增大，在肌腹可触及扳机点，骨膜点位于 L4 ~ S1 棘突。髋部过伸试验阳性时，腰椎前凸过早出现，提示腰椎动态不稳定伴随竖脊肌过度活动，腰前屈试验或坐下时，腰椎前凸后退减少提示竖脊肌缩短。

PIR 技术：患者侧卧，患侧在上，下方手臂在患者身后垂直于台下，上方躯体向前旋转，上方手臂悬吊在台面前方，下方腿髋和膝屈曲，上侧髋后伸。治疗师面向患者站立，一手在髂前上棘固定骨盆并向后推，另一手置于上侧肩胛骨下将患者朝自己旋转，指导患者主动抗阻等长把其上半身转向后，可要求患者看他转动的方向。收缩后，嘱患者放松和自然呼气，当治疗师感到肌肉已经“放开”后去除松解达到新的阻碍点。(图 3-118)

(二十) 腰椎多裂肌

PIR 技术：患者侧卧，患侧在上，躯干后旋，骨盆前旋，治疗师面向患者，一手前臂置于患侧胸部外侧向后推肩，另一手置于患侧臀部向前旋转髂骨，指导患者主动抗阻等长

收缩。如患者已完全放松，可向后推肩并向前旋转骨盆，去除松解达到新的阻碍点。（图 3–119）

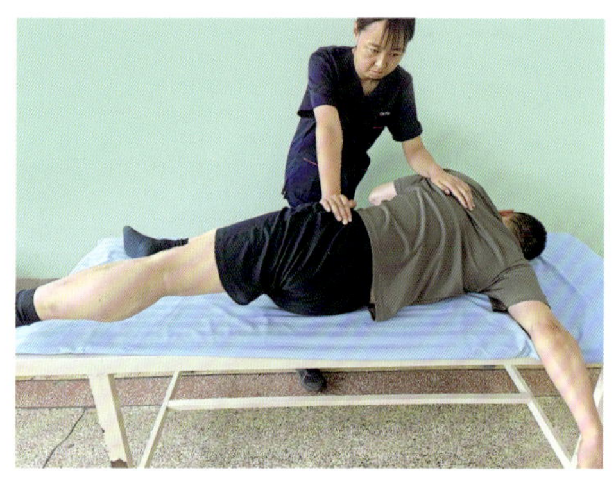

图 3–118

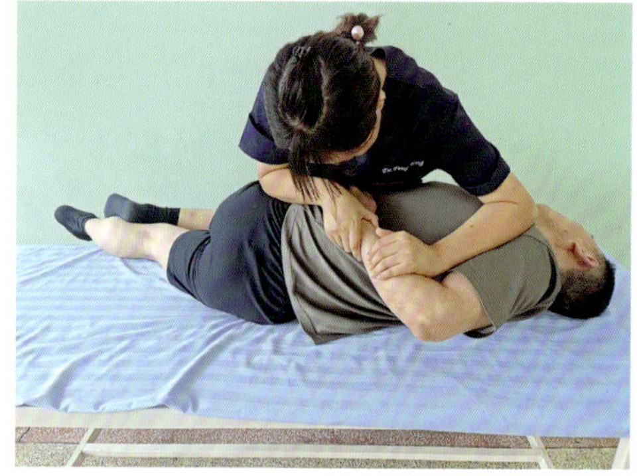

图 3–119

（二十一）腓肠肌

腓肠肌常因座椅过高、长期穿高跟鞋、开车时间长等引起过度激活，久之导致其缩短，使患者出现负重前倾姿势，以及跟腱炎、足底筋膜炎。患者可出现小腿、膝后方、足背牵涉痛，在肌肉中间或侧缘可触及扳机点。患者平卧，伸膝位行踝背屈时活动度减小。

PIR 技术：患者仰卧下肢伸直，治疗师手握患者足跟，向头侧被动屈曲患者足，指导患者抗阻主动等长跖屈足，当患者完全放松后，将足背屈向新的松解极限，见图 3–120。

（二十二）比目鱼肌

比目鱼肌过度激活常因常穿高跟鞋、过度奔跑，踝关节不稳、慢性踝扭伤所致。常引起负重前倾姿势以及下蹲困难。在足跟、小腿肚后方出现牵涉疼。查体时可见小腿中下部肌肥大，在肌腹上方和下方可触及扳机点。

PIR 技术：患者俯卧，屈膝 90°，治疗师被动屈曲患者足部，指导患者抗阻主动等长跖屈足，当患者完全放松后，将足背屈向新的障碍点，见图 3–121。

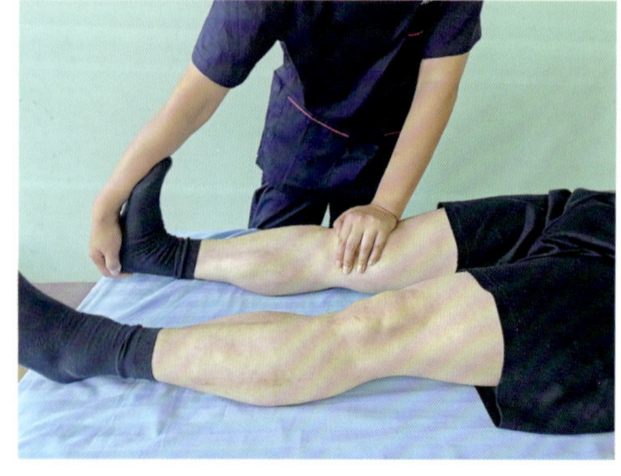

图 3–120

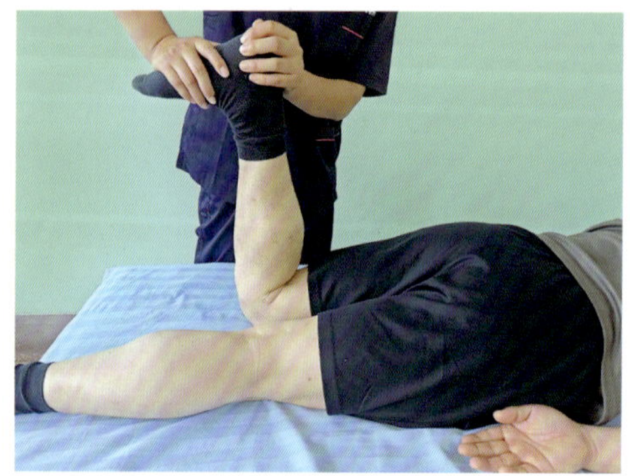

图 3–121

第四节　筋膜松解技术

筋膜松解技术（myofascial release，MFR）简称筋膜松解，是一种专业的康复治疗方法，旨在通过特定的手法和工具对身体的筋膜组织进行调整，达到放松、疏通和促进康复的目的。

筋膜松解技术的基本原理在于通过调整筋膜的张力和弹性，改善其在人体内的状态和功能。在正常情况下，筋膜应该具有一定的张力和弹性，以维持身体结构的稳定性和功能的正常运作。然而，由于生活、工作和运动等因素的影响，人体筋膜往往会出现紧张、僵硬或粘连的情况，导致局部血液循环不畅、营养供应不足，甚至引发疼痛和功能障碍[1-3]。

筋膜松解技术通过运用多种手法和工具，如按摩、推拿、刮痧、拨筋等，针对不同部位和情况进行治疗。治疗师通过在局部施加适当的压力和运动，可以有效地刺激筋膜组织，使其得到舒展和放松，恢复正常的张力和弹性。同时，筋膜松解技术还可以促进局部血液循环的改善，增加营养供应和废物排泄，加速组织修复和康复过程。筋膜松解技术在临床上具有广泛的应用领域，包括运动损伤的康复治疗、慢性疼痛管理、姿势矫正等方面。

一　基本原理

（一）筋膜张力失衡

筋膜组织在正常情况下应该保持一定的张力和弹性，以维持身体结构的稳定性和功能的正常运作。然而，由于现代生活方式的改变以及工作、运动等因素的影响，人们常常处于长时间的坐姿、站立或运动状态下，导致筋膜组织出现张力失衡的情况[4]。

长时间保持相同的姿势或运动方式会导致身体某些部位的筋膜组织过度拉伸或过度收缩，从而形成了不均匀的张力分布，导致筋膜组织的粘连和紧张，进而影响到周围组织的正常功能和血液循环。不良的姿势和运动习惯也会加剧筋膜张力失衡的情况。张力失衡的筋膜组织会导致一系列不适和问题，如疼痛、僵硬、运动受限、姿势不正等。同时，由于筋膜组织与周围肌肉、骨骼和器官相连，张力失衡还可能影响到周围组织的功能和血液循环，进一步加剧问题的严重程度。

因此，及时调整姿势、改善运动习惯、定期进行筋膜松解等措施对于恢复筋膜组织的正常张力和弹性至关重要。通过综合的康复治疗方法，可以有效地缓解筋膜张力失衡所带来的不适，恢复身体的健康和舒适感。

（二）筋膜松解的作用

筋膜松解技术通过刺激和调整筋膜组织，改善其张力分布和弹性，使得紧张的筋膜得以放松和舒展。这一过程中，筋膜松解的作用主要体现在以下几个方面：

（1）减少筋膜对周围组织和神经的压迫：紧张的筋膜可能会对周围的肌肉、骨骼和神经产生不适的压力和约束，导致疼痛、僵硬甚至运动功能受限。筋膜松解技术可以通过适当的手法和工具，帮助筋膜恢复正常的张力和弹性，减少对周围组织和神经的不良压迫，从而缓解症状和恢复功能。

（2）改善局部血液循环和营养供应：紧张的筋膜会影响到局部的血液循环，导致血液供应不足和营养供应不畅。筋膜松解技术通过促进筋膜组织的放松和舒展，改善了局部血液循环的通畅性，增加了血液流动量，从而提高了周围组织的营养供应水平，加速了组织修复和康复的过程。

（3）促进废物代谢和毒素排出：筋膜松解技术能够促进筋膜组织内部废物和代谢产物的排出，有助于清除局部组织中的毒素和代谢废物，减少有害物质对筋膜和周围组织的影响，促进组织的健康和康复。

（4）缓解疼痛和改善功能：通过上述作用机制，筋膜松解技术可以有效地缓解筋膜紧张和粘连所引起的疼痛和不适，恢复受影响区域的正常功能。患者在接受筋膜松解治疗后通常会感觉到身体的舒适感和活力增加，疼痛程度明显减轻，运动范围和灵活性也得到了改善。

二　筋膜松解技术的应用领域

（一）运动康复

在运动康复领域，筋膜松解技术被广泛应用于运动损伤的康复治疗中，成为一项备受青睐的治疗手段。运动员常常面临着高强度训练、激烈比赛以及不断挑战身体极限的情况，这些活动容易导致肌肉、韧带、关节等组织的损伤和疲劳[5]。在这种情况下，筋膜松解技术的应用可以带来以下益处：

（1）解除紧张的筋膜：运动员由于长期高强度训练，容易导致身体各部位筋膜的紧张和粘连，造成肌肉僵硬、关节活动受限等问题。筋膜松解技术可以通过独特的手法和工具，针对性地刺激和调整紧张的筋膜组织，使其得到放松和舒展。这有助于减轻运动员身体的不适感，恢复肌肉和关节的正常功能。

（2）促进受损组织的修复和恢复：在运动损伤后，受损组织的修复和恢复是关键。筋膜松解技术可以通过改善局部血液循环和营养供应，促进受损组织的再生和修复。同时，它还可以加速废物代谢和毒素排出，减少局部炎症反应，有利于损伤组织的愈合和康复。

（3）加速康复过程：筋膜松解技术可以在保证运动员安全的前提下，快速有效地缓解疼痛、改善运动功能，促进康复过程的快速进行。与传统的康复方法相比，筋膜松解技术具有操作简便、疗效显著、恢复速度快等优势，可以帮助运动员尽快恢复到训练和比赛状态。

（4）减少再次受伤的风险：通过筋膜松解技术的应用，可以有效地改善运动员身体的柔韧性、稳定性和力量平衡，降低再次受伤的风险。通过定期的筋膜松解治疗，可以帮助运动员及时发现和纠正潜在的运动损伤问题，提高身体的适应性和抗损伤能力。

（二）慢性疼痛管理

患有慢性疼痛的患者常常承受着长期的身体不适和痛苦，影响着他们的日常生活和心理健康。在这种情况下，筋膜松解技术展现出了显著的效果。通过针对性地放松紧张的筋膜组织，筋膜松解技术可以有效减轻患者的疼痛感，改善其生活质量。具体来说：

（1）减轻疼痛感：慢性疼痛往往与筋膜组织的紧张和粘连有关。这种紧张和粘连会导致神经末梢的压迫和刺激，引发持续性的疼痛感。筋膜松解技术通过调整筋膜组织的张力和弹性，消除筋膜组织的紧张和粘连，从而减轻神经的受压情况，减少疼痛的传导和感知。

（2）改善生活质量：慢性疼痛常常严重影响患者的生活质量，限制其日常活动和社交参与。筋膜松解技术的应用可以显著改善患者的症状，使其疼痛感减轻，身体舒适度增加，从而提升生活质量。患者可以更好地参与日常活动，享受生活的乐趣，增强心理的积极性和抗挫折能力。

（3）避免药物副作用：长期使用药物治疗慢性疼痛常常会带来一系列的副作用，包括消化道不适、依赖性问题等。而筋膜松解技术作为一种非药物治疗方法，避免了药物治疗可能带来的副作用，对于一些对药物过敏或无法耐受药物副作用的患者来说，具有特别重要的意义。

因此，筋膜松解技术在慢性疼痛管理中具有独特的优势，为患者带来了新的治疗选择，有助于改善其生活质量，减轻痛苦，实现身心健康的全面恢复。

（三）姿势矫正

不良的姿势和习惯性的运动方式往往会导致筋膜组织的紧张和不适，进而影响身体的功能和健康。筋膜松解技术在姿势矫正方面发挥着重要作用，通过调整和放松紧张的筋膜组织，纠正不良姿势和运动习惯，改善身体的功能和姿势，预防和减少相关的疼痛和损伤。具体来说：

（1）调整姿势：不良的姿势往往会导致筋膜组织的紧张和扭曲，进而影响身体的生理平衡和功能。通过筋膜松解技术的应用，可以有针对性地调整紧张的筋膜组织，改善身体的姿势，使其更加舒展和自然。这有助于减少身体的不适感和疼痛，提高身体的功能性。

（2）纠正不良习惯：习惯性的不良姿势和运动方式往往根植于患者的日常生活中，难以自觉改变。筋膜松解技术可以通过调整筋膜组织的张力和弹性，改变习惯性的运动模式，引导患者养成良好的姿势和运动习惯，避免筋膜组织的长期紧张和损伤。

（3）改善身体功能：良好的姿势和运动习惯对于身体的功能和健康至关重要。筋膜松解技术的应用可以有效地改善身体的姿势和功能，增强肌肉的协调性和力量平衡，提高关节的稳定性和灵活性，从而预防和减少相关的疼痛和损伤，促进身体的整体健康。

三 如何进行筋膜松解

（一）专业治疗师

筋膜松解技术是一项需要专业治疗师进行操作的治疗方法。这些治疗师通常具有相关的医学背景和专业技能，包括物理治疗师、康复治疗师、按摩师等[6]。他们经过系统的培训和实践，具备了准确判断筋膜组织情况的能力，能够识别出紧张、粘连或受损的筋膜组织，并针对性地进行治疗。这些专业治疗师通常具备以下特点：

（1）医学背景：专业治疗师通常具有医学相关专业的学历背景，如医学、康复治疗、物理治疗等。他们通过系统的学习和培训，掌握了人体解剖学、病理生理学等相关知识，具备了理论基础和专业技能。

（2）丰富经验：专业治疗师通常具有丰富的临床经验和实践经验，经过长期的实践积累，对于各种疾病和症状有着深入的了解和认识。他们能够根据患者的具体情况，制定个性化的治疗方案，并进行有效的治疗和指导。

（3）技术娴熟：专业治疗师在筋膜松解技术的操作上技术娴熟，能够熟练地掌握各种手法和工具，准确地施加力量和调节技巧，达到最佳的治疗效果。他们具备敏锐的触诊和操作技能，能够准确地感知筋膜组织的情况，并进行针对性的治疗。

（4）专业素养：专业治疗师具备良好的职业道德和专业素养，能够与患者建立良好的沟通和信任关系，尊重患者的隐私和权益，保护患者的身体和心理健康。他们能够细心倾听患者的需求和反馈，积极指导患者进行康复训练，共同促进患者的康复和健康。

综上所述，专业治疗师在筋膜松解技术的治疗过程中发挥着至关重要的作用，他们具备丰富的医学知识和专业技能，能够为患者提供安全、有效的治疗服务，帮助患者尽快恢复健康。

（二）多种手法和工具

筋膜松解技术涉及多种手法和工具的运用，治疗师根据患者的具体情况和治疗目的，选择合适的方法和工具进行治疗。常见的手法和工具包括：

（1）按摩：按摩是最常见、最基础的筋膜松解技术之一。治疗师通过手部的推拿、揉捏、轻击等手法，施加适度的压力和摩擦，刺激筋膜组织，促进血液循环和营养供应，放松紧张的筋膜。

（2）推拿：推拿是一种古老而有效的治疗方法，通过手部的按摩和推压，调节筋膜组织的张力和弹性，促进局部血液循环和淋巴循环，加速废物代谢和毒素排出，缓解疼痛和不适。

（3）刮痧：刮痧是一种传统的中医疗法，通过特殊的工具（如瓷匙、牛角板等）在患者皮肤表面进行刮擦，刺激筋膜组织，促进血液循环和气血畅通，达到舒筋活血、祛风散寒的效果。

（4）拨筋：拨筋是一种较为特殊的筋膜松解技术，通过手指、拇指或特殊的拨筋工具，针对性地施加力量，刺激筋膜组织，促进其放松和舒展，缓解疼痛和僵硬。

（5）松解器具：除了手法外，还有一些特殊的松解器具可以辅助进行筋膜松解治疗，如筋膜枪、筋膜棒等。这些器具可以提供更精准、持久的压力，针对性地刺激筋膜组织，达到松解和放松的效果。

第五节 肌肉牵伸技术

移动身体部位至某一位置，从而扩大关节活动范围的任何运动都可称为牵伸训练。好的柔韧性能对肌肉和关节起到积极作用，有助于预防肌体损伤，减少肌肉伤痛，加强身体锻炼的效果。提高柔韧性可以提高生活质量和机体的独立性。好的柔韧性有助于提高肌肉的弹性和扩大关节的活动范围，使机体活动及日常锻炼轻松自如。

一 牵伸的分类

牵伸可分为主动牵伸和被动牵伸。自己将身体部位保持在某一位置所进行的牵伸，称为主动牵伸。由他人将身体部位固定在某一位置并持续一定时间所进行的牵伸，称为被动牵伸。

牵伸主要有四大类型：静态牵伸、本体感受性神经肌肉促进术（proprioceptive neuromuscular facilitation，PNF）、摆动牵伸、动态牵伸。其中最普遍的是静态牵伸。

静态牵伸时，慢慢地将身体部位移至某一位置并保持一定时间，从而牵伸某一肌肉或某一肌肉群。由于开始静态牵伸时，肌肉处于放松状态，牵伸速度较慢，因此静态牵伸不会激活牵张反射（用槌棒敲跟腱，可以看到膝腱）。牵张反射进行时，牵伸的肌肉会收缩而不会伸展，这违背了训练的初衷。

PNF 牵伸是指通过改变肢体关节活动范围，从而使收缩的肌肉得到牵伸的一种技能。关节活动范围最大化时，肌肉在做这种牵伸前就会处于放松状态。肌肉收缩与肌肉牵伸相结合可以使紧张的肌肉放松，减少促使和阻止关节活动肌肉的内在压力，放松肌肉可以增强柔韧性。

摆动牵伸是指利用肌肉收缩迫使肌肉不停地摆动伸展。虽然说每一次摆动都可以牵伸肌肉，但是摆动也会激活牵张（或膝腱）反射。由于牵张反射在牵伸完成后会刺激肌肉群再收缩，因此，通常不鼓励使用摆动牵伸。

动态牵伸是指进行某项具体的体育活动时所进行的牵伸。动态牵伸与摆动牵伸类似，都是利用肢体的快速运动以达到牵伸的效果，但不同的是动态牵伸中不使用晃动或摆动。另外，动态牵伸只利用具体参与某项运动的肌肉来实现。更确切地说，动态牵伸类似于体育运动的准备活动（也就是说，体育运动所需要的低强度准备活动）[2-7]。

二 牵伸训练作用

（1）提高肌肉柔韧性、耐力和力量。功效的大小取决于对肌肉施加的力度。

（2）减少肌肉酸痛。

（3）强健肌肉，提高关节灵活性。

（4）提高肌肉活动的效率和动作的流畅性。

（5）预防腰损伤问题。

三 适应证与禁忌证

适应证：适用于肩部、肘部、腕部、指部、髋部、膝部、踝部、足部以及颈、腰部的缩短和挛缩组织的牵伸；预防由于固定、制动、废用造成的肌肉减弱和相应组织缩短等构成畸形的发生；软组织挛缩、粘连或瘢痕形成，肌肉、结缔组织和皮肤缩短；当肌无力和拮抗肌紧张同时存在时，先牵伸紧张的拮抗肌，后增强无力的肌肉；训练前后牵伸，预防肌肉骨骼损伤，减轻运动后肌肉疼痛。

禁忌证：严重的骨质疏松，不可逆行关节挛缩；神经损伤或神经吻合术后1个月内，关节活动或肌肉被拉长时疼痛剧烈；新近发生的骨折、肌肉损伤和韧带损伤，组织内有血肿和其他损伤存在；关节内或关节周围组织有急性炎症、感染、结核或肿瘤；肌麻痹或严重肌无力。

四 注意事项

（1）避免过度牵伸，导致过度的活动，引起韧带损伤，造成关节疼痛和不稳定。

（2）避免牵涉水肿组织，以免加重疼痛或肿胀。

（3）避免过度牵伸肌力较弱的肌肉，应结合力量训练。

（4）避免挤压关节，可先稍加分离牵引，牵引力量要适度、缓慢、持久，既能使软组织产生张力，又不会引起或加重疼痛。

五 具体牵伸方法

（一）上斜方肌

站立位，双足分开一定距离，背部和腹部稍微收紧，右手伸向左耳后，左侧上肢紧贴胸壁，避免左肩上抬，右手拉紧头部向右肩方向拉伸，并稍微转向右前侧，拉伸肌肉5～10 s，颈部和肩部感到轻微刺痛时停止动作。让肌肉休息5～10 s，将头向右侧或右前方进一步拉伸，直至到达新的终止点，重复2～3次。（图3-122）

（二）胸大肌

右手和右前臂抵着墙壁或门框站立，手肘的位置应该比肩部略高一些，收紧腹部，避免弓腰。左足向前迈一步，右肘靠压在墙壁或门框上，产生阻抗力。保持 5 ~ 10 s，胸肌有轻微刺痛感时停止动作，放松肌肉 5 ~ 10 s，重复 2 ~ 3 次。（图 3–123）

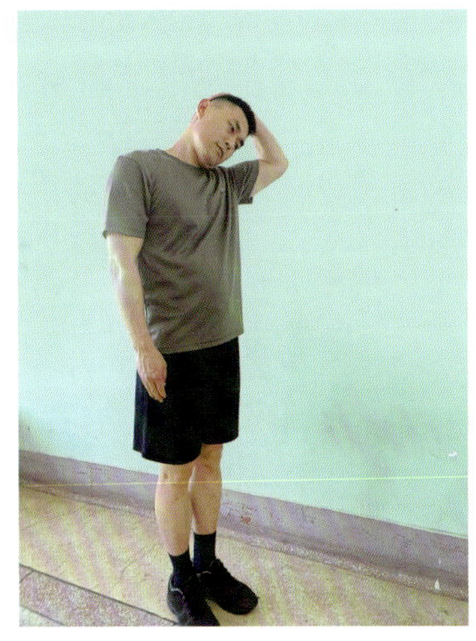

图 3–122

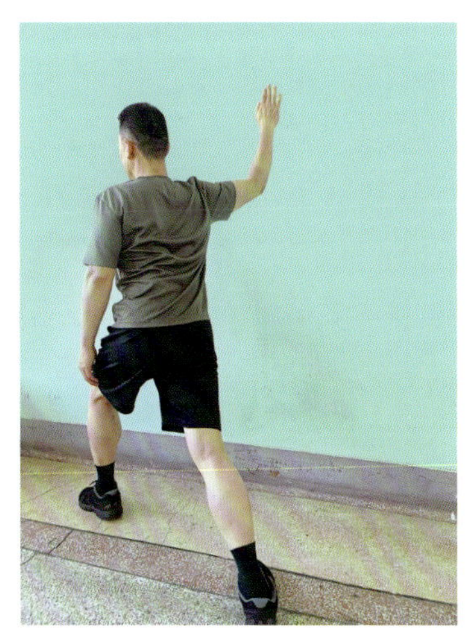

图 3–123

（三）背阔肌

站立位，双足分开一定距离，背部挺直，腹部收紧，右臂举过头顶，上臂碰触耳部，手臂靠在头部和颈部，左手握紧右肘关节，上半身向左侧倾斜，拉伸 5 ~ 10 s，身体向左上方伸展 5 ~ 10 s（图 3–124、图 3–125，站位、坐位）。抬起右膝抵住桌子或墙面以产生阻抗力。坚持 5 ~ 10 s，直到达到新的终止点，重复 2 ~ 3 次。

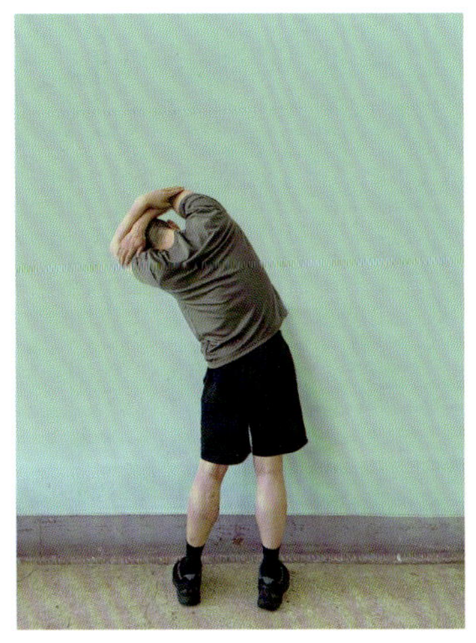

图 3–124

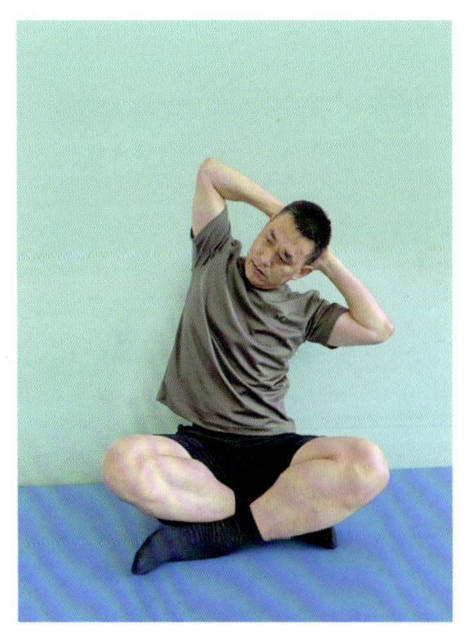

图 3–125

（四）肱三头肌

站立位，身体右侧靠墙，但与墙壁保持适当距离，需要倾斜身体才能接触到墙面。抬起右手臂举过头顶，全身只有肩胛骨接触墙面。尽可能地弯曲右手臂，左手抓住右手，小心地在头部后方拉动右肘，拉伸 5 ~ 10 s，直到上臂后侧出现轻微的刺痛感，放松肌肉 5 ~ 10 s，重复上述动作，直到达到新的终止点，重复 2 ~ 3 次。（图 3–126）

（五）前臂屈肌

向外旋转右手，右臂完全伸直，左手握住右手手指，小心地朝身体的方向拉右手臂，拉伸 5 ~ 10 s，直到右前臂出现轻微的刺痛感。放松肌肉 5 ~ 10 s，手指被动按压 5 ~ 10 s 以产生阻力。放松肌肉 5 ~ 10 s。右臂继续朝身体方向移动以进一步拉伸，直到达到新的终止点，重复 2 ~ 3 次。（图 3–127）

（六）前臂伸肌

站立位或坐位，手背朝前，屈曲腕关节，手指朝向自己，用另一只手帮助固定，四肢保持伸直，将手臂向身体的方向拉伸 5 ~ 10 s，直至前臂出现轻微刺痛感。放松肌肉 5 ~ 10 s，指关节小心地被动下压 5 ~ 10 s 以产生主力，放松肌肉 5 ~ 10 s。继续向后拉手臂以进一步拉伸，直到达到新的终止点，重复 2 ~ 3 次。（图 3–128）

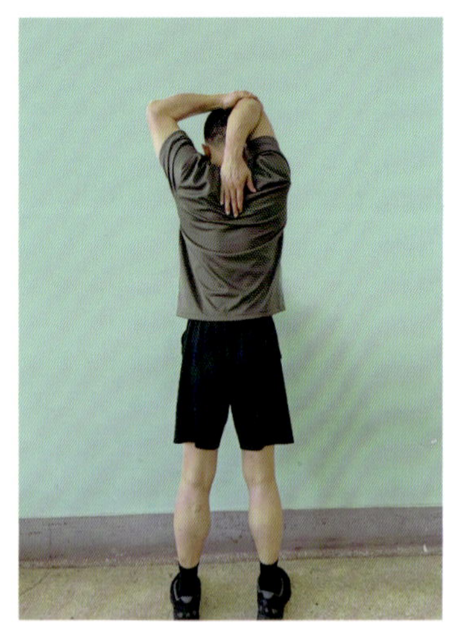

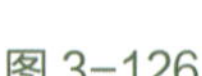
图 3–126

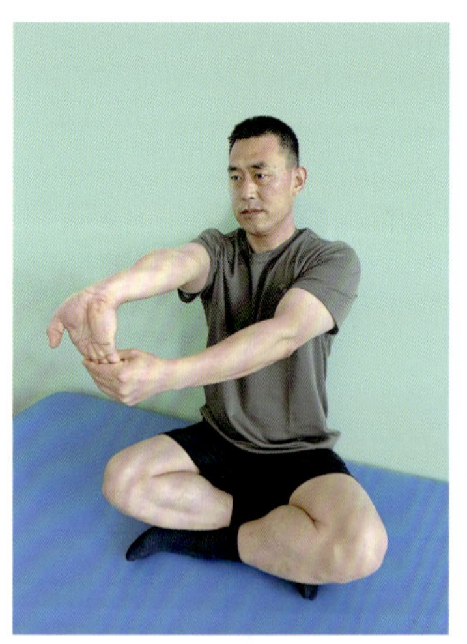
图 3–127

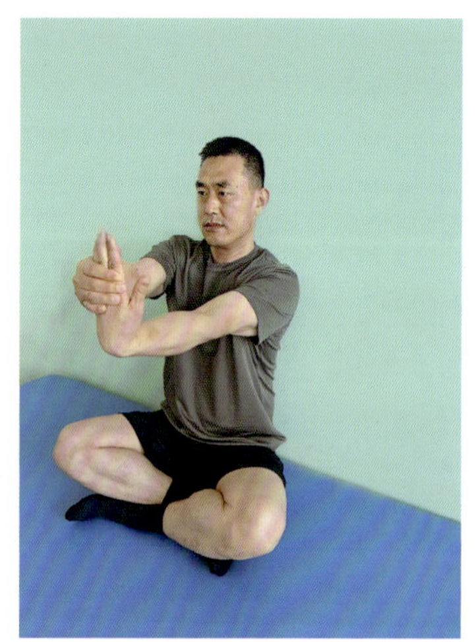
图 3–128

（七）臀大肌

站立于治疗床前，右足踩在床上，尽量保持背部挺直，腹部收紧。屈曲左侧膝关节，拉伸肌肉 5 ~ 10 s，直至整个右臀部出现拉伸感。放松肌肉 5 ~ 10 s，左侧下肢向下踩压 5 ~ 10 s，以产生阻抗力。继续弯曲左下肢以进一步拉伸，直至达到新的终止点，重复 2 ~ 3 次。（图 3–129、图 3–130）

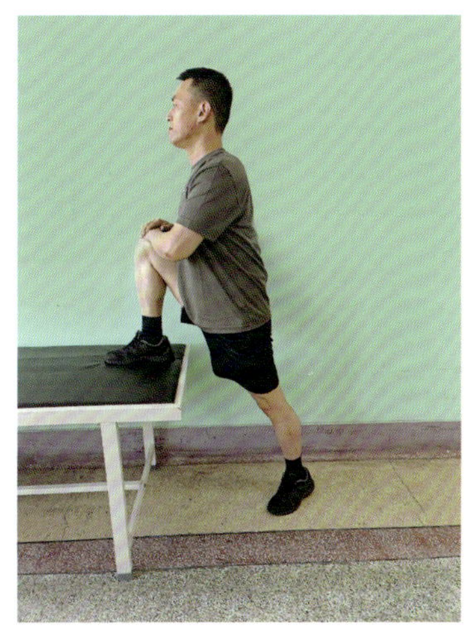

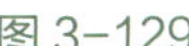

图 3-129

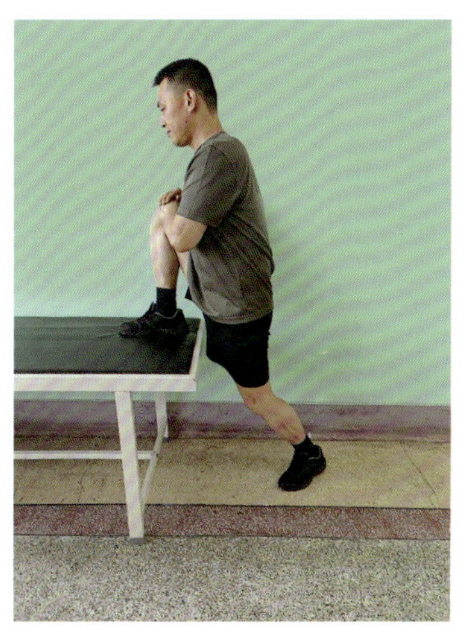

图 3-130

（八）臀中肌和臀小肌

左下肢在前，右下肢在后，右膝正对着肚脐，调整骨盆正面向正前方，收紧腹部，腰背部试着向下压，增大腰背部的弧度。务必保持左下肢伸直，保持腰背部的弧度，上半身慢慢向前倾斜，拉伸 5 ~ 10 s，左臀部有拉伸感或轻微刺痛感时停止动作，肌肉放松 5 ~ 10 s，膝关节向下压，以产生抗阻力，坚持 5 ~ 10 s。放松肌肉 5 ~ 10 s，保持腰背部的弧度，上半身再次向前倾斜以进一步拉伸，直到达到新的终止点，重复 2 ~ 3 次。（图 3-131）

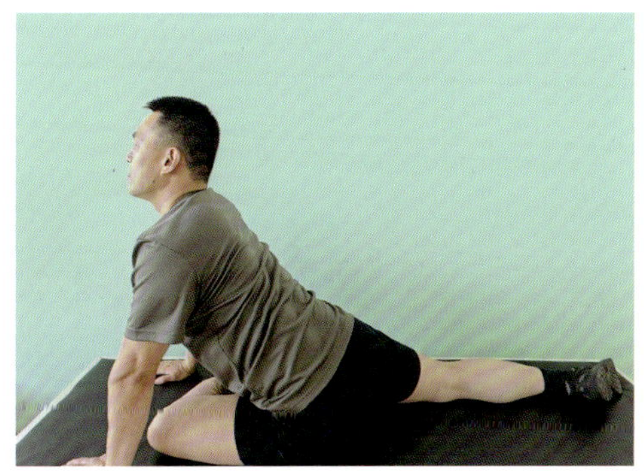

图 3-131

（九）梨状肌

坐在床边，右足外侧置于左膝关节上方位置，收紧腹部，腰背部尽量向前弯曲，一只手放在膝关节上向下压并固定膝关节，向前倾斜上半身，或向地面方向下压膝关节，拉伸肌肉 5 ~ 10 s，直至肌肉出现轻微刺痛感。放松肌肉 5 ~ 10 s，膝关节抵住手掌小心向上抬，以产生阻抗力，保持 5 ~ 10 s。或者试着向大腿的方向按压腿部以产生阻抗力并维持

5 ~ 10 s。放松肌肉 5 ~ 10 s，拉伸时可以采用上述身体前倾或手下压膝盖的方法，直至肌肉再次出现拉伸感。此时达到新的终止点，重复 2 ~ 3 次。（图 3–132、图 3–133）

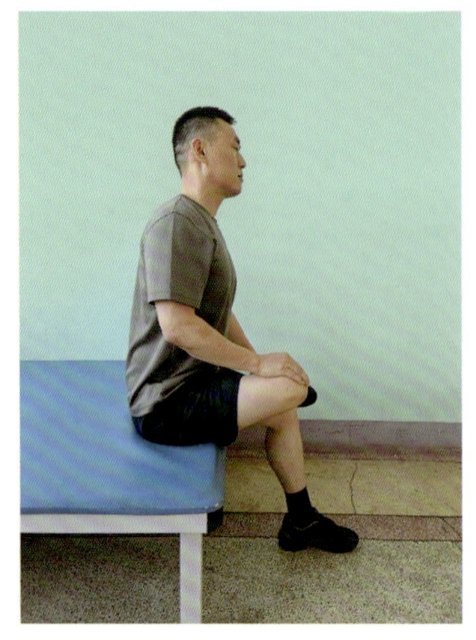

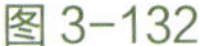

图 3–132

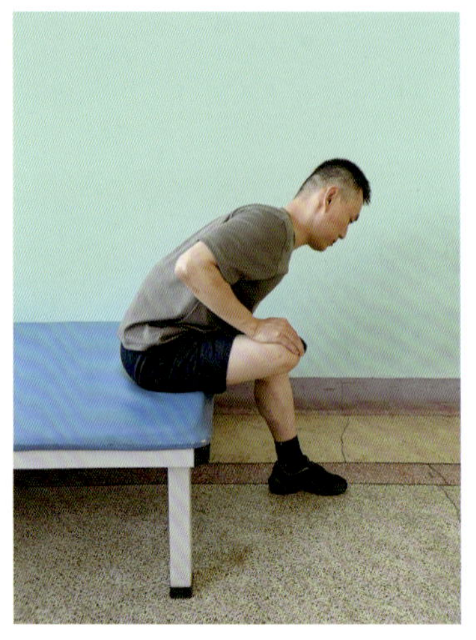

图 3–133

（十）髂腰肌

平躺在治疗床上，下肢悬于床外，双手朝胸腔方向拉起左下肢并抱住左膝，右下肢自然悬空，腰背部紧贴床面，拉伸 5 ~ 10 s。如果要加强拉伸的效果，可以在悬空腿上加一些重量，如在踝关节处加沙袋，放松肌肉 5 ~ 10 s，重复 2 ~ 3 次。（图 3–134、图 3–135）

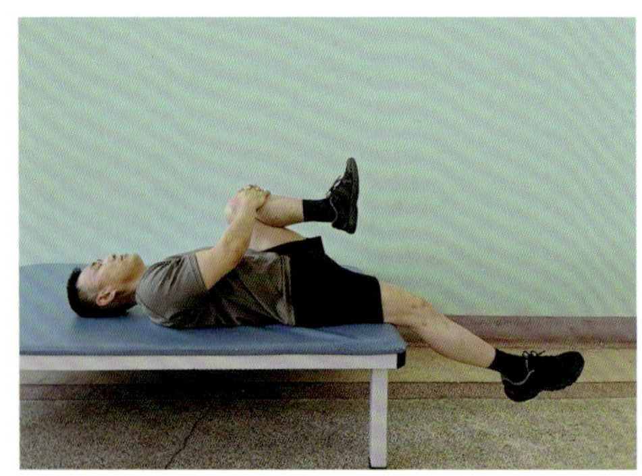

图 3–134

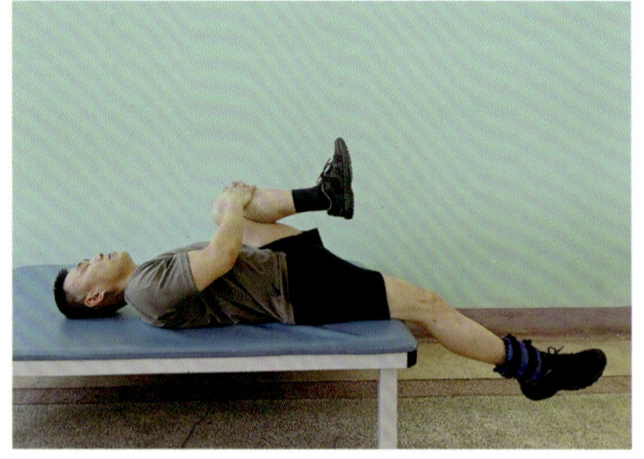

图 3–135

（十一）股直肌

左下肢在前，右下肢在后。右足放在床上，左足踩地，左小腿与地面垂直。上半身向前倾斜，靠在左大腿上，右膝弯曲至 90° 时停止动作。小心地伸直手臂，让上半身和大腿靠近床，大腿前侧出现轻微刺痛感时停止动作，拉伸肌肉 5 ~ 10 s，然后放松肌肉 5 ~ 10 s。重复上述动作。继续伸直手臂以进一步拉伸，直到达到新的终止点，重复 2 ~ 3 次。（图 3–136、图 3–137）

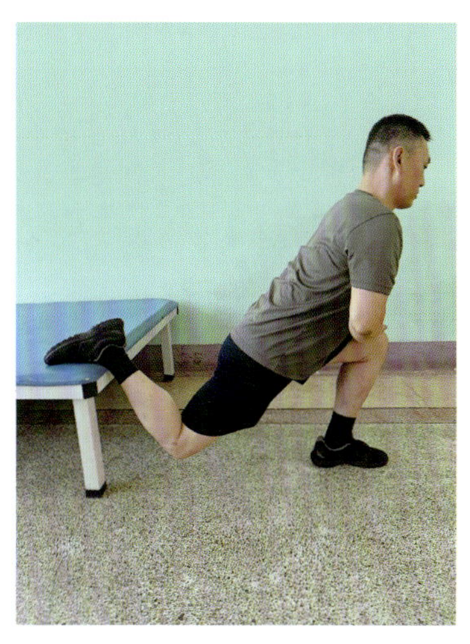

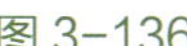
图 3-136

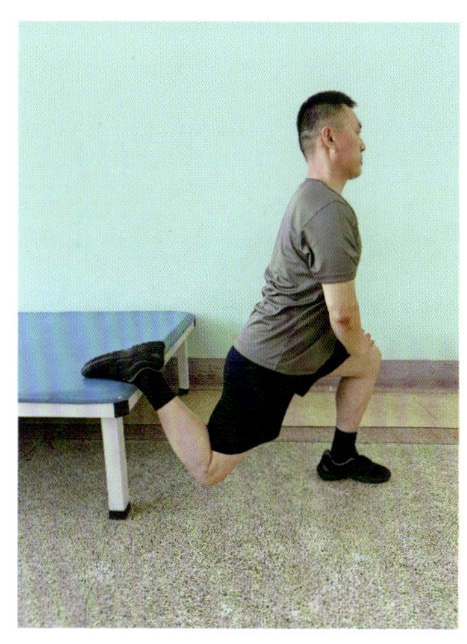

图 3-137

（十二）股后肌群

坐在床上，将一侧下肢放在床面上，足务必放在床沿的外侧，下肢微微弯曲，另一侧足稳定地踩在地面上，上半身挺直，收紧腹部，主动地向前弓腰，上半身慢慢向前、向下移动，拉伸股后肌群，直到大腿后侧出现轻微刺痛感。放松肌肉 5 ~ 10 s，重复上腹动作，上半身继续向前、向下移动以进一步拉伸，直到达到新的终止点，重复 2 ~ 3 次。(图 3–138)

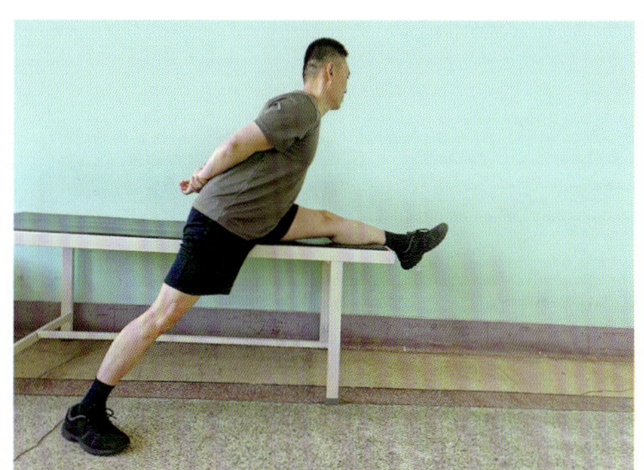

图 3-138

（十三）腓肠肌

一侧前足掌踩在台阶上，足跟悬空，向后抬起另一侧下肢，双手抓握栏杆保持身体平稳，收紧腹部并挺直上半身，支撑侧膝关节保持伸展，让足跟顺势落下拉伸进行拉伸，拉伸肌肉 5 ~ 10 s，直到小腿出现轻微刺痛感。放松肌肉 5 ~ 10 s。重复以上动作，足跟继续向下落以进一步拉伸，直到到达新的终止点，重复 2 ~ 3 次。(图 3–139)

（十四）比目鱼肌

一侧足掌踩住台阶，足跟悬空，向后抬起另一侧下肢，双手握栏杆保持身体平稳，收紧腹部并挺直上半身，支撑侧膝关节保持屈曲，腿部和上半身小心地向前倾斜，拉伸肌肉 5 ~ 10 s，直到小腿出现轻微刺痛感，放松肌肉 5 ~ 10 s。重复以上动作，腿部和上半身继续向前倾斜以进一步拉伸，直到到达新的终止点，重复 2 ~ 3 次。（图 3–140）

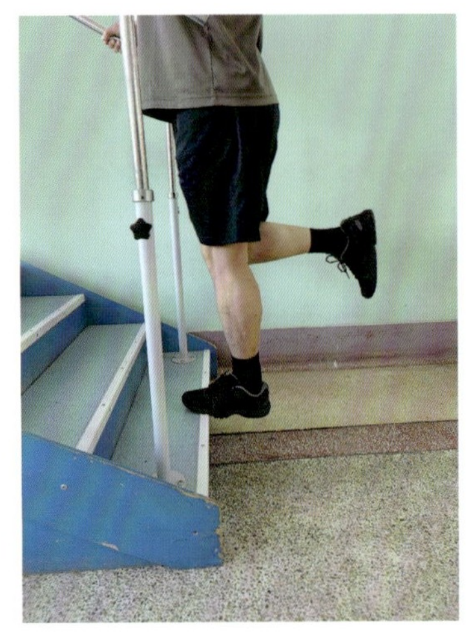

图 3–139

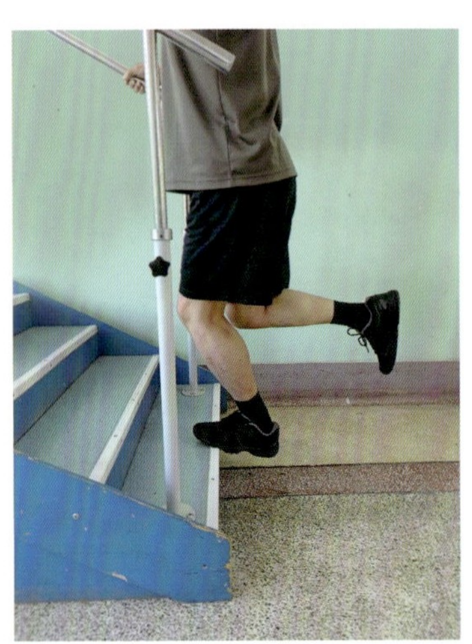

图 3–140

（十五）胫骨前肌

需要略高于膝盖的柔软平面。可以选择治疗床，靠近床站立，足放在床上，右手抓住足跟并向前方和下方按压，拉伸 5 ~ 10 s，直至足踝前侧出现轻微刺痛感，放松肌肉 5 ~ 10 s。重复以上动作，继续向下方和前方按压足跟以进一步拉伸，直到到达新的终止点，重复 2 ~ 3 次。（图 3–141、图 3–142）

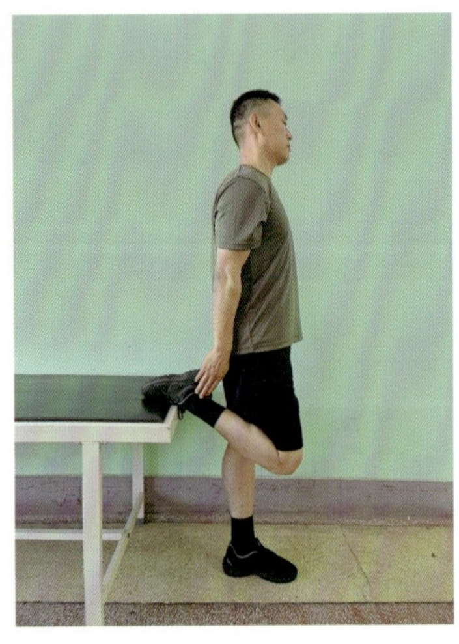

图 3–141

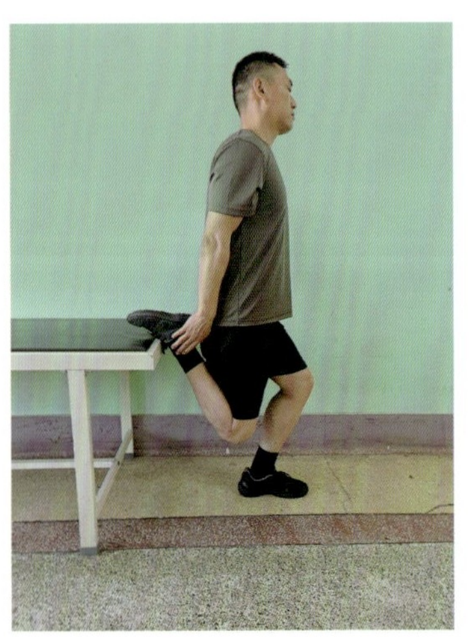

图 3–142

第六节　其他康复治疗技术

一　运动再学习疗法

中枢神经系统损伤后运动功能的恢复训练视为一种再学习或再训练的过程，以神经生理学、运动科学、生物力学、行为科学等为理论基础，以脑损伤后的可塑性和功能重组为理论依据。实现功能重组的主要条件是需要进行针对性的练习活动，练习得越多，功能重组就越有效，特别是早期练习有关的运动，而缺少练习则可能产生继发性神经萎缩或形成不正常的神经突触。运动再学习疗法主张通过多种反馈（视、听、皮肤、体位、手）的引导来强化训练效果，充分利用反馈在运动控制中的作用。

运动再学习疗法由 7 个部分组成，包含了日常生活中的基本运动功能，分别为：①上肢功能；②口面部功能；③仰卧到床边坐起；④坐位平衡；⑤站起与坐下；⑥站立平衡；⑦步行。治疗时根据患者存在的具体问题选择最适合患者的部分开始训练，每一部分分为 4 个步骤：①了解正常的活动成分并通过观察患者的动作来分析缺失的基本成分；②针对患者丧失的运动成分，通过简洁的解释和指令，反复多次地练习，并配合语言、视觉反馈及手法指导，重新恢复已经丧失的运动功能；③把所掌握的运动成分与正常的运动结合起来，不断纠正异常，使其逐渐正常化；④在真实的生活环境中练习已经掌握的运动功能，使其不断熟练。

二　强制性使用运动治疗

强制性使用运动治疗是 20 世纪 60—70 年代美国阿拉巴马大学神经科学研究人员通过动物实验而发展起来的治疗脑损伤的一种训练方法。其基本概念是在生活环境中限制脑损伤患者使用健侧上肢，强制性反复使用患侧上肢。

强制性使用运动治疗主要用于慢性期脑卒中患者（发病 6 个月 ~1 年后）的上肢治疗。被治疗患者的上肢至少要具备伸腕 10°，拇指掌侧或桡侧外展 10°，其余四指中任意两指的掌指和指间关节可以伸 10°；没有明显的平衡障碍，能自己穿戴吊带。一般第 1 天在治疗人员监督下练习如何操作，能安全地戴着吊带走动；无严重的认知障碍，如感觉性失语、注意力不集中、患侧忽略、视觉缺陷、记忆障碍；无严重并发症；无严重的痉挛和疼痛。

参考文献

[1] 周谋望. 康复治疗技术操作规范 [M]. 北京：中国妇女出版社，2012：61–72.

[2] 段春兴，陈红霞. 肌筋膜松解技术结合针刺治疗脑卒中偏瘫患者下肢功能障碍临床研究 [J]. 新中医，2023，55（20）：120–124.

[3] 孙翠玲，隋亚玉. 筋膜松解术联合关节松动术治疗肩周炎的临床研究 [J]. 中国实用医药，2023，18（16）：64–66.

[4] 侯震，马国东，朱家驹，等. 肌筋膜松解技术对成人获得性平足症疼痛的治疗效果研究 [J]. 体育科技文献通报，2023，31（07）：252–255.

[5] 任雨柔. 筋膜松解手法联合常规针刺治疗非特异性腰痛的临床疗效观察 [D]. 云南中医药大学，2023.

[6] 杨威，吴美平，李光富，等. 内侧双通道关节镜下跖筋膜松解结合骨刺去除治疗顽固性跟痛症 20 例 [J]. 中国中医骨伤科杂志，2023，31（01）：69–72.

[7] 郭柱能，陈嘉怡，何锦安. 针刀筋膜松解技术治疗慢性劳损性腰痛的疗效分析 [J]. 中国现代药物应用，2021，15（05）：83–85.

第四章　上肢损伤康复——肩关节损伤

第一节　肩关节相关解剖

一　肩关节的骨性结构

肩关节骨性结构由肱骨和肩胛骨、锁骨共同构成，其中锁骨是通过胸锁关节、肩锁关节使上肢与躯干相连的唯一骨性结构，肩胛骨通过肩胛盂与肱骨头形成的盂肱关节与上臂相连。肩胛骨结构特殊，是肩关节复杂肌群结构的重要附着处。锁骨支撑肩胛骨使肩关节与胸廓保持一定距离，保证上肢的灵活运动，锁骨与肩峰形成肩锁关节。肱骨上段膨大形成球形的肱骨头，与相对浅、小的肩胛盂形成盂肱关节。肱骨上段有重要的表面标志，包括肱骨上段前、外侧的肱骨小结节和肱骨大结节以及两者之间的结节间沟，肱骨大、小结节是旋肱、肩关节外展、内收肌群的主要附着点，结节间沟内有肱二头肌长头腱通过，肱骨头及肱骨大小结节之间的解剖颈是肩关节囊远端的附着处，属于关节囊内结构，在X线平片上易与结节间沟混淆。

二　肩关节的组成

肩关节是人体活动度最大的关节，其稳定性仅由几个特殊结构来维持，主要是关节囊、中下关节韧带以及肌腱的包裹和固定。广义的肩关节由盂肱关节、第二肩关节、肩锁关节、喙突锁骨间连接、肩胛胸壁关节和胸锁关节6个关节所共同组成。这6个关节在结构上相互独立，在功能上相互协调，任何一个关节病变都会影响到整个肩部的活动功能。我们日常所指的肩关节是指狭义的肩关节，即盂肱关节。

(1) 盂肱关节：关节头大而关节盂小，关节灵活有余而稳定不足。保持盂肱关节稳定，需要合适的关节盂面积与肱骨头比例，当关节盂的垂直直径与肱骨头之比不小于0.75，横径不小于0.57，且关节盂、关节囊、肩袖完整，肩周肌群肌力正常时，盂肱关节就稳定。

(2) 第二肩关节：又称肩峰下结构，喙肩韧带呈三角形，底部起自喙突外缘，向外变细止于肩峰尖，喙肩韧带、肩峰、喙突排列形成穹窿状结构，肩峰下滑囊、冈上肌肌腱分别成为该关节的滑膜、关节内软骨板。

(3) 肩锁关节：由锁骨外端和肩峰内缘所组成的扁平关节，锁骨像一个吊杆，悬挂肩胛骨和上肢，肩锁关节有一定范围的前后滑动。

(4) 喙突锁骨间连接：喙锁韧带分为前外侧的斜方形部、后内侧的锥形部，共同防止肩胛骨内移，并与肩锁关节、喙肩韧带共同维持锁骨和肩胛骨的三角形框架结构，保证肩关节在远离躯干中线工作。

(5) 肩胛胸壁关节：肩胛骨与胸壁以负压吸贴，肩胛下肌与胸壁间存在负压间隙，前锯肌将其分为深、浅两部分，内有结缔组织和滑囊液。肩胛骨在胸壁上有 6 个方向的运动，即上提、下降、上旋、下旋、前伸、后缩。

(6) 胸锁关节：由胸骨柄、第一肋骨肌锁骨近端组成，它恰似一支架的支点，支撑上肢，在远离胸壁处运动，正常的胸锁关节有 40° 的外展活动，与肩锁关节的滑动，共同适应肩胛在胸壁上的外展 60° 的外展活动。

三 肩关节的结构特点

因肱骨头的面积远远大于关节盂的面积，且韧带薄弱、关节囊松弛，故肩肱关节是人体中运动范围最大、最灵活的关节。关节盂为一上窄下宽的长圆形凹面，向前下外倾斜，盂面上被覆一层中心薄、边缘厚的玻璃样软骨，盂缘被纤维软骨环即关节盂唇所围绕。关节盂唇加深关节盂凹，有保持关节稳定的功能。肩关节是个典型的多轴关节，它可以完成肩关节在多个方向上的活动（前屈、后伸、外展、内收、内旋和外旋)，并且可以完成有上述活动组成的复合运动、旋转运动，从而成为人体运动范围最大的关节。也正是因为这一特点，肩关节损伤的发病率较高，而且在中老年人中肩关节的关节炎也屡见不鲜。

四 肩关节的肌肉配布

参与肩关节运动的骨骼肌很多，主要有三角肌、冈上肌、冈下肌、大圆肌、肩胛下肌、肱二头肌、肱三头肌等。由冈上肌、冈下肌、小圆肌和肩胛下肌所组成的腱性组织为肩袖，以扁宽的腱膜牢固地附着于关节囊的外侧肱骨外科颈周缘，有悬吊肱骨、稳定肱骨头、协助三角肌外展、内外旋肩关节的功能。

(1) 三角肌：为肩关节外展最坚强有力的肌肉，起点广泛，远端以扁腱止于肱骨干的三角肌结节，其肌束分为前、中、后三部，分别起到内旋及屈曲（前部)、外展（中部)、外旋及伸展（后部）肩关节的作用。该肌覆盖了肩关节的大部区域，受腋神经支配。

(2) 冈上肌：起于冈上窝，向外行经喙肩弓之下，以扁阔之腱止于大结节顶部骨面，且与关节囊紧密结合形成肩袖的顶和肩峰下滑囊的底。肩峰撞击常造成冈上肌变性或撕裂，是肩袖诸肌中最常见发生损伤的部位。该肌接受肩胛上神经支配。

(3) 冈下肌：位于肩胛骨背面的冈下窝内，部分被三角肌和斜方肌遮盖，为三角形的扁肌，比冈上肌发达。起自冈下窝及冈下筋膜，肌纤维向外逐渐集中，经肩关节囊的后面，止于肱骨大结节和关节囊，即冈下肌腱下囊。此肌收缩时，可使肱骨外旋。该肌与小圆肌间之间隙，常作为关节镜后侧通道的入口。冈下肌受肩胛上神经支配。

(4) 小圆肌：为圆柱形的小肌，位于冈下肌的下方，大部分被三角肌所遮盖。起自肩胛骨外侧缘的上 2/3 背面，肌束向外移行为扁腱，止于肱骨大结节下部和肩关节囊，形成肩袖的后部，与肩关节囊的后方紧密附着不易分离，有外展肩关节的作用，受腋神经支配。

（5）肩胛下肌：起自肩胛骨的前面和肩胛下筋膜。此腱经肩关节囊前面，止于肱骨小结节、肱骨小结节嵴的上部及肩关节囊前壁。具有内旋肩关节的功能，与后方肩袖配对形成力偶，维持肱骨头的前后稳定性。该肌下缘有腋神经和旋肱前血管走行，是术中定位的重要解剖标志。受肩胛下神经支配。

（6）肱二头肌长头：该肌起于盂上结节及关节盂的后唇，向下越过肱骨头进入结节间沟，沟的前侧有肱骨横韧带防止此肌腱滑脱，此腱有悬吊肱骨头，同时具有防止肱骨头向外向上移位的作用，受肌皮神经支配。肩关节活动时，长头腱沿结节间沟上下滑动。肱二头肌腱鞘发炎时，由于肌腱腱鞘肿胀，外展及内外旋均受累，且活动时局部疼痛。

五　肩关节囊

肩关节囊薄而松弛，上、下两端分别附着于肩胛骨的关节盂和肱骨的解剖颈，关节囊的前部增厚形成带状的盂肱韧带，盂肱韧带分为盂肱上韧带、盂肱中韧带和盂肱下韧带三个部分，其中盂肱下韧带最大，最为重要，其前后束成领口状或“V”字形分别附着在前后关节盂缘形成关节的前、后盂唇，因而肩关节的盂唇结构实质上是盂肱韧带和关节囊附着于关节盂缘的纤维性组织，起到加深关节盂的作用。盂肱中韧带位于肱骨解剖颈的前方，肩胛下肌腱之后，是盂肱韧带中形态变异最大的部分。盂肱上韧带最为细小，与关节囊外的喙肱韧带关系密切。关节囊内结构还有肱二头肌长头，肩胛下肌腱上段，其中肱二头肌腱的腱鞘也是由关节内滑膜延伸而来的。

肩关节周围的滑囊结构是关节附近与关节腔相同的黏液小囊，是肌腱与骨面之间的润滑装置，包括肩胛下滑囊、肩峰下滑囊和三角肌下滑囊。肩胛下滑囊位于肩胛下肌腱与肩胛骨之间，肩峰下滑囊、三角肌下滑囊位于肩峰、喙肩韧带与旋转肌腱袖之间，并向外走行于冈上肌腱与冈下肌腱之间直至肩峰外层的三角肌下，形成旋转肌腱袖与喙肩弓之间的润滑装置。

六　肩袖间隙

肩袖间隙是冈上肌前缘与肩胛下肌上缘之间的区域，成因于喙突从冈上肌与肩胛下肌之间的肩袖结构中穿出，是肩袖最薄弱的部分。肩袖间隙中有盂肱上韧带和桥接于冈上肌腱与肩胛下肌腱之间的喙肱韧带。盂肱上韧带和喙肱韧带共同构成肱二头肌长头腱的滑车结构，是将肱二头肌长头腱固定在结节间沟内的重要装置。喙肱韧带是上臂外旋位时上下方向的稳定结构。肱骨外旋时喙肱韧带纤维伸展约束肱骨外旋，肱骨内旋则喙肱韧带缩短，阻止肱骨头脱位。对肩袖间隙及其穿行结构的整体解剖认识，对于理解盂肱关节疾病非常重要。

七 肩关节的稳定机制

肩关节是人体活动范围最大的关节，肱骨头关节面与关节盂关节面面积差异很大。保持肩关节的稳定性主要依靠肩关节的静态稳定机制和动态稳定机制来完成。静态稳定机制结构包括盂肱关节囊内负压作用、关节盂唇结构、盂肱韧带、肩袖间隙结构以及腋窝软组织。正常肩关节囊内总存在负压，且负压随盂肱关节相对位置和关节外负荷等因素而变化，关节囊内负压在上臂轻度上举时最小，极度上举时最大。盂唇扩大肩盂的面积，增加肩盂深度，盂唇可使关节盂面积从占肱骨头关节面面积的 1/4 增至 1/3，对肩关节稳定性有一定意义。喙肱韧带是上臂外旋位时肩关节上下方向的稳定结构。肩关节的动态稳定结构主要是肩袖和肱二头肌，肩袖肌肉肩胛下肌、冈上肌、冈下肌、小圆肌从前、上、下三个方向上成为肩关节稳定性的重要保障。肩袖肌肉的主动收缩对肩关节的稳定性有重要作用，肱二头肌长、短头肌腱共同起到保持肩关节前方稳定的作用。肩关节的动态稳定结构和静态稳定结构之间关系密切，共同作用，以保证肩关节最大范围的活动度。在肩关节静态稳定机制中，喙肱韧带和盂肱韧带的作用最为重要，也最易退变、受损。理解肩关节稳定结构作用机制有助于分析肩关节病变机理。

第二节　肩关节脱位

对于盂肱（肩）关节脱位的认识及了解可以追溯到大约 3000 年前，拉美西斯二世坟墓的壁画上描述了肩关节脱位的闭合复位。古希腊文明时期，希波克拉底清楚地描述了盂肱关节脱位，推荐了闭合复位方法，并讨论了反复脱位的手术治疗[1]。关节的活动度是以牺牲骨关节的稳定性为代价的。盂肱关节为活动度大且易脱位的关节。习惯上将肱盂关节脱位称为肩关节脱位。86% 的肩关节脱位是盂肱关节脱位。肩关节的稳定性取决于肩关节盂唇、盂肱韧带、肩袖的各自的静态及动态软组织的限制。

一 病因与致病机制

（一）前脱位

1. 损伤机制

急性初发前脱位多见于运动损伤或跌倒。损伤的类型具有年龄依赖性，年轻病例中运动损伤常见，老年病例常由跌倒所致。多数脱位是由间接机制诱发的，前脱位通常发生于不同角度的外展、伸直、外旋力作用于上肢，有时发生于对肩关节的直接暴力。

复发性前脱位时，肩关节盂唇和前侧关节囊从关节盂前缘分离至关重要。MRI 有高度精确性。关节镜下可见前关节唇撕裂、盂肱关节韧带功能不全、完全的肩袖撕裂。其中关节囊撕裂不伴关节唇撕裂，损伤是稳定的；肩关节囊撕裂，部分盂唇分离，损伤轻度不稳；关节囊撕裂伴盂唇分离，损伤非常不稳定。

盂肱下韧带的前束是最重要的前下脱位和不稳的限制韧带，关节囊延长是前下不稳的原因，而关节唇分离并不能导致盂肱关节脱位。肱骨头缺陷或 Hill-Sache 损伤通常是复发脱位的潜在因素。

2. 伴随损伤及并发症

骨折、肩袖撕裂、神经血管损伤在老年患者中多见。

（1）骨折：最常见的是肱骨大结节及关节盂骨折，肱骨头的压缩骨折、喙突骨折则较为少见。

1）肱骨大结节骨折：肱骨大结节骨折及肩袖撕裂反映了前脱位的后部发生机制。多发生于老年患者，10% ~ 33% 并发盂肱关节脱位。闭合复位通常将肱骨大结节回复至解剖位置。复位后，肩关节用悬吊制动，2 周后做钟摆运动及被动外旋运动。6 周后做主动运动及使用肩胛带，以使骨折充分愈合，避免大结节移位。复发脱位不发生于盂肱关节脱位伴肱骨大结节撕脱性骨折。

2）关节盂缘骨折：盂肱关节初发性前脱位中，5% 的病例可有关节盂缘骨折，常见的是小的边缘撕脱骨折，相较于大块骨折临床症状不明显。关节盂缘大块骨折常源于肩关节侧缘的直接暴力损伤，是肱骨头撞向关节盂所致，通常发生于年轻人，而相同创伤在老年人常引起肱骨近端骨折。骨折累及关节盂前下方，且破坏了前下唇及下盂肱韧带的稳定功能。关节盂缘骨折移位者，有导致复发性脱位的倾向。这是因为骨折块带着连接关节囊及关节唇的软组织，其移位破坏了盂肱的匹配性。大块骨折的畸形愈合能产生明显的盂肱关节不匹配，导致创伤性关节炎。前盂肱关节骨折伴明显移位是切开复位内固定的指征。

3）喙突骨折：盂肱关节前脱位伴喙突骨折损伤可能为肱骨头直接撞击喙突或喙突肌的强力收缩所致。移位的程度可以通过 CT 估计。

（2）肩袖撕裂：肩袖撕裂同初发的盂肱关节脱位联系反映与年龄相关的退变及肩袖肌腱的减弱。关节盂唇的附着强度在十几岁时增加并保持至老。盂肱关节前脱位在年轻患者往往引起盂肱韧带在肩盂的附着处破裂。老年患者肩袖肌腱是薄弱的结构，老年患者旋转肩袖的撕裂很常见，63% 的超过 50 岁的患者中有完全的肩袖撕裂。

上肢主动上举障碍合并外旋力弱者，须高度怀疑广泛的肩袖撕裂；外旋减弱和外旋迟缓征是大的肩袖撕裂的标志。肩胛下肌断裂的临床体征检查包括升举及肌腹按压手法。早期修复大的肩袖撕裂比晚期形成瘢痕后再修复的更容易、效果更好。早期手术最合适的人选是生理功能相对年轻伴有外旋力弱及肩胛下肌断裂的患者。MRI 能精确反映损伤的范围，包括裂口的大小、肌腱牵拉的程度、肩胛下肌及二头肌是否受损，并能用来评估肌肉组织的质量。许多患者非手术治疗效果很好，非手术治疗的预后由相关的病理、患者的功能要求以及参与修复治疗的能力决定。最显著的长期问题是肌力弱而不是疼痛。

肩胛下肌及肱二头肌的肌腱完整性对于肩袖有缺陷的肩关节功能至关重要，丧失正常的肱二头肌的轮廓及体积说明肱二头肌长头腱断裂或脱位。肩胛下肌和前关节囊的破裂能导致反复的前脱位。

腋神经损伤可与肩袖撕裂混淆。甚至在三角肌肌力弱或麻痹时，肩袖撕裂也必须考虑。肩关节脱位、肩袖损伤、腋神经损伤称为不幸的三联征。

对于老年体弱者、活动度差及可能欠合作的患者，推荐早期积极修复。对于这些患者的重建术只要条件允许，即可进行。年轻患者有时非手术治疗也能获得满意的效果。仔细注意修复非常重要，若功能能改善手术干预应及时。急性肩关节损伤的延迟修复预后比早期修复差。延迟修复手术难以使瘢痕和收缩的肌腱活动起来，尽管力量和活动度不能完全恢复，但疼痛通常能得到缓解。

(3) 神经血管损伤。

1）神经损伤：臂丛神经及上肢周围神经的解剖位置使这些结构在盂肱关节脱位时容易受损。臂丛神经及腋神经损伤最常见。

腋神经分布于肩关节前后。当它从臂丛神经后束分出时穿四边孔支配三角肌，非常容易受损伤。腋神经受损伤的潜在机制是盂肱关节脱位及试图复位的结果。外展上肢和肱骨头下移位使神经紧张。外展时，腋神经也可撞击于拉紧的肱二头肌长头腱。肩关节复位时牵拉及内旋尤为危险。内旋时，缠绕在肱骨近端的腋神经的紧张度会提高。外旋时，腋神经得到放松。

2）血管损伤：尽管血管损伤极少同肩关节脱位一同发生，但若没被发现，将是一个巨大的隐患，甚至可能需要截肢。必须强调早期发现血管损伤的重要性。由于老年患者常伴有动脉粥样硬化，因而血管损伤更为常见。

（二）后脱位

盂肱关节后脱位及不稳临床较为少见，占肩关节脱位的 2%。后脱位经常漏诊，导致治疗上的延迟及持久的功能障碍。

后脱位通常发生于内收、轴向负重或肩关节前部的直接暴力；也可因癫痫发作或触电致肌肉剧烈收缩时发生。后脱位可以是肩峰下、盂下、肩胛冈下。肩峰下后脱位最常见，多数后脱位关节盂唇后缘同肱骨头关节面的前缘交锁，这种解剖学位置产生关节部分的前压缩性骨折，称 Hill-Sachs 损伤。体格检查可见肩关节后突出。肩关节前部凹陷、喙突突出、肩关节上举受限，不能外旋上肢，手掌不能旋向上。双侧受累的可能性要考虑，尤其是有癫痫及触电史的患者。诊断可由腋侧位片或相似的投照得到确诊，如果这个角度难以观察，可用 CT 扫描。慢性病例中，活动受限及功能障碍为患者就诊的主要原因。后脱位通常被当作肩周炎治疗而疗效不显著，经常有轻微的疼痛。

二 诊断

（一）症状

患者有上肢外展外旋或后伸着地受伤病史，肩部疼痛、肿胀、肩关节活动受限。患者有用健侧手托住患肢前臂、头向患侧倾斜的特殊姿势，应考虑有肩关节脱位的可能。

（二）体征

检查时可发现患肩呈方肩畸形，肩胛盂处有空虚感，上肢有弹性固定。患者极度外展，不能贴近胸壁，若患侧肘部贴于胸壁时，手掌不能同时接触健侧肩部，或手掌搭在健侧肩部时，手肘无法贴近胸部，即搭肩试验（Dugas 征）阳性，见图 4-1、图 4-2。

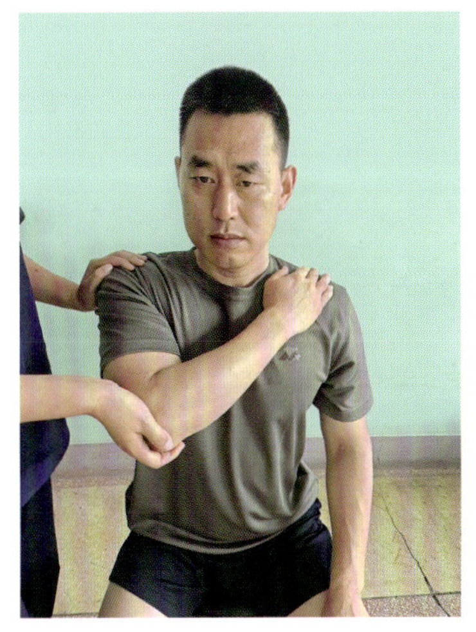

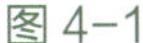

图 4-1

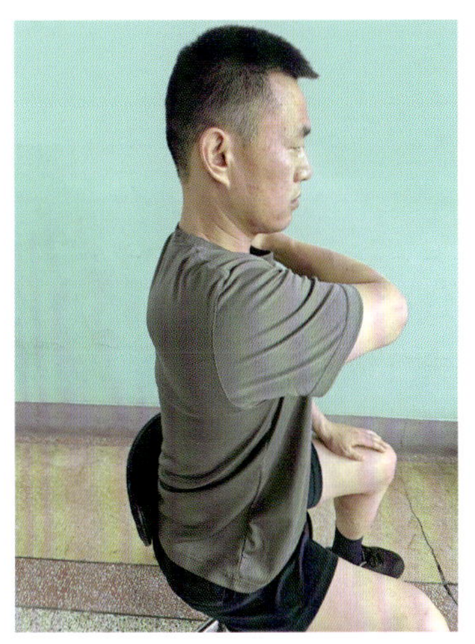

图 4-2

（三）辅助检查

X 线正位、侧位片及穿胸位片可明确脱位类型、移位方向及有无合并骨折。对怀疑有肱骨头骨折者可行 CT 扫描及 MRI 检查，CT、MRI 能准确显示肩关节损伤。应注意有无并发症，肩关节脱位病例中 30% ～40% 合并肱骨大结节骨折，也可发生肱骨外科颈骨折，或肱骨头压缩骨折。肱二头肌长头腱可向后滑脱，造成关节复位障碍。腋神经或臂丛神经内侧束可被肱骨头压迫或牵拉，引起神经功能障碍，也可以损伤腋动脉。

（四）诊断标准

（1）患者有上肢外展外旋或后伸着地受伤病史。

（2）肩部疼痛、肿胀、肩关节活动受限。

（3）搭肩试验阳性。

（4）X 线检查可明确诊断。

三　治疗

（一）前脱位常用的闭合复位治疗方法 [2]

（1）牵引加反牵引法，患者仰卧位，胸廓用布带做反牵引。上肢朝畸形的方向小心牵引，轻度旋转上肢能帮助肱骨头脱离关节盂。

（2）Stimson 法，是髋关节脱位复位的演变。患者俯卧位，上肢下垂。推荐 10 磅（lb，1lb=0.454 kg）重量的牵引。通常要求在放松状态下进行。

（3）Milch 法，是相对无创伤的，成功率高，患者耐受性好。患者俯卧位复位，术者的右手放置于脱位的右侧腋位，术者左手抓住患者的手，患者的上肢轻轻外展，压迫肱骨头。当上肢充分外展时，外旋上肢，柔和地牵拉，使肱骨头复位。

（二）后脱位治疗

急性损伤性后脱位多伴相关骨折多采用局麻下复位及开放复位治疗。

（三）固定方法

（1）整复成功后，立即用颈腕吊带或三角巾将伤肢悬于胸前，禁止外展、外旋活动。

（2）患肩外敷活血化瘀中药或药酒棉垫后，用背带将患侧上臂固定于胸壁。时间一般为 3 周，鼓励患者做耸肩及腕、指关节活动。

四 非手术康复治疗

康复评定

（1）关节活动度评估：肩关节各个方向及肩胛平面的 ROM 训练（AROM 和 PROM）；坐位、卧位测量，注意有无疼痛、僵硬；是否存在多个关节过度活动。

（2）肌力评估：MMT 评估肩关节动态稳定结构中肌力，尤其是外展和旋袖肌群的肌力，应区分疼痛还是解剖病例变化所致的肌力减退。

（3）松弛程度：可根据移位程度用 Hawkins 分级评估。

（4）感觉评估：存在神经损伤，则应评估温度觉和轻触觉、本体感觉。

（5）疼痛评估：评估静息和活动时的疼痛程度、性质以及激惹性。

（6）功能性评估：美国肩与肘协会评分系统（ASES）、美国加州大学肩关节评分（UCLA）、牛津大学肩关节不稳评分（OSIS）等评分系统。

（7）日常生活能力评定：常采用改良 Barthel 指数评定量表评定日常生活能力。

五 手术后康复治疗

当患者保守治疗失败，仍存在疼痛和复发性肩关节不稳时，通常需要采取手术。手术方式取决于患者的年龄、损伤的机制和当前肩关节不稳的类型。无论采用何种手术方式，患者一定要对手术做好心理准备，术后一般都需要一个很长的康复治疗期。

（一）早期阶段（0~6 周）

（1）目标：严格保护，保证组织的修复；防止制动的不良影响；促进关节的动态稳定性和本体感觉；减轻疼痛和炎症。

（2）0~2 周：

1）白天悬吊 0~2 周，在 4 周内睡眠时要固定。

2）肘 / 手的活动度、手的抓握训练。

3）PROM 和轻柔的 AROM 训练：1 周时屈曲至 70°，2 周时屈曲至 90°；在上肢外展 30°的外旋 / 内旋训练；外旋达 5°～10°；内旋达到 45°。注意：不是主动的外旋、伸展、外展。

4）肩关节周围肌肉组织的最大等长收缩训练。

5）针对外旋 / 内旋的节律性稳定训练。

6）本体感觉训练。

7）有适应证的冷疗、物理治疗。

（3）3～4 周：

白天停止使用吊带，但是睡眠时继续固定。注意：除非医师另行说明，否则 4 周时都要停止使用吊带。

1）继续轻柔的 ROM 训练（PROM 和 AAROM）：屈曲至 90°、外展至 90°。

2）肩胛骨平面外展 45°位的外旋 / 内旋：肩胛骨平面的外旋 15°～20°；肩胛骨平面的内旋，55°～60°。注意：训练进度要依据对患者的评估情况，不要做过度的外旋、伸展或者抬高。

3）继续等长训练和节律性稳定。

4）核心稳定计划。

5）开展肩胛周围力量训练。

6）继续使用冷疗。

（4）5～6 周：

1）逐渐地改善 ROM：屈曲至 145°；外展 45°位，外旋至 55°～50°；外展 45°位，内旋至 55°～60°。

2）可能要开始牵伸训练。

3）开始弹力管训练外旋 / 内旋（手臂位于体侧）。

4）肩胛周围肌力训练。

5）本体感觉神经肌肉徒手抗阻训练。注意：一般来讲，所有的训练开始是 1 组，10 次 / 组；然后可以每天增加 1 组，如能耐受则可增加到 3 组，10 次 / 组。

（二）中间阶段（7～14 周）

（1）目标：逐渐恢复完全活动范围；保持手术修复部位的完整性；恢复肌肉力量和肌肉平衡；增强神经肌肉的控制。

（2）7～9 周：

1）逐渐增加 ROM：屈曲至 160°；外展 90°位开始进行外旋 / 内旋；第 7 周时外展 90°位，外旋至 70°～80°；第 8～9 周时外展 90°位，外旋至 90°；外展 90°位，内旋至 70°～75°。

2）继续等张力量训练计划。

3）继续神经肌肉本体感觉促进技术力量训练。

（3）10～14 周：

1）可以轻柔地进行较大强度的力量训练。

2）增加等张力量训练。

3）继续所有的牵伸训练。

4）活动度进阶至功能性需求的程度（如需要进行过度运动的运动员）。

5）进展至等张力量训练（轻度且有限的活动度范围内训练）。

（三）最小保护阶段（15～20周）

（1）目标：维持完全关节活动范围；改善肌肉力量、做功和耐力；逐渐开始功能性活动。

（2）15～18周：

1）继续所有的牵伸训练（关节囊的牵伸，包括卧位牵伸训练）。

2）继续力量训练：投手10步训练项目或者基本训练；本体感觉神经肌肉徒手抗阻训练；耐力训练；限制性的体育活动（低强度的游泳、半幅度的高尔夫球挥杆）。

（3）16～18周：

开始进行间断性的运动项目训练。

（4）18～20周：

1）继续进行之前的所有训练。

2）进展为间断性的运动训练计划（投掷等）。

（四）高阶力量训练阶段（21周后）

（1）目标：增强肌肉力量、做功和耐力；进阶的功能性活动；维持肩关节的活动性；在7～9个月时逐渐回归体育项目。

（2）21～24周：

1）继续灵活性训练。

2）继续等张力量训练计划。

3）神经肌肉控制训练。

4）肌肉超等长训练。

5）进阶的间断性运动计划。

6）继续牵伸和力量计划。

7）当患者达到完全功能性活动范围及满意的力量和稳定性后，逐渐进阶运动活动。

第三节　肩关节周围炎

肩关节周围炎（肩周炎）是肩关节周围肌肉、肌腱、滑液囊及关节囊的慢性损伤性炎症。由于肩关节内、外粘连，以肩部疼痛、功能活动受限为临床特征。1875年，Duplay首次提出“肩关节周围炎”的概念，Codman在1934年总结提出“冻结肩”（Frozen shoulders)。1945 年，Neviaser 将肩周炎命名为“粘连性关节囊炎”（adhesive capsulitis）。因肩关节活动受限似凝结，故称“肩凝症”，同时还有其他俗称如“五十肩”“漏肩风”[3-4]。

一 病因与致病机制

肩周炎可分为原发性肩周炎和继发性肩周炎。原发性肩周炎又称特发性肩周炎，原因不明，有学者认为与甲状腺疾病、高血脂等其他系统性疾病相关。继发性肩周炎主要发生在手术后、创伤恢复后或者其他肩部疾病如肩袖损伤后。甲状腺疾病、糖尿病、痛风、脑卒中、神经外科手术、心脏病等均为肩周炎发病的危险因素[5]。

临床上冈上肌肌腱炎、肱二头肌肌腱炎、肩峰下滑液囊炎、创伤、疾病等可造成肩部长期固定不动、慢性劳损、感受风寒湿邪等，从而继发引起肩关节周围炎。组织学证实关节囊上、下部关节囊炎、肩袖间隙韧带炎、肩胛下肌腱及肱二头肌腱炎、肩关节周围滑囊炎（尤其是肩胛下滑囊）是肩周炎的主要病理表现。

肩周炎的发病机制多数学者认为与肩关节囊的慢性炎症、水肿、出血以及纤维化导致关节囊发生黏液样变性、肩关节腔容量缩小、肩关节囊挛缩、肩关节活动受限和疼痛产生相关。由于肿瘤坏死因子、白细胞介素 -1、转化生长因子等介导的炎性充血、渗出和成纤维细胞向肌成纤维细胞转变，纤维组织发生增生、粘连，从而引起关节间隙变小、狭窄的过程。有研究通过对大量肩周炎患者 MRI 检查发现，肩周炎关节腔容积 ≤ 10 mL，正常人关节腔容积在 15 ~ 18 mL，同时可见喙肱韧带和旋转间隙处关节囊明显增厚，脂肪三角完全消失。

负重外展外旋位（ABER）肩袖与关节盂的距离显著减小，表明在外展外旋位时为了维持肩关节的稳定肩袖处于紧张状态。现代人的许多工作体位均需要保持肩关节的长期外展外旋位，如伏案工作者、电脑操作者等，在小幅活动的 ABER 状态肩关节的静态稳定机制发挥重要作用，肩袖间隙结构的喙肱韧带和盂肱上韧带长期处于紧张状态，易发生劳损、退变，这可能是肩周炎发病年龄逐步下降的原因。

ISAKOS 委员会将导致肩周炎的因素归纳为四大类[6]：①关节内病变；②关节囊挛缩制动；③关节外相关组织问题；④神经异常。

二 肩周炎分期

（一）粘连前期

持续时间 0 ~ 3 个月，在肩关节活动范围内疼痛剧烈，休息时疼痛，夜间疼痛明显，睡眠受到影响。肩关节前屈、外展、内外旋受限，在麻醉情况下检查肩关节活动范围正常或较少损失。关节镜检查：弥漫性盂肱关节囊滑囊炎，无粘连。在早期临床诊断中常备怀疑为肩峰下撞击。由于没有明显的 ROM 的受限或者受限较小，在无肩袖损伤的情况下出现肩关节外旋范围减少是出现粘连的标志。

（二）渐冻期

持续时间 4 ~ 9 个月，由于疼痛导致的活动度渐进性减少，并有显著的前屈、外展、内旋、外旋活动障碍，夜间痛严重。关节镜检查：弥漫性的滑膜炎，伴有周围血管生成及滑膜下瘢痕的肥大增生，且在麻醉状态下出现部分关节活动度的丢失。

（三）冻结期

持续时间 10 ~ 15 个月，疼痛减轻，肩关节活动明显受限，肩关节主、被动活动范围明显受限。关节镜检查：没有血管增生，只有纤维增生的滑膜炎，关节囊增厚和关节腔容量减少，关节囊和韧带纤维化导致腋隐窝消失，麻醉下 ROM 严重受限。

（四）解冻期

持续时间 16 ~ 24 个月，疼痛开始消退，但在症状出现后的 16 ~ 24 个月内有明显的僵硬。这一阶段通常会进展到疼痛消失，但是即使在麻醉下检查，运动限制可能持续不变。肩关节活动逐渐提高，逐步恢复。关节镜检查显示关节囊韧带纤维化粘连，关节滑液减少。

三 诊断

（一）症状

（1）疼痛：肩部疼痛多呈弥散性，可向颈、背、臂、手放散，夜间肩部活动时疼痛加重。

（2）活动受限：表现为穿衣、梳头、系裤带、摸背等日常生活活动困难。

（二）体征

（1）关节活动功能障碍：表现为肩关节各向的主动、被动活动范围减少，通常以前屈上举、外展、外旋、后伸及后伸内旋屈肘活动的受限为著。

（2）肌肉痉挛：可触及斜方肌、菱形肌、提肩胛肌等的痉挛及压痛。

（3）压痛：局部压痛点在肩峰下滑液囊、肱二头肌长头腱、喙突、冈上肌附着点等处。肩关节周围炎也常见于肩部广泛压痛而无局限性压痛的病例。

（4）肌肉萎缩肌力减弱：在后期，肩周肌肉萎缩以肱二头肌、三角肌表现为著。

（三）辅助检查

X 线和 CT 检查可发现骨质增生、韧带或肌腱钙化、关节间隙变窄等，并除外骨折。临床常用 MRI 发现软组织炎症、滑囊或关节腔积液以及排除肩袖撕裂等肌骨超声可动态观察肩关节肌肉、韧带、关节囊和血管状况。观察肩关节常取坐位，根据目标结构的不同调整上肢为外展、外旋、内旋位。

四 治疗

目前肩关节周围炎首选物理治疗，其主要目的是缓解疼痛，减少肩关节活动受限的程度以及恢复肩关节的活动度。

（一）粘连前期

1. 症状

以剧烈疼痛为主。

2. 目的

缓解疼痛和不适，恢复运动。

3. 目标

控制活动度的减少，在可接受范围内进行 ROM 训练，活动范围不受限，但需预防损伤。

4. 方法

药物止痛、关节皮质类固醇注射结合物理因子治疗，做关节活动训练和功能训练。

（1）物理因子治疗：冰敷、超声治疗、经皮神经电刺激疗法等。在治疗前进行温湿热敷，治疗结束后进行冰敷。

（2）关节活动度训练：

1）被动 ROM 训练：在无痛或可忍受疼痛范围内（VAS ≤ 3 分）对患者进行被动关节活动度的训练，包括前屈、内外位外旋、外展位外旋及水平内收。

2）主动 - 辅助、主动 ROM 训练：①利用 T 形棒做内外旋动作，见图 4–3、图 4–4；②爬墙运动：患者站立，患者面向墙，手指逐渐向上爬行，可用健侧手辅助做前屈、外展运动，直至疼痛不能再向上为止，见图 4–5；③后伸训练：患者平行站立于门框内，患侧肩关节后伸握住门框，同时健侧腿向前迈一步呈弓箭步降低身体重心，以此进行后伸的训练，见图 4–6。

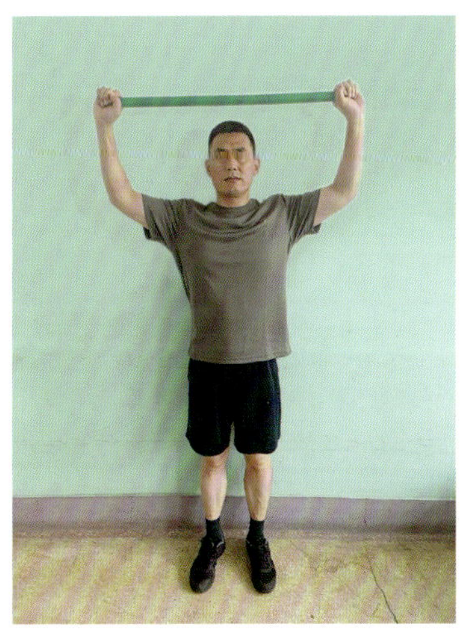

图 4–3

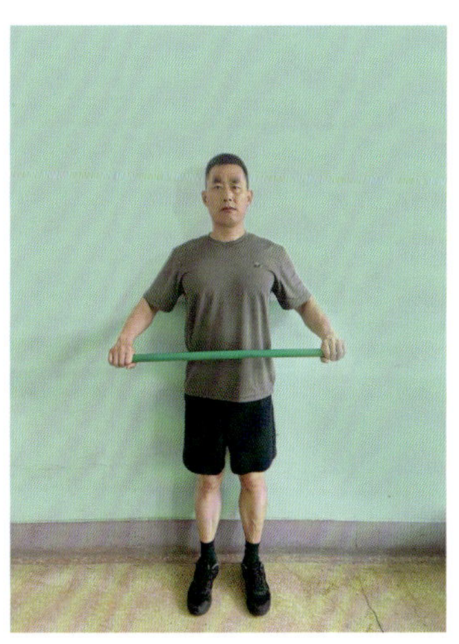

图 4–4

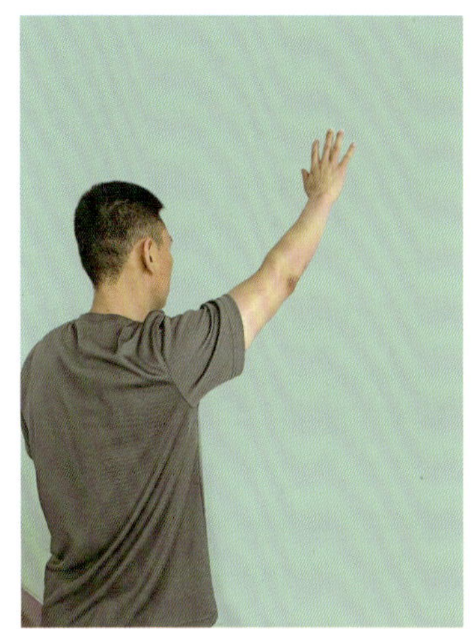

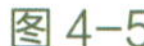

图 4-5

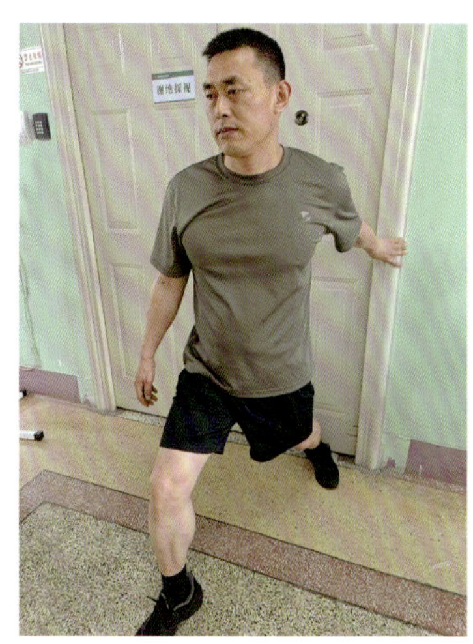

图 4-6

(3) 关节松动术治疗：

采用Ⅰ、Ⅱ级手法，在关节附属活动的起始端到中点范围内进行。以缓解疼痛为目的，治疗应在无痛或可忍受疼痛范围内（VAS ≤ 3 分）进行。

(4) 肌力训练：根据疼痛情况而定，适当进行肩袖肌群及肩周围其他肌群（三角肌、斜方肌、前锯肌等）训练。

(5) 家庭训练：用以巩固治疗效果，限制组织的炎症和疼痛，例如钟摆运动：弯腰至上身与地面平行，手臂自然下垂。首先是前后方向的摆动，待适应基本无痛后再增加左右侧向的摆动，见图 4-7、图 4-8。疼痛明显时在健侧手的保护下摆动手臂。随病情好转逐渐增大运动幅度，此外 AROM、AAROM 均可在家庭中进行。家庭训练计划应该从一开始就执行，且在关节活动度末端维持 3 ~ 5 s，患者应该每天做 3 ~ 5 次练习。

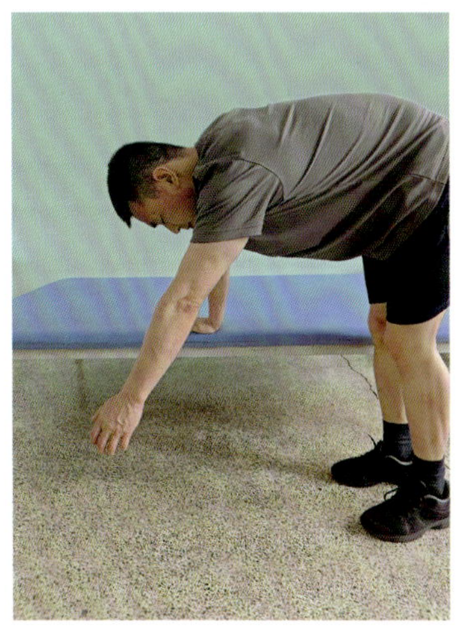

图 4-7

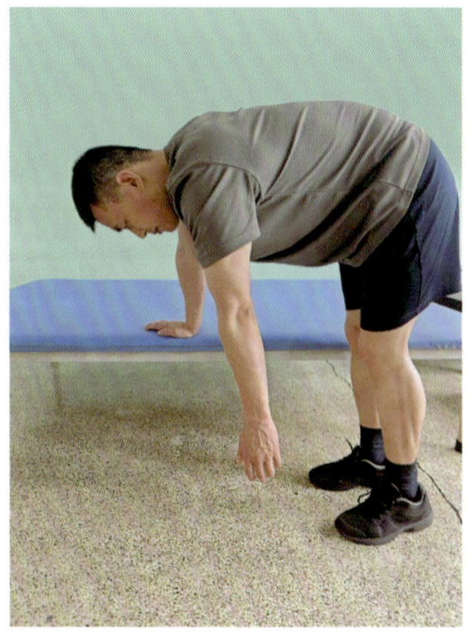

图 4-8

（二）渐冻期

1. 症状

以疼痛为主，肌肉痉挛。

2. 目的

减少疼痛和不适，减少痉挛，改善肩部运动，提高肩袖和肩胛稳定结构的强度和耐力。

3. 目标

ROM 前屈可达 140°，外旋可达 45°，内旋可达 T12 棘突。

4. 方法

（1）物理因子治疗：冰敷、超声治疗、经皮神经电刺激、干扰电治疗。在治疗前进行温湿热敷疗法，在治疗末进行冰敷。

（2）关节活动度的训练：包括被动、主动 – 辅助和主动关节活动度训练（同上一阶段）。除上述外，让患者坐于治疗床上，患侧肩外展 30°抓住治疗床边缘，身体向健侧倾斜，以牵拉患者肱骨，使肱骨向足侧滑动。进行全方位的肩关节周围软组织牵伸治疗，以保持软组织的延展性，维持正常的关节活动范围。

（3）肌力训练：此阶段重点是肩袖肌群肌力训练，每周 3 次，每次 8 ~ 12 次，重复 3 组。

1）等长收缩训练：站立于墙边，患手抵住墙壁做外展或外旋动作，训练过程中发力要循序渐进，注意控制疼痛的程度，见图 4–9。

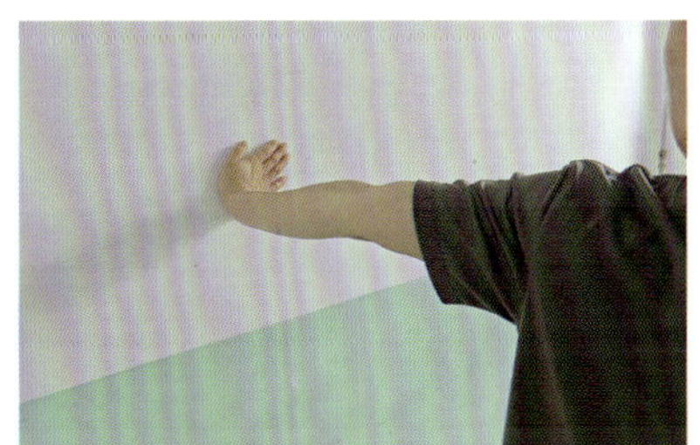

图 4–9

2）等张收缩训练：起始位置在中立位，屈肘 90°，弹力带一端固定，患侧手抓住弹力带另一端，做内、外旋动作。在疼痛可忍受范围内，内外旋角度均应大于 45°。（图 4–10、图 4–11）

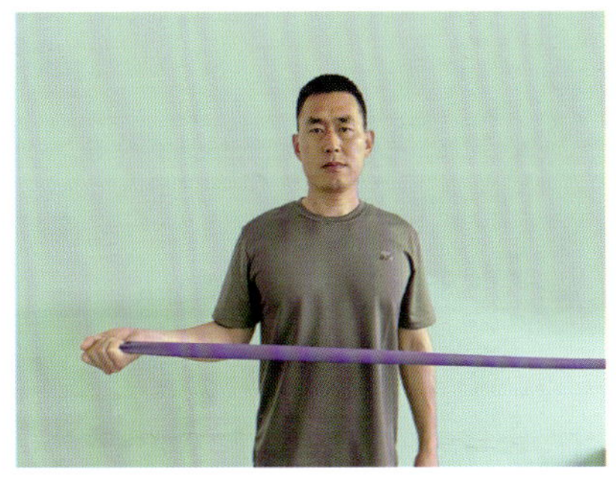

图 4–10

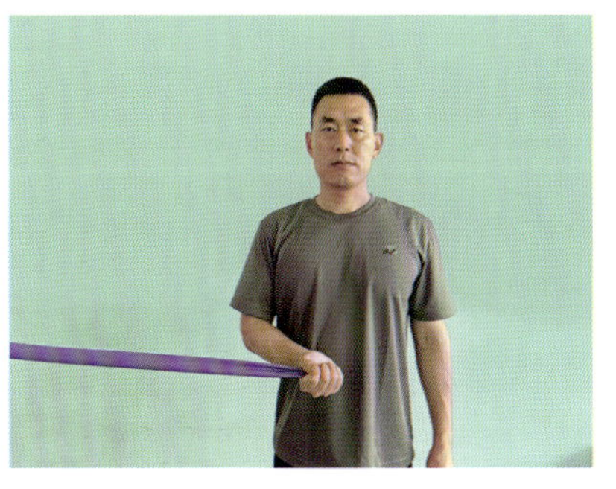

图 4–11

3）哑铃训练：用轻重量哑铃进行内、外旋肌力训练。患者仰卧于治疗床上，肩关节轻度前伸，分别在健、患侧卧位下进行外旋、内旋肌力训练。训练过程中不产生明显疼痛，尽量增大内外旋角度。（图 4–12、图 4–13）

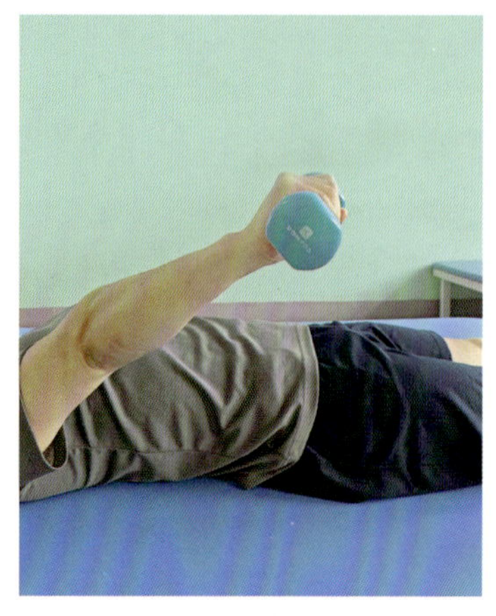

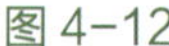

图 4–12

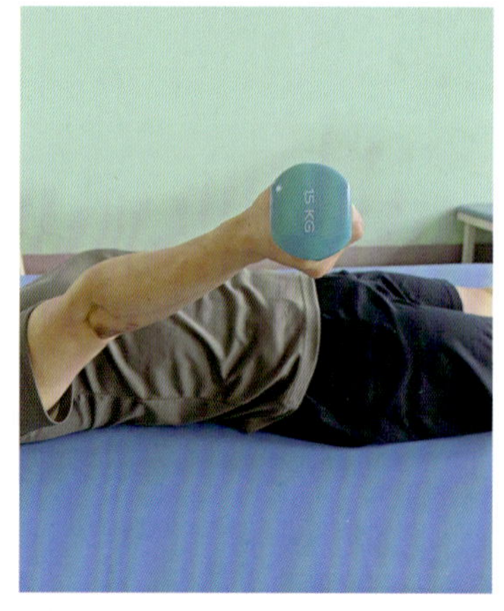

图 4–13

（4）关节松动术治疗：采用中等强度的手法治疗，在超过附属性运动 50% 以上的范围内进行松动。松动的幅度和时间应持续到组织抵抗，进行适度的关节囊牵伸手法（长轴牵引和分离牵引），避免关节囊挛缩。在不产生明显疼痛的情况下，还应进行肌肉等其他软组织牵伸，将牵伸的强度和持续时间持续至产生组织抵抗。

（5）家庭训练：在家庭训练活动过程中，教育患者在不产生明显疼痛的情况下获得运动和功能进步。包括 AROM 和 AAROM 均可在家庭中进行。继续进行钟摆动作，活动角度要根据实际情况而定。此外，还可以让患者仰卧位，双侧上臂垂直床面，肘屈曲 90°，支撑起上身使肩抬离床面，使肱骨由后向前滑动。

（三）冻结期

1. 症状

剧烈疼痛已减轻，关节挛缩功能障碍加重。

2. 目的

减轻疼痛，防止关节挛缩加重，增加肩关节的活动度。

3. 方法

（1）物理因子治疗：热疗、电刺激、超声治疗。

（2）关节活动度的训练：依然遵循幅度由小到大、循序渐进（控制疼痛）的原则。应继续进行肩关节外展、外旋、后伸、前屈、内旋运动以及全方位的牵伸。其他训练方法：利用滑轮系统进行训练。双手分别握住两个滑轮拉环，健侧上肢向下用力带动患肢上举以锻炼患肩外展、上举功能，还可以患肩内旋，患侧手反转握环，健侧用力向下带动患臂于内旋位外展，锻炼内旋、外展功能。训练活动范围从小到大，循序渐进。每个动作 10 次，每次 15 min。

（3）关节松动术：僵硬期疼痛明显时采用Ⅱ、Ⅲ级手法（VAS ≤ 3 分），疼痛不明显时采用Ⅳ级手法。分别做盂肱关节的分离，长轴牵引，向头侧滑动，向足侧滑动，前后向滑动，外展摆动，侧方滑动，水平内收摆动，后前向转动，内旋摆动及肩胛骨松动等。每次 20 min，每天进行 1 次。

（4）动态关节松动术：

1）改善外旋角度：患者体位：仰卧位，患侧肩胛下垫毛巾卷，中立位屈肘 90°，双手分别握住木杖两端。治疗师体位：面对患者站在健侧，双手向下加压患者盂肱关节，使其产生向后的活动，指导患者用木杖将患侧肩关节活动到外旋范围末。动作维持 10 s，重复 5 ~ 10 次。在训练过程中患侧肘一定要靠在体侧，并且要确保操作在无痛范围内进行。（图 4–14）

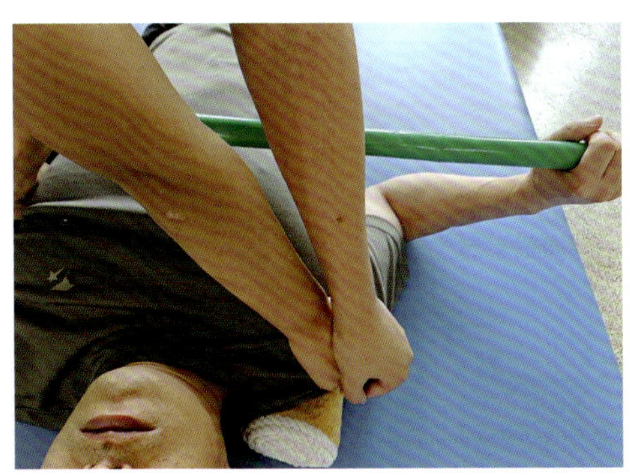

图 4–14

2）改善内旋活动：患者体位：站立位，在背后用健手抓住毛巾上端，患手达到内旋无痛最大活动范围时抓住毛巾下端；治疗师体位：面对患者患侧站立，一手置于患者患侧腋下抓住肱骨近端，稳定肩胛骨，另一只手置于肘窝。治疗师腹部抵住患者肘关节防止外展。当患者健手拉患手时，治疗师下拉肱骨使其向下滑动。整个治疗过程在无痛范围进行。（见图 4–15）

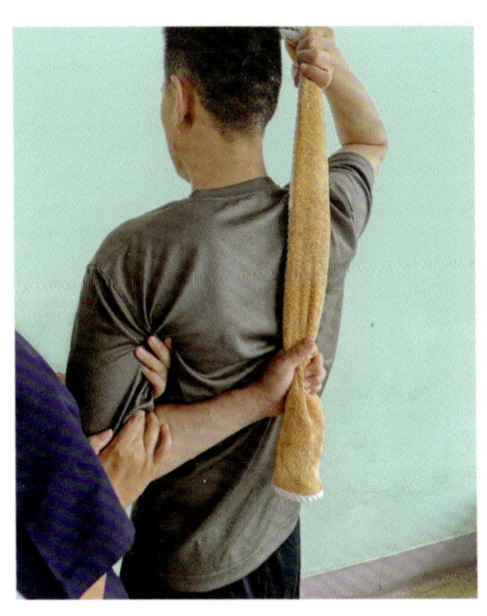

图 4–15

（5）肌力训练：继续进行肩袖肌力训练外，还应进行肩胛稳定强化训练。

1）双侧肩胛稳定强化训练：利用瑞士球进行肩胛骨前伸的训练，卧位将瑞士球放在大腿下面，双手伸直支撑身体，做肩胛骨后缩、前伸动作，训练前锯肌。可随着能力的提高逐渐将瑞士球向小腿方向移动来增加训练难度。（图 4–16）

2）单侧肩胛稳定强化训练：准备动作与双侧肩胛稳定训练相同。在维持好身体姿态前提下，将健侧手臂前伸，让患侧肩胛骨（前锯肌）承受更多负重来进行强化训练。（图 4–17）

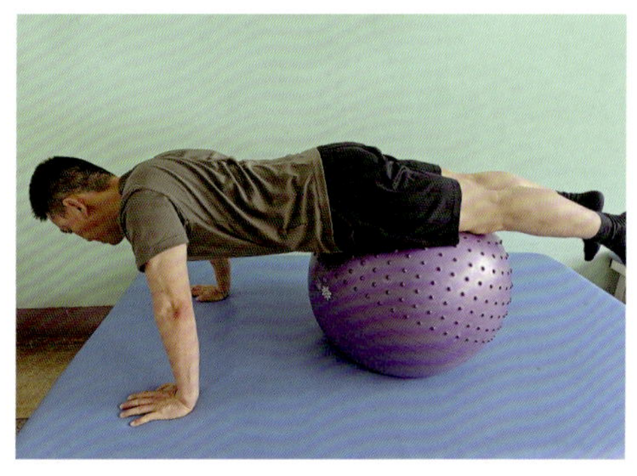

图 4–16

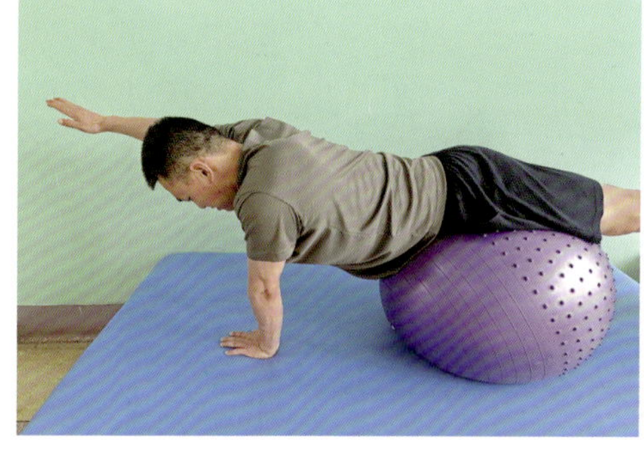

图 4–17

3）哑铃训练（背阔肌、斜方肌、菱形肌）：患者俯卧，手持哑铃分别做前屈、水平外展和后伸动作，并在动作末端保持 5 ~ 10 s，加强肩胛区运动控制训练，见图 4–18 ~ 图 4–20。

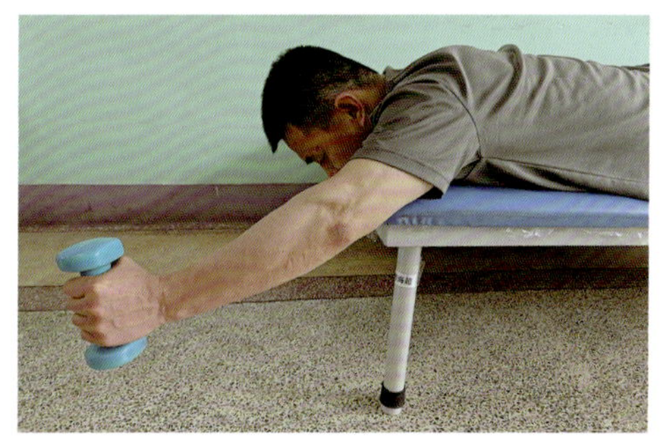

图 4–18

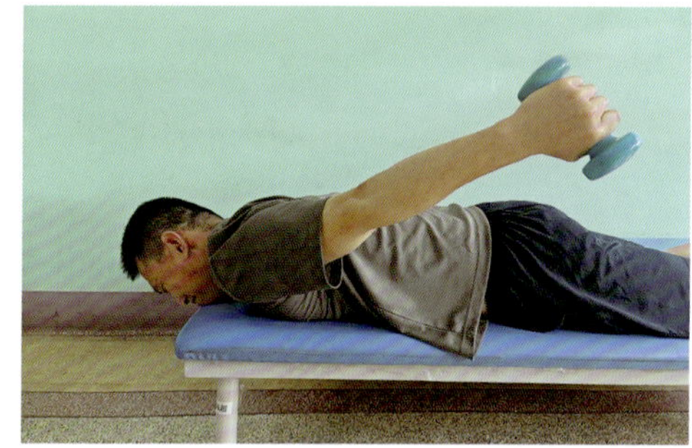

图 4–19

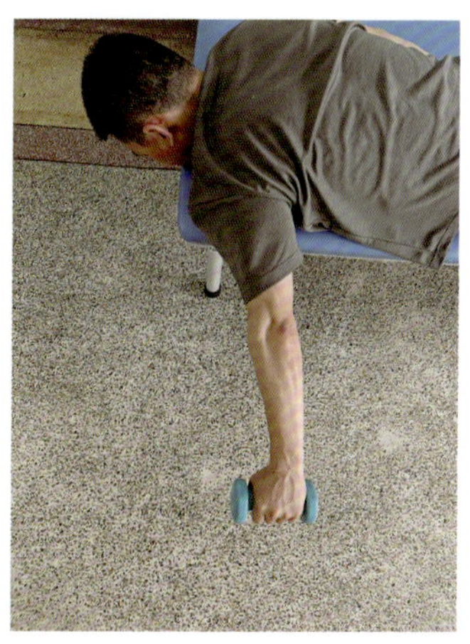

图 4–20

4）弹力带训练：肩胛骨后缩训练，见图 4–21。

5）耸肩训练：患者站立，双手持哑铃放于体侧，做肩胛上提动作，以此训练斜方肌和肩胛提肌，见图 4–22。

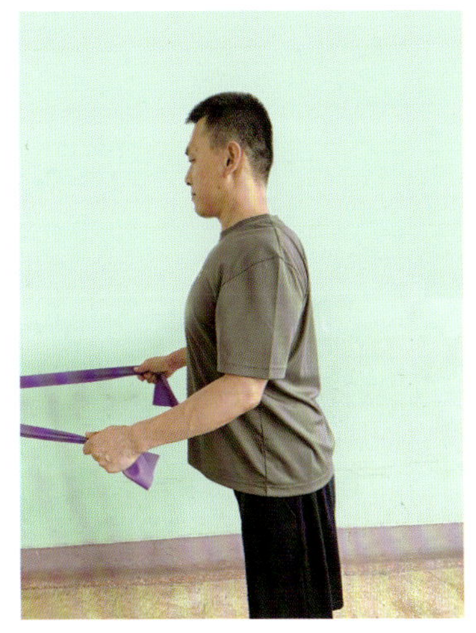
图 4–21

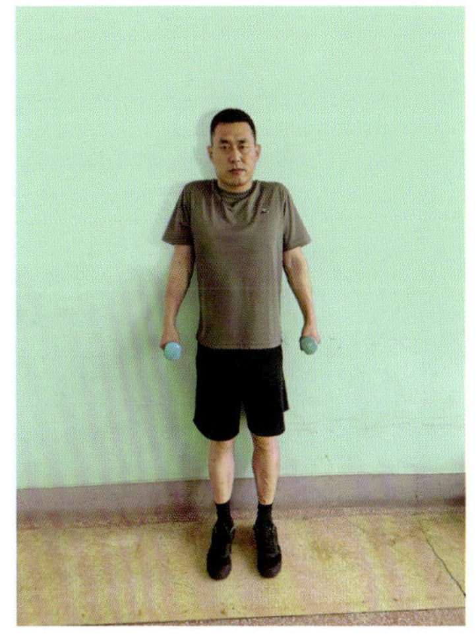
图 4–22

6）三角肌中束肌力等长强化训练：站立位双手持哑铃，手臂侧平举，见图 4–23。

7）三角肌前束等张收缩强化肌力训练：站立位手臂持哑铃前屈，见图 4–24。

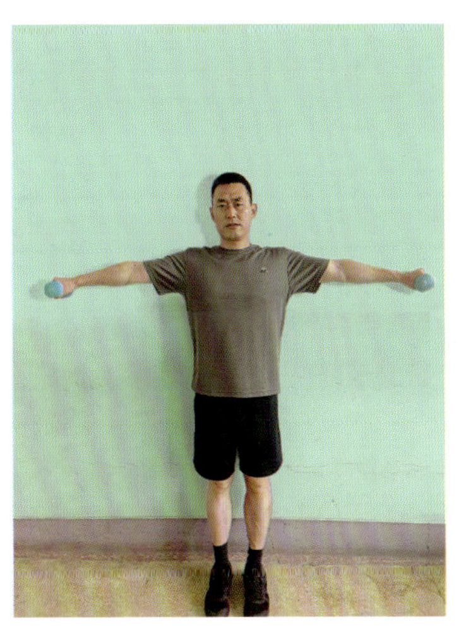
图 4–23

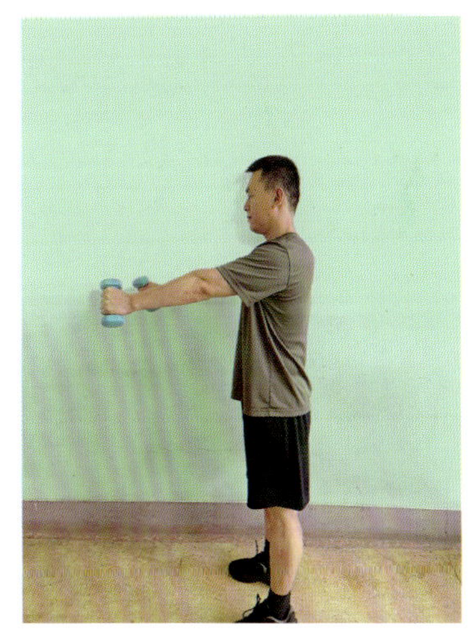
图 4–24

（6）神经肌肉再教育：将家庭训练与患者的工作和娱乐活动相结合，与日常生活相结合。在家庭训练中要对患者进行耐心的教育，以达到良好的训练效果。

（7）家庭训练：

1）前侧关节囊牵拉训练：患者面朝门的一侧，患侧肩外展 90°、屈肘 90°，前臂抵住门框边缘，身体向健侧旋转，使肱骨外旋并牵拉关节囊前侧（加强训练：可将患侧的脚向前迈一小步，辅助加强身体旋转角度，增大外旋角度），见图 4–25。

2）推墙壁强化训练：患者站立位，面对墙，双手撑球推墙壁，见图 4–26。

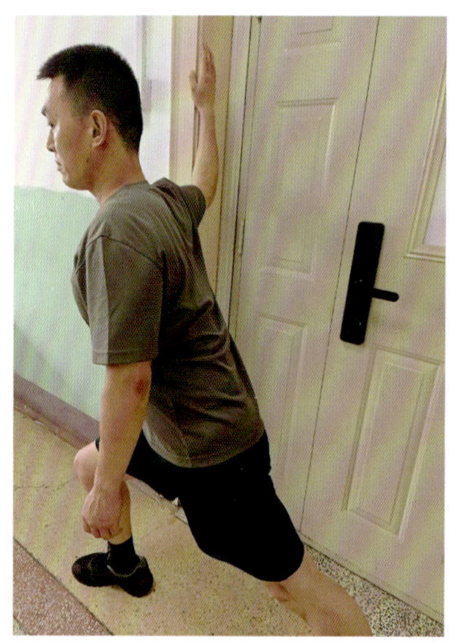

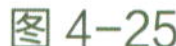

图 4–25

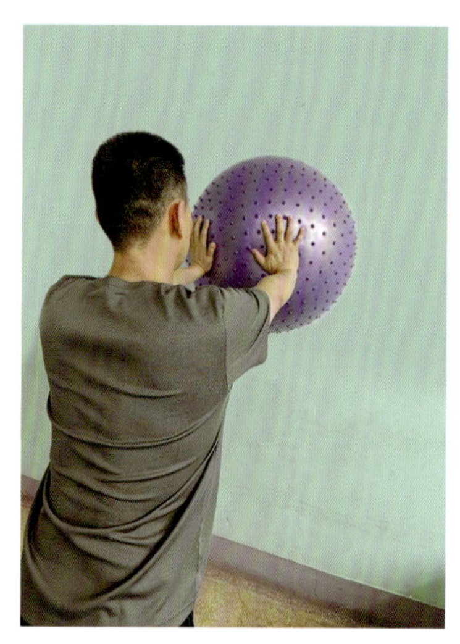

图 4–26

3）肩袖旋转肌等张收缩训练：用轻重量哑铃进行内旋肌力训练以及肩外旋肌的强化训练，见图 4–27、图 4–28。

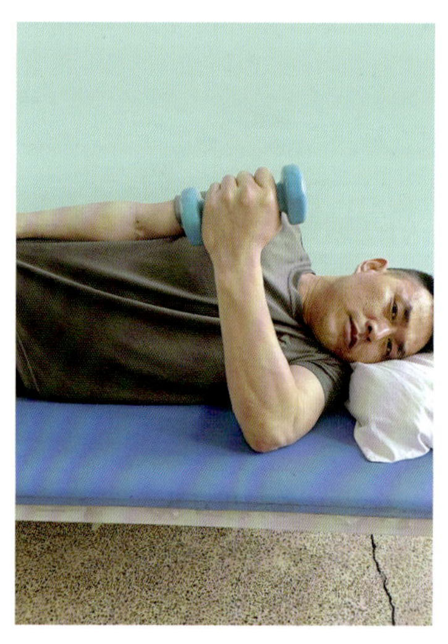

图 4–27

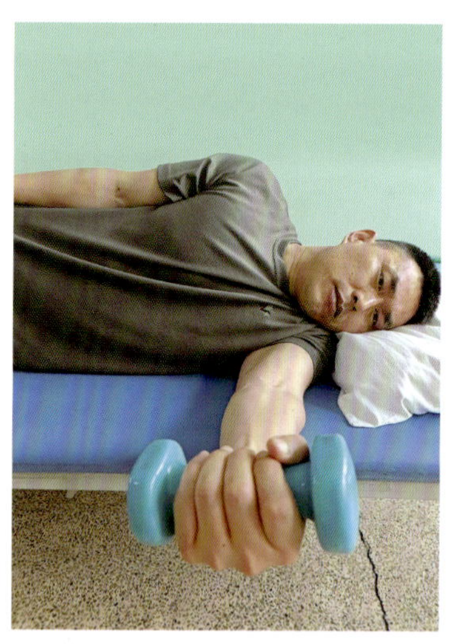

图 4–28

（四）解冻期

1. 症状

疼痛消退，肩关节 ROM 逐渐恢复。

2. 方法

（1）物理因子治疗：热疗、电刺激、超声治疗等。

（2）关节活动度训练：同上一阶段。此阶段疼痛明显减轻甚至消失，因此在做关节活动度训练时可适当增大强度。

（3）关节松动术：采用Ⅲ、Ⅳ级手法，治疗在关节活动范围末进行，治疗师应感觉到明显的软组织抵抗。在疼痛可耐受范围内，适当延长松动时间和增加治疗幅度，以获得更多的进步。治疗后注意局部冰敷。

（4）动态关节松动术：同上一阶段。注意治疗在关节活动范围内进行。

（5）肌力训练：对于防止肌萎缩，增加肌肉力量及肌肉弹性，维持关节稳定，应进行肩部肌肉抗阻肌力训练（可借助弹力带、哑铃、拉力器及上肢、臂部肌力训练器进行），负荷从轻至重逐步增加，每日 1 次，每次训练量应以练习后肌肉有酸胀感、轻度疲劳为限。

1）相关肩袖肌群的等长、等张收缩训练以及肩胛稳定结构的肌力强化训练同上。

2）中下斜方肌肌力训练：患者俯卧位，双肩外展 90°、前臂悬于床外做肩胛骨内收训练，见图 4–29。

3）前锯肌肌力训练：弹力带一端固定于墙壁，患者取坐位，双手分别持弹力带另一端，肩胛前伸手臂伸直，弹力带要与前臂平行，拉动弹力带进行前锯肌肌力的训练，见图 4–30。

4）双手支撑躯体训练：患者坐位或站立位，双手在双杠或椅子两侧扶手上，将身体撑起，见图 4–31。

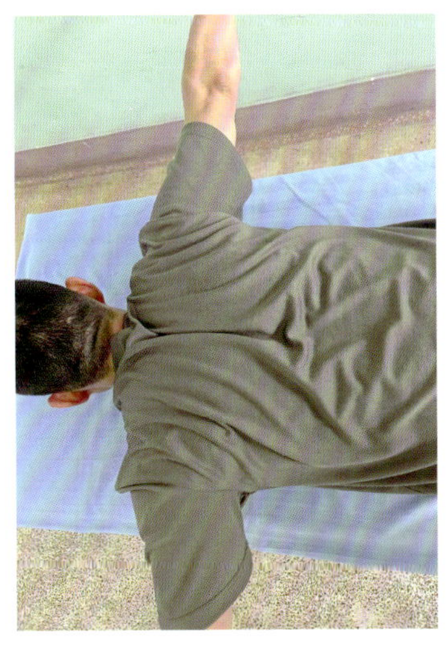

图 4–29

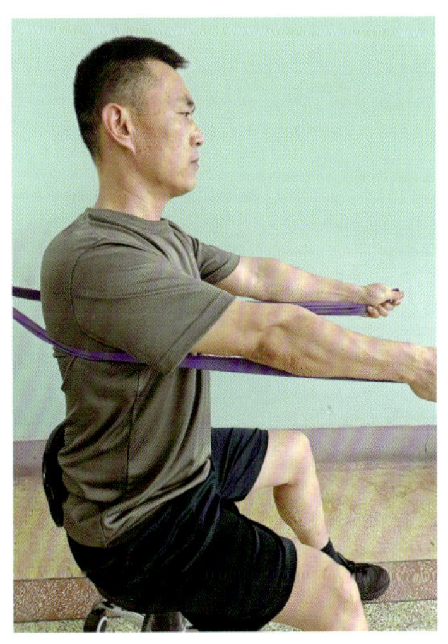

图 4–30

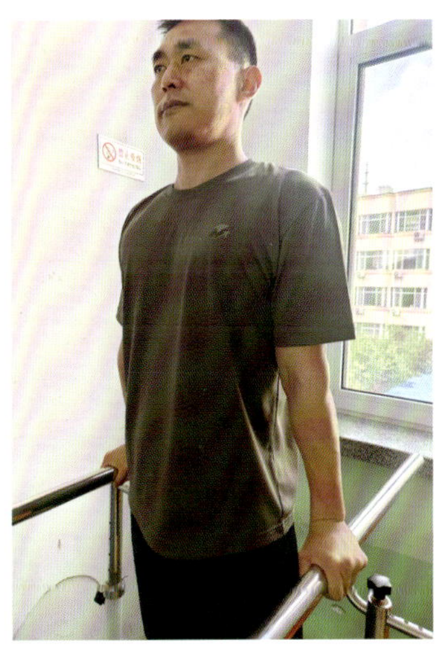

图 4–31

5）三角肌和冈上肌肌力训练：患者站立位，起始位手臂前伸，内旋轻微内收到终末位于屈曲、外展、外旋位，见图 4–32、图 4–33。

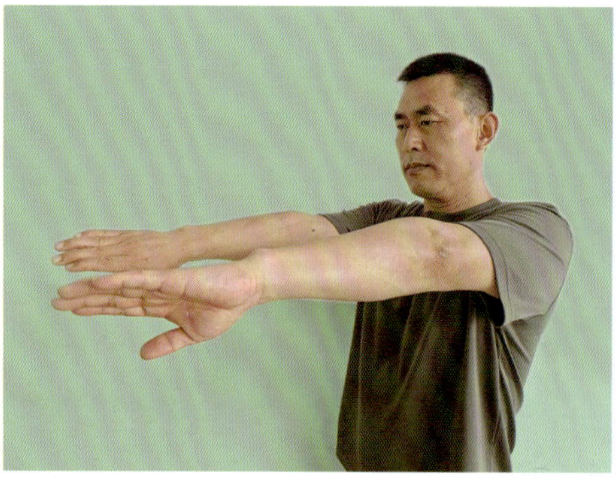

图 4-32

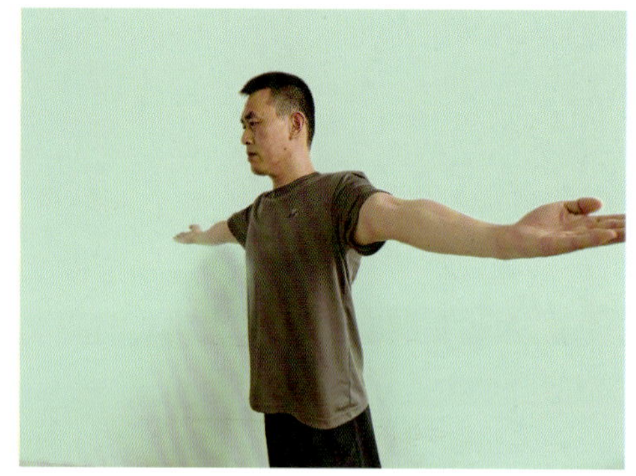

图 4-33

6）肩周肌肌力及耐力加强训练：患者仰卧位或站立位，以对角线伸展模式和对角线屈曲模式进行接、扔球训练，见图 4-34、图 4-35。

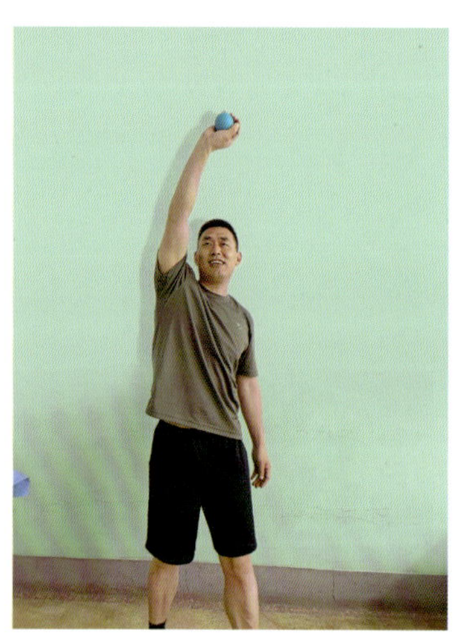

图 4-34

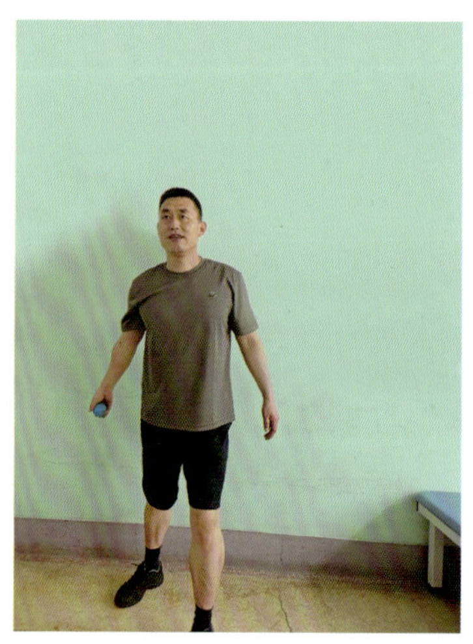

图 4-35

3. 并发症

如果运动丧失持续，疼痛持续，患者可能需要手术干预、麻醉下操作以及关节镜松解治疗。

五 其他非手术治疗

（1）药物治疗：冻结进行期，患者发病早期疼痛剧烈，可短期口服非甾体类抗炎药。

（2）注射治疗：一般肩关节周围的痛点注射，首先要反复寻找明显压痛点，用记号笔标记，一般为 3 ~ 5 个点，在该点处注入药物。

（3）针刀治疗：患者取坐位，在肩周部位找出压痛显著点和粘连显著点各做阻滞麻醉，小针刀刺入骨面，对易粘连部位进行肌筋膜与肌腱剥离松解，彻底松解粘连点后治疗完成，并每天进行功能训练。

（4）臂丛神经麻醉下手法治疗：患者仰卧位，头朝对侧后仰垂直做皮丘，于前中斜角肌间隙将注射针推进方向和部位为肌间沟朝下后内，将肌膜穿透再通过利多卡因进行臂丛神经阻滞麻醉麻醉完成后，先内外旋转肱骨头之后外展上臂做后伸、内收动作并注意有无肩关节粘连带撕裂情况，重复 5 ~ 10 次至肩关节活动度松解后，于关节腔内注射激素混合液。术后告知患者如何进行肩外展上举后伸扩胸等。

（5）物理治疗：改善血液循环及营养代谢，促进充血的消散、水肿的吸收，缓解肌肉痉挛，减轻疼痛，松解粘连，改善功能。

1）高频电疗法：可选用超短波、短波、微波、毫米波等，急性期宜无热量，慢性期宜微热量，但不宜久用。

2）低中频电疗法：可选用低频温热电、低频调制的中频电、干扰电等相应处方或治疗参数的电疗。

3）紫外线局部照射疗法：用于急性期。

4）激光、偏振光痛点或痛区照射。

5）电磁疗法：低频脉冲电磁疗用于急性期，电磁疗用于慢性期。

6）温热疗法：可选红外线疗法、可见光疗法、蜡疗疗法、热袋疗法等，用于慢性期。

7）超声治疗：用于慢性期。

8）水疗法：水中运动疗法用于慢性期。

（6）手法治疗：

1）Maintland 手法：用于改善血运和营养，急性期消炎止痛，慢性期松解粘连，改善功能。

前屈障碍：以 AP 和被动前屈活动为主；后伸障碍：以 PA 和被动后伸活动为主；外展障碍：以 Caude 和被动活动为主。每次应用 2 ~ 3 种方法，手法强度依病情而定，急性期用Ⅰ ~ Ⅱ级手法，慢性期用Ⅲ ~ Ⅳ级手法。每种手法 60 ~ 90 s，重复 3 遍。

2）传统手法：

可采用推拿手法，患者正位，操作者首先采用松解类手法（揉法），放松肩关节，并用弹拨手法用拇指对三角肌束做垂直于肌纤维走行方向的拨动 5 ~ 6 次，再弹拨痛点附近的冈上肌、胸肌 5 ~ 6 次，然后再次松解肩前、肩后、肩外侧。最后，操作者手扶住肩部，另一手握患者手腕部，做牵拉、抖动、旋外活动。帮助患者做外展、上举、内收、前屈、后伸等动作。施行以上手法操作时，会引起不同程度的疼痛，以患者能忍受为度。

扳动手法：患者长期治疗无效，肩关节广泛粘连，肩部僵硬。对于疼痛已经消失而运动没有恢复的患者，可以运用扳动手法松解肩部粘连。患者卧位，操作者用一手握住肘关节，另一手握住肩部，同时助手抵住肩胛骨，避免在手法扳动时肩胸接合部活动。先使肱骨头慢慢内外旋转，然后再按下列步骤进行：前屈、外旋、上举：患者仰卧，肘关节伸直，牵引的同时逐渐肩前屈、外旋，再使患肢上举过头；外展、外旋、上举：患者仰卧，屈肘，先将上臂被动外展患肢，最后患肢上举过头，要求手指能触及对侧耳尖；后伸、内旋、摸背：患者取健侧卧位，术者站于患者背侧，逐渐使肩关节后伸，内旋，慢慢屈肘使手指能触及对册肩胛骨下角。

手法扳动的范围由小到大，在扳动的过程中常能听到粘连韧带被撕裂的声音，经过反复多次的运作，直至肩关节达到正常活动范围。

（7）针灸：可选用相应穴位针灸治疗，如肩井、肩髃、肩髎、肩贞等。

（8）健康教育。

1）注意肩部保暖，避免提抬重物，减少肩部超负荷和过肩活动。

2）保持肩关节活动度的功能性活动。

3）出现肩关节疼痛需早期干预，可行热敷或按摩，以促进局部血液循环。

4）出现肩关节功能障碍可选择下列主动运动方法：①弯腰摇肩法；②爬墙活动；③体后拉手；④外旋锻炼；⑤双手在颈后部交叉，使肩关节尽量内收和外展，反复数次；⑥甩手运动。

5）本病为自限性疾病，预后良好，多数患者经过自我训练就可以治愈。

第四节　肩袖损伤

肩袖损伤（rotator cuff injury）是导致肩关节疼痛和活动不利的常见疾病，具有一定致残率，需要积极干预治疗。最早是由 Smith 在 1834 年发现并命名的，但在当时并未引起重视。1911 年，Codman 首先描述了切开手术修复冈上肌。1931 年 Codman 和 Akerson 指出本病是引起肩疼的一个重要原因。Depalma 等人通过尸体解剖发现，50 ~ 60 岁死亡人群中 30% 的人有肩袖损伤，70 岁以上死亡者中有 90% ~ 100% 有肩袖损伤。说明肩袖损伤广泛存在于社会人群中。在 1980 年，肩关节镜手术的引入，革命性地改变了肩袖修复的操作方法。20 世纪 90 年代初至 90 年代中期，手术技术从开放式手术进步到关节镜技术辅助的小切口修复技术。目前手术治疗主要是通过关节镜进行修补，但术后仍有 20% ~ 60% 的再撕裂率，甚至有作者报告巨大肩袖损伤的再撕裂率高达 91%[7-8]。

一　病因与致病机制

肩袖病变通常认为是多因素造成的，包括创伤、盂肱关节不稳定、肩胛胸壁功能障碍、先天性不稳定以及肩袖退行性改变。

原发性肌腱退变的内源性因素和外源性机械因素被认为是导致肩袖病变的重要因素。Codman 和 Akerson[7] 提出肩袖的退变引起撕裂。肩袖血供的微血管研究提示邻近肱骨止点区域的冈上肌内存在稀疏血管区域。稀疏血管区域的相对缺血被认为伴随衰老而发生，并引起肌腱细胞结构退化以及邻近骨骼止点处肩袖的最终撕裂。

由于冈上肌从喙肩弓的下方通过，肩峰与肱骨头之间的压力会引起肩袖磨损。Neer[9-10] 推测 95% 的肩袖撕裂源于肩峰下撞击。Neer 将最终引起肩袖撕裂的撞击分为三个阶段。

阶段Ⅰ的特征是肩峰下组织水肿和肩袖出血，通常患者年龄＜25岁；阶段Ⅱ包括肩袖的纤维化和肌腱变性，通常患者年龄在20～40岁；阶段Ⅲ病变继续进展表现为肌腱的部分或完全撕裂以及骨性改变，一般患者年龄超过40岁。

肩袖撕裂可以在一次突然的运动或创伤后出现。年龄超过60岁的盂肱关节脱位患者中肩袖撕裂的发生率超过80%。老年患者的肩袖撕裂通常发生于肩关节退变（继发性撞击征后）的晚期。从事重复过头运动（如投掷、游泳、网球）的运动员，在继发性撞击征后的退变进程后期有可能发生轻度的肩袖撕裂。继发性撞击征是由盂肱关节不稳定或功能性肩胛胸壁关节不稳定引起的，其发生是一个连续的进程，从前向半脱位到撞击征，直至肩袖撕裂[11]。治疗上主要解决肩关节不稳的问题。

投掷运动员亦可发生因为功能性肩胛不稳定引起的继发性撞击征。由重复投掷动作引起的肩胛骨稳定结构的疲劳导致肩胛骨位置不正，引起肱骨和肩胛骨抬升时失去了同步性，导致肩峰无法充分抬升从而限制了肩袖的自由活动。肩袖与肩峰密切接触，引起微创伤和撞击，导致逐渐发生肩袖撕裂。

总之，肩袖疾病的病因复杂多样。血管因素、撞击、退变因素以及发育性因素均对肩袖病变和进程产生影响。肩袖退变过程：

1. 高龄或体力劳动者

骨赘形成；肩峰下间隙减小（垂肩姿势下加重）；连续性微创伤，由撞击征导致的退变性肩袖改变；渐进性的部分撕裂或进展为完全撕裂。

2. 继发于盂肱关节不稳定的运动员

肱二头肌肌腱和肩袖过度使用引起肌肉薄弱与疲劳被动限制机制的过度负荷；肩袖松弛；盂肱关节前上方不稳定；肱骨头向上方移位并撞击肩袖；反复撞击后的连续微创伤导致肩袖退变；逐渐产生或突发的肩袖撕裂。

3. 继发于功能性肩胛不稳定者

肩胛胸壁肌肉无力；肱骨头抬高，但与肩胛骨抬高和向上旋转不同步（肩肱节律损害）；肩峰需要抬高更多以保证肩袖运动不受限；肩袖在喙肩弓下方发生撞击；反复撞击后的连续微创伤导致肩袖退变；渐进的部分撕裂或完全撕裂发生。

二 分型

（一）依据损伤大小分型

一级撕裂：撕裂的宽度小于肌腱的1/4，厚度小于3 mm；二级撕裂：撕裂的宽度小于肌腱的1/2，厚度3～6 mm；三级撕裂：撕裂的宽度大于肌腱的1/2，厚度大于6 mm；通常将大于5 mm的肩袖撕裂称为巨大肩袖撕裂。

（二）Bateman分型[12]

根据肩袖撕裂程度的大小来进行分类：撕裂直径小于10 mm的划分为小撕裂，10～30 mm的为中等撕裂，30～50 mm的为大撕裂，超过50 mm的为巨大撕裂。

（三）Masten 等根据撕裂范围进行分类

Ⅰ期：冈上肌全层撕裂（< 2 cm）；Ⅱ期：冈上肌全层与冈下肌部分撕裂（2 ~ 4 cm）；Ⅲ期：冈上肌、冈下肌及肩胛下肌全层撕裂（5 cm）；Ⅳ期：肩袖撕裂性关节病。

（四）基于 MRI 检查的 Patte 分型根据损伤肌腱的数量和肌腱回缩程度评估肩袖损伤程度[13]。

（1）在斜矢状面上评估损伤肌腱数量：肩胛下肌；肩袖间隙；冈上肌；冈上肌及冈下肌前部；冈上肌与冈下肌；巨大撕裂。

（2）在斜冠状面上评估肌腱回缩程度：1度：无回缩；2度：回缩至肱骨头处；3度：回缩至关节盂处。

（五）肩袖脂肪浸润 Gouttallier 分型

0级：正常肌肉；1级：偶见脂肪条索；2级：肌肉脂肪浸润小于 50%；3级：脂肪含量接近 50%；4级：脂肪含量超过 50%。

三 诊断

（一）症状

大部分在发病早期并无任何不适症状，有时可能会出现间歇性肩关节疼痛，主要表现为肩部疼痛，多位于肩关节上方、后方，尤以夜间疼痛为著，以及伴随产生失眠和过头运动困难等症，休息时减轻。

（二）体征

局部明显压痛，主动活动受限而被动活动受限不明显，若继发肩关节粘连，主、被动活动均可表现为相同程度的受限，病程较长者可有冈上肌或冈下肌萎缩。

（1）空罐试验（Jobe 试验）阳性：肩关节水平内收 30°，冠状位外展 80° ~ 90°，肩内旋，前臂旋前使拇指尖向下，双侧同时抗阻力上抬。检查者于腕部施以向下的压力。患者感觉疼痛、无力，则为阳性，提示冈上肌肌腱损伤。（图 4–36）

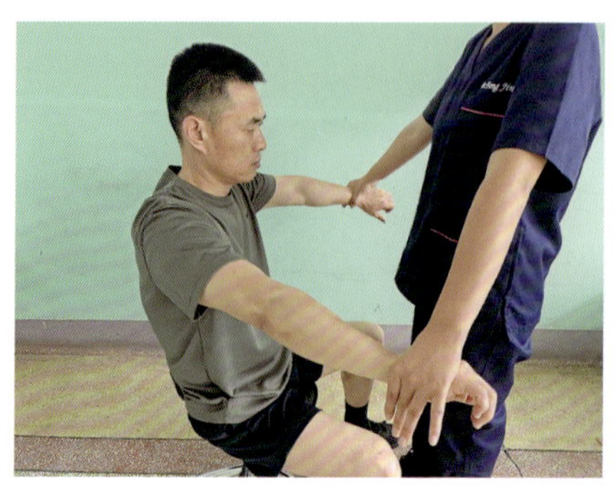

图 4–36

（2）外旋减弱征阳性：患者肘关节屈曲 90°，肩关节在肩胛骨平面外展 20°。检查者一只受固定肘关节，另一只手使肩关节外旋达到最大程度，然后放松嘱患者自行保持最大外旋。若外旋度数逐渐减少，则为外旋减弱征阳性，提示冈下肌、小圆肌损伤。（图 4–37、图 4–38）

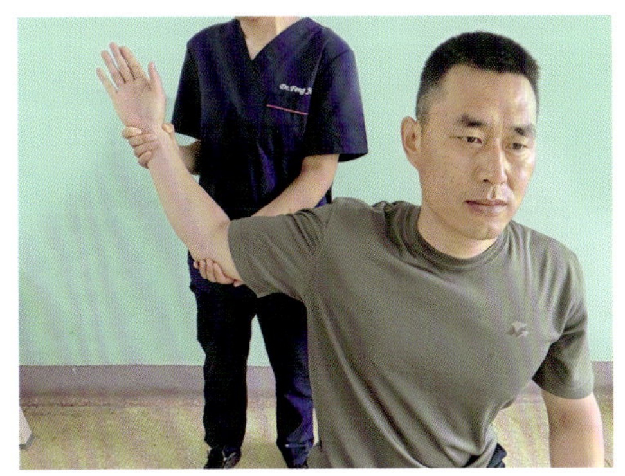

图 4–37

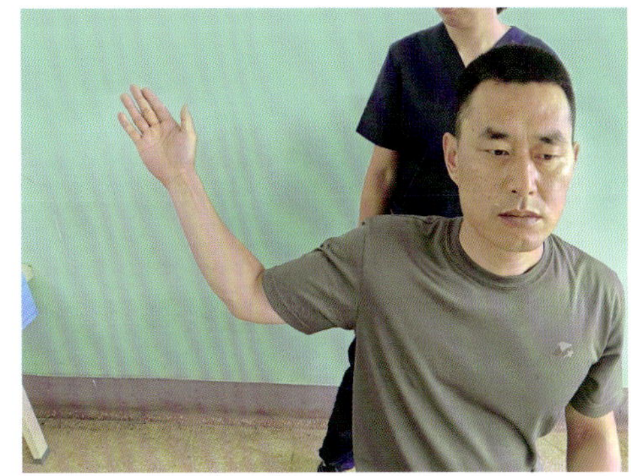

图 4–38

（3）抬离试验阳性：患者将受背置于下背部，手心向后。然后嘱患者将手抬离背部，必要时可以适当给予阻力。若患者手无法抬离背部，则为抬离试验阳性，提示肩胛下肌损伤。（图 4–39）

（4）Hawkins–Kennedy 撞击试验．肩袖损伤常合并肩峰撞击。患者肩关节前举 90°，屈肘 90°，然后检查者内旋患者前臂，阳性为出现疼痛，提示肩峰撞击。（图 4–40）

（5）Speed 试验：肩袖损伤常与肱二头肌肌腱病变同时存在。患者上肢置于 60° ~ 90° 前屈位并完全旋后，医生对患者腕部施以向下作用力，患者做抗阻动作，若肩部或结节间沟出现阳性，提示存在肱二头肌肌腱病变。（图 4–41）

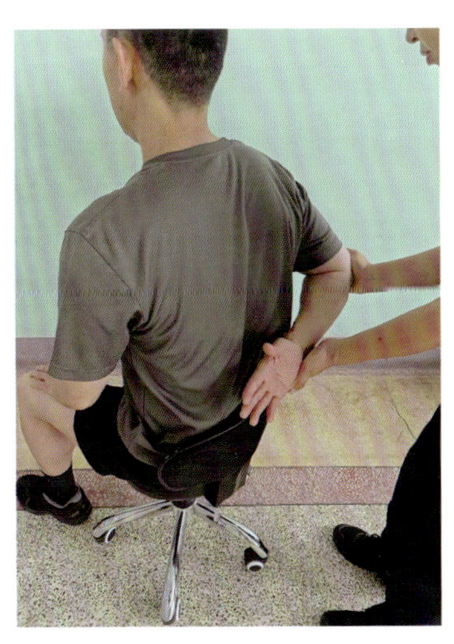

图 4–39

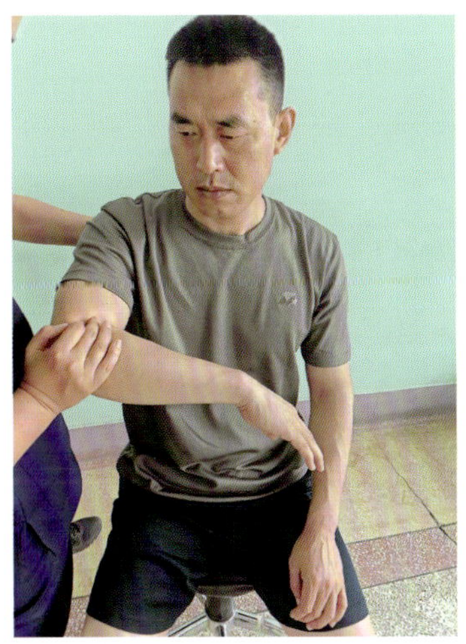

图 4–40

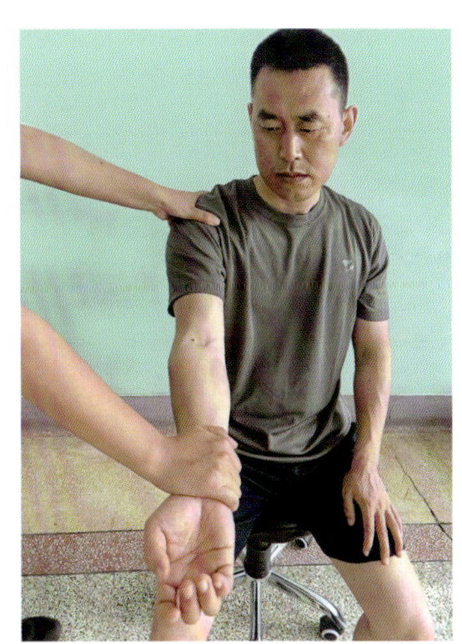

图 4–41

（三）辅助检查

（1）X 线检查：表现为肱骨头上移和肱骨大结节畸形，而测量肩峰－肱骨头（A–H）间距是十分重要的。正常 A–H 间距的范围为 10 ~ 15 mm，小于 10 mm 为狭窄，小于 5 mm 提示有广泛的肩袖撕裂。

（2）超声检查：肌肉内的低回声血钾、强回声厚壁、“铃舌征”是肌肉撕裂伤的超声“三联征”，是超声诊断肌肉撕裂的依据。

（3）MRI 检查：如果发生部分撕裂，在肌腱中可见到水样信号，但只是部分肌腱受累。肌腱完全或全层撕裂表现为液体进入肌腱裂隙中，伴不同程度的肌腱回缩。

四 鉴别诊断

（一）冻结肩

（1）症状：均有肩部疼痛。冻结肩起病缓慢，疼痛逐渐加重，局部保暖后常常可以减轻疼痛；肩袖损伤在伤时疼痛剧烈，休息后缓解。

（2）体征：具有局部压痛，肩关节活动受限。冻结肩的肩关节主动和被动活动均受限，尤以外展、外旋、后伸受限更明显。肩袖损伤后当上臂伸直肩关节内旋、外展时大结节与肩峰间压痛明显，肩袖部分撕裂是伴有 60° ~ 120°疼痛弧。

（3）辅助检查：冻结肩 X 线检查可无明显异常，但 X 线可排除肩部骨折等其他病变；肩袖损伤首选肌骨超声或 MRI 检查。

（二）肱二头肌长头肌腱炎

（1）症状：具有肩部疼痛。肱二头肌长头肌腱炎以肩前部疼痛为主，肩袖损伤以肩部上方、后方疼痛为主。

（2）体征：具有局部压痛，伴肩关节活动受限。肱二头肌长头肌腱炎以肱骨结节间沟压痛为主，肱二头肌抗阻试验阳性；肩袖损伤有广泛压痛，空罐试验、外旋减弱征、抬离试验阳性。

（3）辅助检查：均首选肌骨超声或 MRI 检查，但肱二头肌长头肌腱炎与肩袖损伤的病变部位不同。

五 非手术康复治疗

目标：缓解疼痛、改善关节活动度、增强肌力和改善功能。

（1）药物治疗：以非甾体消炎镇痛药物（NSAIDs）为主，用于急性期疼痛剧烈时。

（2）注射治疗：多数患者对技术注射液敏感，可在肩峰下注射利多卡因和糖皮质激素混悬液，2 ~ 3 个月后进行第 2 次注射，每年不超过 3 次。

（3）物理因子治疗：各种热疗包括红外线照射（辐射热）、热敷或蜡疗（传导热）、高频电疗（内生热）；低中频电疗包括 TENS、间动电、低频调整中频治疗等。

（4）运动疗法：康复训练的基础是重建正常的肌肉平衡和肩关节肩胛骨周围的力偶，保证整个运动链的增强，过去康复治疗的重点放在冈上肌上，但效果相反，以为冈上肌和三角肌协同作用起到上抬肱骨头的作用，重点练习一下 3 组肌肉：①压迫肱骨头的肌肉：肩胛下肌、冈下肌和小圆肌；②稳定肩胛骨的肌肉：斜方肌、前锯肌和菱形肌；③维持肱骨位置的主要肌肉：三角肌、胸大肌和背阔肌。治疗肩袖损伤最有效的康复项目是针对压迫肱骨头的肌肉和稳定肩胛骨的肌肉，这两组肌肉有助于维持肩峰下间隙，避免上臂上举时刺激肩袖。

（5）辅助治疗：损伤初期患者需使用包扎悬吊带，将上臂外展 30°制动，使肩袖松弛，保证肩关节的放松休息。损伤严重患者 2 周内，需要全天穿戴包扎带，包括睡觉时，2 周后进行有风险的活动时仍需穿戴。与此同时，建议开始腕关节的活动和抓握练习。当患者可以无痛下完成主动的关节活动训练时，就可以开始肩周肌肉的力量训练，防止继发的肩关节半脱位。

（6）富血小板血浆（platelet-rich plasma，PRP）治疗：PRP 是一类通过离心技术将自体全血浓缩得到的血小板浓缩液，其血小板浓度高于全血中的基线水平且包含多种生长因子等血液成分。1987 年 PRP 被首次应用于心脏外科手术的组织修复中。1997 年 Whitman 等将 PRP 首次应用于骨修复。此后在骨科、皮肤科、口腔科等领域中，PRP 用于组织修复取得了良好的临床疗效。2008 年，PRP 被首次报道用于肩袖组织的修复。

六　手术后康复治疗

（一）术后第一阶段：最大限度保护（第 0～3 周）

（1）目标：保护手术修复部位；减轻疼痛 / 炎症反应；逐渐增加肩关节活动度（在手术医生指导下的）外旋达到 45°，内旋达到 45°，前屈达到 120°；改善近端（肩胛）及远端的肌力和活动度；独立进行家庭训练计划。

（2）注意事项：在训练之外保持吊带制动；禁止主动活动术侧肩关节，但可轻柔自行活动肩一下部位；避免超出手术医生规定的关节活动范围；避免活动范围等长收缩练习中产生疼痛。

（3）治疗方法：吊带制动，正确佩戴方法是使患侧前臂处于躯干的侧方，而不是前部，睡觉时一定要佩戴支具，清醒时可以只戴腰枕，适当放松肘关节；患者教育，睡姿、动作矫正；冷疗（冷疗套袖、凝胶包、冰敷）；电刺激；被动活动，术后 2～3 周开始钟摆运动，开始肩胛面上做肩屈曲，外转与外展运动；主动活动，进行肘关节屈伸运动、手的抓握运动训练；肩关节关节松动术，关节松动范围以治疗师手中感觉到阻力前结束。

（4）晋级标准：正常的肩胛活动度；肩关节远端达到全部主动活动范围；达到手术医生规定的肩关节活动度。

（二）术后第二阶段：中度保护（第 3 ~ 7 周）

（1）目标：保护手术修复部位；减少疼痛 / 炎症反应；使前屈和外旋的活动度从 80% 提升到 100%；改善肩胛周围肌力和稳定性；改善肩肱运动节律和神经肌肉控制；减少肩袖抑制。

（2）注意事项：避免在日常生活中引起疼痛；避免主动抬高手臂不能进行肩袖最大主动运动；避免在活动范围治疗训练中引起疼痛；避免超出活动范围限制。

（3）治疗方法：继续第一阶段的练习，在可耐受的情况下增大活动范围；解除吊带制动（在手术医生指导下）；主动辅组活动范围练习，仰卧位体操棒练习前屈（肩胛平面）、继续练习内外旋、关节松动术、在活动范围及上肢控制改善后开始拉力器训练、气压功率仪、水疗（水槽训练）；使用治疗球的肩胛稳定性练习（水平面以下）；功能练习，改良中立位的内外旋（亚极量）、开始中立位的长力臂三角肌等长收缩；等张收缩练习；肩胛、肘在活动范围的改进（＞ 90°）后开始肱骨头稳定性练习；需要使进行物理治疗；调整家庭训练计划。

（4）晋级标准：能进行肩袖和三角肌主动活动且无疼痛；可耐受手臂解除吊带；前屈和外旋的活动范围达到 80% 或更多。

（三）术后第三阶段：早期功能和肌力增强练习（第 7 ~ 13 周）

（1）目标：消除 / 减轻疼痛和炎症反应；恢复全面的被动活动范围；提高力量和柔韧性；恢复抬臂 90° 以下的正常肩肱节律；逐渐恢复到抬臂 90° 以下的低强度日常生活活动。

（2）注意事项：监控活动水平；限制过头动作；在活动及练习时避免耸肩；患者要避免猛烈运动及提重物。

（3）治疗方法：动作矫正，必要时继续进行冷疗；继续体操棒练习，内外旋、屈曲；继续进行关节松动术，进展为Ⅲ和Ⅵ级；柔韧性练习，水平内收（后侧关节囊牵伸）；进行到功能性活动度练习（背后内旋、递毛巾）；肩带等张肌力练习，肩胛前伸，过渡至肩胛后缩练习，用弹力带练习肩关节伸展，哑铃划动练习；肩袖等张力量练习，主动活动度，侧卧位外旋，在有足够肩带肌力量的基础上，在改良中立位上进行弹力带内外旋练习；功能性力量练习，仰卧位主动前屈活动范围练习（肩胛平面），进步到站立位前屈；进展到节律稳定性练习；进展到闭链练习；在活动度和肌力提高的情况下使用上身功率训练仪。

（4）晋级标准：只有轻微疼痛和（或）炎性反应；达到全部的被动活动范围；肩袖及肩带肌力有所提高；肩关节在抬高 90° 范围内肩肱节律正常；能独立进行目前的家庭训练计划。

（四）术后第四阶段：后期肌力强化练习（第 14 ~ 19 周）

（1）目标：使肩带肌和肩关节肌肉力量增强至 5 级；改善神经肌肉控制；在全部活动范围内使肩肱节律恢复正常。

（2）注意事项：只有在获得适当的近端稳定后才能尝试过头活动。

（3）治疗方法：继续行肩带肌及肩袖肌肉组织的等张肌力练习，背阔肌牵拉、划船机、推胸机；继续柔韧性练习，侧卧后关节囊牵伸；

强化肩胛稳定性练习；开始肩胛平面的等速练习（内外旋）；在有足够力量的基础上开始水平面以下的功能性往复运动（由术者决定）。

（4）晋级标准：在全部活动范围内具有正常的肩肱节律；肩带肌及肱骨肌肉徒手肌力测试到达正常的5级。

（五）术后第五阶段：恢复运动训练（第20～24周）

（1）目标：最大限度提高柔韧性、肌力、神经肌肉控制，以适应体育运动以及恢复工作、生活活动的要求；等速测试：双侧肢体对称性达85%；能在家中独立进行治疗性训练计划，以保持并提高功能水平。

（2）注意事项：在治疗性练习和活动时避免疼痛；在获得足够的力量、柔韧性、神经肌肉控制之前，避免体育运动；需经术者许可方能参加体育运动。

（3）治疗方法：继续进行肩带肌及肩袖肌肉组织的等张力肌力练习；内外旋肌等速训练及测试；继续柔韧性稳定性练习；为符合专项运动项目要求的个体化练习；功能性往复运动（水平面以上）；投掷和过头动作运动员的间隔训练方案；分阶段训练。

第五节　肩关节镜术后

肩关节镜的历史最早可追溯到1931年。在Burman进行的一项尸体研究中，他首次报道了对肩关节进行的关节镜检查。虽然起步较早，但肩关节镜的早期发展较为缓慢。1950年，日本学者Watanabe发明了21号关节镜，成为现代关节镜的雏形。利用该器械，Watanabe最早详细记录了肩关节镜前后方入路的位置，并且描述了肱二头肌长头肌腱及前方盂唇的常见损伤，这为之后肩关节镜手术的发展奠定了基础，Watanabe也被誉为现代关节镜之父。到20世纪80年代，肩关节镜逐渐发展为临床诊疗工具，文献报道中所涉及的肩关节疾病种类也更为丰富。目前，肩关节镜可应用于肩部常见损伤的诊疗，如肩袖撕裂、肩关节骨折、脱位，肱二头肌肌腱损伤等。其治疗效果不逊于传统开放式手术，且具有组织损伤小、并发症少等优势。肩关节镜在肩部疾病的诊断和治疗中发挥着不可替代的作用。

一　肩峰下撞击综合征病因与致病机制

喙肩弓结构异常、慢性炎症及肩关节内旋或外展时会导致冈上肌出口变窄，使肩袖与喙肩弓发生反复撞击，长期的撞击损伤该区域，导致慢性炎症的发生，易使冈上肌发生变性及撕裂[14]。

（1）喙肩弓异常会引起外源性肩袖撞击，导致冈上肌出口容积减小。

（2）肩峰形态的异常往往导致冈上肌出口狭窄，Bigliani 等根据肩峰形态将其分为 3 种类型：Ⅰ型为扁平肩峰，Ⅱ型为弧形肩峰，Ⅲ型为钩形肩峰。Ⅱ型和Ⅲ型肩峰肩峰下间隙减小，容易产生肩峰撞击。

（3）其他常见引起冈上肌出口狭窄的原因：肩锁关节骨赘增生，喙肩韧带增厚，肩峰骨骺未闭，肱骨大结节、锁骨或肩峰畸形愈合，滑囊炎，肩袖肌腱钙化等。

肩关节撞击综合征（shoulder impingement syndrome，SIS）可分为 3 个阶段。第一阶段为水肿和出血期，常见于 25 岁以下抬肩过头运动过多的患者，此期可逆；进一步进展可发展为第二阶段，经过反复的机械撞击和炎症反应，肌腱和滑囊发生不可逆的纤维化增厚，冈上肌腱炎发生，发病年龄为 25～40 岁。若疾病继续进展，将发展为第三阶段，肩袖部分或完全撕裂，此时常伴发肱二头肌肌腱、肩峰和大结节骨质的改变，该阶段主要发生于 40 岁以上人群。

二 诊断

（一）症状

隐匿性肩部疼痛，主要发生于抬肩过头活动时。疼痛通常位于肩峰前外侧或肱二头肌结节间沟处，向三角肌处放射，严重者可出现夜间痛及静息痛，尤其是处于患侧卧位时。由于疼痛，患肩主动活动常受限，而被动活动正常。

（二）体征

（1）活动度：肩峰撞击导致的慢性炎症常使后方关节囊纤维化，加大其紧张度，从而使得上臂内旋受限。

（2）疼痛弧：患臂上举 60°～120°时肩前方或肩峰下区出现疼痛，提示肩袖挫伤或部分撕裂。

（3）Neer 征：检查者立于患者背后，一手固定肩胛骨，另一只手保持肩关节内旋位，使患肢拇指间向下，然后使患肩前屈过顶。如果诱发出肩峰下间隙疼痛，即为阳性（肩峰下注射麻醉药，疼痛症状消失）。（图 4–42）

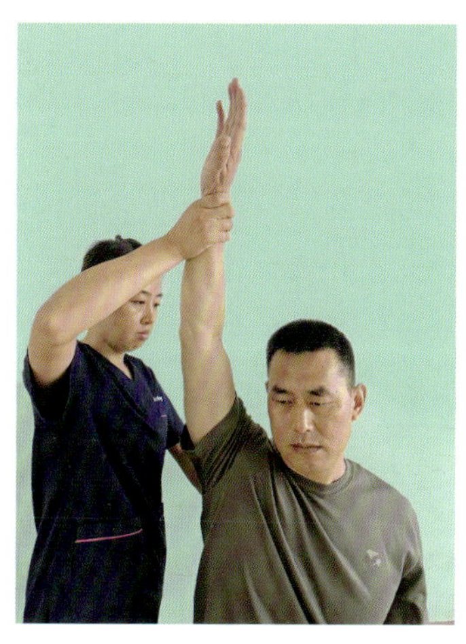

图 4-42

（4）Hawkins 征：检查者立于患者后方，使患者肩关节内收位前屈 90°，肘关节屈曲 90°，前臂保持水平。检查者用力使患侧前臂向下至肩关节内旋，出现疼痛则为试验阳性。（图 4-43）

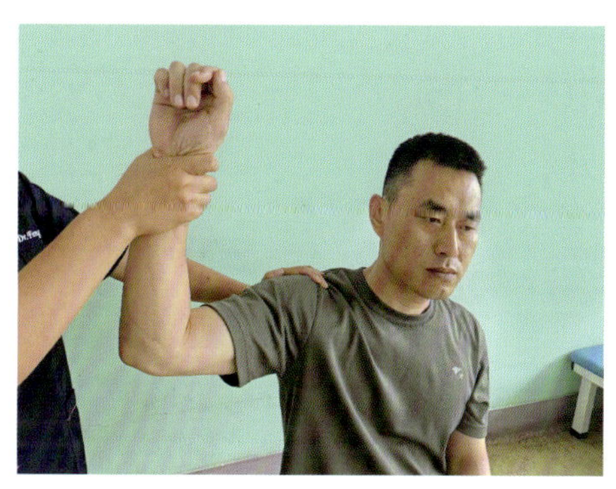

图 4-43

同时，应行全面肩关节体检以评估伴发病变或鉴别诊断其他疾病，如肩锁关节炎、盂肱关节不稳及肩袖损伤等疾病。

（三）辅助检查

（1）肩关节正位片和冈上肌出口位片：典型的表现为肩峰骨赘形成，肩峰下骨质硬化，大结节硬化或发生囊性变。出口位片是评估肩峰形态最好的影像学检查片，基于该片，可准确计算将肩峰转化为 I 型扁平肩峰时所需切除的骨量。

（2）B 超：可以测量肩峰下间距，对评估喙肩韧带、判断肩袖损伤有一定的价值。

（3）肩关节增强 MRI：对肩峰下滑囊病变，关节囊的完整性，肱二头肌长头肌腱的病损情况，肩袖损伤的类型、程度，可提供更直接、更完整的信息。在斜矢状位上可观察肩峰的骨质形态和肩峰下通道的狭窄程度，这是诊断 SIS 的首要标准。在斜冠状位上可观察冈上肌腱形态及信号的改变，这是诊断 SIS 的次要标准，主要表现为肌腱远端变薄、边缘模糊，T2 信号不同程度增高，同时多可见肩关节囊的增厚、积液及肩峰下滑囊积液。冈上肌腱从变性到水肿再到出血撕裂，不同的病理变化反映了撞击后不同的损伤程度。

三 肩关节镜术后康复治疗

术后需佩戴前臂吊带保护患肢，待麻醉苏醒后即可去除吊带，在疼痛耐受下尽快进行康复锻炼。首先进行被动活动锻炼，继而进行主动活动锻炼配以终末拉伸，术后最初的 6 周内主要进行肩关节的上举牵伸、后抬牵伸、桌面滑伸、外旋牵伸等训练。术后 7 ~ 12 周可以增加肌力训练，包括抗阻内旋、抗阻外旋、抗阻后伸、抗阻屈肘训练。术后 12 周后可以参加篮球、游泳等体育运动，运动的时间与强度需根据自己的耐受能力循序渐进。

四 肱二头肌肌腱病病因与致病机制

肱二头肌肌腱病变包括炎症、不稳、创伤。其病因则包括退行性改变、肩袖疾病、炎症性疾病、外伤、SLAP 损伤等。

肱二头肌长头肌腱炎症包括原发性和继发性（更为常见）。原发性肌腱炎特发于肌腱本身的病变，并无肩关节其他相关病变，多见于长期从事易使肌腱受机械压力的体力劳动者或反复进行过顶运动者。主要由于 LHBT 在结节间沟反复摩擦引起本身或腱鞘退变，发生无菌性炎症改变，甚至肌腱变性与断裂。继发性肌腱炎常继发于肱二头肌间沟与肩袖撕裂的病变。肱二头肌间沟的狭窄与骨赘可能导致肌腱的炎症。肩袖损伤及伴发的肱骨头上移使得 LHBT 与喙肩弓发生撞击，产生磨损与炎症。滑车复合体病变或肩胛下肌腱上部撕裂可能导致关节内肌腱半脱位。肩袖间隙内肩袖损伤可能导致关节外肱二头肌长头肌腱半脱位。

肱二头肌长头肌腱断裂常会导致典型的“大力水手征”。肌腱断裂通常发生于肌腱起点或肌肉 - 肌腱交界处。原发的肌腱断裂仅占 2% ~ 6%。肌腱断裂通常都是继发于其他肩关节疾病，如肩袖撕裂。缺乏肩袖组织的保护使得 LHBT 显露于喙肩弓，发生撞击，最终导致磨损和断裂。通常而言，肱二头肌长头肌腱断裂通常都与肱二头肌肌腱炎相关，断裂通常发生于慢性炎症的晚期。

五 诊断

（一）症状

主要表现为肩关节前方疼痛，肱二头肌长头肌腱引起的疼痛通常在结节间沟区域。疼痛可向下延伸至手臂肱二头肌肌腹或放射至三角肌附着点，休息时缓解，活动时加重。LHBT 病变可单独发现，也常合并其他疾病如肩袖损伤发生，患者的病史表现不尽相同，抗阻屈肘、旋后时肩前方疼痛可能加重，可有夜间痛。

肱二头肌长头肌腱脱位患者在特定位置可闻及关节内弹响并伴肩前方疼痛。急性 LHBT 断裂常有上肢重体力劳动史，在强力屈肘时发生断裂，出现肩前方疼痛，并因肌肉回缩出现“大力水手征”。

（二）体征

首先是观察肩关节的外形，肱二头肌有无肿胀，有无典型的“大力水手征”表现。其次是检查疼痛位置，肱二头肌肌腱炎最重要的体征是结节间沟处的压痛，外旋上臂后压痛点也外移，压痛点会随着手臂的旋转和结节间沟位置改变而移动。也应当进行肩关节活动度及肩袖功能的检查。肱二头肌长头肌腱的病变常合并肩袖损伤。常见的特殊体格检查如下。

（1）Speed 试验：患者上肢置于 60° ~ 90°前屈位并完全旋后，医生对患者腕部施以向下的作用力，患者做抗阻动作，若肩部或结节间沟出现疼痛则为阳性，提示肱二头肌长头肌腱病变。但 Speed 试验敏感度仅为 32%，特异度 75%。Speed 试验的阳性应当与二头肌肌腱和上盂唇的病变结合起来考虑。（图 4–41）

（2）Yergason 试验：患者屈肘 90°，前臂旋前，医生握住患者手部，患者做抗阻前臂旋后动作。若肩前方或结节间沟出现疼痛则为阳性，提示肱二头肌长头肌腱病变。Yergason 试验敏感度仅为 43%，特异度为 79%。（图 4–44）

（3）Bennett 的肱二头肌肌腱半脱位试验：患者肩关节外展 90°最大程度外旋，患肢被动内收内旋。若存在半脱位，患者可感觉到疼痛，肌腱滑出或交锁或弹响。（图 4–45）

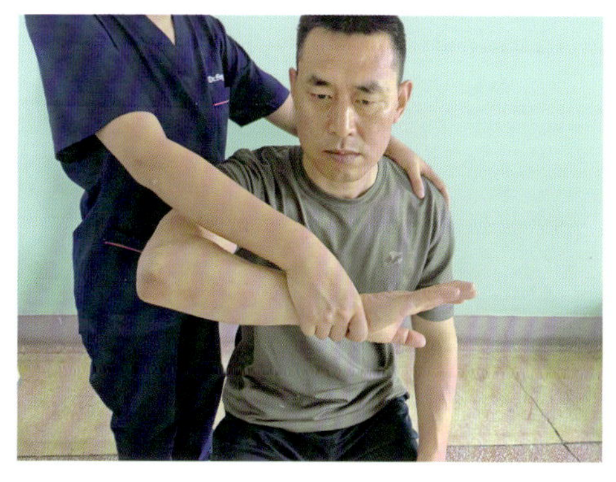

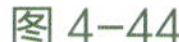

图 4–44

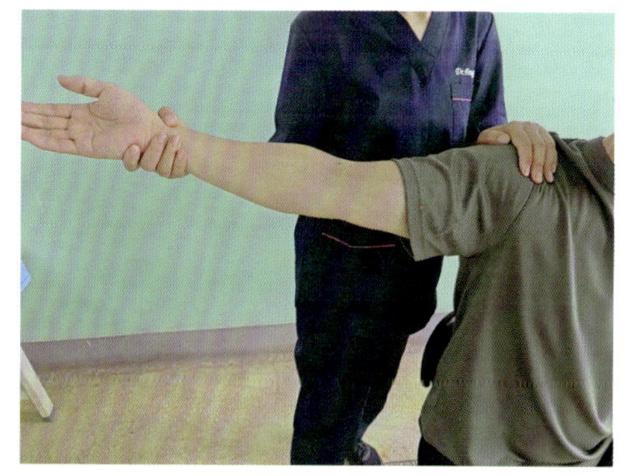

图 4–45

（4）O’Brien 试验：患肢伸直，前屈 90°，拇指向下内收至胸前同时抗阻向上，出现关节前方疼痛，手掌向上做同样检查疼痛消失，提示可能有 SLAP 损伤，见图 4–46。

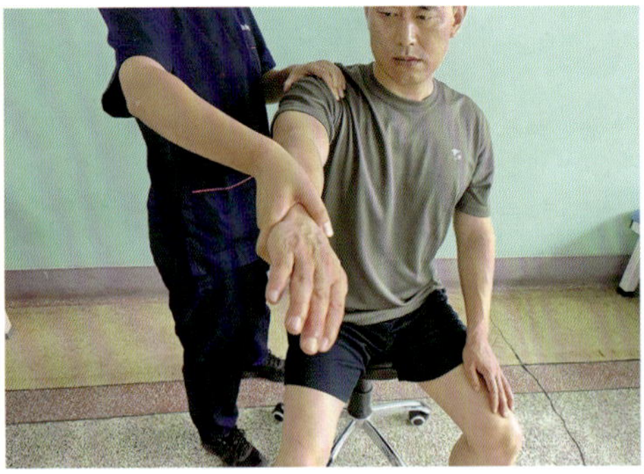

图 4-46

（5）患者有肌腱脱位时，进行体检可扪及肩关节前方条索状肌腱滚动感。

（三）辅助检查

（1）X 线检查：拍摄肩关节正侧位及冈上肌出口位 X 线片，以评估肩关节骨性情况，如肩峰形态、肱骨头上移情况、结节间沟形态等，并排除其他可能的损伤。

（2）MRI 检查：可以直接观察 LHBT 的形态，显影关节内和肌间沟内的肱二头肌肌腱，发现其脱位或断裂，评估其是否存在炎症，肌腱周围有无水肿。肩关节 MRI 检查同时还能评估肩袖及盂唇是否存在病变。

（3）超声检查：是一种高度依赖操作人员的无创检查技术，对于诊断 LHBT 断裂、半脱位或脱位都显示了很高的实用性。对于脱位或半脱位的诊断，超声检查敏感度为 96% ~ 100%，特异度为 100%。对于肌腱完全断裂，超声的敏感度为 50% ~ 75%，特异度为 100%。但对于 LHBT 的磨损或关节内损伤，超声检查准确性较差。同时超声检查的准确性与检查者的水平密切相关。超声检查正常并不能排除肱二头肌肌腱的损伤。

六 肩关节镜术后康复治疗

术后 NASIDs 常规镇痛，术后 10 天左右拆线，拆线后建议热水淋浴。

进行肌腱切断术后，吊带固定 4 ~ 6 周，可进行被动屈肘和伸直运动，但应避免主动屈肘，为长头肌腱在结节间沟处的愈合留出时间，降低“大力水手征”出现的概率。进行肌腱固定术后，吊带固定 6 周，可进行被动屈肘和伸直运动，禁止进行肘关节屈曲力量训练和肘关节伸直前举训练，使得固定的肌腱得以愈合。6 周后可在康复锻炼中加入主动屈肘运动。

如同时进行了肩关节的其他手术（如肩袖修补、肩峰成形等），应参照其他手术的康复方案进行康复锻炼。

七　SLAP 损伤病因与致病机制

SLAP 损伤是指上盂唇自前至后的损伤，常累及肱二头肌长头肌腱附着区，可表现为盂唇撕脱和肱二头肌长头肌腱撕裂等。损伤部位常位于盂唇的 10 ~ 12 点钟方向的区域。SLAP 损伤在长期从事过顶位运动的运动员，如棒球运动的投手较为常见。通常这种损伤是由于在投掷过程中，肩关节处于外展外旋位时肱二头肌长头肌腱受到明显的牵拉或肩袖止点下表面与上盂唇间摩擦，也就是所谓的内撞击。其他可能的受伤机制为肩关节撞击伤，常见于肩外展位、上臂伸直位摔伤或肩部外侧受到直接外力。此时肱骨头与上部肩盂相撞击而导致组织受损，所以多伴有肱骨头上方关节面的缺损及肩关节脱位或半脱位。另一种可能的损伤原因是牵拉伤，即上臂突然受到牵拉导致受伤，常见于手提重物时突然滑落或即将跌倒前突然抓住其他物体，损伤机制是肱二头肌肌腱受到突然牵拉后自上盂唇附着点撕脱。然而也有证据表明，有将近 1/3 的 SLAP 损伤患者没有明确的外伤史。

关节镜下可将 SLAP 损伤分为以下 4 型（Snyder 分型法）。

Ⅰ型：上盂唇磨损、退变，但上盂唇仍紧密地附着于肩盂上缘。肱二头肌长头肌腱附着区完整。

Ⅱ型：上盂唇及肱二头肌长头肌腱附着区撕裂，自肩胛盂分离。其中，Ⅱ型最常见，占所有 SLAP 损伤的 50% 以上，肱二头肌长头肌腱带着上盂唇从肩胛盂上方从前到后撕脱。Morgan 将Ⅱ型 SLAP 损伤又分为 3 个亚型：①撕裂仅累及关节盂前方；②撕裂仅累及关节盂后方；③撕裂累及关节盂前方和后方。其中，第 1 个亚型多由创伤引起；后 2 个亚型常见于投掷类运动项目的运动员，且多伴发肩袖损伤。

Ⅲ型：上盂唇桶柄样撕裂，肱二头肌肌腱附着区完整。这一型中上盂唇的游离缘呈桶柄样撕裂并可向下翻转移位至关节内。但盂唇的周边部仍牢固地附着于上部肩盂，且肱二头肌长头肌腱的止点保持完整。

Ⅳ型：上盂唇桶柄样撕裂且撕裂累及肱二头肌长头肌腱，此时肱二头肌长头肌腱仍附着于关节盂上。

还有一种复合型，拥有多种组合，通常为Ⅱ型 +Ⅲ型或Ⅱ型 +Ⅳ型。

八　诊断

（一）病史

患者主诉摔倒时肩关节支撑或上臂对抗阻力用力前屈肩关节后产生肩关节疼痛；在过顶运动如投掷运动员中可以没有明显外伤史。

（二）临床表现

SLAP 损伤患者最常见的表现为肩部疼痛，疼痛位于肩关节深部，且定位不清。疼痛可以在过顶运动、投掷性运动、推重物或后伸时出现。部分患者可以感觉到关节内有异常弹响或交锁。当盂唇撕裂累及关节盂前方时，可以出现肩关节不稳症状。

（三）体格检查

SLAP 损伤的体格检查有许多方法，如 Speed 试验、Yergason 试验、O'Brien 试验、挤压旋转试验，但阳性率都不是很高。这些体格检查方法仅为临床医生的诊断提供提示和帮助，不能对 SLAP 损伤程度与分型提供确诊的依据，最终诊断需要医生的综合判断。

（1）肱二头肌张力试验（biceps tension test）或 Speed 试验：患臂伸直，前臂旋后，肩关节前屈 60°，检查者一手扶住患者上臂，另一手扶住腕部，嘱患者抗阻力用力屈肘。如引出结节间沟区域或盂唇上方区域疼痛，则为阳性。（图 4–41）

（2）Yergason 试验：患者屈肘 90°，前臂旋前，上臂位于胸壁旁。检查者一手扶住患者肘部，另一手置于结节间沟处触诊，嘱患者用力屈肘、外展、外旋，检查者给予阻力；结节间沟处产生疼痛为阳性。Yergason 试验特异度高，但敏感度低。

（3）主动挤压试验（active compression test）或 O'Brien 试验：患者肩关节前屈 90°，内收 10°～15°。第一步使患者前臂旋前，拇指向下，这时要患者对抗阻力尽力上举患肢。第二步保持肩关节前屈内收位置不变患者前臂旋后，掌心向上，再次抗阻尽力上举患肢。如果进行第一步时会引发患者肩关节疼痛症状，而进行第二步时这种疼痛症状可明显减轻，则结果为阳性。需要注意的是，如果患者存在肩锁关节的病变，那么该试验亦可呈阳性，但此时检查过程中所引出的肩关节的疼痛症状仅局限于肩锁关节本身。

（4）挤压旋转试验（compression – rotation test）：患者仰卧位，肩外展 90°，检查者对肩关节施以轴向挤压力并旋转肩关节。此时若能感觉到撕裂的上方盂唇被挤压出现弹响或引出肩关节疼痛，则为阳性。该试验的机制与膝关节半月板损伤时所行的 Macmurray 试验相似。（图 4–47）

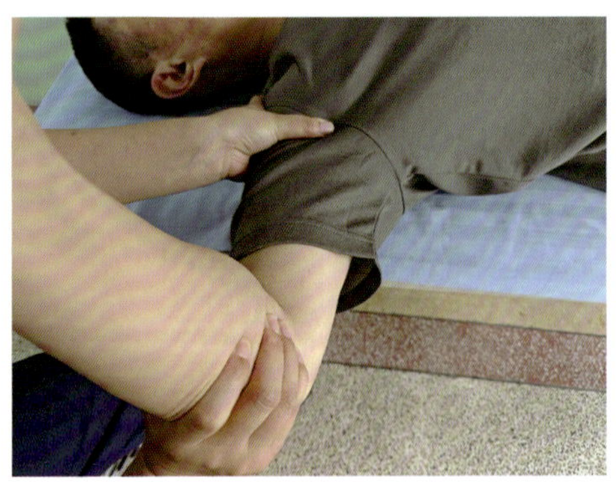

图 4–47

（四）辅助检查

（1）X 线检查：X 线 SLAP 损伤通常无异常发现，偶见盂上结节骨折（骨性 SLAP 损伤）。

（2）CT 检查：CT 平扫对 SLAP 损伤的诊断亦有间接价值，如合并肩关节不稳定，CT

检查可能发现骨性异常，如骨性 Bankart 损伤。

（3）MRI 检查：MRI 仍然是诊断 SLAP 损伤的最佳放射学方法。组织损伤后在 MRI 图像上产生高信号，这种信号改变在多个平面都可以看到，如冠状位图像显示肱二头肌肌腱止点处或累及关节盂处的高信号。造影也可用于肱二头肌肌腱止点和盂唇病损的检查。造影物质可注射进关节腔或通过静脉注射。MRI 造影检查的敏感度为 75% ~98%，特异度为 69% ~99%。

（4）关节镜检查：SLAP 损伤的明确诊断需要结合病史、临床症状及体检和影像学检查等结果来判断。由于 SLAP 损伤常与盂唇损伤、肩袖损伤同时存在，因而临床症状多不典型。关节镜下可以直接看到肩关节盂唇、肱二头肌长头肌腱止点处的损伤，通常认为是诊断 SLAP 损伤的金标准。

九　SLAP 损伤关节镜术后康复治疗

0 ~ 4 周：使用颈腕吊带悬吊患肢，同时可以做肩关节的被动活动。4 ~ 6 周：双手持棒被动活动患肢。6 周 ~ 3 个月：主动活动患肢，关节活动度训练。3 个月以后：关节活动度训练，肌力训练。

Ⅳ型 SLAP 损伤行肱二头肌长头肌腱单纯切断术或肱二头肌肌腱切断止点移位固定术的患者，在术后 6 周内禁止强力屈肘。预计肱二头肌长头肌腱在结节间沟充分愈合后再开始积极主动活动，有利于减少“Popeye 畸形”。

参考文献

[1] HUTYRA C A, SMILEY S, TAYLOR D C, et al. Efficacy of a Preference Based Decision Tool on Treatment Decisions for a First Time Anterior Shoulder Dislocation, A Randomized Controlled Trial of At-Risk Patients[J]. Med Decis Making, 2019, 39(3), 253-263.

[2] 张均锦，陆春．肩关节脱位手法复位临床研究现状 [J]. 医学综述，2015，21（13）：2407-2409.

[3] BRUN S P. Idiopathic frozen shoulder[J]. Aust J Gen Pract, 2019, 48(11):757-761.

[4] DIERCKS R L, Stevens M Gentle thawing of the frozen shoulder:a prospective study of supervised neglect versus intensive physical therapy in seventy seven patients with frozen shoulder syndrome followed up for two years[J].J Shoulder Elb Surg, 2014, 13(5):499-502.

[5] 蒋秀英．重症肩周炎 50 例临床治疗体会 [J]. 中国社区医师，2021，37（17）：89-93.

[6] 王艳华，陈建海．凝肩：ISAKOS 上肢委员会专家共（上）[J]. 中华肩肘外科电子杂志，2016，4（04）：236-242.

[7] CODMAN E A, AKERSON I B. The pathology associated with rupture of the supraspinatus tendon[J].Am Surg, 1931, 93:348.

[8] ROSSI L A, CHAHLA J, VERMA N N, et al. Rotator cuff retearsf[J]. JBJS Rev, 2020, 8(1):0039.

[9] NEER C S. Anterior acromioplasty for the chronic impingement syndrome in the shoulder:A preliminary

report[J]. J Bone Joint Surg Am, 1972, 54:41.

[10] NEER C S. Impingement lesions[J]. Clin Orthop, 1983, 173:70.

[11] BROTZMAN B S. Clinical orthopaedic rehabilitation[J]. St Louis, 1996, Mosby.

[12] BAYNE O, BATEMAN J. Surgery of the shoulder[M]. Philadelphia:CVMosby, 1984:167–171.

[13] PATTE D. Classification of rotator cuff lesions[J]. Clinl Orthop Rela Res, 1990, 254:81.

[14] 崔卫国，张志刚，陈德生．肩峰下撞击综合征的治疗进展 [J]. 中国骨与关节杂志 2021，10（4）：397–401.

第五章　肘关节损伤

第一节　肘关节相关解剖

肘关节解剖生理

肘关节是连接前臂和上臂的复合关节，对完成腕部和手部功能、调整肢体位置及保持行走时平衡有重要作用。

（一）骨性结构

肱骨远端形态极不规则，其解剖形态与其功能密切相关。肱骨远端的三柱理论将肱骨远端分为内、外侧柱和滑车。内侧柱与肱骨干约有 45°的成角，其远端形成内上髁。内上髁为前臂屈肌群和内侧副韧带前束、后束的附着点。外侧柱与肱骨干约成 20°成角，延伸到远端包含肱骨小头。外侧柱后方扁平，易于放置内固定钢板，同时由于外上髁体表容易触及，常作为设计手术切口的标志。外侧柱远端外上髁是外侧副韧带复合体、旋后肌和伸肌群的附着点。滑车作为三柱结构中拱的连接部分，其中央沟与尺骨近端的半月形滑车切迹相吻合。在肱骨远端骨折的手术中，重建三柱的三角形稳定性和恢复滑车的宽度极为重要。肱骨远端前内侧有冠突窝，外侧有桡骨窝，后面有鹰嘴窝。在冠突窝和鹰嘴窝之间，90% 的人群只隔着薄层骨。

桡骨近端接近一个椭圆柱体。在前臂旋前过程中，桡骨头外移使桡骨远离尺骨，为桡骨粗隆让出空间，更好地完成前臂旋转活动。桡骨头上表面有与肱骨小头相适合的圆形凹陷。桡骨头内侧表面存在一切迹，以适应肱骨小头内侧的髁 – 滑车沟。桡骨粗隆在前臂完全旋前时位于后方，因此允许经后方入路修复肱二头肌腱止点。

尺骨近端是尺骨最坚强部分，由上方的鹰嘴和下方的冠突共同构成滑车切迹，是肘关节最重要的骨性稳定结构。肱三头肌止点位于鹰嘴背面。冠突前方为尺骨粗隆，有肱肌和骨间膜斜索附着，内侧缘有内侧副韧带附着，外侧为桡骨切迹，切迹以远为外侧副韧带尺侧束附着。

（二）关节结构

肘关节为复关节，由肱骨滑车与尺骨滑车切迹构成肱尺关节，由肱骨小头和桡骨小头凹构成肱桡关节，由桡骨头环状关节面和尺骨桡切迹构成桡尺近侧关节，共同包在一个关节囊内。

肱骨滑车是一个类似圆柱形的螺旋结构，从侧面观，有一个约 30°的前倾角；从下往上看，滑车螺旋指向内侧，滑车轴线与内外髁连线有 3° ~ 5°的内旋；从前面观，肱骨滑车轴线相对于肱骨内外髁连线有 4° ~ 8° 的外翻角。肱骨小头后方无关节软骨覆盖，可将外侧钢板置于外侧柱后方。

桡骨近端通过桡骨头环状关节面与尺骨桡切迹相关联，大约占 1/4 圆周，剩余部分被环状韧带围绕，共同组成完整的环形结构。桡骨骨折时，内固定应该置于桡骨头的“安全区”，即非关节区内，范围大约有 110°，当前臂处于中立位时，在前外方 65° 至后外方 45° 之间。桡骨头与桡骨颈并不共线，存在一个大约 15° 的外翻角，手术修复桡骨颈骨折时应注意恢复此外翻角。

桡尺近侧关节横断面，在前臂不同的旋转状态下阴影部分均不进入上尺桡关节间隙，是钢板螺钉固定的安全区 2A 前臂旋前位 2B 前臂中立位 2C 前臂旋后位。

尺骨近端鹰嘴和冠突共同构成滑车切迹，在鹰嘴关节面和冠突关节面之间有横向的沟槽没有关节软骨覆盖，可以通过此沟槽进行尺骨鹰嘴楔形截骨。从侧面看，滑车切迹与尺骨干有一个约 30° 的后倾角，同时尺骨干与滑车切迹有 1° ~ 6° 的外翻角。综合肱骨滑车的外翻角，肘关节伸展位时尺骨干与肱骨干形成的外翻角称作“提携角”，男性 11° ~ 14°，女性 13° ~ 16°。

肘关节两侧有坚强的内、外侧副韧带。内侧副韧带自内上髁呈扇形分 3 束到尺骨滑车切迹内侧缘，分别为前束、后束和横束。前束是独立的结构，是维持肘关节外翻稳定性的重要结构。外侧副韧带起于肱骨外上髁下部，向下至桡骨环状韧带及桡骨外面和尺骨旋后肌嵴，稳定肘关节的外侧。外侧副韧带在前臂旋后的情况下，阻止了肱尺关节的旋转分离和向后脱位，提供了后外侧的旋转稳定性。对肘关节的稳定性而言，外侧副韧带复合体可能是最重要的。对于投掷运动员，内侧副韧带是肘部最重要的稳定结构。

肘关节外侧副韧带复合体由桡侧束、尺侧束和环状韧带组成，内侧副韧带分为前束、后束和横束。

（三）关节运动学

肘关节属于铰链式关节，允许屈伸运动，同时通过肱桡关节、上下尺桡关节的运动，肘关节还可以完成旋前和旋后运动。肱尺关节屈伸范围为 0° ~ 140°。肘关节以肱尺关节为主，与肱桡关节一起只能做屈伸运动，屈伸旋转轴可以认为是近似的连接肱骨小头中心和内上髁前下方的连线。侧位观屈伸旋转轴位于肱骨中线之前，与肱骨远端前侧皮质在一条线上。旋转轴位于内上髁前下方的标志点同时也是内侧副韧带的起点，位于肱骨小头中心的外侧标志点同时也是外侧副韧带的起点。

在桡尺近侧关节与下尺桡关节的共同作用下，桡骨可以沿桡骨头中心与尺骨茎突连线的轴做旋转运动，正常运动范围分别为旋前 75°、旋后 85°。

肘关节旋转运动度：前臂可以旋前 75°、旋后 85°，骨折术后恢复旋前、旋后各 50° 基本不影响日常生活。除屈伸运动和旋前旋后运动，在生理状态下，肘关节在屈伸活动时，还有 3° ~ 4° 的内外翻活动度。

（四）肌肉和血管神经结构

肘关节周围的肌肉和神经血管结构主要可分成4组，内侧为旋前－屈肌群，外侧为旋后－伸肌群和桡神经，前方为屈肘肌和正中神经，后侧为伸肘肌和尺神经。肌肉活动可使肘关节产生动态稳定以保护静态的韧带结构。

在肘部，肱动脉、肱深动脉、尺动脉和桡动脉及它们的分支组成肘关节血管网。当肱动脉损伤、断裂必须予以结扎时，应在发出肱深动脉以下结扎，尚可维持良好血供（侧支循环）。尺神经、正中神经、桡神经、肌皮神经和骨间前神经等皆有分支至肘关节，某一神经分布区常与另一神经的分布区互相重叠。尺神经在肱骨内上髁后方通过狭窄的肘管，在许多情况下将尺神经移位会使内上髁或冠突的内固定变得更容易操作。正中神经至前臂屈肌的大部分分支起自神经内侧缘，桡神经至伸肌群的分支均起自该神经的外侧缘，所以在游离神经的过程中，正中神经的内侧缘和桡神经的外侧缘均是危险缘。对肘关节的整体解剖认识，对于理解肘关节疾病非常重要。

第二节　肱骨内上髁炎

肱骨内上髁部是前臂屈肌总腱的起始部，长期的劳损、过度的牵拉造成该处软组织的慢性炎症，即为肱骨内上髁炎。多见于青壮年体力劳动者，其发病率比肱骨外上髁炎少得多，均属于肌腱止点末端病。

肱骨内上髁炎又称高尔夫球肘。职业高尔夫球手最常见的手腕损伤为27%，而肘关节的损伤约7%，业余高尔夫球手肘关节损伤大约在35%。肱骨内上髁是前臂屈肌及旋前圆肌肌腱附着处。经常有力屈肘、屈腕及前臂旋前时，尺侧屈腕肌处于紧张收缩状态，从而易使其肌腱的附着点发生急性扭伤或慢性劳损。

一　病因

由于某种工作需反复做屈腕、伸腕、前臂旋前的动作，使前臂屈腕肌群牵拉，引起肱骨内上髁肌腱附着处的疲劳性损伤，产生慢性无菌性炎症而发病。在摔倒、受伤，致腕关节背伸、前臂外展、旋前位姿势时，往往引起肱骨内上髁肌肉起点撕裂伤，产生小血肿和局部创伤性炎症，肿胀挤压尺神经皮支引起疼痛。在日常生活、学习和劳动中，肘关节活动比较频繁，容易引起肱骨内上髁部位的损伤和劳损。

二　典型症状

（一）肘内疼痛

早期常表现为肘内侧部疼痛或酸痛不适，重复损伤动作时，疼痛加重，休息后疼痛减轻。以后逐渐发展为肱骨内上髁部持续性疼痛，肘关节不能充分伸展或过屈、患肢酸软、屈腕无力。小指、无名指可出现间歇性麻木感，每当劳累或受寒而导致疼痛加重，并可向上臂部及前臂尺侧部扩散。

（二）活动受限

肘关节活动受限，特别是当用力握拳、提物等活动时，疼痛明显。

（三）局部肿胀

局部肿胀不明显或有轻微肿胀，日久则出现肘部肌肉的萎缩和肘关节的屈伸活动障碍。

三 并发症

滑囊炎：肱骨内上髁炎长期不愈，反复摩擦和压迫滑囊，引起肘关节周围局部肿胀、僵硬或疼痛、皮肤红肿。而且滑囊内充满积液或黏液，使局部触觉柔软，而富有弹性。肱骨内上髁骨膜炎由于长期运动损伤导致，可表现为肘部骨组织肿胀、皮肤充血水肿、局部疼痛和压痛，且疼痛较严重。

四 临床检查

肱骨内上髁处可触及明显的压痛点（图 5–1），前臂被动旋后、腕关节被动背伸活动受限，抗阻力屈腕（图 5–2）及抗阻力前臂旋前试验阳性。

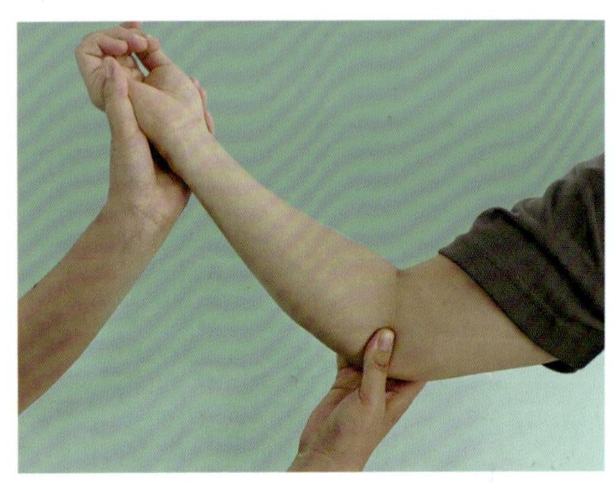

图 5–1

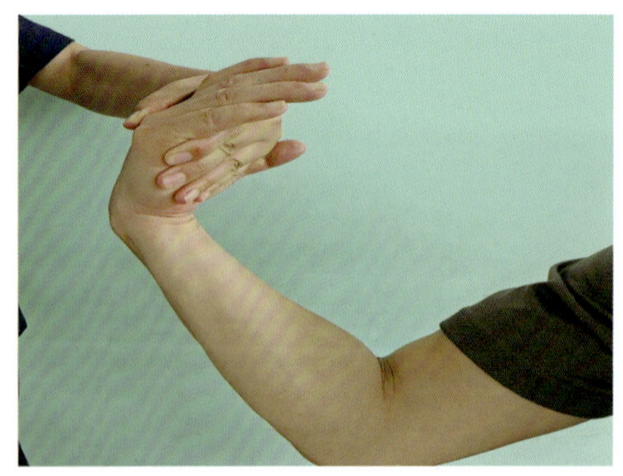

图 5–2

X 线片检查：一般无异常改变，少部分可有骨膜增生和钙化点。

MRI：可发现软组织的病变、肌腱或韧带撕裂以及腱鞘部位软组织水肿，但对诊断肱骨内上髁炎不是必需的检查。

超声：肌骨超声可明确屈肌总腱起点区域肌腱情况。

五　诊断标准

（1）症状：起病缓慢，初起时在劳累后偶感肘内侧疼痛；前臂旋前和主动屈腕时疼痛明显，屈腕无力，合并肘部尺神经发言者，出现前臂及手的尺侧疼痛、麻木、环指及小指的精细动作不灵活，严重者可出现尺神经支配的肌力减弱。

（2）体征：肱骨内上髁局部可有肿胀、压痛，做抗阻力的腕关节掌屈和前臂旋前动作可引起患处疼痛，旋臂伸腕试验阳性。

（3）影像学检查：为阴性，或可见骨膜增生、局部钙化。

六　鉴别诊断

颈椎病：可表现为上肢内侧疼痛，且为放射性，手及前臂有时有感觉障碍区，无局限性压痛。除此之外，临床上主要表现为颈肩痛、上肢麻木无力、僵硬，还可伴有头晕、恶心、偏头痛等症状，X线检查和CT是颈椎病的重要诊断依据。

肱骨外上髁炎：主要表现为肘关节外侧疼痛和压痛，疼痛可沿前臂向左放射，前臂肌肉紧张，肘关节不能完全伸直。患者前臂旋前位，做对抗外力的旋后运动，可发生疼痛。肘关节创伤性骨关节炎为退行性疾病，中年以上的患者，由于肘部多次紧张用力累积所致。局部酸痛不适，不限一侧，“晨僵”，屈曲支撑症状明显，肿痛无力、压痛、活动受限，屈伸运动出现咿轧音，X线片可见关节间隙狭窄、脱钙、骨边缘硬化，有游离骨等。肘关节尺侧副韧带损伤外展外旋应力常伤及本韧带的前束及后束，合并滑膜损伤，关节肿胀、内侧间隙压痛，伸肘屈肘外翻痛阳性，X线片可见关节间隙增大。

七　康复评定

（1）关节活动度评估：肘关节各个方向的AROM和PROM；注意有无疼痛、僵硬。

（2）肌力评估：评估肘关节动态稳定结构中肌力。

（3）感觉评估：存在神经损伤，则应评估温度觉和轻触觉、本体感觉。

（4）疼痛评估：评估静息和活动时的疼痛程度、性质以及激惹性。

（5）日常生活能力评定：常采用改良Barthel指数评定量表评定日常生活能力。

八　治疗

（一）保守治疗

肱骨内上髁炎的治疗，首先考虑非手术治疗，包括一段时间的休息、停止刺激运动、夜间康复等。另外，中医按摩推拿治疗对本病疗效较好，使肘关节逐渐恢复正常活动。

（1）休息、局部热敷或外用红花油。

（2）对于症状重、发病急者，可用三角巾悬吊患肢，腕部制动 1 ~ 2 周。

（3）药物治疗：主要为非甾类抗炎药，如双氯芬酸，可以促进炎症吸收。糖皮质激素，局部注射糖皮质激素药物，如氢化可的松，可以用于短期解除疼痛，加速康复。在肱骨内上髁压痛最明显处可注射利多卡因、维生素 B_{12}、复方倍他米松注射液，以缓解疼痛，加速炎症吸收。

（4）物理治疗：

1）中频脉冲：中频脉冲疗法采用频率为 1 ~ 100 kHz 的脉冲电流刺激病变部位[1]。其促进骨折愈合的作用机制可能是：①电流刺激引起骨骼肌收缩，开放生理性关闭的微血管，使血流加快，改变骨，软骨细胞周围微循环，大量血管重新分布进入骨折缺损处，从而促进成骨细胞增殖、抑制破骨细胞生成，加速骨痂形成[2]。②脉冲电刺激肌肉软组织以固定频率收缩，使骨折端产生应力刺激，从而提高骨组织钙、磷沉积，为骨折愈合提供物质基础[3]。

2）红外线理疗仪：理疗仪发出的红外线穿透性良好，通过局部照射可有效扩张毛细血管，加快血流运行，改善患者微循环，具有提升细胞活力，促进组织再生等作用。还可有效促进渗出物吸收，控制炎性物质，促进伤口愈合，进而促进肘关节功能恢复。

3）蜡疗：蜡疗能够在局部传递热量，改善血液循环状况，使新陈代谢速率加快，从而改善局部充血和水肿等异常情况，使神经根压迫减少，缓解患者各种不适症状。另外，还可以通过蜡的油质作用起到润泽皮肤的作用，并缓解肌腱挛缩情况。

（5）传统治疗：

针灸：肘关节骨折术后关节功能障碍的发病机制是筋骨失养、经络阻塞、气血瘀阻等，故中医将通经活络、活血化瘀作为治疗重点。在常规针灸治疗中，给予特定穴位针刺治疗，并辅以电流刺激，可达到减轻疼痛感、疏通痉挛筋膜的作用，还能活血化瘀，疏通经络[4]。

推拿：对患肢肌群起始点进行揉按，不仅能解除或松弛肘关节软组织粘连，还能改善肘关节功能，效果显著。在中医治疗中，联合使用针灸推拿可实现优异的活血化瘀、行气补气效果，还能疏通肘关节经络，松弛肌腱粘连，有效减轻患者的疼痛感[5]。

中药熏洗：可使用骨科外洗方熏洗患处。常用药物有伸筋草、红花、骨碎补、牛膝、没药、川椒、透骨草等伤科药物，其疗效为舒筋活络、活血化瘀。在中医熏洗治疗中，将药物加水煮沸可缩短皮肤吸收药物有效成分的速度，让药物直达病灶，加速机体新陈代谢及血流循环，继而改善肘关节功能[6]。

（二）手术后康复治疗

阶段 1：术后 1 ~ 7 天

目的：保护受损的组织，减轻疼痛和炎症，延缓肌肉萎缩并恢复完全的腕部 / 肩部运动。

治疗措施：

（1）使用可调节 ROM 的肘托，肘部以 90° 屈曲固定。

（2）在支具内进行肩关节、腕关节、手主动关节活动度训练。

（3）在支具内进行无痛的腕部、肘部、肩部肌肉等长训练。

（4）Ⅰ、Ⅱ级肱桡关节和肱尺关节松动术。

（5）可以将躯干，核心，骨盆带和下肢锻炼纳入康复计划。

阶段 2：术后 2 ~ 5 周

目的：逐渐恢复肘关节 ROM，提高肌肉力量和耐力，并使关节运动学恢复正常。注意：术后第 8 天，将肘托设置为允许肘部在 30° ~ 110°内运动；第 3 周开始时从 10° ~ 125°移动；第 4 周开始时，设置以允许完整的肘部 ROM（0° ~ 145°）；第 6 周停止使用。

治疗措施：

（1）对肘部，前臂和腕部进行主动和被动 ROM 锻炼。

（2）随着症状恢复到后期阶段，可使用Ⅲ、Ⅳ级肩、肘关节松动术；

（3）低负荷、长时间的自我牵伸：患者仰卧，在肱骨远端下方放置一块毛巾或泡沫卷，作为垫子和支点。将弹力带套在手腕上，并固定在桌子上或地面上的哑铃上。指导患者无疼痛情况下在此肘部伸展姿势下尽可能放松 12 ~ 15 min。共进行 60 min/d。（图 5–3）

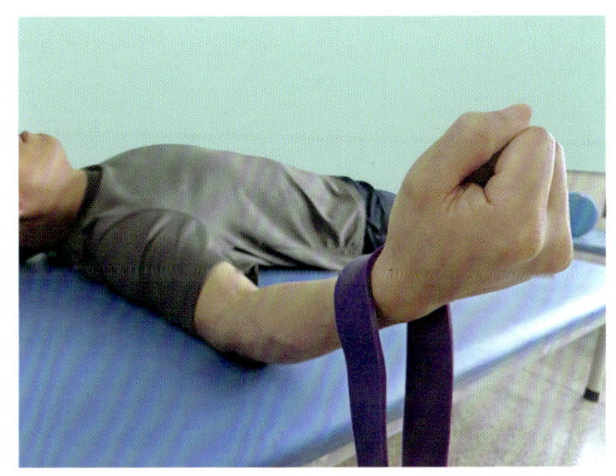

图 5–3

（4）第 3 周开始，进行肩、肘、腕肌肉向心训练。

阶段 3：术后 6 ~ 8 周

目的：保持（或完全恢复，如果仍然受限的话）肘和上肢的活动度，提高肌肉力量和耐力，重新建立对肘的神经肌肉控制，并进行功能性的活动。

治疗措施：

（1）灵活性训练，重点在于肩外展、肘部伸展和前臂内旋的灵活性。

（2）继续进行牵伸训练以达到最大范围。

（3）对肩部和肘部复合体进行神经肌肉控制锻炼。

1）患者仰卧，抵抗阻力腕关节屈曲、前臂内旋，以增强动态肘关节稳定性。

2）肩袖肌群动态稳定性训练：患者站立位对抗弹力带阻力和治疗师手动阻力外旋。逐渐增加难度到在稳定球上进行锻炼。（图 5–4）

3）强化运动：坐在稳定球上，患者对抗弹力带阻力和手动阻力执行肩部外旋，见图 5–5。

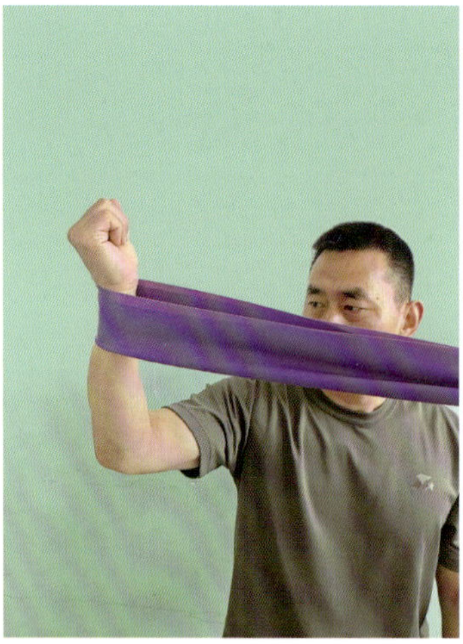

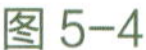

图 5-4

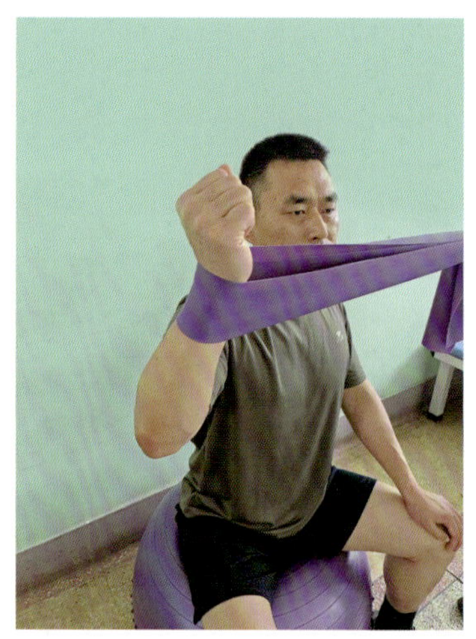

图 5-5

（4）增强训练：两只手的增强式抛球练习包括胸口传球、左右投掷和过头投掷。逐渐增加难度到一手动作。

1）向墙掷球：站立时，患者将适当重量皮球投向墙壁，见图 5-6。

2）站立时，运动员在 90°外展姿势下将适当重量的皮球投向篮板，见图 5-7。

3）强调前臂和手部肌肉结构的训练，包括用训练球进行腕部屈曲翻转。

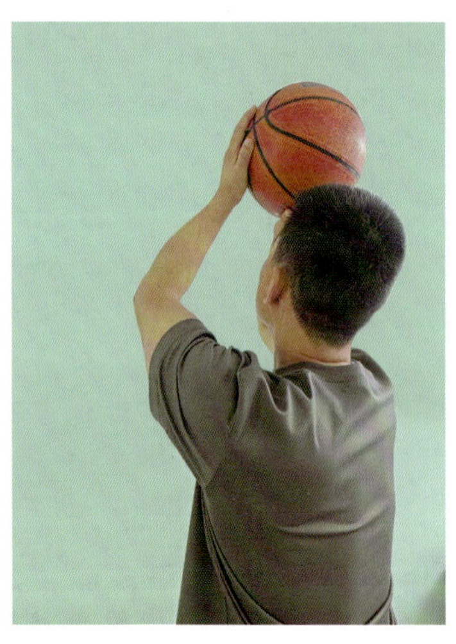

图 5-6

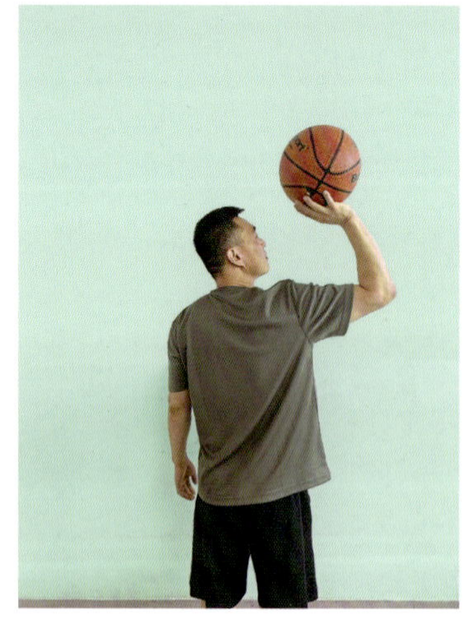

图 5-7

阶段 4：术后 9 ~ 14 周

目标：逐渐增加力量、耐力和神经肌肉控制，为逐渐逐步恢复运动做准备。在开始此阶段之前，必须满足以下条件：完整，无痛的 ROM；没有疼痛或触痛；体格检查没有疼痛或韧带松弛，特别是外翻应力试验和挤奶试验阴性；无困难地完成先前的康复阶段；符合投掷标准的肌肉力量。

治疗措施：

（1）肱二头肌缓慢和快速的向心和离心训练。

（2）举重。

（3）肱三头肌向心训练。

（4）神经肌肉控制练习难度加强，如增加的阻力和重复动作。

（5）投掷专项训练，投手以最大强度的 50% 开始，然后逐渐发展为 75%、90% 和 100%。投掷程序的实际进度应针对每个运动员进行个性化设置，并根据出现的任何症状，动作和所需目标进行调整。

阶段 5：重返运动

在此阶段，将加强适当的动态热身运动，并继续进行运动，从而使运动员在完成可能用于投掷、网球、高尔夫球、游泳、排球等的间歇性运动计划后逐渐恢复到全面运动和有竞争力的投掷。按照该程序恢复运动的典型时间范围是术后约 5 个月。

第三节　肱骨外上髁炎

肱骨外上髁炎（lateral epicondylitis，LE）指发生在肘关节外上处伸肌总腱肌腱附着点和（或）肌腱连接部的慢性损伤和退行性病变。肱骨外上髁炎由 Rung 在 1873 年首次描述，早期文献报道主要发生于网球运动员，故又称为“网球肘”。后续文献报道多见于手肘活动较多的人群。

发病年龄高峰在 40 ~ 50 岁，常见于优势侧手肘部高负荷的劳动者或运动人群，其中运动人群较劳动者发病年龄可以更早。肱骨外上髁炎为伸肌总腱反复发生损伤所致，其组织学改变主要为成纤维细胞聚集、微血管增生和胶原蛋白紊乱。肱骨外上髁炎是肘关节常见疾病，随着医疗水平提高和疾病研究深入，其概念、解剖及病理生理等方面认知也在不断更新。

一　症状

疼痛多局限于肱骨外上髁处，持续数周至数月，运动或工作中重复性手腕部动作会诱发或加重疼痛，严重时可累及前臂及手腕。肱骨外上髁炎临床病程短则数周，长达数月，少数复发患者病程可长达数年。其临床表现多为肘外侧疼痛，部分患者症状可延续至前臂和手腕部，进而导致握力下降。

二　体征

肱骨外上髁处局部压痛（图 5-8）；肘关节伸直状态下，背伸腕关节抗阻时表现为疼痛、力弱，被动屈腕牵拉伸肌总腱时产生疼痛；Mills 征和（或）Cozen 征可为阳性（图 5-9、图 5-10）。特征性体检 Mills 征和（或）Cozen 征可为阳性，其敏感性高达 91%。需要注意与颈肩部、肘外侧及手腕其他疾病相鉴别。辅助检查 X 线片和 CT 多无异常改变，临床多用于鉴别诊断。

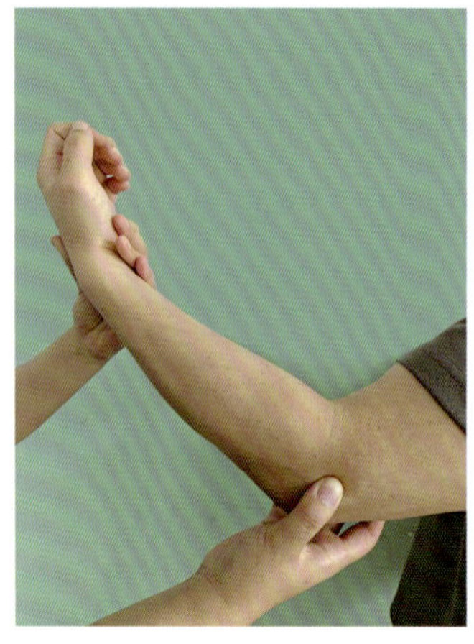

图 5-8

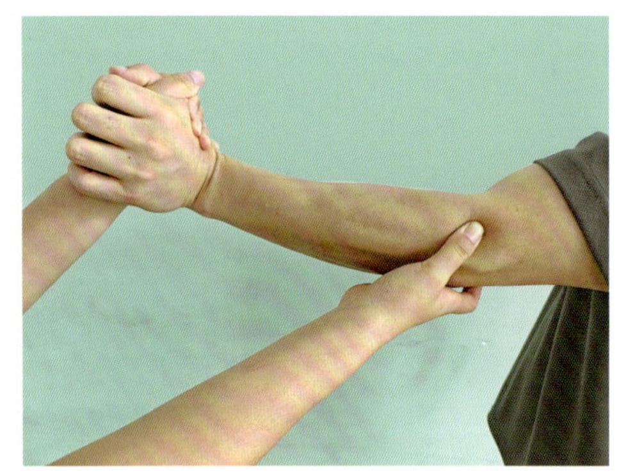

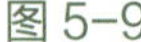

图 5-9

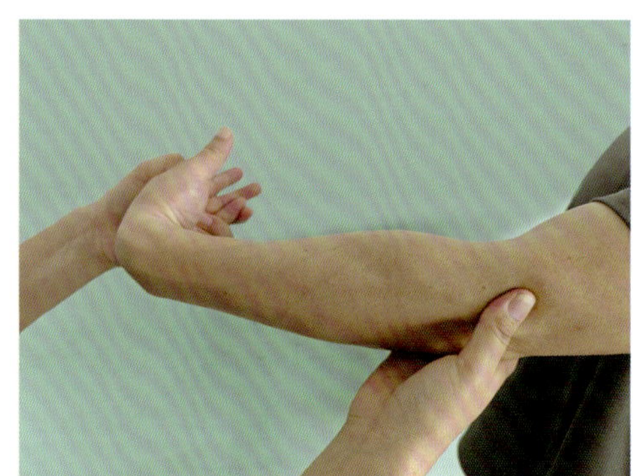

图 5-10

三 影像学表现

（1）肘关节 X 线片和 CT 检查：多无特殊表现，对于病程较长的患者可见肱骨外上髁处骨质增生、硬化或骨化病灶。

（2）肌骨超声检查：可以测量肌腱厚度及肌腱回声强度，可显示伸肌总腱止点区肌腱是否连续、肿胀程度及新生血管生成等病理变化。肌骨超声可作为首选检查，可用于辅助诊断、术前定位病变及引导有创治疗；超声是诊断肱骨外上髁炎重要的辅助检查手段。肌骨超声可以动态观察伸肌总腱退变或损伤情况；同时，通过测量肌腱厚度及观察血流信号评估病变程度及治疗效果。本共识专家在进行临床意见调查中发现，肌骨超声使用是临床医师重点关注的技术，但对于超声应用认知和技术操作还有很大提高空间。

（3）MRI 检查：可清晰显示伸肌总腱止点区肌腱损伤程度及是否合并周围组织损伤，有助于肱骨外上髁炎诊断及评估是否需要手术治疗。与超声检查相比，MRI 具有更高的可重复性和更少的操作者依赖性，但费用也更高。MRI 图像伸肌总腱损伤在 T1WI 和 T2WI 表现为高信号，根据其肌腱纤维连续性可以判断损伤程度。MRI 除了能有效诊断肌腱撕裂和评估病变严重程度，还可以观察肱骨外上髁周围结构，如桡侧副韧带、关节囊、肘关节骨软骨和滑膜病变情况，有助于肘外侧疼痛性疾病的诊断与鉴别诊断。同时，MRI 显示肌腱结构性病变损伤程度可能与临床症状严重程度无关。

四 康复评定

（1）关节活动度评估：肘关节各个方向的 AROM 和 PROM；注意有无疼痛、僵硬。

（2）肌力评估：评估肘关节动态稳定结构中肌力。

（3）感觉评估：存在神经损伤，则应评估温度觉和轻触觉、本体感觉。

（4）疼痛评估：评估静息和活动时的疼痛程度、性质以及激惹性。

（5）日常生活能力评定：常采用改良 Barthel 指数评定量表评定日常生活能力。

五 治疗

1. 保守治疗

保守治疗主要通过物理干预或小创伤的形式治疗疾病，因其无创伤或者创伤小、疗效显著、复发率低等特点，往往成为患者的首选治疗方式。治疗方式主要包括日常生活方式干预、非甾体类抗炎药物治疗、封闭疗法、富血小板血浆疗法、体外冲击波疗法等治疗方法。

（1）日常生活方式干预。在药物或手术治疗的同时，改变导致 LE 的日常生活方式及动作，如穿衣服、打字、切菜、吃饭等，从生物力学方面去除诱发本病的高危因素。

（2）非甾体类抗炎药物治疗。由于 LE 的发病机制并不明确，非甾体类抗炎药物并无明显的治疗效果，所以其对本病的治疗应用有待进一步研究。

（3）封闭疗法。将糖皮质激素和局麻药混合进行局部注射，利用糖皮质激素的抗炎作用和局麻药物的镇痛作用达到局部消炎止痛的目的。封闭治疗因其时效性的特点，在应用过程中应当注意封闭治疗的连续性和规范性。

（4）富血小板血浆（PRP）疗法。PRP 是通过离心自体周围全血而得到的富含血小板的血浆，通过肘关节疼痛区局部注射 PRP 在短期内达到减轻 LE 患者肘关节疼痛及改善肘关节功能的目的。PRP 具有安全、取材方便、实用性强、即制即用等特点，应用前景广泛，但在应用中应该注意制备过程及制备成果保护以免受到污染，影响治疗效果。

（5）体外冲击波疗法（ESWT）。ESWT 可有效减轻局部疼痛及组织损伤，改善局部血液循环，作为近年来一种新兴的治疗方式，或单独或联合应用，具有操作简便、安全无创、疗效明确、复发率低及并发症少等特点，被广泛应用于肌腱慢性炎症疾病的治疗，如腱鞘炎、肌腱炎、髌腱病及足底筋膜炎等疾病，疗效确切，患者易接受，应用前景广泛。

（6）针刀治疗。针刀是用针刺的方式快速破皮刺入体内病变部位行纵行疏通和横行剥离手法，以松解局部病变组织的粘连、瘢痕和挛缩，促进局部血液循环代谢和新陈代谢，恢复病变部位弓弦力学解剖系统的力学平衡[7-12]。针刀具有操作简便、成本低、见效快、安全性高、复发率低、适用范围广等优势。

2. 手术治疗

常用的手术方式有经皮手术、开放手术和关节镜手术。其中关节镜手术多应用于顽固性 LE 的治疗，关节镜治疗可以分为关节镜下关节内手术和关节外手术，因关节腔无天然腔隙，关节镜下关节外手术受到很大限制，技术要求高，现有文献记载大多选择关节内手术治疗方式，也有少部分记载关节外手术治疗。

3. 手术后康复治疗

阶段 1：术后 1 ~ 7 天

目的：保护受损的组织，减轻疼痛和炎症，延缓肌肉萎缩并恢复完全的腕部 / 肩部运动。

治疗措施：

（1）使用可调节 ROM 的肘托，肘部以 90°屈曲固定。

（2）在支具内进行肩关节、腕关节、手主动关节活动度训练。

（3）在支具内进行无痛的腕部、肘部、肩部肌肉等长训练。

（4）Ⅰ、Ⅱ级肱桡关节和肱尺关节松动术。

（5）可以将躯干、核心、骨盆带和下肢锻炼纳入康复计划。

阶段 2：术后 2 ~ 5 周

目的：逐渐恢复肘关节 ROM，提高肌肉力量和耐力，并使关节运动学恢复正常。注意：术后第 8 天，将肘托设置为允许肘部在 30° ~ 110° 内运动；第 3 周开始时从 10° ~ 125°移动；第 4 周开始时，设置以允许完整的肘部 ROM（0° ~ 145°）；第 6 周停止使用。

治疗措施：

（1）对肘部，前臂和腕部进行主动和被动 ROM 锻炼。

（2）随着症状恢复到后期阶段，可使用Ⅲ、Ⅳ级肩、肘关节松动术。

（3）低负荷、长时间的自我牵伸：患者仰卧，在肱骨远端下方放置一块毛巾或泡沫卷，作为垫子和支点。将弹力带套在手腕上，并固定在桌子上或地面上的哑铃上。指导患者无疼痛情况下在此肘部伸展姿势下尽可能放松 12 ~ 15 min。共进行 60 min/d。

（4）第 3 周开始，进行肩、肘、腕肌肉向心训练。

阶段 3：术后 6 ~ 8 周

目的：保持（或完全恢复，如果仍然受限的话）肘和上肢的活动度，提高肌肉力量和耐力，重新建立对肘的神经肌肉控制，并进行功能性的活动。

治疗措施：

（1）灵活性训练，重点在于肩外展、肘部伸展和前臂内旋的灵活性。

（2）继续进行牵伸训练以达到最大范围。

（3）对肩部和肘部复合体进行神经肌肉控制锻炼。

1）患者仰卧，抵抗阻力腕关节屈曲、前臂内旋，以增强动态肘关节稳定性。

2）肩袖肌群动态稳定性训练：患者站立位对抗弹力带阻力和治疗师手动阻力外旋。逐渐增加难度到在稳定球上进行锻炼。

3）强化运动：坐在稳定球上，患者对抗弹力带阻力和手动阻力执行肩部外旋。

（4）增强训练：两只手的增强式抛球练习包括胸口传球、向左右投掷和过头投掷。逐渐增加难度到一手动作。

1）向墙掷球：站立时，患者将适当重量皮球投向墙壁。

2）站立时，运动员在 90°外展姿势下将适当重量的皮球投向篮板。

3）强调前臂和手部肌肉结构的训练，包括用训练球进行腕部屈曲翻转。

阶段 4：术后 9～14 周

目标：逐渐增加力量、耐力和神经肌肉控制，为逐渐逐步恢复运动做准备。在开始此阶段之前，必须满足以下条件：完整，无痛的 ROM；没有疼痛或触痛；体格检查没有疼痛或韧带松弛，特别是外翻应力试验和挤奶试验阴性；无困难地完成先前的康复阶段；符合投掷标准的肌肉力量。

治疗措施：

（1）肱二头肌缓慢和快速的向心和离心训练。

（2）举重。

（3）肱三头肌向心训练。

（4）神经肌肉控制练习难度加强，如增加的阻力和重复动作。

（5）投掷专项训练，投手以最大强度的 50% 开始，然后逐渐发展为 75%、90% 和 100%。投掷程序的实际进度应针对每个运动员进行个性化设置，并根据出现的任何症状，动作和所需目标进行调整。

阶段 5：重返运动

在此阶段，将加强适当的动态热身运动，并继续进行运动，从而使运动员在完成可能用于投掷、网球、高尔夫球、游泳、排球等的间歇性运动计划后逐渐恢复到全面运动和有竞争力的投掷。按照该程序恢复运动的典型时间范围是术后约 5 个月。

第四节　肘关节骨折术后

肘关节的运动是机械性单轴运动[13]，但关节受关节内部结构和外部肌群制约，通常肘关节伸直约 30°或屈曲＜ 30°，正常 90%肘关节功能伸屈在 30°～130°，肘轴线向外偏移 10°～15°，前臂旋前旋后各 50°，由于肘关节在解剖上处高度吻合及肌肉与关节囊的紧密连续性，创伤后易出现各种畸形。关节内源包括关节软滑破坏，关节内面滑膜粘连，关节内游离体，骨折畸形愈合及骨赘形成，关节面不光滑，由原生透明玻璃状逐步形成变性的混浊状态，甚至起变化，关节囊由滑动系统出现障碍，早期渗出物较多，晚期吸收不良造成肘关节粘连，关节内僵直继发于关节囊内，韧带肌肉的挛缩侧形成混合型。

一 病因与损伤机制

交通事故、运动伤和生活伤等间接暴力，常常导致肱骨髁上骨折。

在跌倒后，常会出现不同类型的肘关节骨折。跌倒手掌着地，间接使桡骨小头与肱骨外髁相互撞击，加上伸肌的猛力收缩和牵拉，可导致肱骨外髁骨折；当跌倒后手掌着地而肘关节呈半屈状时，肱三头肌猛烈收缩，即可使尺骨鹰嘴造成撕脱骨折；或在肘部着地时，肱骨下端直接撞击尺骨半月切迹关节面，和肱三头肌向相反方向的牵拉，可导致鹰嘴骨折；跌倒时肘关节伸直并在肩关节外展位手掌着地，使肘关节置于强度的外翻位，导致桡骨头猛烈地撞击肱骨小头，可引起桡骨头骨折。有时，这种类似暴力可能导致肱骨小头骨折或肘关节内侧损伤，如肱骨内上髁撕脱骨折；跌倒时肘关节屈曲，前臂旋前位。自下而上和自上而下的暴力传至肘部，导致肱骨小头与桡骨相互撞击，并由内后向前外侧产生剪切力，引起桡骨小头骨骺分离；当跌倒时，肘关节伸展位，手掌着地，暴力经桡骨沿尺骨向上传导，躯干重力沿肱骨向下传导，因肘关节的提携角关系，两种暴力在肘关节尺侧的作用较大，使肱骨滑车沿鹰嘴半月切迹向前下滑动，撕破掌侧局部的关节囊，导致鹰嘴突尖端向上抵于鹰嘴窝的顶部，同时使冠突尖端向滑车下后方滑动，并抵于滑车下端轴线之后上方，使鹰嘴关节面离开了与滑车关节面的正常对合关系，但桡骨头关节面未离开与肱骨小头关节面的正常对合关系，上尺桡关节亦未分离，即能发生肘关节伸展性半脱位。

由于桡骨头与其颈、干并不排列在一条线上，而是向桡侧偏心地与颈部相接，故桡骨头外侧 1/3 的骨小梁不与颈、干部垂直，形成力学上的薄弱部。当外力致使桡骨肱骨小头撞击时，桡骨头外 1/3 骨小梁不与颈、干部垂直，形成力学上的薄弱部。当外力致使桡骨肱骨小头撞击时，桡骨头外 1/3 缺乏抗衡剪切力的作用，故该部骨折机会明显增多，甚者可造成肘关节前脱位伴鹰嘴骨折。骨折块也常因在损伤时尺骨冠状突撞击滑车，致使骨折块常包含有滑车的外侧部。由于肘关节在致伤瞬间所处的位置不同，骨折块移位的方向和大小有明显不同。移位的严重程度与外力和肌肉牵拉作用的关系也十分密切。肱骨内上髁骨折常见于平地跌倒或投掷等运动性损伤。跌倒时前臂后伸并外展，前臂屈肌猛烈收缩时，肱骨内上髁被屈肌群牵拉而造成撕脱骨折。因为肘关节置于外翻位，故内上髁撕脱骨折常合并肘关节脱位。

二 分类

（一）肘关节肱骨端损伤

①肱骨髁上骨折；②肱骨外髁骨折；③肱骨内髁骨折；④肱骨内上髁骨折；⑤肱骨小头骨折；⑥肱骨远端全骨骺分离；⑦肱骨髁间骨折。

（二）肘关节尺桡骨端损伤

①尺骨鹰嘴骨折；②桡骨头骨折；③桡骨颈骨折和桡骨头骨骺分离；④孟氏骨折；⑤肘关节脱位；⑥复杂的肘关节骨折脱位：a. 肘关节伸展性半脱位；b. 肘关节其他类型骨折脱位；⑦婴幼儿肘部损伤。

三　诊断

（一）肘关节肱骨端损伤

1. 新发生的肱骨髁上骨折

表现为肘关节肿胀，功能障碍，压痛明显，限于肱骨髁上部。肘关节骨性标志倒等腰三角形保证正常。可触及骨摩擦感和异常活动。X 线征象通常比较明显，但应与儿童的肱骨远端全骨骺分离相区别。

2. 肱骨外髁骨折

肱骨外髁骨折后，肘关节肿胀，以肘外侧为最明显。肘部疼痛，肘关节呈半屈状。肘外侧局限性压痛。有移位骨折可触及骨折块活动感或骨摩擦感。成年人骨折 X 线征象：骨折线或骨折块显示清楚，对移位的判断也比较容易。儿童期肘部的骨化中心出现和闭合时间相差较大，在 X 线表现，仅是外髁的骨化中心移位，在诊断时，必须加以注意。

3. 肱骨内髁骨折

肘关节剧烈疼痛、肿胀、伸屈受限。肘关节呈半屈曲状。肘部压痛，但以肘内侧压痛最明显。有时体检时可触及骨折块活动的摩擦感。

正位 X 线片可显示骨折线方向、骨折块大小和移位的程度，侧位 X 线片能提示骨折块向前、后方向移位状况。在 X 线诊断时必须注意，小儿肱骨内髁骨化中心未出现之前，在该部骨折应根据其他解剖标志加以判断，如根据肱骨小头肱骨内上髁及桡骨小头骨化中心的位置变化加以鉴别，必要时以相同条件拍摄对侧肘关节正侧位 X 线片，以便对此观察。

4. 肱骨内上髁骨折

肘关节内侧肿胀、疼痛，局部皮下可见淤血。压痛局限于肘内侧。有时可触及骨摩擦感。肘关节伸屈和旋转功能受限。

肱骨内上髁骨骺与肱骨下端内髁部分离、移位或旋转移位，并据骨折片移位情况判断其移位程度。儿童肱骨内上髁骨折，较易与肱骨内髁、桡骨小头撕脱骨折有移位者相混淆，儿童肱骨内髁骨骺尚未出现之前（通常 6 岁），骨化中心的征象不能在 X 线片显示出来，骨骺线未闭合，更增加了鉴别诊断难度，必要时拍对侧肘关节 X 线片。详细体格检查，询问受伤情况，结合年龄特点。

5. 肱骨小头骨折

损伤后，肘部肿胀和疼痛。肿胀多发生在肘外侧和肘窝部。疼痛和压痛部位限在肘外侧或肘前侧。肘关节伸屈活动受限，尤其屈曲 90° ~ 100°时，常发生肘部疼痛加重并有阻力感觉。

X线检查表现常有特征性，前后位X线片有助于判断合并的滑车骨折块大小，但只有侧位X线片才能反映此种损伤的特征，其典型的表现是出现“双弧形”。但若侧位X线片有轻度倾斜，肱骨远端就会遮盖骨块，导致漏诊。必须仔细观察正侧位X线片，方可确诊。因骨块包含有关节软骨，故X线片不能反映其真正大小，实际骨折片要比X线片所显示的影像大得多。有的肱骨小头和滑车同时发生骨折，若骨折片移位与肱骨下端重叠，易疏忽漏诊。可行CT扫描检查和三维结构重建以确诊。

6. 肱骨远端全骨骺分离

肱骨远端全骨骺分离，这种损伤很容易误诊，误诊的主要原因是对肱骨远端骨骺发育及全骨骺分离的特征认识不足。

在诊断时应注意下列几点：

（1）这种损伤发生在肱骨小头（或外髁）滑车、内上髁等骨化中心出现之前，2岁以下，其X线照片只能显示近侧尺桡关节与肱骨远端分离移位。此时，确定其为全骨骺分离抑或肘关节脱位则很困难。但小儿骨骺板结构远较关节囊及韧带为薄弱，故关节脱位的机会则较少，应多考虑有肱骨远端全骨骺损伤之可能。有时在骨折愈合之后，可以从肱骨下端骨骺生长部位判断出来。

（2）若发生在肱骨小头骨化中心出现后，即可找出一个恒定的X线标志，在正常情况下，桡骨纵轴延伸线应该通过肱骨小头（即外髁）骨化中心。全骨骺分离后，这种对应关系仍保持正常，但在肱骨外髁骨折的这种关系则有改变，其骨块可向后外侧移位或呈旋转移位。

（3）骨远端全骨骺分离的骨折线从外髁骨骺或者经其相连的部分干骺端骨质，有时能看到分离的骨骺带有来自该部的片状或三角形骨质。小儿经髁骨折的骨折线全部通过肱骨远侧干骺端的骨质，且与肱骨小头及滑车有一定的距离。

（4）对肱骨外髁骨折合并肘关节脱位者，需要特别注意鉴别，这种外髁骨折合并关节脱位，骨折块通常向后外侧移位，常常在复位后X线显示肱骨外髁骨折线就更为清楚。

有些病例需要重复拍摄X片线，必要时亦可拍照健侧肘关节做对比检查，或CT扫描和三维结构重建确诊。

7. 肱骨髁间骨折

肘关节剧烈疼痛，压痛广泛。肿胀明显并可伴有畸形肘关节呈半屈曲状，伸展、屈曲和旋转受限。前臂多处于旋前位。检查时可触及骨折活动和骨摩擦感。肘后三角骨性标志紊乱。血管和神经有时受到损伤，检查时务必予以注意肘部正侧位X线摄片，不但可明确诊断，而且对于骨折类型和移位程度的判断也有重要意义，对合并肘部其他部位损伤亦可显示。

（二）肘关节尺桡骨端损伤

1. 尺骨鹰嘴骨折

尺骨鹰嘴背侧表浅，骨折后局部肿胀明显。由于肘关节内积血，使肘关节两侧肿胀，隆起。压痛比较局限，有时可触及骨折线。肘关节呈半屈状，伸屈功能障碍。X线片可见明显骨折、骨折类型和移位程度。

2. 桡骨头骨折

桡骨头骨折主要临床表现是肘关节功能障碍及肘外侧局限性肿胀或压痛。尤其前臂旋后功能受限最明显。拍摄肘关节前后位和侧位X线片可以诊断并能确定骨折类型：Ⅰ型，桡骨头骨折但无移位。骨折线可以通过桡骨头边缘或劈裂状，有时斜行通过关节面。Ⅱ型，桡骨头骨折并有分离移位。骨折块有大小，有时小骨折片嵌入关节间隙或游离于肱桡关节外侧缘。Ⅲ型，桡骨头粉碎性骨折。桡骨头呈粉碎状，移位或无移位。有时骨折片呈爆裂状向四周分离移位，也有呈塌陷性骨折。三型分类法能够代表损伤程度，并可提供选择治疗方法的依据。必要时可做双侧对比摄片，借此鉴别。

3. 桡骨颈骨折和桡骨头骨骺分离

临床表现为肘部疼痛，肿胀及功能障碍。压痛局限于肘外侧。X线片显示桡骨颈骨折或桡骨头骨骺分离，这种骨骺分离呈“歪戴帽”状，与桡骨干纵轴成30°～60°，甚者达90°。

4. 孟氏骨折

（1）明确的外伤史，疼痛、压痛和清晰的X线片，诊断并无困难。只是小儿患者多不能确切叙述外伤史和准确的疼痛部位，因此临床检查和X线摄片甚为重要。

（2）儿童肘部X线解剖关系是根据关节端骨骺相互对应位置来判断的。在正常条件下桡骨头纵轴延伸线通过肱骨小头中央。否则即表示桡骨头有脱位。应注意观察尺骨干和尺骨近端有无骨折。同样，如尺骨骨折，就应注意桡骨头有无脱位，必要时加摄健侧肘部X线片与此对比。

（3）在儿童中，孟氏骨折另一特点是尺骨骨折可以发生在骨干中上1/3，但有相当多的病例发生在尺骨近端鹰嘴部。骨折可以纵行和横行劈裂，也可皮质呈褶状。这种特殊表现可能与儿童骨结构特点有关。当小儿跌倒致伤时，尺骨干较有弹性不发生骨折，鹰嘴部直接受到肱骨下端的撞击而劈裂。

5. 肘关节脱位

临床表现为肘关节肿痛，关节置于半屈曲状，伸屈活动受限。如肘后脱位，则肘后方空虚，鹰嘴部向后明显突出；侧方脱位，肘部呈现肘外翻或外翻畸形。肘窝部充盈饱满，肱骨内、外髁及鹰嘴构成的倒等腰三角形关系改变。X线检查可确定诊断，是判断关节脱位类型和合并骨折及移位状况的重要依据。

6. 复杂的肘关节骨折脱位

（1）均有跌倒手掌着地的外伤史。

（2）伤后伤肢肘关节呈伸直位，肘关节疼痛，不能屈曲活动，检查伤肢肘关节呈超伸展位僵直，压痛，不能屈肘活动；X线检查显示肱骨滑车向掌侧明显突出并外旋；尺骨呈明显后伸状态，其轴线与肱骨干成20°～35°，并使鹰嘴关节面离开了与滑车关节面的正常对合关系，即可诊断。如仍不能确诊时，可摄健侧肘关节伸展的正侧位X线片对比检查，即可明确诊断。

7. 婴幼儿肘部损伤

（1）前后位 X 线片根据桡骨轴线与肱骨小头关系判断肘部结构有无改变，正常肘部桡骨长轴经过肱骨小头，且不因肘部位置有所改变，判断桡骨头与肱骨头的关系。X 线片表示肱骨小头骨骺出现的骨化部分，多在 3 岁以后。MRI 能将未骨化软骨显示满意，但需给患儿麻醉。

（2）关节造影有一定诊断意义，但有创伤及可能发生感染等缺点。

（3）超声检查无创伤，对肘部骨折、骨骺分离及脱臼诊断确诊率高。检查时，从多个平面观察。

四 康复评定

（1）关节活动度评估：肘关节各个方向的 AROM 和 PROM；注意有无疼痛、僵硬。

（2）肌力评估：评估肘关节动态稳定结构中肌力。

（3）感觉评估：存在神经损伤，则应评估温度觉和轻触觉、本体感觉。

（4）疼痛评估：评估静息和活动时的疼痛程度、性质以及激惹性。

（5）日常生活能力评定：常采用改良 Barthel 指数评定量表评定日常生活能力。

五 肘关节骨折康复治疗

运动疗法运动康复不仅是对机体疾病或损伤的治疗方法，更重要的是可以减少、防止伤病的复发，这是药物所不能代替的。同时，运动康复很大程度上需要患者的主动参与，加强健康教育和心理辅导，有利于舒缓患者紧张、不安的心理矛盾，减少负面情绪带来的影响。通过自主参与和康复的过程，提高自信心，从而促进伤病的尽快恢复。运动康复治疗主要集中于肢体功能的恢复，对关节损伤患者具有重要意义。

（一）术后 1 ~ 3 天

指导患者对患肢肱二头肌、肱三头肌开展等长收缩练习，每组 10 ~ 20 次，每天做 4 ~ 5 组。同时对患者的肩关节、腕关节以及手指诸关节进行主动练习，训练活动度即为最大范围。肩关节功能训练主要有前屈、后伸、内收、外展、内旋以及外旋等，在患者掌握基本的技巧后可用健侧上肢辅助进行轻柔操作，必要时可寻求治疗师的帮助，每组 10 ~ 20 次，每天 2 组。腕关节活动主要是开展主动屈、伸腕训练。手部练习需要尽可能地握拳和伸指，积极地鼓励患者多多练习，进而促进血液循环，缓解疼痛。

手部运动主要有：手的握拳练习，每次握拳应保证屈肌确有收缩并保持 5 ~ 8 s，伸展时要做到尽量伸展，其次是手指的对指联系。每日数次，每次 10 ~ 15 个。肘关节损伤后肿胀往往波及手，手指的操练可促进静脉淋巴的回流，减轻肿胀，预防手部的粘连。

（二）术后 4 ~ 7 天

开展肘关节持续被动运动，同时患者可利用 CPM 机进行练习，活动幅度自无痛至可动范围，每天 30 min，CPM 机训练后，需要冰敷 15 min。可在疼痛耐受范围内对患者的肘关节进行主动 ROM 训练，每组 15 次，每天 3 组，动作需要轻柔。

（三）术后 8 ~ 10 天

医生对于骨折固定相对牢靠的患者进行被动 ROM 练习，可在患者疼痛耐受范围中开展，每组 4 次，每天 1 组，结束后需要冰敷 15 min。

（四）术后 3 ~ 4 周

开始做肘关节的屈伸练习及前臂的旋转练习，每次屈伸，旋转，应到活动极限，并在此处保持 8 ~ 10 s，每日 2 次，每次 10 ~ 15 个。

（五）术后 5 ~ 20 周

可根据患者的具体情况确定是否继续开展患肢肌力、ROM 及 ADL 等训练，面对肘关节发生粘连的患者可开展关节松动术和软组织牵伸技术，尽可能避免发生骨折移位。此法可缓解疼痛，增加关节活动度。其手法有：固定近端 45°牵伸远端，牵伸维持 45 ~ 60 s，再挤压回去；侧方的滑动肱骨小头与桡骨小头的分离牵拉。施关节松动术时应手法轻柔，避免引起患者的剧烈疼痛开展关节松动术后需要冰敷 15 min，预防患者关节出现肿胀，引发骨性肌炎等。若患者骨折固定稳定性较差，可通过外固定方式对骨折处制动 3 周左右再开始以上训练方案。

悬挂式自控肘关节康复仪的使用，在治疗上可以由患者自行掌握，为使得疼痛在可忍受范围内，按照耐受性对训练程度实施调节，可显著改善患者的生活质量，取得较好的关节功能恢复效果，加快患者康复速度，具有临床应用价值。

（六）物理治疗

（1）中频脉冲：中频脉冲疗法采用频率为 1 ~ 100 kHz 的脉冲电流刺激病变部位[14]。其促进骨折愈合的作用机制可能是：①电流刺激引起骨骼肌收缩，开放生理性关闭的微血管，使血流加快，改变骨，软骨细胞周围微循环，大量血管重新分布进入骨折缺损处，从而促进成骨细胞增殖、抑制破骨细胞生成，加速骨痂形成[15]。②脉冲电刺激肌肉软组织以固定频率收缩，使骨折端产生应力刺激，从而提高骨组织钙、磷沉积，为骨折愈合提供物质基础[16]。

（2）红外线理疗仪：理疗仪发出的红外线穿透性良好，通过局部照射可有效扩张毛细血管，加快血流运行，改善患者微循环，具有提升细胞活力、促进组织再生等作用。还可有效促进渗出物吸收，控制炎性物质，促进伤口愈合，进而促进肘关节功能恢复。

（3）蜡疗：蜡疗能够在局部传递热量，改善血液循环状况，使新陈代谢速率加快，从而改善局部充血和水肿等异常情况，使神经根压迫减少，缓解患者各种不适症状。另外，还可以通过蜡的油质作用起到润泽皮肤的作用，并缓解肌腱挛缩情况。

（七）传统治疗

（1）针灸：肘关节骨折术后关节功能障碍的发病机制是筋骨失养、经络阻塞、气血瘀阻等，故中医将通经活络、活血化瘀作为治疗重点。在常规针灸治疗中，给予特定穴位针刺治疗，并辅以电流刺激，可达到减轻疼痛感、疏通痉挛筋膜的作用，还能活血化瘀，疏通经络[17]。

（2）推拿：对患肢肌群起始点进行揉按，不仅能解除或松弛肘关节软组织粘连，还能改善肘关节功能，效果显著。在中医治疗中，联合使用针灸推拿可实现优异的活血化瘀、行气补气效果，还能疏通肘关节经络，松弛肌腱粘连，有效减轻患者的疼痛感[18]。

（3）中药熏洗：可使用骨科外洗方熏洗患处。常用药物有伸筋草、红花、骨碎补、牛膝、没药、川椒、透骨草等伤科药物，其疗效为舒筋活络、活血化瘀。在中医熏洗治疗中，将药物加水煮沸可缩短皮肤吸收药物有效成分的速度，让药物直达病灶，加速机体新陈代谢及血流循环，继而改善肘关节功能[19]。

参考文献

[1] STREIT A, WATSON B C, GRANATA J D, et al. Effect on clinical outcome and growth factor synthesis with adjuncti- Veuse of pulsed elect romagnetic fields for fifth metatarsal nonunion fracture:a double blind randomized study[J]. Foot Ankle Int, 2016, 37(9):919–923.

[2] 钱月茵．护理及脉冲电磁场干预对促进老年桡骨远端骨折愈合及降低骨质疏松的影响 [J]. 现代预防医学，2014，41（14）：2674–2675，2680.

[3] TU X, RHEE Y, CONDON K W, et al. Sostdown regulation and local Wntsignal ingare required for the osteogenic responsetome chanical loading[J].Bone, 2012, 50(1):209–217.

[4] 陈辉．外洗方联合针灸推拿在治疗肘关节骨折术后关节功能障碍中的临床疗效观察 [J]. 中国医药指南，2019，17（10）：208–209.

[5] 刘强．骨科外洗方配合针灸推拿治疗肘关节骨折术后关节功能障碍的效果分析 [J]. 中国医药指南，2018，16（12）：218–219.

[6] 王庆．针灸推拿与骨科外洗方用于肘关节骨折术后关节功能障碍治疗中的临床效果 [J]. 饮食保健，2017，4（22）：100.

[7] 葛谈，张凯倾，商越，等．围刺法配合中医定向透药治疗气血亏虚型肱骨外上髁炎临床研究 [J]. 河北中医，2020，42（9）：1319–1322.

[8] 罗钰莹，李秀芬．患肌皮下电针法治疗胧骨外上髁炎 33 例 [J]. 中国针灸，2017，37（10）：1040.

[9] 曹俊杰，杜炯．揿针治疗肱骨外上髁炎 57 例 [J]. 中国针灸，2020，40（8）：885–886.

[10] 刘露露，张昆，韩兴军，等．“关刺法”治疗肱骨外上髁炎临床研究 [J]. 针灸临床杂志，2021，37（2）：40–43.

[11] 胡秋兰，王丽伟，黄丽军，等. 火针治疗肱骨外上髁炎的 Meta 分析 [J]. 世界中医，2018，13（12）：3225–3229，3234.

[12] 李黎，张秀琢. 毫火针联合康复训练治疗肱骨外上髁炎的临床疗效观察 [J]. 时珍国医国药，2019，30（10）：2450–2452.

[13] 吴秋燕. 悬挂式自控肘关节康复仪对肘关节骨折患者术后功能恢复的影响 [J]. 医疗装备，2019，32（7）：85–86.

[14] 康冰心，解骏，肖涟波. 全肘关节置换术翻修术的临床研究现状 [J]. 骨科临床与研究杂志，2021，6（1）：58–64.

[15] 苏秀云，唐佩福. 肘关节手术入路的解剖与临床 [J]. 中华解剖与临床杂志，2015，20（3）：276–280.

[16] 蒋协远，王满宜. 全肘关节置换术概述 [J]. 中华外科杂志，2009，47（l2）：906–908.

[17] 蒋协远，查晔军，公茂琪. 全肘关节置换进展 [J]. 中国医刊，2014，49（8）：21–24.

[18] 文琴玲，肖玲. 全肘关节置换术治疗复杂肱骨髁间骨折的护理体会 [J]. 实用临床护理学杂志，2017，2（20）：83–85.

[19] 阮小燕，郑军，卢耀甲，等. 肘关节镜下关节松解术患者的康复护理 [J]. 实用临床医药杂志，2022，26（11）：107–113.

第六章　上肢损伤康复——腕、手关节损伤

第一节　腕、手关节相关解剖

一　骨性结构

手骨包括腕骨、掌骨和指骨 3 个部分，共 27 块。

腕骨属于短骨，共 8 块，排列成两排，每列 4 块。近侧列由桡侧向尺侧依次为手舟骨、月骨、三角骨和豌豆骨；远侧列为大多角骨、小多角骨、头状骨和钩骨。8 块腕骨并未排列在一个平面上，因而形成背侧面凸隆、掌侧面凹陷的沟，称腕骨沟。各腕骨相邻的面都有关节面，彼此形成腕骨关节。近侧列的豌豆骨并不与其他 3 块腕骨并列，而是位于三角骨掌侧面，因而近侧列腕骨中只有手舟骨、月骨和三角骨参与桡腕关节的构成。

掌骨共 5 块，由桡侧向尺侧分别称为第 1 ~ 5 掌骨。掌骨的近侧端为掌骨基底，接腕骨；远侧端为掌骨头，接指骨；头、底之间的部分为掌骨体。头与体移行区称掌骨颈，骨质薄弱，尤其是掌侧皮质，是骨折好发部位。第 1 掌骨粗短，其底部有鞍状关节面，与大多角骨相关节。第 1 掌骨短而粗，第 2、3 掌骨长而细且较突出，第 4、5 掌骨既短又细，握拳击物时，重力多落在第 2、3 掌骨上，故易发生骨折。

指骨共 14 块，拇指有 2 节指骨，其余各指都是 3 节。由近侧至远侧依次为近节指骨、中节指骨和远节指骨。每节指骨都分为底、体和滑车 3 部分，远节指骨远侧端掌面膨大粗隆，称远节指骨粗隆。

二　关节与韧带

手关节包括桡腕关节、腕骨间关节、腕掌关节、掌骨间关节、掌指关节和指骨间关节。

（1）桡腕关节：又称腕关节，是典型的椭圆关节。由桡骨下端的腕关节面和尺骨下方的关节盘构成关节窝。由手舟骨、月骨和三角骨的近侧关节面构成关节头，关节囊松弛，关节腔宽阔。桡腕关节的关节囊薄而松弛，近端连于桡、尺骨的下端，远端附于近侧列腕骨，四周有韧带加强。其中，腕掌侧韧带有 5 条小韧带：

1）桡舟头韧带：起自桡骨茎突掌面的三角面，斜向尺侧，行经舟骨腰部的横凹并与其有薄弱的连接，然后止于头状骨体掌桡侧的近端。

2）桡月韧带：是稳定月骨的重要韧带之一，紧邻桡舟头韧带的尺侧，起自桡骨茎突

掌面，向内侧走行越过舟骨近端和舟骨骨间韧带的掌面及桡舟月韧带的末端，并与后两者间有部分连接，然后以粗大的纤维束止于月骨掌面的桡侧。

3）桡舟月韧带：位于桡月韧带的尺侧且位置较深。起自桡骨远端桡腕关节面髁间嵴的掌面，并沿髁间嵴向背侧稍微延伸，故起点呈一三角形，韧带向远侧也呈三角形分布，大部分纤维止于舟骨近端的掌面，同时也覆盖近端舟月间隙，与舟月骨间韧带相交织。韧带的尺侧缘有小部分止于月骨掌面的桡侧缘。

4）尺月韧带：紧邻桡舟月韧带的尺侧起自桡骨末端尺侧的掌面和关节盘掌缘的桡侧半，止于月骨尺侧半的掌面和月三角骨间韧带。此韧带扁宽，较为粗壮，但伸展性小。

5）尺三角韧带：位于尺月韧带的尺侧，两者相邻紧密。该韧带起自关节盘掌缘的尺侧半，垂直下行止于三角骨的掌面。

关节盘正常的解剖位置与桡、尺骨的连接关系，对维持桡腕关节和桡尺远侧关节的完整性及其运动有重要的意义。当关节盘被撕裂时，将会严重地影响桡腕关节的运动和旋前、旋后功能，是 Colles 骨折预后不良的原因之一。

（2）腕骨间关节：为各腕骨相邻面之间构成的关节，可分为近侧列腕骨间关节、远侧列腕骨间关节、近侧与远侧列之间的腕中关节。同列的腕骨间关节有腕骨间韧带相连，各关节腔彼此相通，属于微动关节，只能做轻微的滑动和转动。实际生活中，腕骨间关节常和桡腕关节联合运动。

近侧列腕骨间关节由舟骨与月骨、月骨与三角骨和豌豆骨与三角骨构成。舟骨与月骨和月骨与三角骨之间没有独立的关节囊，相邻骨之间借三种韧带相连：

1）腕骨间掌侧韧带：有 2 条，位于桡腕掌侧韧带的深面，连于舟骨与月骨之间的为舟月韧带，连于月骨和三角骨之间的为月三角韧带。此外，在舟骨与大多角骨、小多角骨及头状骨之间有小韧带相连。

2）腕骨间背侧韧带：有 2 条，分别连于舟骨与月骨之间和月骨与三角骨之间的背面。

3）腕骨骨间韧带：有 2 条，分别连于舟骨与月骨的相对面和月骨与三角骨的相对面的近侧，并与骨间掌、背侧韧带融合，将桡腕关节腔与腕骨间关节腔分开。

远侧列腕骨间关节由大多角骨与小多角骨、小多角骨与头状骨及头状骨与钩骨构成。相邻骨之间借下列韧带联结：

1）腕骨间掌侧韧带：有 3 条，分别连于大、小多角骨之间，小多角骨与头状骨之间，头状骨与钩骨之间的掌侧。

2）腕骨间背侧韧带：有 3 条，分别连于上述各骨之间的背侧。

3）腕骨骨间韧带：连于远侧列各骨间关节面的中部，将远侧列各腕骨间的关节腔分为近、远侧两部分。近侧部分与腕中关节腔相通，远侧部分与腕掌关节腔相通。

腕中关节又称腕横关节，可分为内、外两部：内侧部凸向近侧，由头状骨的头和钩骨的近侧面，与舟骨、月骨和三角骨的远侧面构成，为变形的椭圆关节；外侧部凸向远侧，由大、小多角骨和舟骨的相邻面构成，为变形的平面关节。

（3）腕掌关节：由远侧列腕关节与 5 个掌骨底构成。除拇指和小指的腕掌关节外，其余各指的腕掌关节运动范围极小。关节囊周围有数条韧带加强，包括桡侧的桡侧腕掌韧带，关节前、后方的掌、背侧副韧带及骨间前、后韧带，分别连于第1掌骨底与大多角骨的桡侧、掌、背两面及第1、2掌骨间，其中以桡侧腕掌韧带对拇指的稳定作用最强，背侧韧带较薄弱，但为拇长展肌腱附着于掌骨桡背侧的扩张部加强。第2～5腕掌关节由远侧列腕骨与第2～5掌骨底构成，其中第2腕掌关节由第2掌骨底与大、小多角骨构成，第3腕掌关节由第3掌骨底与头状骨构成，第4腕掌关节由第4掌骨底与头状骨及钩骨构成，第5腕掌关节由第5掌骨与钩骨构成。关节囊附于各关节面的周缘，除第5腕掌关节的关节囊较松弛外，其余均较紧张。关节囊的周围有腕掌背侧韧带、掌侧韧带和骨间韧带加强。背侧韧带为数条坚韧的短韧带，分别连于大、小多角骨与第2掌骨、小多角骨、头状骨与第3掌骨、头状骨、钩骨与第4掌骨以及钩骨与第5掌骨间。掌侧韧带与背侧韧带相似，但连结第3掌骨的韧带有3条，分别起自大多角骨、头状骨和钩骨。骨间韧带为短而坚韧的韧带，共有2条，分别连于钩骨、头状骨与第3和第4掌骨之间以及大多角骨与第2骨底的外侧缘之间。腕掌关节的关节腔宽阔迂曲，腔的近侧与远侧列腕骨间的远侧关节腔相通，远侧则延伸至第2～5掌骨间关节腔。

(4) 掌骨间关节：是第2～5掌骨底之间相互构成的关节，属于平面关节。关节腔与腕关节腔相通，只能做轻微的滑动。

(5) 掌指关节：由掌骨头与近节指骨底构成，共5个。掌骨头远侧面呈球形，其形态近似球窝关节，但掌骨头掌侧较平，关节囊薄而松弛，侧方有固有侧副韧带和副侧副韧带，统称侧副韧带的加强，掌侧为掌板支持，四周有肌腱通行。掌板之间有韧带相连，称掌深横韧带。

(6) 指骨间关节：由各指相邻两节指骨的底与滑车构成，共9个，属典型的滑车关节。除拇指外，各指均有近侧和远侧2个指间关节。关节囊松弛薄弱，两侧有韧带加强。这些关节只能做屈伸运动。

三 肌肉

手肌主要集中在手的掌侧面，可分为外侧、中间和内侧群。

（一）外侧群

手肌的外侧群较为发达，在手掌拇指侧形成一隆起，称为鱼际。外侧群肌又称为鱼际肌，共4块，分深、浅2层。浅层外侧肌是拇短展肌，内侧是拇短屈肌；深层外侧是拇对掌肌，内侧是拇收肌。它们的作用分别是使拇指外展、屈曲、对掌和内收等。

（二）内侧群

内侧群位于手掌小指侧，也形成一个隆起，称小鱼际，内侧群肌又称小鱼际肌。主要有3块，分深、浅2层。浅层内侧是小指展肌，外侧是小指短屈肌；深层是小指对掌肌。它们的作用分别是使小指外展、屈曲和对掌等。

（三）中间群

中间群位于掌心，包括 4 块蚓状肌和 7 块骨间肌。

（1）蚓状肌：肌束细小，起自指深屈肌腱的桡侧，绕至第 2 ~ 5 指的背面，止于指背腱膜。作用是屈第 2 ~ 5 指的掌指关节和伸其指骨间关节。

（2）骨间肌：位于掌骨间隙内，分为骨间掌侧肌和骨间背侧肌。骨间掌侧肌有 3 块，其作用是使第 2、4、5 指向中指靠拢（内收）。骨间背侧肌有 4 块，其作用是以中指的中轴为准外展 2、4、5 指。由于骨间肌也绕至第 2 ~ 5 指的背面，止于指背腱膜，故能协同蚓状肌屈掌指关节和伸指间指骨间关节。

第二节　手腕部骨折与脱位

手腕部骨折发生率较高，因手部骨骼短小，参与构成的关节多，功能要求高，骨折后更应进行及时有效康复。

一　腕部骨折

腕部骨折一般包括腕骨骨折和桡骨远端骨折。手腕骨折多为间接暴力引起，跌倒时，手部着地，暴力向上传导，发生腕关节骨折或桡骨远端骨折。伸直型骨折常见于跌倒时肘部伸展，前臂旋前，腕关节背伸，手掌着地受伤。屈曲型骨折常见于跌倒时腕背着地、腕关节急骤掌屈，或手掌伸展，旋后位着地所致。暴力通常经手掌传递到远排腕骨，在掌骨撞击下造成远排腕骨骨折，远排腕骨可能会同时受到近排腕骨或桡骨远端的撞击或挤压。暴力可进一步传递到近排腕骨，与桡骨远端、尺骨远端等共同作用下导致近排腕骨骨折。流行病学调查显示，手部骨折是最常见的肢体损伤，约占所有骨折的 18%。临床上主要表现为腕关节疼痛、肿胀、关节障碍等症状，好发于儿童、骨质疏松的老年人[1]。

（一）分型

根据外力作用点来进行分型：

（1）弯曲型：手腕柯莱斯（Colles）骨折是比较常见的手腕弯曲型骨折，这时腕关节会处于背伸位，手掌着地，前臂旋前，进而导致受伤，并引起骨折。手腕弯曲型骨折还包括史密斯（Smith）骨折，患者在跌倒时腕关节会屈曲，并以手背着地。

（2）剪力型：手腕剪力型骨折主要是巴尔通（Barton）骨折，患者桡骨远端关节面会骨折，并且伴随腕关节脱位。

（3）压缩型：Die-punch 骨折是比较常见手腕压缩性骨折，这种骨折指的是桡骨远端月骨关节面会出现垂直压缩性骨折。

（4）撕脱型：手腕撕脱型骨折中比较常见的是尺骨茎突骨折，是指肌肉强力收缩或牵拉导致肌腱或韧带附着点处的骨质出现部分或全部撕裂的骨折，通常会伴随肌腱或韧带损伤。

（5）复合型：手腕复合型骨折指的是以上这几种骨折同时出现，病情相对比较严重。

（二）临床特点及诊断

腕部骨折以柯莱斯（Colles）骨折最常见，其次为舟状骨骨折。桡骨端骨折，常合并有桡腕关节及下尺桡关节的损伤。直接压力所造成的桡骨下端骨折，也可同时有肌腱神经伤。

1. Colles 骨折

多见于中老年有骨质疏松的患者，跌倒时腕部呈背伸位，手掌着地，骨折部位多在骨松质与骨密质的交界处，此处为力学上的弱点。其他年龄的人也可发生桡骨下端骨折，也可因直接暴力发生桡骨下端骨折，青少年因骨骺未闭合易发生骨骺分离骨折。

（1）典型体征：①银叉状畸形，骨折远端连同手部向背侧移位，其近侧有凹陷。②枪刺状畸形，骨折远端连同手部向桡侧移位，中指轴线与桡骨轴线不在同一平面上。③直尺试验，正常时将直尺放于腕尺侧，尺骨茎突距直尺在 1 cm 以上，桡骨下端骨折时，尺骨茎突可与直尺接触。④尺骨茎突与桡骨茎突为直线关系，桡骨下端骨折后，尺骨茎突与桡骨茎突几在同一直线上，正常是桡骨茎突比尺骨茎突向远侧多出 1 ~ 1.5 cm。

（2）辅助检查：X 线摄影可见桡骨在距关节面 3.0 cm 左右处横断，正位片上远折段向桡侧移位，可与近折段有嵌插，下尺桡关节距离增大，分离、桡骨下端关节面向尺侧倾斜度减少，正常为 20° ~ 25°，骨折后可减小到 5° ~ 15°，甚至消失；侧位片上桡骨远端向背侧移位，关节面掌侧倾斜角度减少或消失，正常为 10° ~ 15°。老年人远折段可呈粉碎性骨折。

2. 史密斯（Smith）骨折

Smith 骨折也称相反的 Colles 骨折。1847 年史密斯描述其为恰在腕上桡骨下端的横行骨折，其远折段向掌侧移位。一般很少见，但在老年女性可以发生。

3. 巴尔通（Barton）骨折

Barton 骨折为桡骨下端涉及桡骨关节面的骨折，同时有桡腕关节脱位，为 1839 年巴尔通所描述，较史密斯骨折多见，骨折线为斜行，达桡腕关节面，掌侧的骨折块向近侧移位，手部也向近侧移位。有时为背侧片状骨折。

4. 桡骨茎突骨折

在跌落时，手部着地，将腕部极力桡偏所致。骨折线为横行，从外侧斜向关节面，很少有移位。

5. 舟状骨骨折

舟状骨骨折占腕骨骨折的 71.2%，多在舟状骨腰部发生，占舟状骨骨折的 70%，舟骨结节及舟骨近端骨折各占 10% ~ 15%。骨折线先自掌、尺侧开始，后达背外侧。多见于年轻人，儿童罕见。骨折多因患者腕背伸，手掌着地，非生理性腕过伸及桡偏，使舟状骨发生旋转，舟、月骨韧带接近断裂，为舟骨腰部骨折的主要因素。在此位置，舟状骨背侧嵌在桡骨边缘，加上桡骨茎突及大多角骨的嵌压作用，遂在其腰部发生骨折，系直接受压所致。患者感伸屈腕时疼痛，鼻烟壶处肿胀，背伸腕部时疼痛加重，被动伸拇、示指时引起患部疼痛。

6. 三角骨骨折

三角骨骨折发生率仅次于舟状骨骨折，占腕骨骨折的 20.4%，可与舟状骨骨折同时存在。腕尺侧肿痛及压痛，活动受限，X 线斜位片中易看到骨折线。

7. 豆状骨骨折

常因直接暴力发生豆状骨骨折可为线状或粉碎性骨折，局部肿痛及压痛，用力屈腕疼痛加重，X 线摄片可明确骨折情况。

8. 钩骨骨折

钩骨骨折较少见，易被忽略。多为直接暴力所致。腕尺侧手掌侧肿胀、疼痛，用力握拳疼痛加重，以致握力减弱，不用力握举时疼痛不明显，压痛明显。钓骨钩部骨折局部探压痛，小指抗阻力外展疼痛加重。如尺神经运动支受压，指内收、外展力弱。

9. 头状骨骨折

头状骨是最大的腕骨，是腕部活动的轴心。因直接暴力或极度腕背屈时而发生头状骨骨折。同时可有其他腕骨骨折，产生头状骨综合征。骨折的近端可旋转 90°～180°，需注意。

10. 大多角骨骨折

单纯大多角骨骨折不常见，多伴有其他骨折，最常见的是第 1 掌骨和桡骨骨折，很少发生脱位。一般分为体部骨折、撕脱骨折和掌侧缘骨折 3 种类型。患者表现为腕关节桡侧部肿胀、压痛、活动受限。舟骨结节处常有压痛，疼痛可沿拇展长肌腱放散，拇指活动可不受限，但拇指与其他指的捏力减弱。极少数掌侧缘骨折者可引起正中神经压迫症状。X 线片可显示骨折部位。

二 掌指骨骨折

掌指骨骨折是临床中十分常见的骨折类型，主要因暴力所致，是十分严重的复杂性损伤。手在日常生活和工作中具有重要的作用，人类各个劳动活动 90% 以上均通过手部动作完成。掌骨骨折多发于成年人，成人掌骨骨折男性多于女性，右侧多见，多发于第 3、4 掌骨。掌骨骨折发生率为 32%，近节指骨为 17.3%，中节指骨为 5.7%，末节指骨为 45%，高发年龄段为 21～25 岁，单发骨折较多发骨折常见。

（一）损伤机制

掌骨骨折按照暴力的性质可分为间接暴力和直接暴力两种。间接暴力是指暴力作用于机体后，力量通过肢体传导到掌骨造成骨折，常见原因有握拳击物等。直接暴力是指暴力直接作用于手掌部造成骨折。此类原因常造成粉碎性骨折，且骨折大多有移位，常伴有不同程度的软组织损伤。常见原因有暴力打击、重物挤压等。

指骨骨折多为开放性骨折，可于手指的任何部位导致各种不同类型的骨折，如机器压伤、钝器锤击伤、锐器伤、刀斧砍伤等直接暴力；或者摔倒时手撑地，指部虽不是直接着力部位，但由于力量传导，导致指骨骨折的间接暴力。指骨骨折由于部位不同，受到来自不同方向的肌腱的牵拉作用，产生不同方向的移位，如近节指骨中段骨折，受骨间肌和蚓状肌的牵拉，而致向掌侧成角；中节指骨在指浅屈肌腱止点远侧骨折，由于其牵拉亦产生向掌侧成角；如在指浅屈肌腱止点近端骨折，则受伸肌腱牵拉造成向背侧成角。近节指骨基底部关节内骨折可分为副韧带撕裂、压缩性骨折及纵形劈裂骨折 3 类。远节指骨骨折多为粉碎性骨折，常无明显移位；而远节指骨基底部背侧的撕脱骨折，通常形成锤状指畸形。

（二）分类

1. 掌骨骨折

按照骨折部位可分为：①掌骨头骨折，位于侧副韧带附着点的远端，多因直接暴力所致，常为开放性骨折。②掌骨颈骨折，多因直接暴力或传导外力（即间接暴力）所致，以第 5 掌骨较为多见，其次为第 2 掌骨。③掌骨干骨折，大多由器械打击、挤压等直接暴力引起。此类骨折发生后骨折断端容易发生移位，造成病肢缩短、成角或旋转畸形。④掌骨基底部骨折，常因器械打击、挤压等直接暴力引起。

根据骨折处皮肤的完整性可分为开放性骨折和闭合性骨折。

2. 指骨骨折

根据骨折断端是否和外界相通，分为开放性骨折和闭合性骨折；根据骨折是否容易移位，分为稳定骨折和不稳定骨折；根据骨折是否累及关节面，分为关节内骨折和关节外骨折。

（三）诊断

可有局部肿胀、疼痛、畸形、压痛、异常动度、骨擦音、骨擦感、纵向叩击痛、活动障碍等表现。由于骨间肌、蚓状肌、屈指肌、伸指肌的牵拉，掌骨骨折及中节指骨基部骨折，骨折端向背侧成角，而近节指骨及中节指骨浅屈肌附着点以远的骨折，骨折端向掌侧成角。X 线片可明确骨折类型及移位情况。

三　骨折的固定

手部常见的体位包括休息位和功能位。手休息位是手处于自然静止状态下的一种半握拳姿势，即：腕关节背伸 10° ~ 15°，伴有轻度尺侧偏斜；拇指轻度外展，指尖接近或触及示指远侧指间关节的桡侧；其他各指的掌指关节和指间关节呈半屈位，示指曲度较小，越向小指曲度越大。这种姿势可因腕关节的屈伸程度不同而受到影响，如当腕关节被动屈曲，各指的屈曲度便减小，反之则增大。手的休息位是由于作用于手部各组肌的张力呈现相对平衡的状态，是最稳定的姿势，长时间维持这种姿势不至于发生疲劳。手功能位是手处于最大限度发挥其功能的姿势，即：前臂呈半旋前位，腕背伸 20° ~ 25°，尺侧偏斜约 10°；拇指充分掌侧外展，掌指关节和指间关节微屈，处于对掌位；其他 4 指分开，各关节屈曲度不尽相同，即掌指关节屈 30° ~ 45°，近端指间关节屈 60° ~ 80°，远端指间关节屈 10° ~ 15°。

手部骨折首先是复位与固定，因手部功能的特殊性，在固定时要求功能位。手的功能位是手在进行各种活动之前的准备姿势，有利于手迅速地发挥其多种功能，如握拳、捏持、张开等。

四 治疗

多采用手法复位、石膏外固定、内固定手术、克氏针、螺钉、植骨术、骨切除术等治疗方式。腕关节骨折后表现为腕关节肿胀，压痛，活动受限。近端因供血差引起骨不连，需要更长时间的制动。长时间固定可引起腕部僵硬和疼痛。

五 康复

（一）康复评估

观察两侧手腕是否对称，有无缺失、肿胀及萎缩，皮肤伤口及瘢痕情况，是否有畸形及神经损伤。行关节活动活动度、肌力评定、感觉功能评定、疼痛、手功能及日常生活能力评定。

（二）康复目的

消除肿胀，软化松解瘢痕，增加关节 ROM，恢复正常肌力、耐力，恢复手功能协调和灵活性。

（三）物理因子治疗

（1）超短波治疗：骨折 1 周内无热量，1 周以后微热量，对置法，每次 10 ~ 15 min。可在石膏外进行，但有金属内固定物时禁用。

（2）紫外线治疗：骨折局部皮肤，亚红斑量或红斑量，每日或隔日 1 次，3 ~ 5 次为一个疗程。

（3）磁疗：选用脉冲电磁疗法，患肢位于环状磁极中，或采取患区对置法，每次 20 min，每日 1 次，20 次为一个疗程。

（4）超声治疗：适用于骨折延缓愈合的患者。骨折局部接触移动法，0.5 ~ 1.0 W/cm^2，每次 5 ~ 8 min，每日 1 次。

（5）石蜡疗法：适用于骨折伤口愈合后，蜡饼法，温度 42℃，每次 30 min，每日 1 ~ 2 次。继蜡疗后进行关节被动或主动运动，有利于肢体功能恢复。

（6）水疗：适用于骨折后期的功能锻炼，可选用水中运动或漩涡浴等。

（四）运动疗法

（1）抬高肢体：肢体远端必须高于近端，近端尽可能要高于心脏水平。

（2）主动运动：①对患侧上肢未被固定的关节进行各个运动轴上的主动运动，必要时给予助力，维持各运动轴的关节活动范围和周围各肌群的肌肉力量。②健肢和躯干应尽可能维持其正常活动，以改善全身状况，防止并发症发生。③当骨折处基本稳定，软组织基本愈合时，进行固定部位肌肉有节奏的等长收缩练习，以预防失用性肌萎缩，并能使骨折端对合，有利于骨折复位愈合。④关节内骨折应尽早开始功能锻炼，这可促进关节软骨面的修复塑形，也可减轻关节内粘连。一般在固定 2 ~ 3 周后，根据情况进行损伤关节主动或被动运动。⑤肌力和耐力练习：肌力为 1 级时，可采用低频脉冲电刺激和被动运动、助力运动等方法。肌力为 2 ~ 3 级时，以主动运动为主，以助力运动为辅。做助力运动时，助力应小，以防止被动运动代替了患者自主练习的主动运动。肌力达 4 级时，应进行抗阻运动练习，以促进肌力最大限度的恢复。

（五）作业治疗

根据骨折后患者具体的功能障碍，从日常生活活动、手工操作劳动和文体活动中选出一些有助于患手功能和技能恢复的作业治疗。

（六）矫形器

对于闭合性骨折应用矫形器既能稳定手骨折部位，又提供功能活动，有利于骨折断面的接触，促进更多骨痂生成。当关节挛缩严重时，为维持治疗效果，可在治疗间歇期内用矫形器固定患肢，以减少纤维组织的弹性回缩。随着关节 ROM 的改善，矫形器也应做相应的调整。

第三节　腕关节三角纤维软骨复合体损伤

三角纤维软骨复合体（triangular fibrocartilage complex，TFCC），是手掌尺侧的软骨和韧带复合体，恰好位于尺骨远端和腕骨之间，常被形容为腕关节半月板，是引发腕关节尺侧疼痛的主要原因[6]。

TFCC 为多种坚韧组织复合体，其生理作用包括缓冲、传递及承受压力，是维持稳定腕关节尺侧的主要结构。临床常见三角纤维软骨盘受到损伤，若患者伴有跌伤史，出现前臂旋前位扭伤，损伤后引发腕尺侧疼痛，检查尺骨远端区域压痛，则可确诊为 TFCC 损伤。

一 分类与致伤机制

根据损伤的病因和部位，TFCC 损伤一般分为创伤性（Ⅰ型）和退行性（Ⅱ型）。

创伤性损伤通常发生在手腕过度伸展加上扭转的动作下，在远端尺骨处的手腕尺侧遭受外力的冲击，例如：网球、高尔夫球、羽毛球等运动者手腕尺侧受力和快速扭转活动；突然摔倒时用手撑地；提重物不慎或手腕用力不当时扭伤等，多有明确的外伤史。

退行性损伤几乎都发生在关节盘的中央部分，通常会造成不平滑的边缘，由于尺侧（小拇指侧）腕骨与尺骨头的撞击所造成，往往是发生在中年以上患者的一种慢性渐进性病变，也可见于网球运动员和体操运动员。

二 诊断

（一）症状

主要表现为腕部尺侧深处弥散性疼痛，用力抓握可诱发疼痛，活动时有弹响。腕部酸胀无力，伴握力减退。

（二）体征

被动运动时腕尺侧疼痛，尺侧腕关节间隙压痛，前臂旋转功能受限，腕尺侧挤压试验阳性。

（1）Sharpey 试验：患者取坐位，前臂中立位放在桌子上。检查者一手稳定患者远侧桡尺关节，另一手握住患者手腕并给予向内的压力，然后进行旋前、旋后的动作，出现疼痛或咔嗒声为阳性。（图 6–1）

（2）钢琴键试验：患者取坐位，前臂旋前，检查者一只手固定患者前臂，使自己示指位于患者尺骨头处，在尺骨突出向下施加压力，感到尺骨松动且向下沉后（如弹钢琴键）无法回到原来位置，试验阳性，见图 6–2。

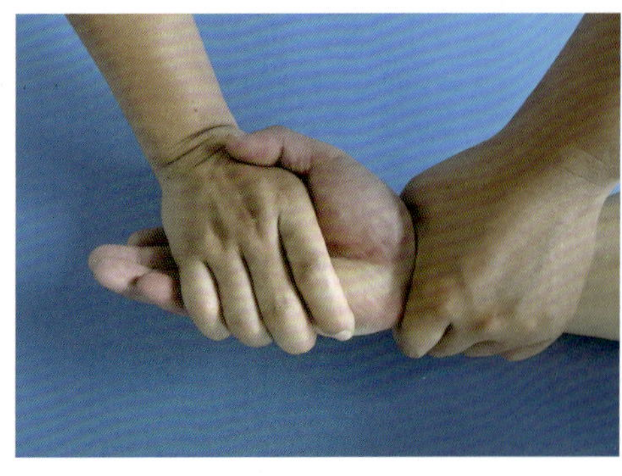

图 6–1

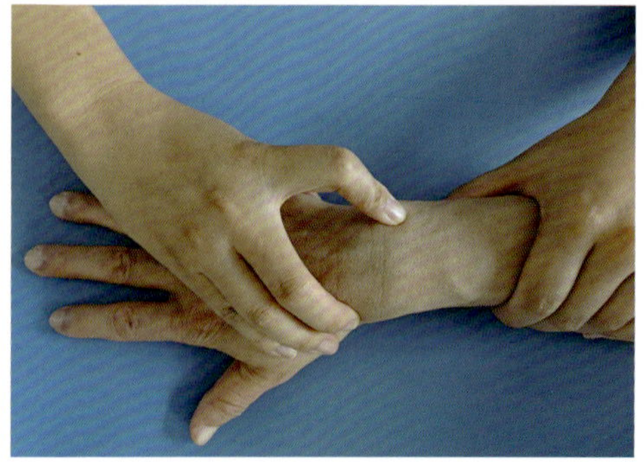

图 6–2

（3）TFCC 负荷试验：患者取坐位，检查者一只手握住患者的前臂，另一只手握住患者手部，然后沿着中轴施加力量并使其手腕向尺侧偏移，同时将腕部向背侧和掌侧移动或旋转前臂。如引起 TFCC 处疼痛感和弹响，则为阳性。（图 6-3）

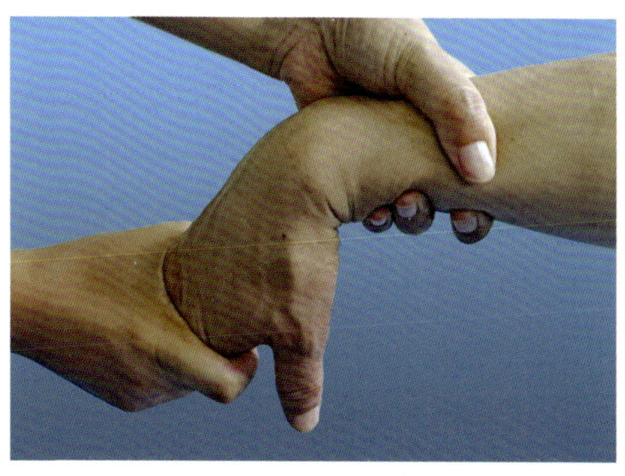

图 6-3

（4）辅助检查：X 线检查、CT、MRI、MRA 及腕关节镜是诊断 TFCC 损伤的主要辅助检查，X 线检查是腕关节疾病的首选检查，主要用来观察是否存在尺骨正变异，同时检查是否存在腕部骨折，但 X 线检查对软组织分辨率有限，仅能显示关节间隙增宽或狭窄等间接征象，不能显示 TFCC 的软骨及韧带损伤情况。CT 较 X 线检查，可显示隐匿性骨折、骨关节面下骨质破坏、硬化及周围软组织的损伤情况，但辐射剂量较大。腕关节镜为有创检查，MRA 需注射照影剂。高场强 MRI 具有较高的软组织分辨率，可以清晰直观地显示软组织和韧带的形态及信号，故多采用 MRI 检查作为 TFCC 的常规检查。

肌骨超声的优势是可以左右对比，动态扫查并与患者实时交流便于病灶信息有效获取。可结合肌骨超声技术进行超声引导下靶点穿刺修复技术，安全有效。

三　治疗

TFCC 损伤后以促进腕关节功能恢复为主要宗旨，首先采用非手术治疗，只有在系统的非手术治疗无效后，再考虑手术治疗。

（一）非手术治疗

（1）康复目标：缓解症状，恢复无痛的全范围关节活动度和肌肉力量。

（2）支具固定：首选腕部支具固定 4～6 周。一般而言，将手腕固定在中央位置，主要是让前臂不能有旋转动作。在固定手腕时，由于手腕上的曲度较大，因此可以使用夹板加上弹力绷带固定来代替手腕护具。如有不稳定情况存在，建议尽快正规医院就诊紧急处理。然后冷敷，伤后 48 h 内用冰袋冷敷 20 min 能减缓神经纤维的传导速度，降低疼痛并减轻发炎反应。

（3）物理因子治疗：使用支具加上物理因子治疗，对大多数患者有治疗效果。物理因子治疗可酌情选择磁疗、低能量激光治疗、超声治疗、间动电疗法、超短波或微波疗法。

（4）运动疗法：

1）手指等长运动：目的在于减缓疼痛并为更进一步运动做准备，在手腕不动的状态下手指轻抓握网球。早期的肌力训练可以促进患者之后的肌力恢复。最简单的方式是采用握弹力球的训练方式，每次保持 10 s，每组 10 次，每天 3 组，见图 6-4。

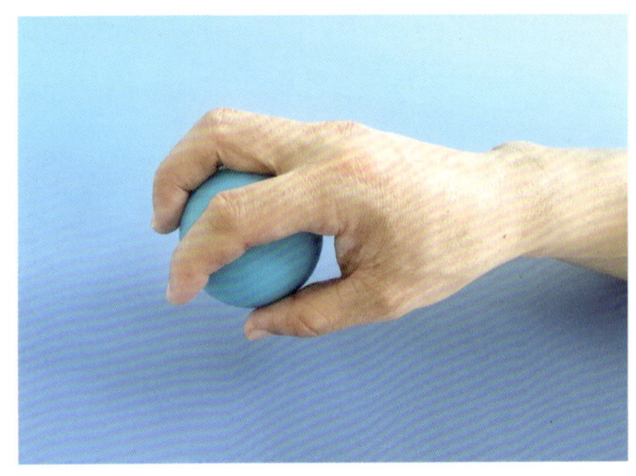

图 6-4

2）主动的关节活动度：手腕多方向自主运动（屈曲、伸展、尺偏和桡偏），早期关节活动可以避免关节粘连的情形发生。在这个阶段活动，务必在无痛的范围内进行。每次根据有氧训练和耐力，疼痛情况决定训练强度。（图 6-5 ~ 图 6-8）

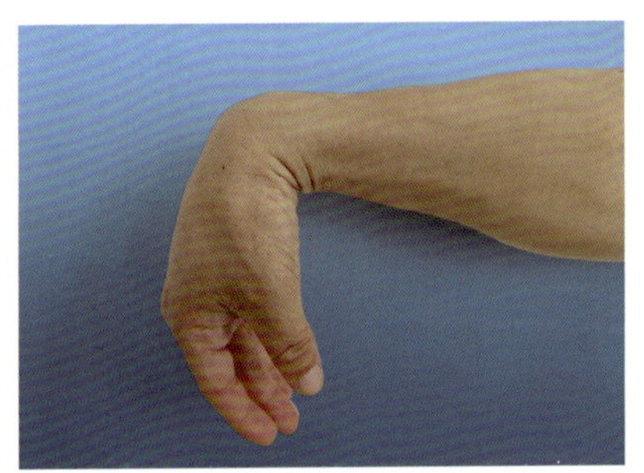

图 6-5

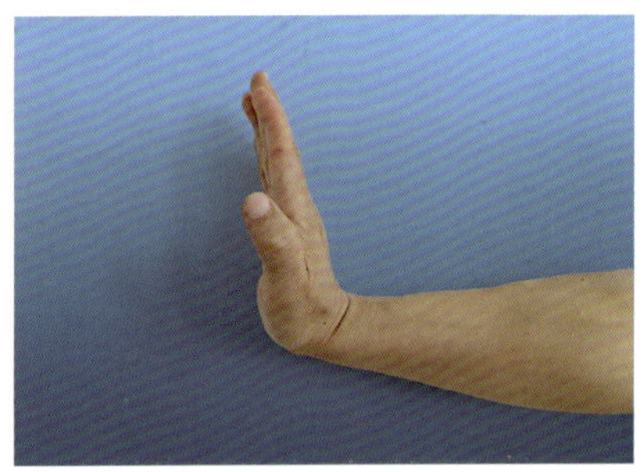

图 6-6

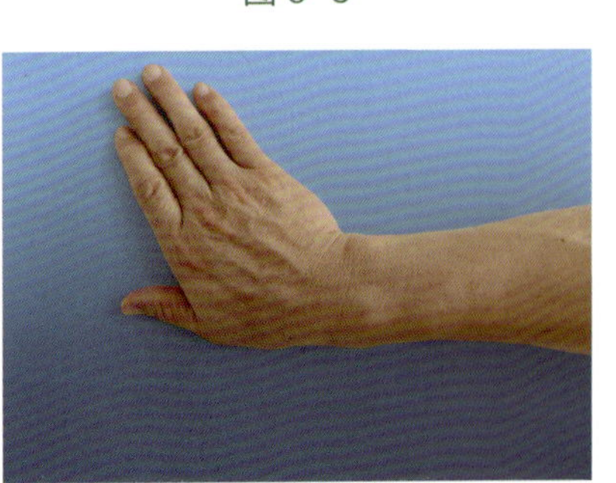

图 6-7

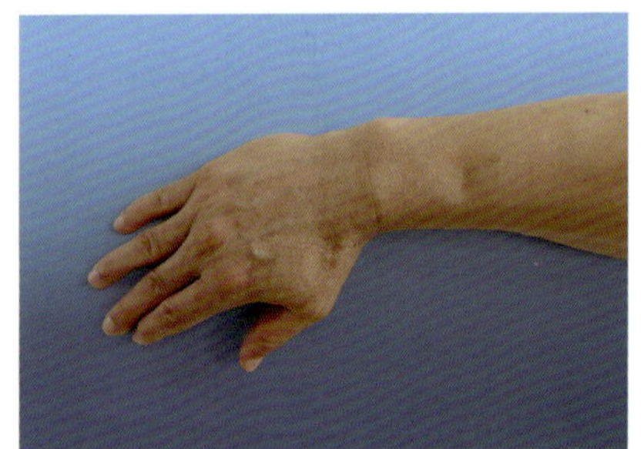

图 6-8

3）等张肌力训练：此时的肌力训练主要是加强手腕周围的肌群，可以手拿小哑铃或弹力带进行屈伸、桡侧偏与尺侧偏等反复性肌力训练，每次根据有氧训练耐力和疼痛情况，可每组 10 ~ 20 次，每天 2 ~ 3 组（无痛情形时进行），务必避免快速重力作用下损伤

软骨板。(图 6–9 ~ 图 6–12)

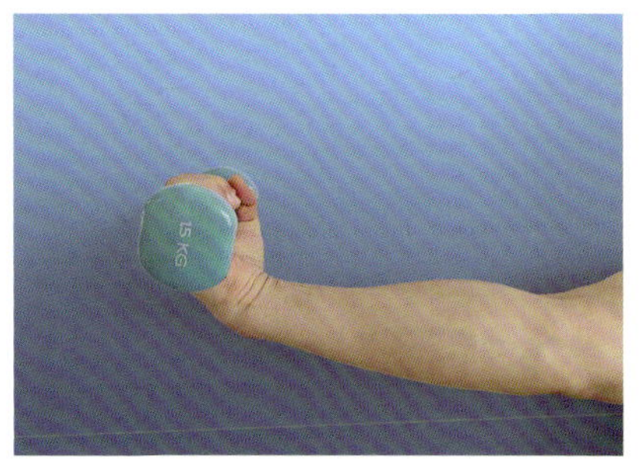

图 6–9

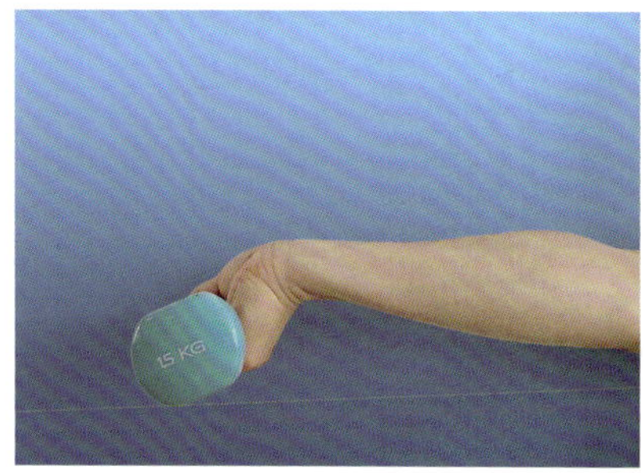

图 6–10

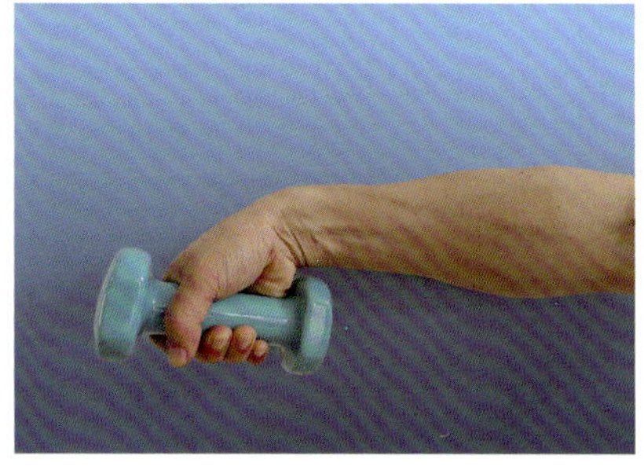

图 6–11

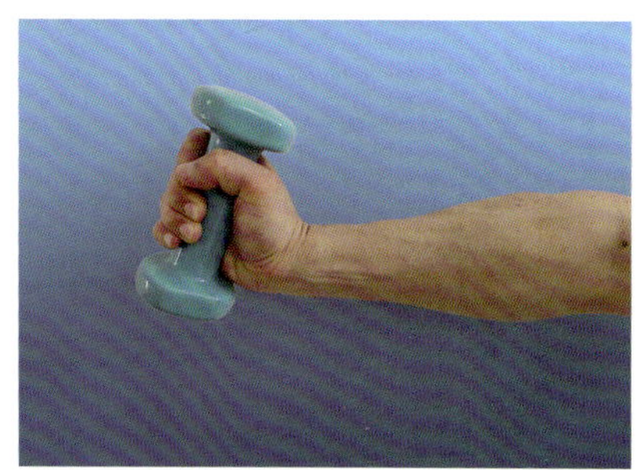

图 6–12

4）伸展：主要针对腕部屈曲与伸展进行被动伸展。对于预防手腕伤害和受伤后期减少软组织短缩有帮助。每次 10 ~ 30 s，每组 10 次，每天 2 ~ 3 组。(图 6–13、图 6–14)

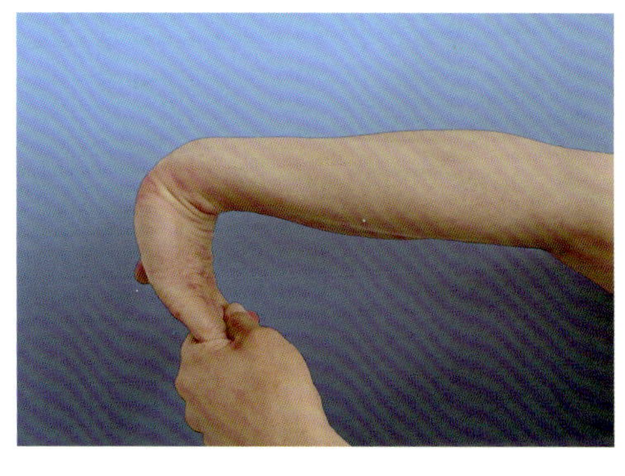

图 6–13

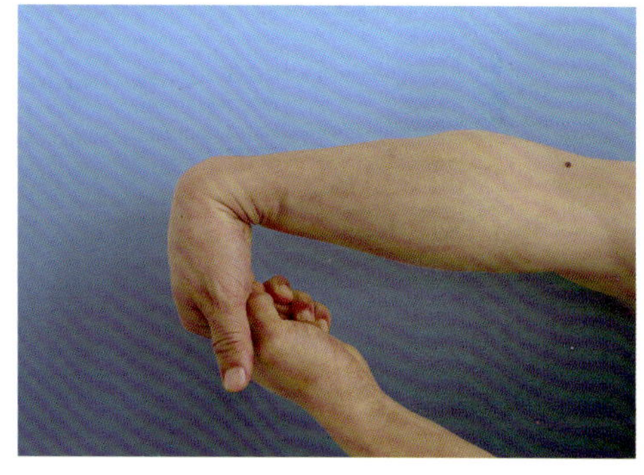

图 6–14

5）本体感觉训练：可将一个球（篮球、足球）放在桌面上，双手放在球面上，缓慢地进行球的旋转、滚动训练，见图 6–15。

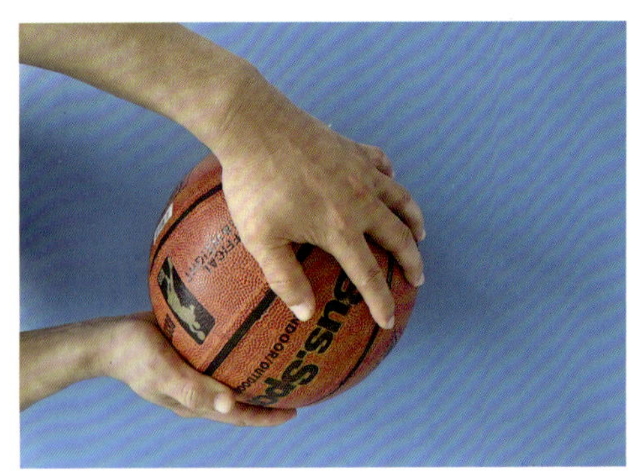

图 6-15

（二）手术治疗

对 TFCC 损伤患者采用关节镜下微创修复治疗，可于直视下观察及处理关节内病变，具有操作简单、损伤小、并发症发生率低、快速康复等优点，有助于获得良好效果。采用腕关节镜掌侧入路可将尺骨茎突窝较好地暴露，并使用锚钉成功修补近端 TFCC 损伤。

（三）术后康复治疗

术后常规给予抬高患肢、预防感染，消肿镇痛等处理。肘长臂石膏屈肘 90°、前臂旋后 45°固定 3 周，其间避免前臂旋转及腕部屈伸活动；继续改成腕部功能位短臂石膏固定 3 周，其间允许前臂主动旋前及旋后活动，但避免被动旋转。术后 6 周拆除短臂石膏，开始全范围主动腕部屈伸及前臂旋前旋后活动。术后 6 ~ 10 周一般为患者术后关节硬及疼痛的高发时间，可由康复师介入帮助患者进行手法关节松动、被动旋转及屈伸活动，并配合冰敷、红外线等物理治疗。12 周内避免抗阻力前臂旋转活动。

第四节　腕、手部腱鞘炎

腱鞘炎是指腱鞘因机械性摩擦而引起的慢性无菌性炎症，好发于腕及手，以桡骨茎突狭窄性腱鞘炎、指屈肌腱腱鞘炎为常见。

一　分类与致伤机制

桡骨茎突狭窄性腱鞘炎是腕部拇长展肌和拇短伸肌肌腱因机械性摩擦而引起的慢性无菌性炎症，因腱鞘、肌腱水肿、增厚，使肌腱在腱鞘内活动障碍而称为狭窄性腱鞘炎。患者常表现为桡骨茎突处疼痛，拇指活动受限。

指屈肌腱腱鞘炎是由于屈指肌腱在掌指关节处与屈指肌腱纤维鞘管反复摩擦，产生的慢性无菌性炎症。因局部渗出、水肿和纤维化导致肌腱腱鞘增厚，使腱鞘在该处的滑动障碍。当肿大的肌腱通过狭窄腱鞘隧道时，可发生一个弹拨动作和响声，故又称作扳机指或弹响指。好发于拇指、中指和环指。临床表现主要为掌指关节处疼痛、压痛和患指屈伸活动受限，晨起时最为明显，活动后稍减轻。

二 诊断

（一）桡骨茎突狭窄性腱鞘炎

（1）症状：桡骨茎突处疼痛，可向手及前臂放射；拇指无力，伸指受限。

（2）体征：桡骨茎突处肿胀、压痛，有时可触及皮下结节。握拳尺偏试验（Finkelstein 试验）阳性：患手拇指屈于掌心握拳，然后将腕关节被动向尺偏，桡骨茎突部产生疼痛加剧，见图 6-16。

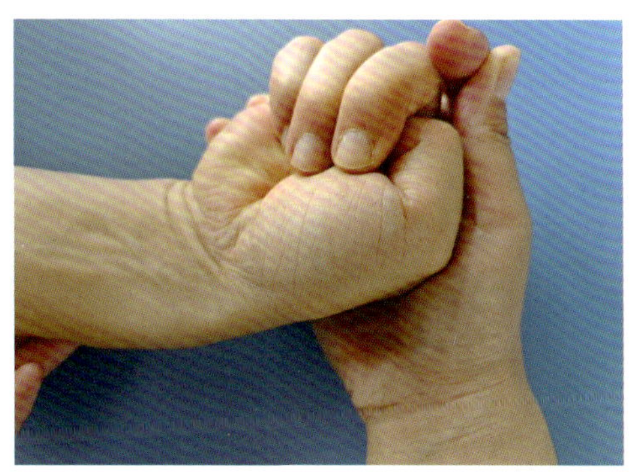

图 6-16

（二）指屈肌腱腱鞘炎

（1）症状：患指屈伸不灵活，伴有酸痛，以晨起为重，活动后好转。晚期患指屈伸障碍加重，有时有“弹响”或一时的“卡住”现象。严重时患指不能屈伸。

（2）体征：掌指关节掌侧压痛，可触及皮下硬结，手指屈曲时硬结来回移动伴弹性。

三 康复治疗

（一）康复评估

可进行疼痛，腕、指关节活动度，拇长展肌和拇短伸肌、指屈肌肌力的评估。

（二）急性期

局部制动，限制患者活动，用夹板、指套制动可以进一步减少劳损，有利于局部损伤性炎性。也可以利用肌内效贴疗法。缓解局部疼痛，充分休息 3 周左右，减少引起疾病的手工劳动。

（三）慢性期

（1）物理因子治疗：运用超短波、微波疗法等高频电疗，脉冲磁疗，超声治疗，冲击波及泥蜡疗法等治疗。

（2）药物治疗：口服非甾体类抗炎药，局部可在腱鞘内注射含有固醇类的药物进行封闭治疗。将醋酸氢化可的松、醋酸曲安奈德或醋酸泼尼松龙注入腱鞘内进行局部封闭，对早期腱鞘炎效果较好，每周 1 次，一般注射 2 ~ 3 次即可痊愈。

（3）手术治疗：如情况持续恶化，可考虑腕管或腱鞘切开术或部分切除术，使腱鞘不再挤压肌腱，以达到根治的目的。对于病程长、反复发作，经非手术治疗无效患者，才考虑外科手术治疗。

（四）康复训练

主要通过主动关节活动训练、肌肉牵伸、放松和肌肉力量训练，保持关节活动度并增加肌肉力量，防止肌肉萎缩。

（1）主动关节活动训练：主动屈指、屈腕到最大程度，主动伸直手指，进行腕关节尺偏、桡偏运动，然后进行腕关节背伸和掌屈运动，见图 6–5 ~ 图 6–8。之后曲肘 90°，手心向上，使前臂向身体中心一侧旋转，再向外旋转（旋前、旋后）。每次均维持 5 ~ 10 s，之后放松，每天 3 ~ 5 组，每组 8 ~ 10 次，见图 6–17、图 6–18。

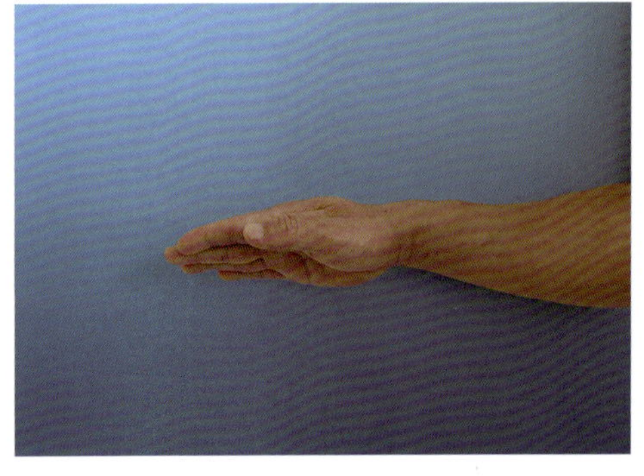
图 6–17

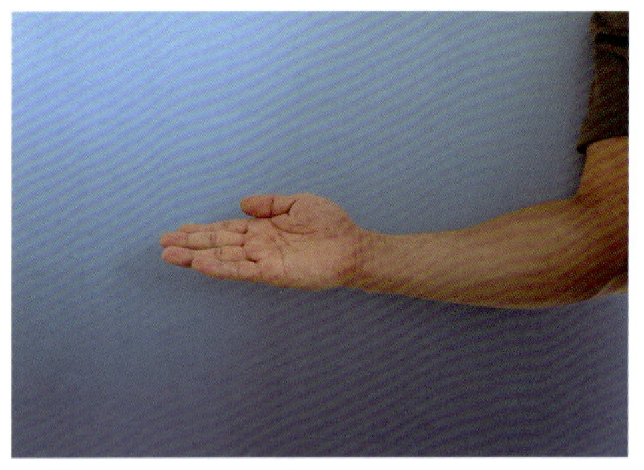
图 6–18

（2）肌肉牵伸放松：在被动拉伸腕关节时，需借助健侧手辅助，健侧手压住患侧手背使腕关节尽量向手心处弯曲，保持不动；再握住患侧手掌或手指，使腕关节尽量向手背伸展，保持不动。还可借助墙体或者桌面进行辅助。每次均维持 15 ~ 30 s，每天 3 ~ 5 组，每组 3 ~ 5 次。（图 6–13、图 6–14）

（3）肌肉力量训练：可借助哑铃或者弹力带分别进行屈腕和抬腕练习。借助橡皮筋儿、小球分别进行手指张力及握力练习。每组每天 3 ~ 5 组，每组 10 ~ 15 次。（图 6–19、图 6–20）

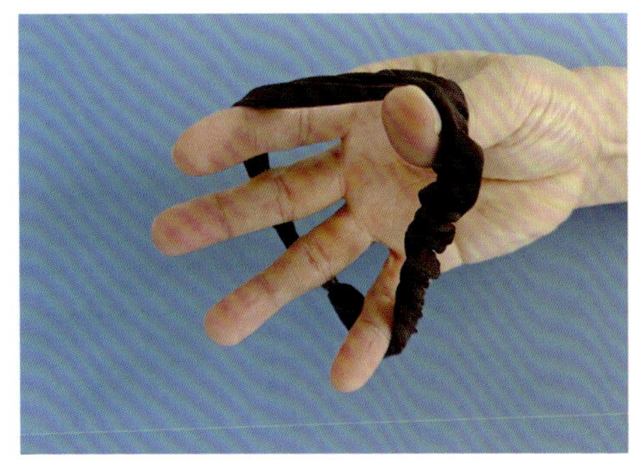

图 6-19

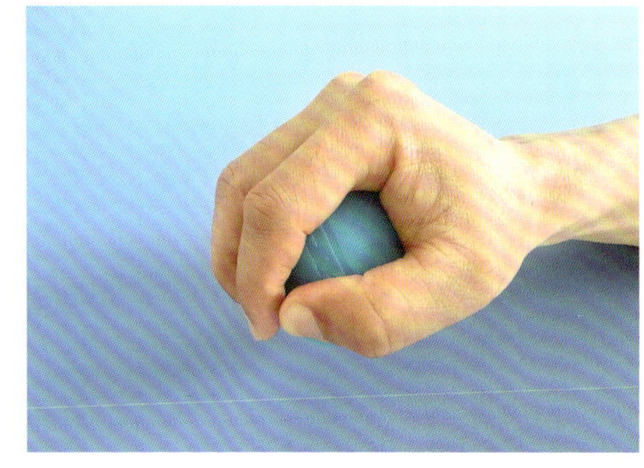

图 6-20

（4）对于手指屈肌腱鞘炎，可行拇长展肌、拇短伸肌、近端远端屈肌 / 伸肌、蚓状肌肌力练习。每次维持 6 ~ 10 s，每天 2 ~ 3 组，每组 20 ~ 30 次。

参考文献

[1] 陆芸，周谋望，李世民．骨科术后康复指南 [M]. 天津：天津科技翻译出版公司，2009：123.

[2] KEITH M. W., et al. Treatment of carpal tunnel syndrome[J]. J AmAcadOrthop Surg, 2009, 17(6):397–405.

[3] 顾玉东．腕管综合征与肘管综合征诊治中的有关问题 [J]. 中华手外科杂志，2010，26（6）：321–323.

[4] FUNG B. K., et al. Study of wrist posture, loading and repetitive motion asrisk factors for developing carpal tunnel syndrome[J]. Hand Surg, 2007, 12(1):8–13.

[5] 吴鹏，虞聪．轻中度腕管综合征保守治疗进展 [J]. 国际骨科学杂志，2010，31（1）：26–28.

[6] 许挺，赵立连，张朝鸣，等．关节镜下治疗 Palmer ⅠB 型三角纤维软骨复合体损伤的近期疗效观察 [J]. 广东医学，2018，39（2）：125–127.

第七章　下肢损伤康复——髋关节疾病

第一节　髋关节相关解剖

一　髋关节

（一）组成

髋关节由髋臼与股骨头构成，是典型的杵臼关节。髋臼的周缘有纤维软骨构成的髋臼唇，以增强髋臼的深度。髋臼切迹被髋臼横韧带封闭，使髋臼内半月形的关节面扩大为环形关节面，增大了髋臼与股骨头的接触面。股骨头的关节面约为圆球面积的 2/3，几乎全部纳入髋臼内。髋臼窝内填充有股骨头韧带和脂肪组织。髋关节囊紧张而坚韧，关节囊周围的韧带多而强，分囊外韧带和囊内韧带。

（1）髂股韧带：覆盖于关节囊前方，自髂前上棘向下扩展成人字形，附于转子间线，最为坚韧，可限制大腿过伸。

（2）耻股韧带：位于髋关节前下方及后方，起于耻骨上支向下外与关节囊前下壁融合，可限制大腿的外展与旋外。

（3）坐股韧带：位于关节囊后方，起于坐骨体，斜向外上与关节囊融合，位于股骨大转子根部，可限制大腿旋内。

（4）轮匝带：为关节囊深层纤维环绕股骨颈增厚而成，可限制股骨头向外脱出。

（5）股骨头韧带：为囊内韧带，连接于股骨头凹与髋臼横韧带之间，内含有营养股骨头的血管。

（二）神经支配

1. 主要神经来源[1-2]

（1）脊神经：肋下神经来源于 T12 脊神经腹侧支；臀上皮神经为 L1 ~ L3 脊神经背侧支组成，臀中皮神经由 S1 ~ S3 神经背侧支组成。

（2）腰丛：位于腰大肌后方、腰椎横突前方。腰丛神经纤维来源于 L1 ~ L4 脊神经腹侧支，有些 T12 和 / 或 L5 脊神经腹侧支参与构成腰丛，主要分支为髂腹下神经（T12 ~ L1）、髂腹股沟神经（T12 ~ L1）、生殖股神经（L1 ~ L2）、股外侧皮神经（L2 ~ L3）、股神经（L2 ~ L4）、闭孔神经（L2 ~ L4），还有支配腰大肌及髂肌的分支。腰丛及其分支神经支配的皮肤范围为大腿前内侧及小腿内侧直至足内侧；支配的肌肉位于大腿前间隔及内侧间隔，包括缝匠肌、股四头肌、长收肌、短收肌、大收肌、耻骨肌、股薄肌等；支配的骨骼范围为股骨前侧。

（3）骶丛：位于小骨盆后壁，紧邻梨状肌前面。骶丛神经来源于 L4 ~ S3 神经根。主要分支包括至股方肌和下孖肌神经（L4～S1），至闭孔内肌和上孖肌神经（L5，S1～S2），至梨状肌神经（S1～S2），臀上神经（L4～S1），臀下神经（L5～S2），股后皮神经（S1～S3），阴部神经（S2～S4），坐骨神经（L4～S3）。骶丛及其分支神经支配的皮肤范围为大腿后侧，以及小腿和足部除隐神经支配区外所有区域；支配肌肉有盆部肌肉包括梨状肌、上孖肌、闭孔内肌、下孖肌；大腿后间隔内肌肉包括股二头肌、半腱肌、半膜肌；小腿及足的全部肌肉；支配骨骼范围为股骨干后侧、胫腓骨、足骨。

2. 髋关节囊

包括股神经关节支及股直肌支、闭孔神经关节支、臀上神经、坐骨神经，以及骶丛直接发出的支配股方肌的分支。髋关节囊前方由股神经和闭孔神经支配，出现概率分别为95% 及 85%；股神经及其肌支主要支配髋关节囊前方外上侧，闭孔神经及副闭孔神经支配髋关节囊前方内下侧；关节囊前内侧由股神经及闭孔神经重叠支配，此处神经纤维数量多于其他部位；髋关节囊后方出现骶丛支配股方肌分支、臀上神经、坐骨神经支配的概率分别为 100%、85% 和 80%；骶丛直接发出的支配股方肌的分支支配髋关节囊后下侧，臀上神经支配髋关节囊后外侧，坐骨神经支配髋关节后上侧。

3. 髋臼及股骨近端

骨及骨膜神经支配丰富，其神经来源有 3 种：神经干的一级分支；骨周围或附着于骨的肌肉、肌腱的神经肌支；贴近骨的血管周围丛分支。髋臼神经支配来自腰骶丛神经分支。股骨近端有各种肌肉附着，肌肉由股神经、闭孔神经、坐骨神经及直接来源于骶丛的肌支支配。股骨大转子区域由股神经分支支配，没有坐骨神经、闭孔神经及臀上神经的参与。

二 股骨

股骨是全身中最长的长骨，分一体两端。近侧端有一圆形股骨头，为球体的 2/3，指向内前方，与髋臼构成髋关节。股骨头中央有一小窝称股骨头凹。股骨头以下狭细部分为股骨颈。股骨颈与股骨体之间的夹角为 125°，女性的骨盆宽阔，此角较小。股骨颈的远侧有两个大的突起，即大转子与小转子为肌肉附着处。大转子凸向上外，其内侧有凹陷的转子窝。小转子在大转子的下、内、后方。在后方连接两个转子的明显隆起为转子间嵴。在前方有将它们连接起来的转子间线。

股骨体近似圆柱形，并向前稍为弯曲，中 1/3 横断面为圆形，近侧端与远侧端的横断面则是后面扁平。股骨体背面有一纵嵴称粗线。粗线分内侧唇与外侧唇。外侧唇向上延伸，到达大转子底部的部分粗糙称臀肌粗隆。

股骨远侧端向左右膨大，并向后弓曲，形成内侧髁与外侧髁，在后面两髁之间有一深窝称髁间窝。在前方它们之间有一浅凹称髌面，与髌骨相接。每一个髁都有一个向侧方的突起，称为外上髁与内上髁[3-4]。

第二节　髋关节撞击综合征

髋关节撞击综合征（femoracetabular impingement，FAI）是指由于髋关节解剖结构异常，使股骨近端和髋臼在髋关节运动终末期发生异常接触或碰撞，引起髋臼盂唇和软骨损伤而引起的一系列综合征。临床上主要表现为髋关节疼痛，活动受限。如治疗不及时，后期可导致髋关节骨关节炎的发生。其基础病因包括髋关节发育不良、儿童股骨头坏死、股骨头滑脱、髋臼内陷、创伤、手术过度矫正等。无上述基础疾病的喜爱运动的健康青壮年也可发病，常由于长时间行走、久坐矮板凳、长期开车以及足球、滑冰、瑜伽、舞蹈等体育运动所诱发。

一　临床表现

（一）症状

（1）髋部疼痛：腹股沟区、臀部或大转子处疼痛。有的患者疼痛可呈“C”字，即患侧髂嵴外侧、髋内侧、腹股沟区疼痛。疼痛呈间歇性，训练，长时间行走，长时间保持坐位、下蹲、弯腰、爬山等屈髋动作时诱发疼痛或加重。

（2）部分患者表现为髋部无力、打软、交锁和弹响。

（3）查体时通常表现为髋关节活动受限，特别是屈曲内收内旋受限。

（二）体征

（1）髋关节活动受限：髋关节屈曲内收内旋、屈曲外旋受限。

（2）屈曲内收内旋试验：患者仰卧，被动屈髋并内收内旋时出现髋关节疼痛、活动受限为阳性，见于髋前内侧撞击者，见图 7–1。

（3）“4”字试验：患者俯卧，被动髋外展外旋时出现髋部疼痛、活动受限为阳性，见于髋外侧撞击者，见图 7–2。

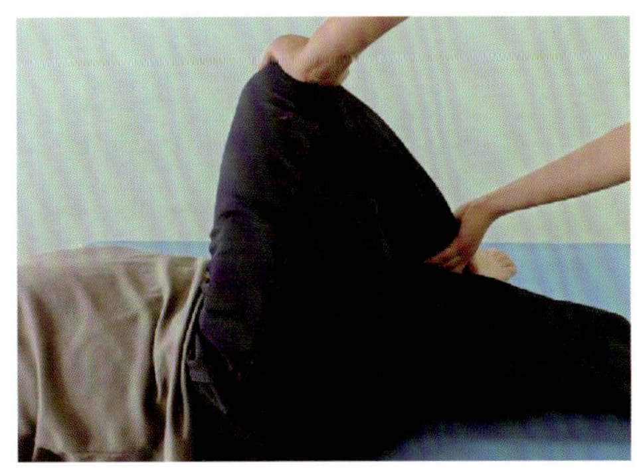

图 7–1

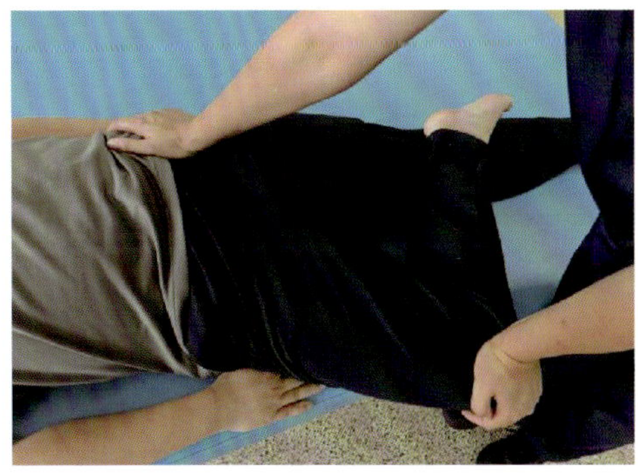

图 7–2

（三）辅助诊断

常规髋关节正侧位 X 线片显示头颈交界处外缘的骨骼饱满、突出、囊性病变等。髋关节 MRI 显示关节盂唇损伤和相应部位的软骨损伤。晚期发展为骨性关节炎。在髋关节 MRI 造影的股骨颈斜位片上，表现为 α 角增大。

二 康复评定

（1）疼痛：常采用 VAS 评分评定。

（2）髋关节活动度：屈曲、伸展、内外旋，通常用量器测定。

（3）髋关节周围肌肉紧张度肌力量：需关注髂腰肌、臀大肌、臀中肌、腘绳肌、内收肌、股直肌。肌力常用徒手肌肉评定。

（4）髋关节功能：常用髋关节 Harris 评分评定。

三 康复治疗

（一）保守治疗

（1）避免重体力劳动、过量运动及长距离行走，避免引起疼痛的髋关节活动。

（2）使用物理因子治疗、加强髋关节周围肌力训练、应用非甾体抗炎药物、应用营养软骨类药物等治疗。

（二）术后康复治疗

1. 术后 3 周内

目标：减少疼痛，保护修复后的组织。防止肌肉萎缩和关节挛缩。

（1）物理因子治疗：常用冷疗、治疗性超声、低剂量激光治疗、脉冲磁疗等。

（2）药物治疗：短期内应用非甾体的药物消炎镇痛，应用肌肉、松弛药缓解肌肉痉挛。

（3）辅助装置：术后使用支具，至少用 2 周拐杖。

（4）运动疗法：

1）踝泵训练：主动踝关节背伸、跖屈练习，缓慢、用力、全踝关节活动范围训练，每组 10 ~ 15 个，每天 2 ~ 3 组，有减轻下肢肿胀及防止下肢静脉血栓形成的作用，见图 7–3、图 7–4。

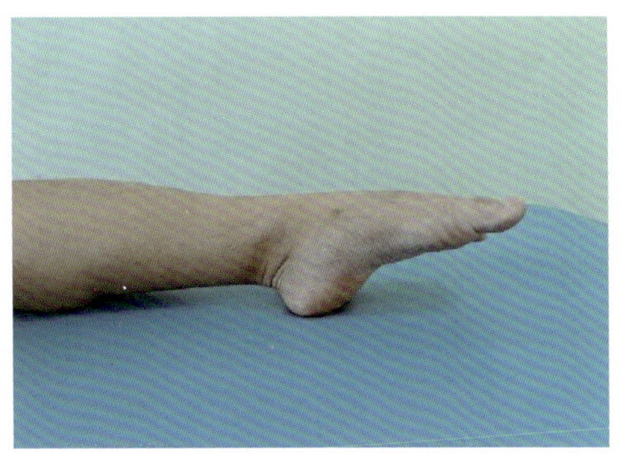

图 7-3

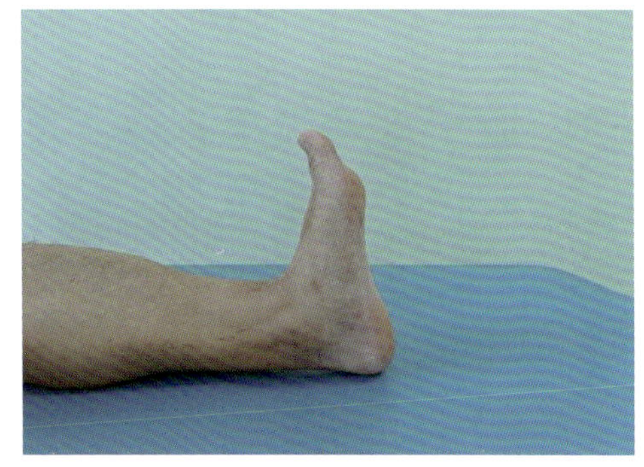

图 7-4

2）股四头肌等长收缩练习：膝关节伸展位，大腿肌肉绷紧及放松，每组 10 ~ 20 个，每天 2 ~ 3 组，以促进下肢血液循环，见图 7-5。

3）髋关节周围肌肉等长练习：可减轻肌肉萎缩，见图 7-6。

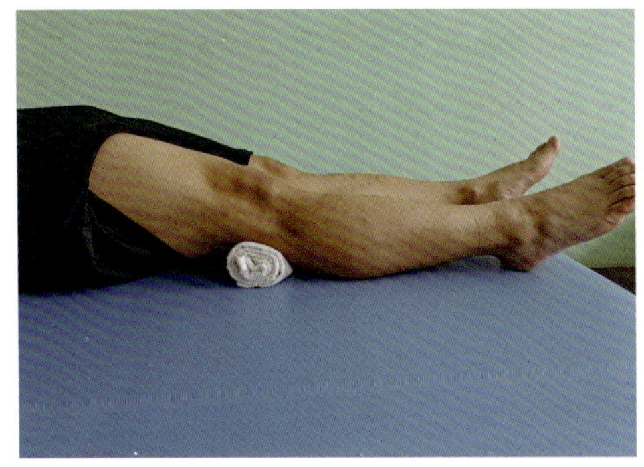

图 7-5

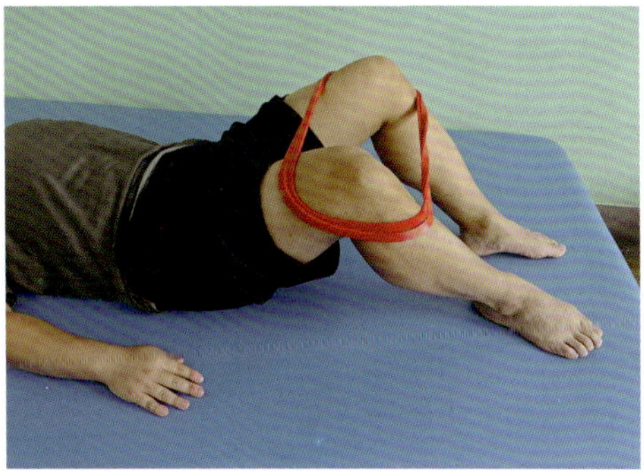

图 7-6

4）2 周后，患者进展到可耐受的负重：从适度的股四头肌和臀肌的激活过渡到完全负重。在此阶段继续进行髋关节周围肌肉等长收侧练习，包括髋关节内、外旋（图 7-7、图 7-8）。被动关节活动范围应在限制范围内进行：屈髋 90°，伸髋 0°，外展 25° ~ 30°。

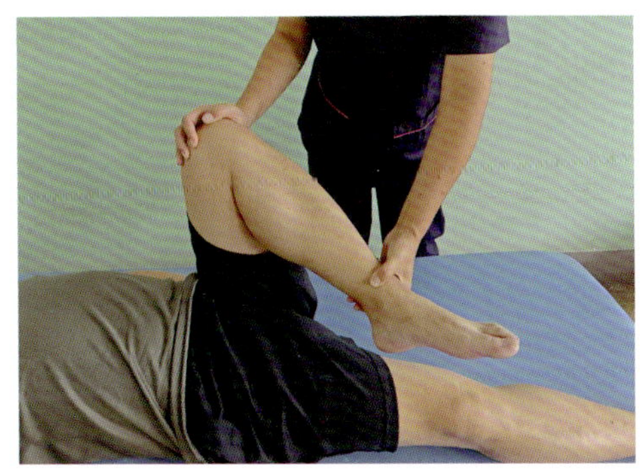

图 7-7

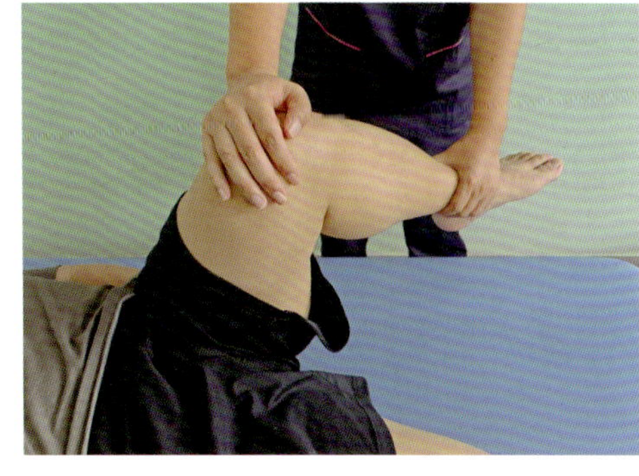

图 7-8

2. 术后第 4 ~ 8 周

目标：继续保护修复后的组织。恢复髋关节全范围关节活动度和正常的步态模式。加强髋关节、骨盆和双下肢力量，尤其是臀中肌。

（1）冰敷：运动后给予冰敷 10 ~ 15 min，1 天 2 次，避免疼痛和肿胀。

（2）物理因子治疗。

（3）训练性治疗：

1）强化活动从部分负重进展至完全负重，包括从双腿下蹲进展至单腿深蹲和蹲起练习，见图 7–9。

2）患者站立位，躯干旋转，上肢伸展抵抗弹性阻力，有助于增加核心力量和稳定性。当患者能够三点步行时，可进行下一段。从双腿迈步到单腿站立时，可进行平衡训练。

3. 术后第 9 ~ 12 周

目标：将所有髋关节运动的屈肌力量恢复到 4 级以上。改善平衡、本体感觉和心血管耐力。

训练性治疗：加强屈髋肌力量。进行髋关节拉伸，避免引起疼痛。进行平衡及本体感觉训练，如单腿站立等。（图 7–10、图 7–11）

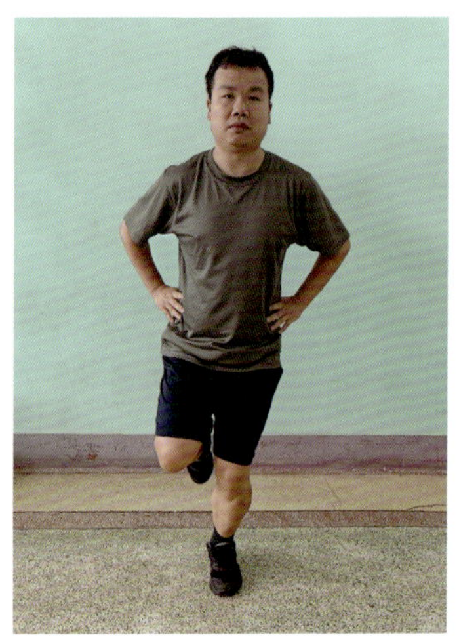

图 7–9

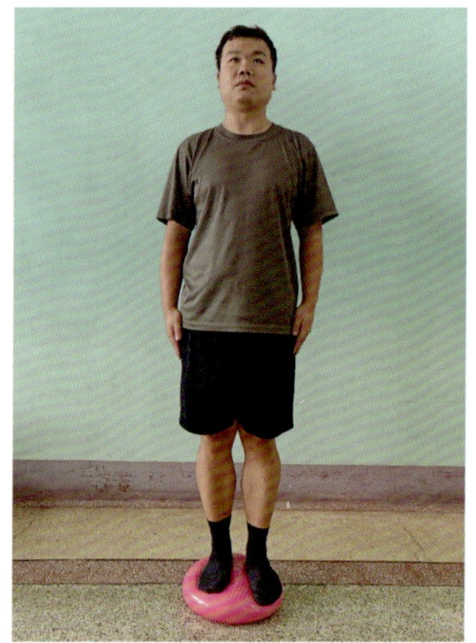

图 7–10

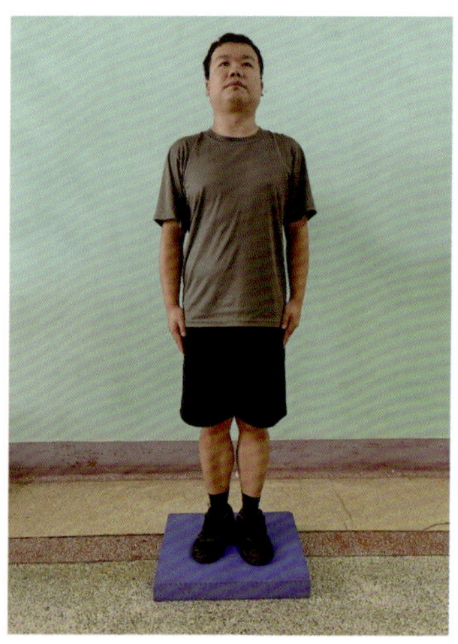

图 7–11

4. 术后第 12 周以后

目标：强化功能训练，恢复专业性训练。

训练性治疗：可以开始进行慢跑进展计划，根据患者的运动和工作生活制定跳跃水平和灵敏性。

第三节　髋关节骨折术后

髋关节骨折是常见的下肢骨折类型之一，尤其是对于老年人群体，由于骨质疏松、肌肉附着力降低，加之自身运动协调能力减退，髋关节骨折发病率较高。全世界老年人群中每年新发髋关节骨折约 600 万例[5]。

一　临床特征

（1）症状：伤后患者出现髋部疼痛、不能站立、肢体活动困难，但是也有一部分无移位的线性骨折或嵌插骨折患者，伤后局部疼痛轻微，肢体活动不受限，仍能够行走。

（2）体征：畸形方面，患肢多有轻度屈髋屈膝、内收或外旋畸形。部分移位骨折，远端受肌群牵拉而向上移位，出现肢体缩短，髋关节后脱位患者也会出现患肢缩短。疼痛方面，在股骨沟中点处有压痛，大粗隆部位有叩击痛，下肢纵轴有叩击痛。功能障碍方面，移位骨折或髋关节脱位患者在伤后就不能站立和行走，有一部分无移位的线性骨折或嵌插骨折，伤后肢体活动不受限，应特别注意。

（3）影像学检查：一般的骨折和脱位，常规 X 片即可做出诊断，但某些髋部无移位的骨折或嵌插骨折难以立即在 X 线片上发现。疑有骨折者可行 CT 检查或 MRI 检查以明确诊断。或卧床或避免负重，2 ~ 3 周后再次摄片检查，这时骨折处部分骨质发生吸收现象，骨折线才能清楚地显示出来。CT 检查和三维重建有助于对骨折的全面了解，特别适用于髋关节脱位伴髋臼和股骨头骨折的诊断。

二　治疗

（1）股骨颈骨折：股骨颈骨折中大部分为移位型，只要通过满意的手法复位和内固定，即可获得 80% ~ 90% 的愈合率。因此，股骨颈骨折的治疗原则是早期闭合复位，合理多钉固定，早期康复。人工髋关节置换术只适合于 65 岁以上 Garden Ⅲ、Ⅳ型骨折且耐受手术麻醉者。

（2）股骨粗隆间骨折：又名股骨转子间骨折，临床趋向于手术治疗。常用的手术方法包括闭合复位空心加压螺丝钉固定、加压滑动鹅头钉又称 Richard 固定，髓内固定。对于存在骨质疏松的高龄骨折患者，避免内固定困难和畸形愈合，可选择人工髋关节置换。

（3）股骨大粗隆、小粗隆骨折：单独大粗隆骨折罕见，预后较好。对于骨折块较大且移位明显者，行切开复位内固定治疗。单独小粗隆骨折罕见，伤后于髋内侧有疼痛及压痛，髋关节无明显功能障碍，只需卧床休息数日，不需要其他处理，预后较好。

（4）股骨粗隆下骨折：一般指小粗隆上缘至股骨狭窄部之间的骨折。既可单独发生，又可与粗隆间骨折伴发。非手术治疗常用骨科 Delee 骨牵引法。手术常选用滑动髋螺钉或重建髓内钉技术。

（5）髋关节脱位：是一种严重损伤，由于髋关节周围肌肉丰厚，解剖结构十分稳固，一般外力不易导致脱位。一旦发生脱位，说明外力相当强大，因而在脱位的同时，软组织损伤亦较严重，且往往合并其他部位或多发损伤，如骨折、神经损伤和血管损伤。对于这种损伤应按急症处理，复位越早效果越好。

髋关节脱位一般分成 3 种类型：后脱位、前脱位及中心脱位。后脱位是髋关节脱位中最常见的类型。对于单纯脱位以急性闭合复位为原则，闭合复位失败者应行切开复位，以防对股骨头进一步损伤。对于合并有骨折的治疗意见不完全一致，多数认为主张早期手术切开复位和内固定。

三 康复治疗

（一）康复评定

（1）肢体长度及周径测量：了解髋关节骨折和脱位、移位情况以及肌肉萎缩、肢体肿胀的程度。

1）肢体长度的测量通常有两种方法：一是测量髂前上棘至内踝（最高点）的最短距离；二是测量股骨大粗隆至外踝的距离。测量时可以测量整个下肢长度，也可以分段测量大腿长度和小腿长度。大腿长度测量是测量从髂前上棘至膝关节内侧间隙或者股骨大粗隆至膝关节外侧间隙的距离。小腿长度测量是测量从膝关节内侧至间隙至内踝的距离。

2）肢体周径的测量：了解肢体萎缩和肢体肿胀的情况。进行肢体周径测量时，必须选择两侧肢体相对应的部分进行测量，以测量肌腹部位为佳。测量时用皮尺环绕肢体已确定的部位一周，记取肢体周径的长度。患肢与健侧同时测量进行对比，并记录测量的日期，作为康复治疗前后疗效的对照。测量大腿周径时，取髌骨上 10 cm 处，也可以从髌骨上缘向大腿中段方向每隔 5 cm 测一次，并记录测量部位。测量小腿周径值，取髌骨下 10 cm 或小腿最粗处测量。

（2）肌力测量：肌力检测是判断神经肌肉功能状态的重要指标，常用徒手肌力测量法，主要检测髋周肌群、股四头肌、腘绳肌、胫前肌、小腿三头肌肌力，也可采用等速肌力测试。

（3）关节活动度评定：主要测量髋、膝、踝各关节方向的主、被动关节活动度。

（4）下肢功能评定：重点评估步行、负重等功能，可用 Hoffer 步行能力分级、Holden 功能步行分类。

（5）神经功能测定：常用的有感觉功能测定、反射检查、肌张力评定。

（6）疼痛评定：常用 VAS 评分评定疼痛的程度。

（7）平衡功能评定：常用 Berg 平衡表、Tinnetti 量表。

（8）日常生活能力评定：常用改良 Barthel 指数评定量表。

（9）髋关节功能评定：常用 Harris 髋关节功能评定量表。

（二）康复训练

（1）心理康复管理：了解患者的身心状态，同时结合患者的生活习惯、年龄、认知，文化水平等为其进行心理护理分析。了解患者的焦虑、抑郁等情绪表现情况和特点。为患者分析康复案例，联合家属为患者进行心理疏导，提升情感支持效果。心理康复指导可从精神层面上给予患者支持、帮助和鼓励。让其建立心理防御机制，自身的心理舒适度增加康复训练的结果十分理想。

（2）早期疼痛管理：为患者解释疼痛的原因，减少其焦虑感，通过听音乐、观看电视、深呼吸、热敷、按摩等方式减少患者的疼痛感。通过疼痛护理指导可以减少患者临床的疼痛体验，缓解患者的临床应激刺激和不良反应。

（3）康复功能锻炼指导：了解患者的身体状况，结合患者的耐受力和恢复情况为患者提供科学的锻炼指导。对肌力 2 级以下的患者予以按摩、伸展踝关节锻炼。对于肌力为 2 级的患者予以主动曲屈和伸展脚趾、活动踝关节等训练，同时要预防下肢深静脉血栓。对肌力大于 2 级的患者予以主动弯曲踝关节和四头肌收缩训练等运动[6-8]。

1）早期肢体功能训练：术后 1 天指导患者进行良肢位摆放，患侧髋关节呈外展位 30°摆放（图 7–12），进行深呼吸训练以防止肺部感染、保持心肺功能，在有效镇痛的前提下，指导患者进行足趾及踝关节充分活动，并进行股四头肌等长收缩训练，踝关节背屈，绷紧腿部肌肉 10 s 后放松，再绷紧、放松，以此循环。每次 30 min，每天 1 次。定时按摩下肢肌肉，以促进血液循环，预防肌肉萎缩以及深静脉血栓形成。

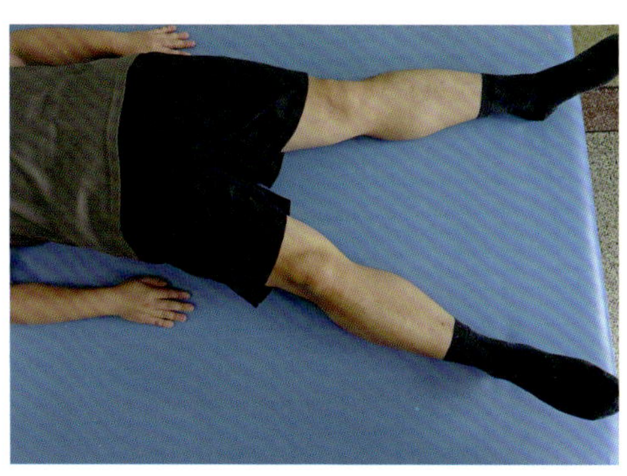

图 7–12

2）中期肢体功能训练：术后 1 周，训练患者进行恢复练习，如坐、站立等动作；术后 2 周，协助患者在患髋伸直位进行患肢内收及外展运动，并进行抗阻内收和外展等长肌力训练以及卧–坐–立位转移训练。患者仰卧位，缓慢屈膝屈髋，并进行直腿抬高训练，如发现患者肌力达到 3 级以上，可予适当阻力，每次 45 min，每天 1 次。逐步增加髋部主动运动训练。

3）末期肢体功能训练：术后 3 周，除进行肌力训练及关节活动训练外，逐步进行站立、负重、平衡及步行训练。辅助患者在助行器下做站立训练，并在站立位进行屈膝屈髋，并使髋关节外展、内收，每次 45 min，每天 1 次。逐渐增加下肢内收、外展的主动运动，增加静蹲练习，进行本体感觉和功率自行车的训练。指导患者迈步训练，并增加日常生活能力训练。出院时进行充分的居家康复指导，术后6个月内避免患侧髋关节大范围内收、内旋，不宜做剧烈运动，尽量减少髋部的负重程度。

根据患者恢复时期不同，康复训练侧重点也有所不同，比如，在早期训练中侧重于维持下肢肌力、关节活动度正常化；在中期则重点训练各协同肌如股四头肌肌力，并使髋关节在前屈、后伸、外展、内收等活动度达到稳定化；在末期则侧重于重建患者步行能力，为恢复日常生活提供保证[9-10]。

第四节　全髋关节置换术后康复

全髋关节置换术（totalhiparthroplasty，THA）是骨科常见的手术，已成为治疗髋关节病症的重要方法，是髋关节疾病恢复关节功能的重要手术方式，适用于陈旧性股骨颈骨折、预计骨愈合能力差的新鲜性股骨颈骨折、股骨头缺血性坏死、髋关节骨性关节炎、类风湿性关节炎及强直性脊柱炎、髋关节强直、慢性髋关节脱位等疾病。术后及时康复治疗和有效的功能训练，可增加患肢的关节活动范围及肌力，增强关节稳定性和骨关节的负重能力，使患者尽早恢复髋关节功能，提高生活自理能力，改善生活质量和提高手术疗效。

髋关节包括人工股骨头与人工髋臼，其置换术是指受损的全部或部分髋关节由人造假体关节取代，髋关节出现畸形及疼痛采用全髋关节置换术加以治疗，不仅可以使关节保持稳定，改善其功能，还在很大程度上提升病患的生存质量[11]。

康复治疗

（一）术后常规管理

（1）预防血栓：规范应用抗凝溶栓药物，选择上肢静脉给药，并避免同一部位、同一静脉反复穿刺，以静脉留置针为宜，以减少静脉瘀滞，预防下肢深静脉血栓形成。指导患者早期使用加压弹力袜或进行电针等肌肉刺激康复训练。

（2）疼痛管理：做好疼痛相关知识宣教，讲解止痛药的不良反应小、引起成瘾的发生率极小等知识，减轻患者焦虑、紧张等不良情绪。对疼痛评分2分的患者，指导和鼓励患者通过深呼吸或听音乐、看书、玩游戏等转移对疼痛的注意力，亦可采取舒适体位及局部冷敷等措施缓解疼痛。疼痛评分4分时，遵医嘱应用个性化及多模式镇痛措施，并且根据用药途径及时评估药物镇痛效果。

（3）出院后康复指导：指导患者日常生活中应避免矮凳和沙发就座，坐位时身体不前倾，髓关节屈曲不应超90°。起立或坐下等改变体位时，应先将患肢伸直，再用双臂与座椅扶手上支撑躯体完成上述体位的变动。6个月内不交叉双腿和盘腿而坐，避免应用蹲便器。修剪趾甲、穿脱鞋袜时应取外展位，踝关节放至对侧膝关节上面。严禁屈体、交叉膝关节穿脱鞋袜。避免意外摔伤、跌倒[12]。

（二）人工关节置换术围手术期康复

1. 术前康复治疗

手术关节周围肌肉力量、ROM 训练；教会患者术后功能训练的方法及正确使用助行器、腋杖和手杖等。

2. 术后康复治疗

（1）术后第一阶段（术后 1 周内）。

康复目标：最大限度地减轻疼痛及肿胀；独立转移（床—轮椅—厕所）。

注意事项及禁忌动作：避免髋关节屈曲超过 90°、内收超过中线、内旋超过中立位（后外侧入路）；避免手术侧卧位；仰卧、健侧卧位时双膝之间放置垫枕；仰卧位时避免将垫枕置于膝关节下方以防止髋关节屈曲性挛缩；对于同时行截骨术的患者，应减轻负重至 20% ~30% 体重。

（2）术后第二阶段（术后第 2 ~ 6 周）。

康复目标：无辅助装置下独立步行，步态正常；独立进行日常生活活动。

注意事项：避免髋关节屈曲超过 90°、内收超过中线、内旋超过中立位（后外侧入路）；避免久坐（＞1 h）；避免疼痛下进行治疗性训练及功能性活动。

康复内容：继续前期肌力、ROM、平衡及本体感觉训练；髋周肌肉力量强化训练；步态训练；前向上台阶练习（从 10 cm、15 cm 到 20 cm）；日常生活活动训练（穿脱裤子、袜子、捡拾地上的物品等）；有条件可进行水疗。

（3）术后第三阶段（术后第 7 ~ 12 周）。

康复目标：可上下台阶；独立完成穿脱裤子及鞋袜；定时起立行走、单腿站立等功能测试结果达到相应年龄组正常范围；恢复特殊的功能性活动。

注意事项：避免在疼痛下进行日常生活活动和治疗性训练；监控患者活动量，避免再损伤。

康复内容：继续髋周肌肉力量练习，方法逐渐过渡至渐进性抗阻训练；继续步态练习、前向上台阶练习；开始前向下台阶练习（从 10 cm、15 cm 到 20 cm）；有条件可进行水疗。

3. 常见并发症及其处理

（1）伤口不愈合 / 感染：术后早期一定要查看伤口情况，若局部出现炎症表现，必须及时进行相关检查，并联系手术医师，商讨下一步处理方案。

（2）深静脉血栓形成：术后抬高患肢，及早开始肢体远端踝泵等主动训练、气压式血液循环助动仪等物理治疗，必要时给予抗凝药物治疗。

（3）关节脱位：一旦出现关节脱位，必须立即与手术医师联系，以进行手法复位或麻醉下复位。

（4）异位骨化：一旦发现异位骨化，必须立即评估其处于进展期还是静止期。进展期的异位骨化，在进行康复治疗时一定要保证无痛，以避免过度刺激导致骨化范围扩大[13]。

参考文献

[1] 史宗新，黄宝良，隗功宁，等．股骨颈伴同侧股骨转子间骨折的分型及治疗方式选择 [J]. 中华创伤骨科杂志，2021，23（9）：804–808.

[2] 王东来．老年股骨颈骨折的髋关节置换术 [J]. 苏州医学，2006，29（1）：3–4.

[3] 运动解剖学，运动医学大辞典编委会 . 运动解剖学、运动医学大辞典 [M]. 北京：体育出版社，2000.

[4] 郑少强，许莉，周雁，等．髋部骨折围术期区域阻滞的解剖学研究进展 [J]. 中华解剖与临床杂志，2022，27（9）：663–668.

[5] 中华医学会骨科学分会创伤骨科学组，中国医师协会骨科医师分会创伤专家工作委员会．成人股骨颈骨折诊治指南 [J]. 中华创伤骨科杂志，2018，20（11）：921–928.

[6] 程华．股骨颈骨折髋关节置换围手术期护理 [J]. 中国实用医药，2010,（26）：214–215.

[7] 戴林慧．老年股骨颈骨折关节置换术患者早期功能康复护理分析 [J]. 护理学研究，2022：57–59.

[8] 胡洁晶，余婉鹏，陈蔚煊，等．前馈控制应用于股骨头坏死髋关节置换术后护理的效果 [J]. 国际护理学杂志，2022，41（10）：1836–1839.

[9] 李友涛，穆杰，张艳亮．老年患者髋关节置换术后髋关节疼痛的影响因素分析 [J]. 中国实用医刊，2020，47（05）：47–49.

[10] 刘佩，赵久波，许昌，等．正念心理特质在髋关节置换患者家庭关怀度与康复依从性间的中介效应 [J]. 中华现代护理杂志，2021，27（3）：316–322.

[11] 宋红梅．全髋关节置换术围术期集束化康复指导预防术后并发症及促进髋关节功能恢复效果分析 [J]. 河南外科学杂志，2022，28（3）：86–89.

[12] 中国健康促进基金会骨病专项基金骨科康复专家委员会．骨科康复中国专家共识 [J]. 中华医学杂志，2018，98（3）：164–170.

[13] 郑少强，许莉，周雁，等．髋部骨折围术期区域阻滞的解剖学研究进展 [J]. 中华解剖与临床杂志，2022，27（9）：663–668.

第八章　下肢损伤康复——膝关节损伤

第一节　膝关节相关解剖

一　膝关节组成

膝关节是人体最大、最复杂的关节。膝关节由股骨内、外侧髁，胫骨内、外侧髁组成股胫关节。由股骨的髌面和髌骨关节面组成股髌关节。关节囊薄而松弛，各部位厚薄不一。囊的前壁不完整，由附于股四头肌腱的髌骨填补。膝关节有囊内、外韧带加强，限制关节的活动，增加关节的稳定性。

二　膝关节韧带

(1) 髌韧带：位于囊的前壁，是股四头肌腱，向下包绕髌骨，起于髌骨下缘，止于胫骨粗隆，是骨四头肌肌腱的延续部分。髌韧带厚而强韧，为白色带状的结缔组织，质坚韧，有弹性。

(2) 腓侧副韧带；腓侧副韧带位于囊的外侧，呈索状，上方附于股骨外上髁，下方附于腓骨头。此韧带与关节囊之间有疏松结缔组织，与半月板之间以腘肌肌腱相隔，两者不直接联结。

(3) 胫侧副韧带：位于囊的内侧，起于股骨内上髁，向下止于胫骨内侧髁的内侧面，与关节囊的半月板紧密结合。胫侧副韧带和腓侧副韧带在伸膝时紧张，屈膝时最为松弛，故半屈膝时，允许膝关节做少许的内旋和外旋运动。

(4) 腘斜韧带：起自胫骨内侧髁，斜向上外方与关节囊后壁融合，止于股骨外上髁，可以防止膝关节过度前伸。

(5) 膝关节交叉韧带：在膝关节囊内还有被滑膜附衬的膝交叉韧带。膝交叉韧带有前后两条。前交叉韧带起自胫骨髁间隆起的前方，斜向后上外方，止于股骨外侧髁的内侧面。后交叉韧带起自胫骨髁间隆起的后方，斜向前上内方，止于股骨内侧髁的外侧面。膝交叉韧带牢固地连接股骨和胫骨，防止胫骨沿股骨向前、向后移位。前交叉韧带在伸膝时紧张，能够防止胫骨前移。后交叉韧带在屈膝时紧张，防止胫骨后移。

三　膝关节滑膜囊与滑膜襞

关节囊的滑膜宽阔，附于各关节面周缘，覆盖关节内除关节面和半月板外的所有结构。因此滑膜层或突至纤维层外形成滑膜囊，或折叠成褶皱。滑膜在髌骨上缘上方，沿股骨下端的前面，向上突出于股四头肌腱的深面达 5 cm 左右，形成髌上囊，是膝关节最大的滑膜囊，与关节腔相通。还有不与关节腔相通的滑液囊，如位于髌韧带与胫骨上端之间的髌下深囊，在髌骨下方两侧，滑膜层部分突向关节腔内，形成一对翼状襞，襞内还有脂肪组织，充填于关节腔内的空隙。

滑膜可制造和调节滑液、吸收亲脂的小分子、吞噬关节积血中的红细胞及血红蛋白。滑膜表层的滑膜细胞分泌关节滑液，以保持关节面的滑润，维持关节表面独特的功能特性，并可调节软骨细胞的活动，提供关节软骨营养并扩散关节活动时所产生的热量。滑液的主要成分是滑素和透明质酸，可润滑软骨和肌腱表面，降低关节的摩擦力，减少关节的磨损，有助于保护和维持关节软骨表面的完整性。润滑素和透明质酸不仅可以参与胶原、纤维连接蛋白、其他内膜间质蛋白多糖、各种基质降解酶等特殊基质成分的生成，还可以参与持续的基质重塑。关节软骨缺乏血管和淋巴，滑膜通过提供血浆蛋白等物质给予关节软骨营养。内膜巨噬细胞具有清除关节碎片及异物的作用，这种活跃的吞噬作用可保证滑液成分的更新。巨噬细胞可以参与炎症反应、释放多种促炎因子、维持滑液中促炎和抗炎因子水平的平衡。在发生慢性炎症反应的滑膜中，巨噬细胞的数量可明显增多。滑液正常为淡黄色黏稠液体，创伤或骨关节病时黏稠度下降，软骨损伤部即出现较明显的摩擦音。

滑膜组织中还存在滑膜间充质干细胞，具有一定的分化潜力，可以分化为软骨、骨、脂肪和肌肉组织。当关节软骨出现损伤时，滑膜间充质干细胞能够通过定向分化、分泌外泌体的方式修复受损的组织。

四 膝关节半月板

（1）组成：半月板由纤维软骨组成，颜色灰白，光滑而有光泽，质韧并具有一定的弹性，内、外各有一块，位于膝关节间隙的胫骨平台上。占据胫骨平台 2/3 的面积，并嵌于股骨内外髁和胫骨平台之间，是两个半月形的纤维软骨组织。

（2）内侧半月板：两端间距较大，呈“C”形，后角大于前角，前角于前交叉韧带止点胫骨髁间嵴前方，后角于髁间嵴后方，后交叉韧带止点前方，前后角附着于胫骨平台边缘，与关节囊及内侧副韧带深层相连，活动度较小。

（3）外侧半月板：呈“O”形，后角与前角近似，前角于髁间嵴前方，前交叉韧带外侧方，后角于髁间嵴后方，后交叉韧带止点前方，与关节囊疏松连接，活动度较大。中后 1/3 处有腘肌腱将半月板和关节囊隔开，形成一个间隙，外侧半月板与外侧副韧带是分开的。

（4）半月板周围的稳定结构：内、外侧半月板的前份与膝横韧带相连，外周较厚，内缘薄锐，上面凹陷，与股骨髁相适应，下面平坦，与胫骨平台相适应。半月板与股骨髁相关的凹形形成的上表面、与胫骨平台相关的下表面、借冠状韧带与关节囊和胫骨平台相连的周围面，以及位于关节腔中央呈弧形的游离缘。这种三面一缘的结构，由外向内逐渐变薄，内缘游离，加深了胫骨的关节面，更好地与股骨髁相适应。

（5）半月板的血液供应：来自膝内、外侧及膝中动脉，这些血管于滑膜及关节囊内形成血管网，提供半月板周缘10%～30%纤维的血运。这一部分在关节镜下称为红区，损伤后经过修补可以愈合。中央部没有血运，所以称为白区，靠关节液的渗透来营养，损伤后缺乏修复再生能力。红区距半月板滑膜结合部3 mm以内者，为绝对有血管区；红白区相距3～5 mm，为相对有血管区；红白区相距5 mm以上，为绝对无血管区。内侧半月板的边缘部有毛细血管网，其穿透分布范围为整个半月板的10%～30%。外侧半月板的后外侧角为游离缘，其血供仅穿透整个半月板的10%～20%。

第二节 膝关节半月板损伤

膝关节半月板损伤是指膝关节内部半月板组织的连续性、完整性被破坏和中断，是最常见的运动损伤之一，多见于球类、体操、摔跤运动员。国外报道以内侧半月板损伤多见，而国内报道则以外侧半月板损伤为多。膝关节半月板损伤常见于膝关节伸屈伴随小腿内外旋或内外翻，使半月板产生矛盾运动所致。当膝关节伸曲时，股骨髁在半月板上滑动，伸时推动半月板向前，屈时向后；膝关节旋转时，半月板与股骨内外髁一致活动，其旋转发生在半月板与胫骨平台之间，一侧半月板向前，另一侧半月板向后。当膝关节处于半屈曲，小腿内旋或外旋位时，半月板即被挤住而不能运动。这个时候突然伸直或进一步旋转，半月板本身的纤维软骨或其周缘的纤维组织所承受的拉力超过其本身的耐力时，即会发生撕裂。

半月板外周血管最丰富，中心血管及供血最少。它的主要作用是维持关节稳定、力传导、承载，使关节液流动和润滑。半月板损伤包括半月板撕裂、囊肿、过度活动、半月板周围炎，其中以半月板撕裂最为常见。

一 临床表现

（一）症状

（1）膝痛：伤后立即出现膝关节剧痛，以上下楼梯时症状明显。

（2）肿胀：损伤早期常伴有膝关节肿胀。

（3）弹响、绞锁：步行时常出现弹响关节，膝关节绞锁，腿软。

（二）体征

（1）关节间隙压痛，膝关节屈伸活动时可伴有弹响。

（2）股四头肌萎缩，尤以内侧头较为明显。

（3）膝关节过伸、过屈试验阳性：患者仰卧位，伸膝，检查者一手握住足部，一手置于膝部，使膝过伸、过屈，如感疼痛，则为阳性。过伸试验阳性提示半月板前角损伤，过屈试验阳性提示半月板后角损伤。（图8-1、图8-2）

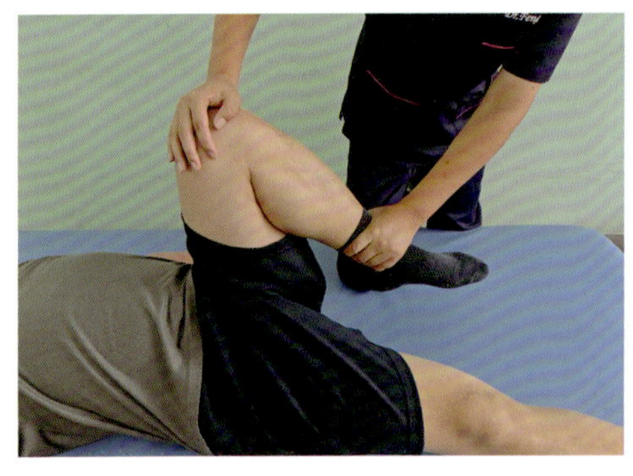

图 8-1

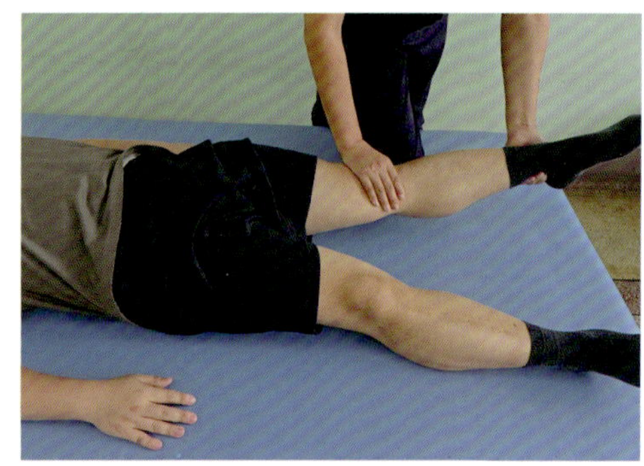

图 8-2

（4）麦氏征（旋转挤压试验）阳性：患者仰卧，检查者一手握住小腿踝部，另一手扶住膝部将髋与膝屈曲，使小腿外展外旋，然后逐渐将膝关节伸直，如引起内侧疼痛或弹响即为阳性，表示内侧半月板损伤。如将小腿内收内旋并将膝关节伸直，引起外侧疼痛或弹响者，亦为阳性，表示外侧半月板损伤。（图 8-3 ~ 图 8-6）

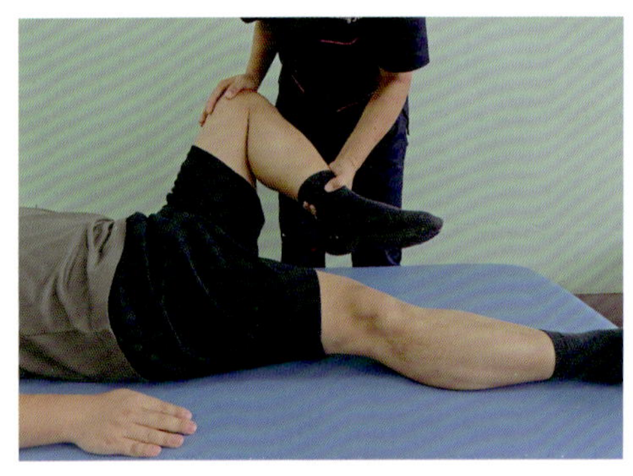

图 8-3

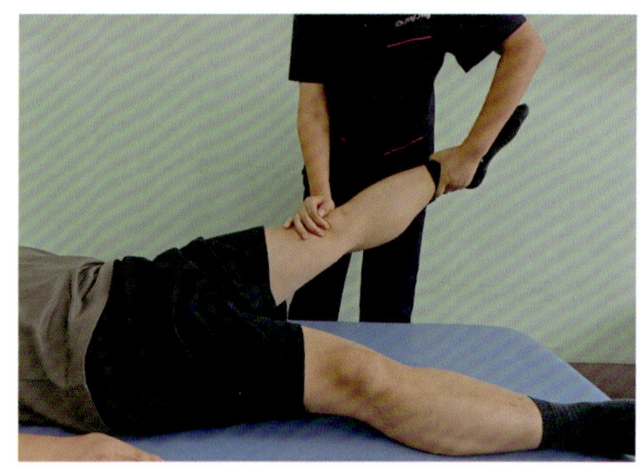

图 8-4

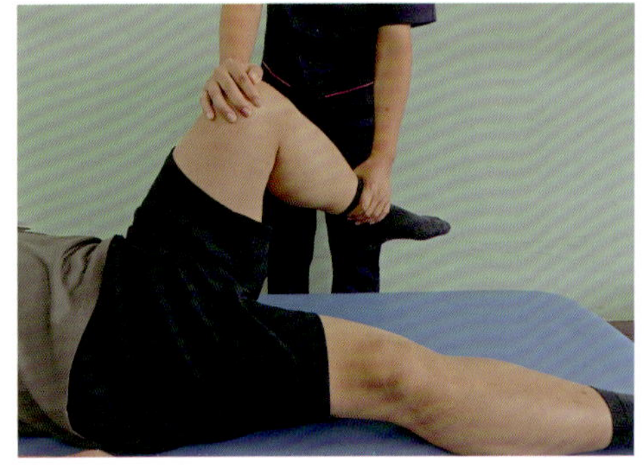

图 8-5

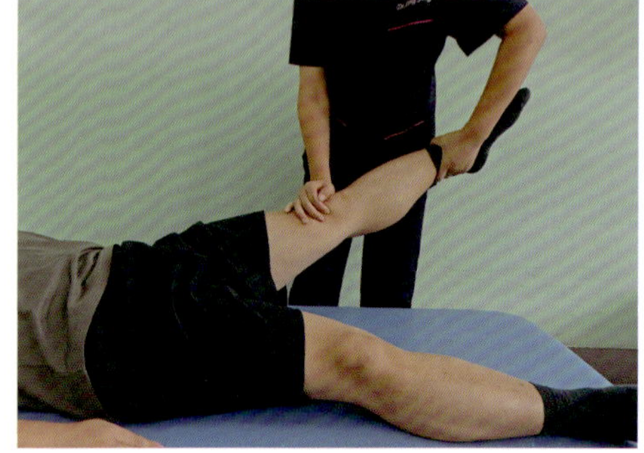

图 8-6

（三）辅助检查

（1）X 线检查：是膝关节创伤首选的影像检查方法，但其软组织分辨较低，对半月板损伤的显示仅有间接骨质形态改变提示，主要用于排除其他膝关节损伤疾病。

（2）关节造影：对内侧半月板损伤检出率高于外侧，但因其有创性，目前已被 MRI 替代。

（3）超声检查：对半月板损伤的诊断准确率达 80%～90%，在合并关节积液和半月板囊肿时，准确率更高，但对不同半月板撕裂类型诊断意见不一，对水平撕裂和放射状撕裂显示较好，而对纵行撕裂仅显示线状强回声反射，且超声检查人为因素影响较大。

（4）CT：密度分辨率高于 X 线平片，但同样软组织分辨率低，对半月损伤的诊断价值较小 。

（5）MRI：可清楚显示半月板表面及内部结构，为诊断半月板撕裂的首选及最佳检查方法，可明确半月板损伤分级及分型，并显示邻近结构如韧带、肌肉、软骨等有无损伤。

半月板损伤 MRI 分型：

Ⅰ级损伤：半月板中央细微的退行性变，表现为半月板内一个或多个点状高信号影，未延伸到关节面缘。

Ⅱ级损伤：半月板中央广泛的退行性变，半月板内信号增高，表现为线样高信号，未达关节面缘，可延伸至关节囊缘。

Ⅲ级损伤：半月板关节面连续性坏，可出现碎片及移位，半月板内见线样高信号，延伸到一个关节面缘或游离缘。

二　手术治疗

（一）膝关节半月板撕裂缝合术

修复损伤的半月板，对维持膝关节正常生理功能有重要临床意义。半月板缝合后，闭合裂伤间隙，明显缩短了组织愈合的生长距离，有利于半月板愈合；而未缝合者，半月板受到股骨髁及胫骨平台的挤压，使裂口分离，妨碍了半月板的愈合。半月板损伤愈合组织主要来源于滑膜、关节液及纤维软骨内的成纤维细胞，成纤维细胞少数还可能演变为纤维软骨细胞。也可能有部分软骨细胞在创伤应激刺激分裂繁殖，参与了损伤的修复过程[1-2]。缝合后 6 周，裂口由纤维组织修复，并有少量纤维软骨细胞生成，半月板裂伤缘达到组织学上的完全修复。表明临床上关节镜下缝合半月板后 6 周逐渐恢复膝关节正常生理负荷是可行的[3-4]。

关节镜下进行受损半月板缝合，使用激光及其他凝合剂运用于关节手术中。关节镜下操作，有创伤小、痛苦少、对膝关节正常生理干扰不大等优势。但也存在其局限性，对于半月板严重撕裂、关节腔严重狭窄以及关节腔死角部位，如内侧半月板后角的损伤，关节镜也无能为力。

（二）膝关节半月板切除术

（1）部分切除：适用于半月板撕裂未到滑膜缘、较局限损伤、半月板周缘组织结构稳定的纵裂、斜裂、横裂和活瓣样撕裂以及范围较少的层裂和靠近游离缘的提篮状撕裂。部分切除的优点是切除的部分较少，保存了半月板的稳定性和平衡，也使其边缘的组织得到了保护。

（2）全部切除：适用于撕裂由半月板游离缘延伸到半月板的滑膜缘。严重的复合裂和退行性撕裂；纵行撕裂口较大，且经常脱位于髁间，使游离部分半月板已发生明显变性，半月板周缘部分也发生了相同的病理变化，即使缝合也难以愈合；层裂范围较广泛，而且已波及半月板周缘组织。

（3）半月板切除原则：仅需切除不稳定的半月板损伤部分，能部分切除的决不全切除，能少切的决不多切。尽量保留了一个完整的、平衡的半月板周围缘，有助于关节的稳定和保护关节软骨表面。切除的半月板边缘要光滑、平整。周围滑膜组织必须保持，否则不可能发生再生。

（4）半月板切除对关节的影响：

1）对关节负重的影响：关节接触面积的变化 $6\ cm^2 > 2\ cm^2$，关节承重增加 300%。半月板不同切除程度对关节承重的影响，关节接触面积减小 10%，承重增加 67%；关节接触面积减小 75%，承重增加 236%。而半月板修补缝合后，承重仅有 4% ~ 13% 的变化。

2）对关节稳定性的影响：是限制胫骨前移的次要因素，前交叉韧带损伤后，内侧半月板切除，胫骨前移增加（伸直位 18%，屈膝位 58%）。

（5）术后并发症：感染，包括入路切口感染和关节内感染；关节内血肿；下肢静脉血栓；膝关节粘连；关节镜入口处脂肪液化坏死口不愈合，切口疼痛，滑膜炎等。

三 康复评定

主要包括疼痛评定，常采用 VAS 评分。测量双下肢围度以判断下肢萎缩情况，进行膝关节主被动活动度测量。膝关节功能评定，常选用 HSS 评分（评分内容包括疼痛 30 分、功能 22 分、活动度 18 分、肌力 10 分、屈曲畸形 10 分、稳定性 10 分。疗效标准为：优秀：85 ~ 100 分；良好：70 ~ 84 分；一般：60 ~ 69 分；差：小于 60 分）、Lysholm 评分（主要内容有 8 个方面，共 100 分：跛行 0 ~ 5 分、负重 0 ~ 5 分、是否有绞锁 0 ~ 15 分、关节不稳 0 ~ 25 分、疼痛 0 ~ 25 分、肿胀 0 ~ 25 分、上下阶梯 0 ~ 10 分、下蹲 0 ~ 5 分）等。

四 康复治疗

（一）制动

急性期一般需要制动，可以选用膝关节支具固定制动 6 ~ 8 周。早期以治疗急性创伤性滑膜炎为主，制动后可进行康复训练。

（二）物理因子治疗

急性期选择超短波（无热量）治疗、磁疗以消肿止痛，促进愈合。慢性即可应用微波疗法、超声治疗以消炎、松解粘连，软化瘢痕，冰敷用于关节活动范围练习结束时以消肿止痛。

（三）运动康复

保守治疗者加强股四头肌、腘绳肌练习及关节灵活性练习。半月板术后患者按康复分期进行练习。

1. 术后 0 ~ 2 周

目标：进行冰敷或加压治疗以控制肿胀。佩戴铰链式膝关节支具并固定于完全伸膝位，早期膝关节轻度活动，激活股四头肌，防止肌肉萎缩。

（1）冰敷或冷疗：术后 48 ~ 72 h 内进行冰敷或冷疗。每天至少 3 次，每次 20 min。

（2）耐力程度下下地行走：佩戴铰链式膝关节支具并固定于完全伸膝位，持拐下地行走，避免患肢负重。

（3）足跟滑墙：躺在床上，健侧下肢屈曲踩在床面，患肢屈膝搭在墙上，沿着墙面缓慢上下移动，进行膝关节的屈曲、伸展练习。膝关节屈曲不要超过 90°，每组 20 次，每天 3 组。（图 8–7）

（4）足跟支撑：坐在椅子上，将足置于另一椅子或矮桌上进行被动伸膝训练，保持牵伸 10 min，每天 3 次，见图 8–8。

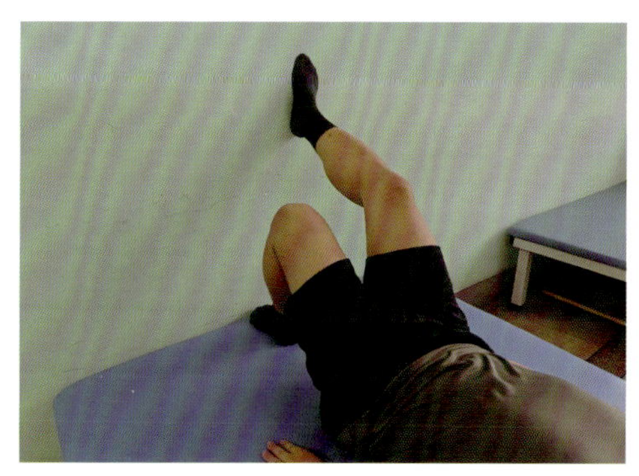

图 8–7

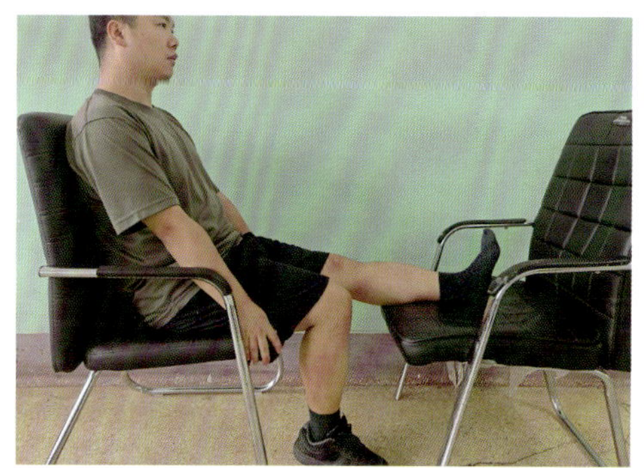

图 8–8

（5）股四头肌激活练训练：仰卧位或坐位，腘窝下垫一毛巾卷，收缩股四头肌并努力保持伸膝 5 s，每组 20 次，每天 3 组，见图 8–9。

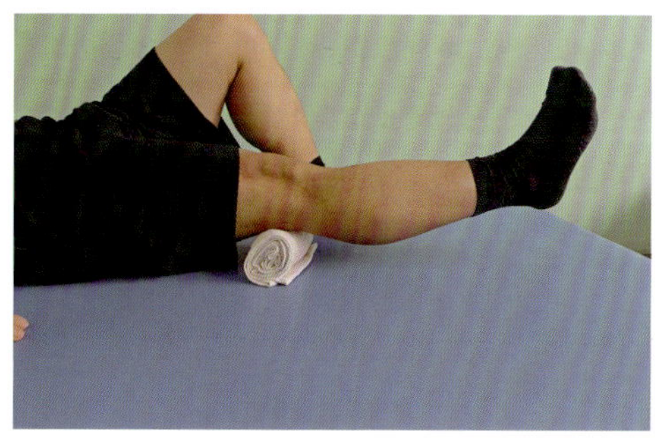

图 8–9

（6）踝泵：仰卧位，下肢伸展、大腿放松，缓缓勾起足尖至最大限度，并保持 10 s，之后足尖缓缓下压至最大限度，保持 10 s，回到放松位。尽可能多做，以保持下肢血液循环。（图 8-10、图 8-11）

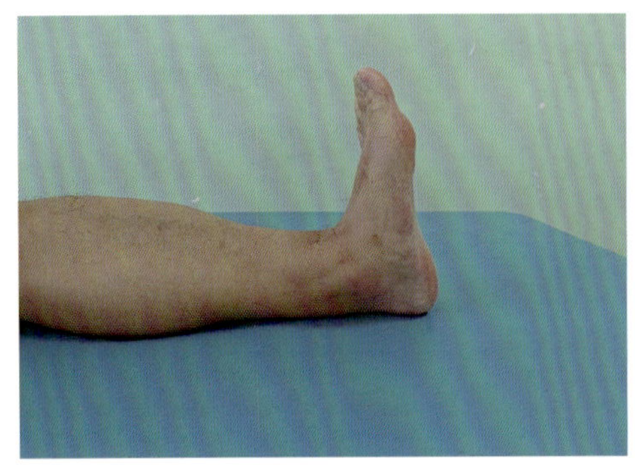

图 8-10

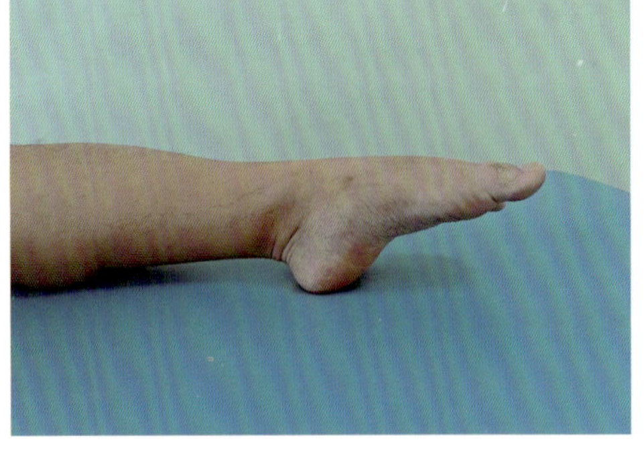

图 8-11

（7）床边垂腿：坐在床边或椅子上，健侧下肢放在患侧下肢的下方，勾住足踝给予支撑，利用患侧下肢的重力，将双腿缓慢缓缓下垂至最大限度，膝关节屈曲不超 90°，在无痛的前提下尽可能维持该姿势。每天 1 ~ 2 次，每次 15 min。（图 8-12）

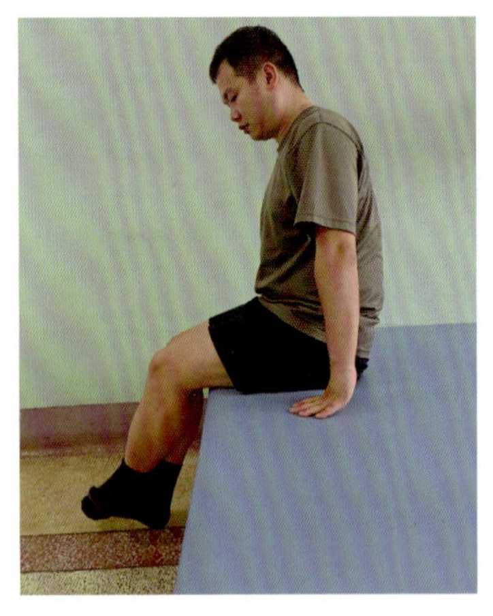

图 8-12

2. 术后 3 ~ 6 周

康复目标：控制膝关节肿胀，完全伸直膝关节和屈膝 90°，同时进行肌力训练。

（1）耐受程度下负重：佩戴铰链式膝关节支具并固定于完全伸膝位，持拐负重。

（2）直接抬高训练：仰卧位，持续收缩股四头肌，保持患侧下肢伸直并抬离床面，保持 45°，维持 5 ~ 10 s，然后缓慢放下。每天 3 组，每组 20 次。（图 8-13 ~ 图 8-15）

（3）短弧抬腿：仰卧位，患侧膝关节下垫一毛巾卷，患侧膝关节轻度屈曲 30° ~ 45°，完全伸膝并维持 5 s，然后缓慢放下。每天 3 组，每组 20 次。（图 8-16）

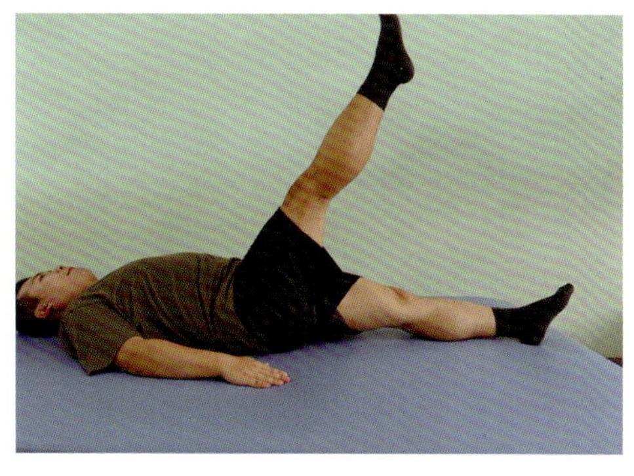

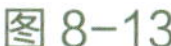

图 8–13

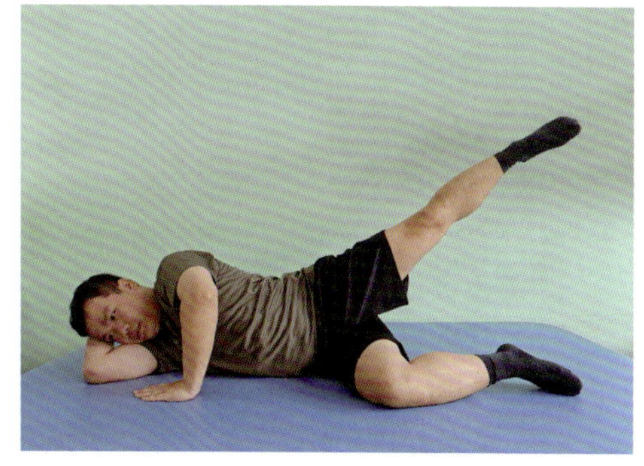

图 8–14

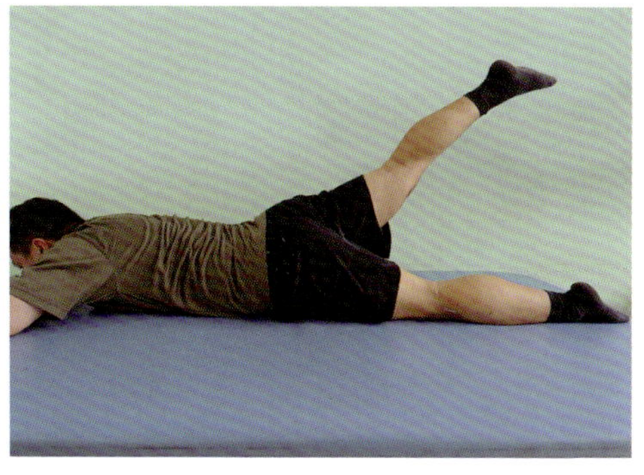

图 8–15

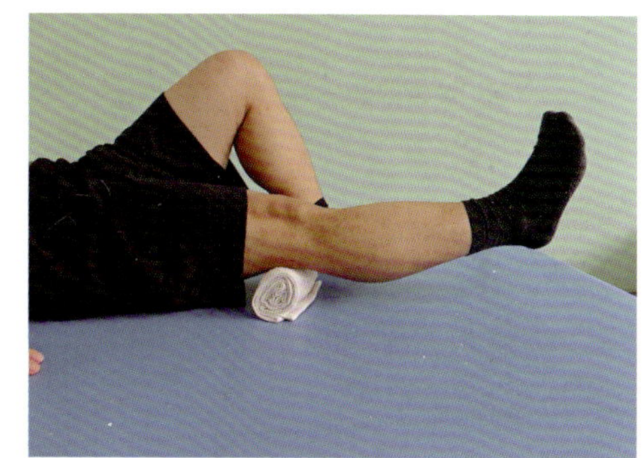

图 8–16

（4）站立为提踵训练：面朝墙壁站立，手扶墙壁，收缩双侧股四头肌，在伸膝位下踮起足尖保持 1 s，然后缓慢放下。每组 20 次，每天 3 组。（图 8–17）

（5）固定式功率自行车：可帮助改善膝关节活动和肌力，调整座椅高度，确保当患者的脚踏踩在最低时，患膝完全伸直。从低阻力开始，并在 4 周内逐渐增加阻力，每天进行 20 ~ 30 min 的训练。

（6）站立位腘绳肌收缩训练：患者取站立位，双手抓住平衡杆或扶墙支撑，缓慢弯曲患侧膝关节使足跟靠近臀部。每次 20 次，每组 20 次，每天 3 组。（图 8–18）

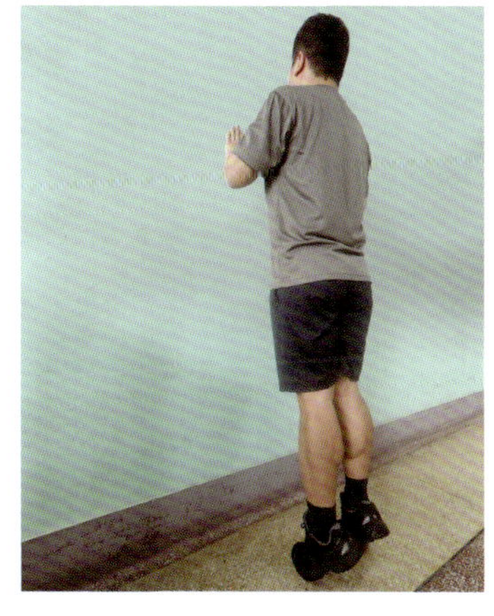

图 8–17

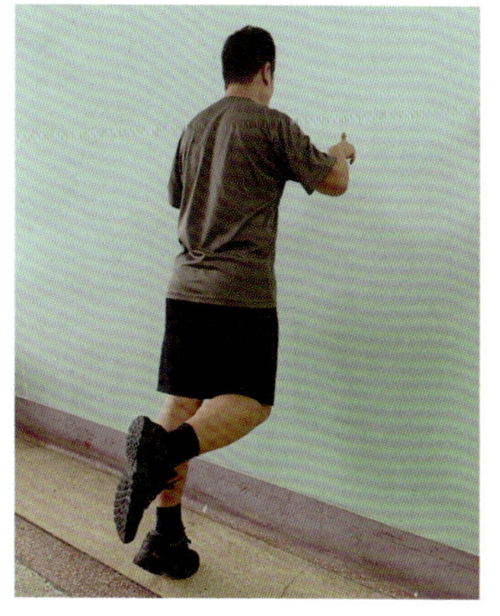

图 8–18

(7) 髋关节周围力量训练：双足与肩同宽直立，足尖向前，借助健侧支撑单腿站稳，伸膝向前、后、左、右四个方向顺序用力活动。进行髋关节屈曲、后伸、内收、外展。在最大角度保持 5 s 或完成动作为 1 次。此练习主要加强伸髋关节周围肌群肌力及大腿前后侧肌群肌力。每组 30 次，每天 3 ~ 4 组。(图 8-19 ~ 图 8-23)

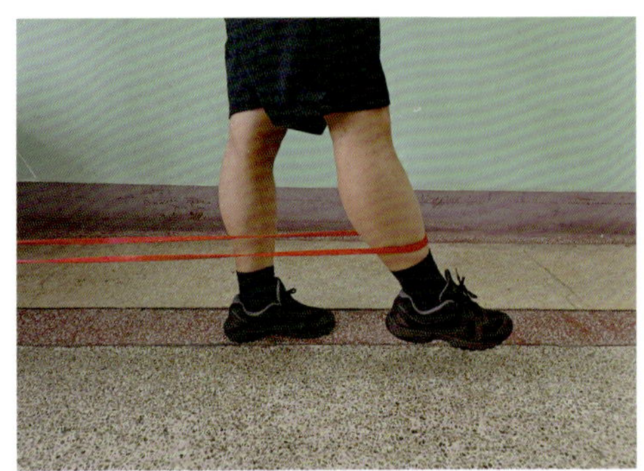

图 8-19

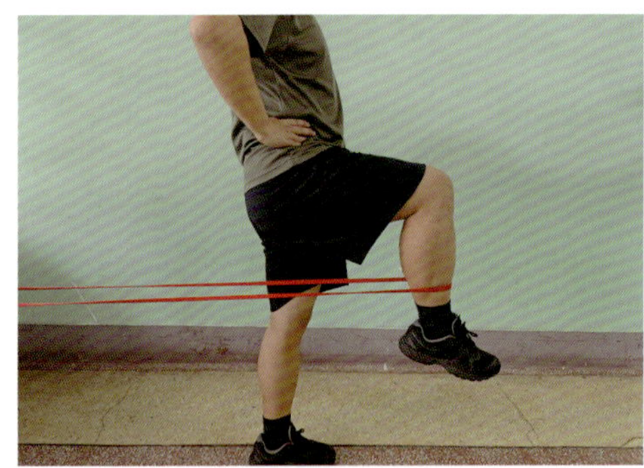

图 8-20

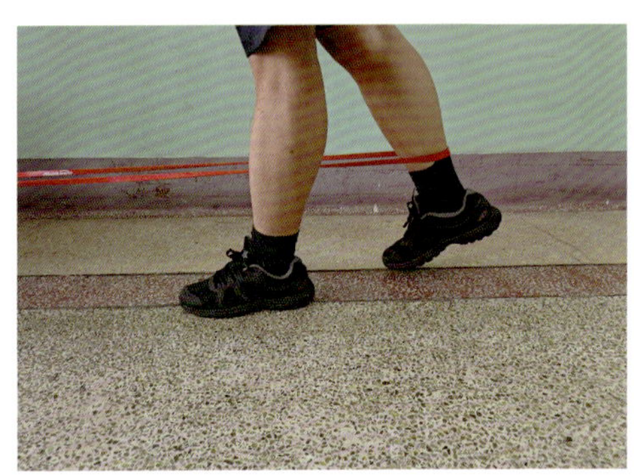

图 8-21

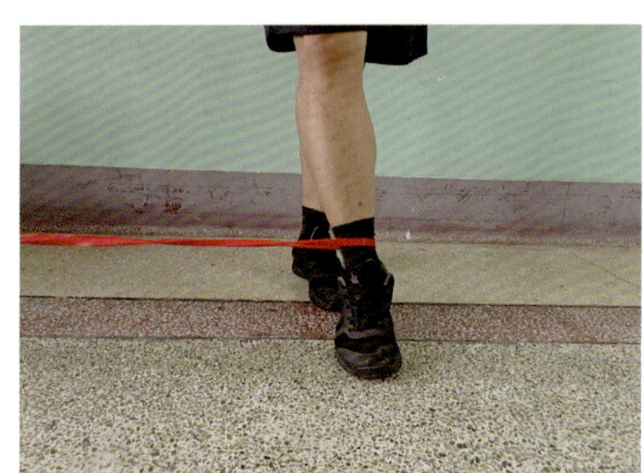

图 8-22

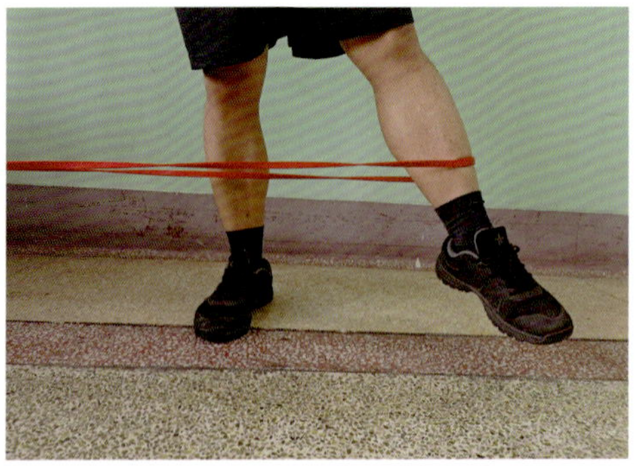

图 8-23

3. 术后 7 ~ 12 周

康复目标：减少支具的使用，恢复全关节活动范围，进行肌力训练。

(1) 完全负重：停止使用支具。

(2) 髋关节外展训练：换侧卧位，在足踝处可绑沙袋，患侧下肢在伸膝状态下向上抬

至 45°，保持 1 s 后缓慢放下。每组 20 次，每天 3 组。（图 8–24）

（3）坐位蹬腿：增强股四头肌肌力，从简单的轻重量开始，每周随着患者的进步增加重量，最大的重量不超过患者自身的体重。膝关节屈曲不要超过 90°。每组 20 次，每天 3 组。（图 8–25、图 8–26）

（4）俯卧位勾腿练习：俯卧于床上，患者膝关节在无疼痛范围内向后勾腿，逐渐过渡到沙袋或弹力带为负重绑在足踝处进行勾腿练习。每组 30 次，每天 2 ~ 4 组。（图 8–27）

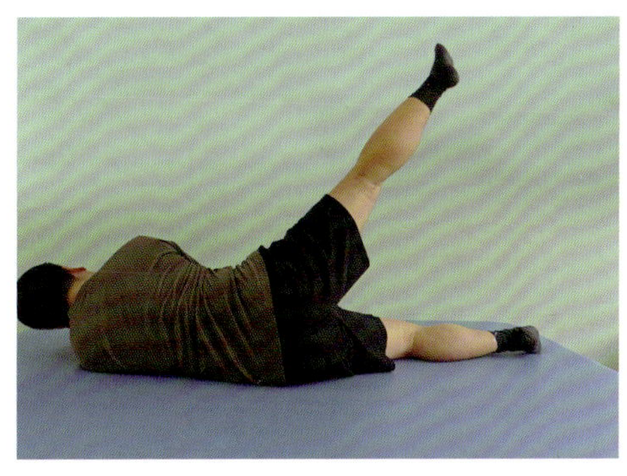

图 8–24

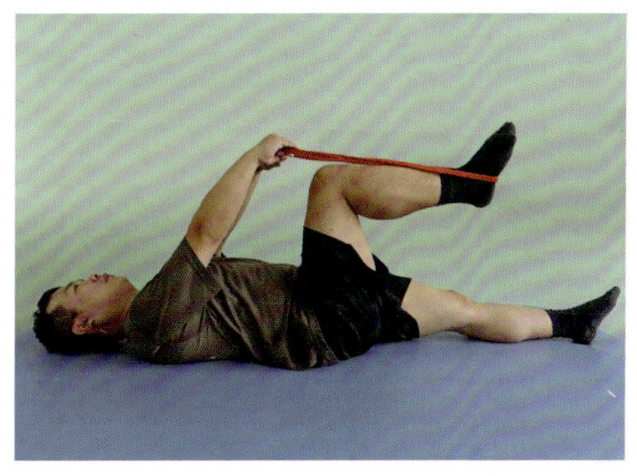

图 8–25

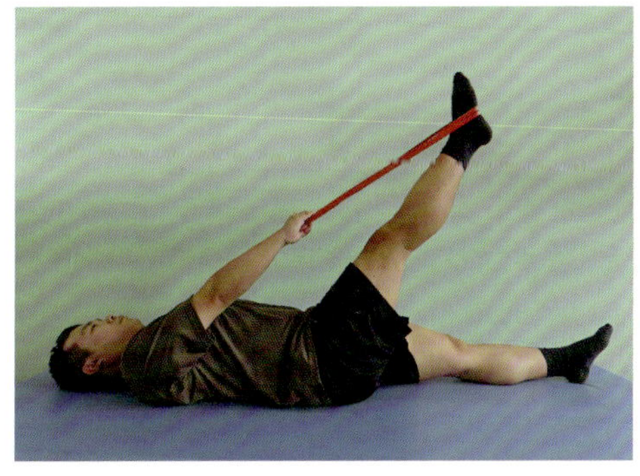

图 8–26

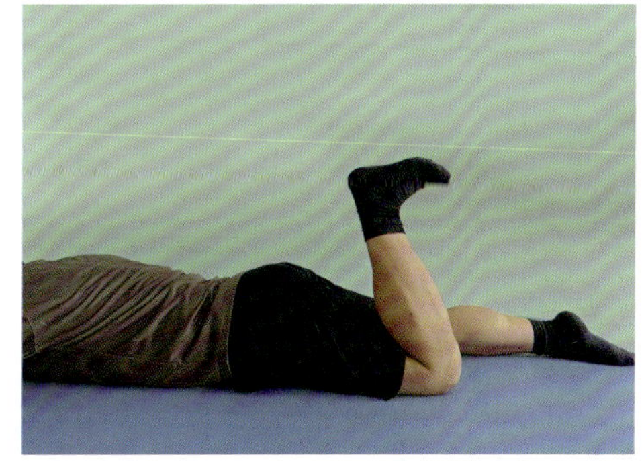

图 8–27

（5）髋、膝关节周围肌力训练：股四头肌、腘绳肌、髋关节的屈曲、后伸、内收、外展、外旋等肌群训练。

（6）座椅蹲站训练：站在椅前缓慢蹲下直至臀部接触到座椅，然后立即站起回到起始位置。每组 20 次，每天 3 组。（图 8–28、图 8–29）

（7）上下台阶训练：每组重复 10 ~ 20 次，每天 3 组，见图 8–30、图 8–31。

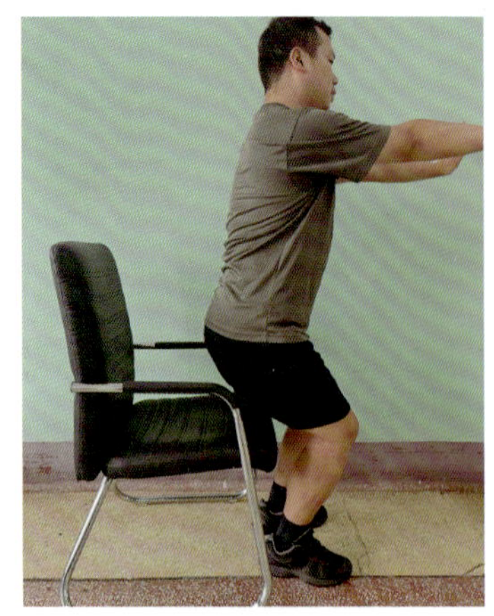

图 8-28

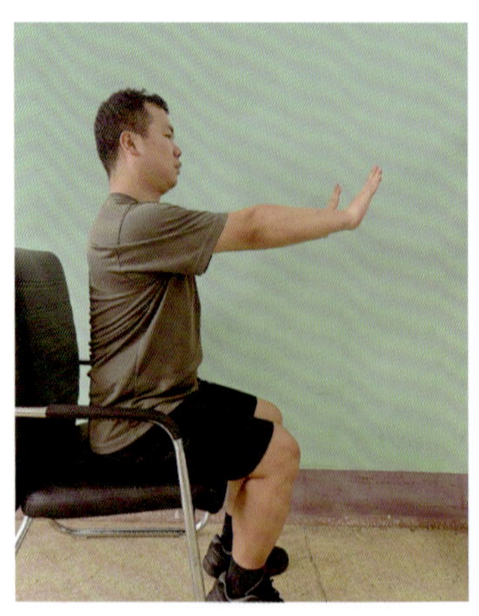

图 8-29

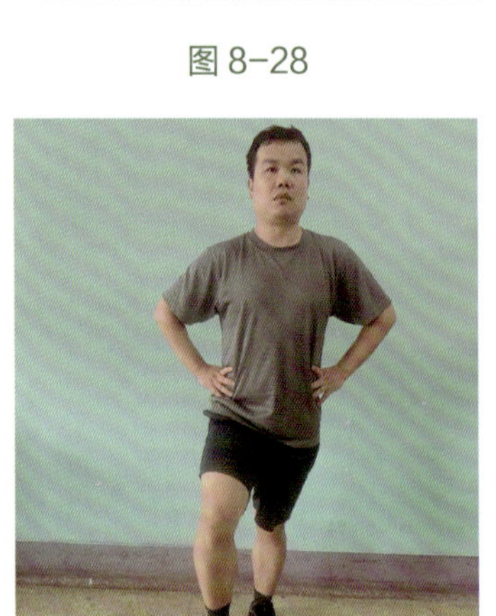

图 8-30

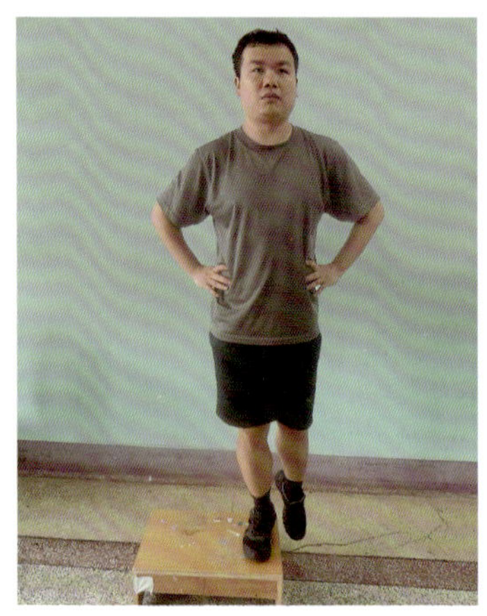

图 8-31

（8）牵伸股四头肌、腘绳肌、腓肠肌：每个动作进行 2 组，一组 5 次，每次 15 ~ 20 s，见图 8-32 ~ 图 8-34。

（9）平衡垫训练：站立位，足下放置平衡垫，先双腿后单腿，先睁眼后闭眼，进行平衡练习。每天一次，每次 30 min。（图 8-35）

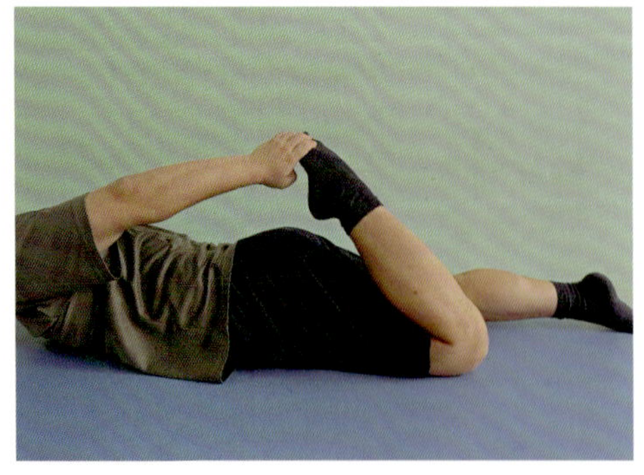

图 8-32

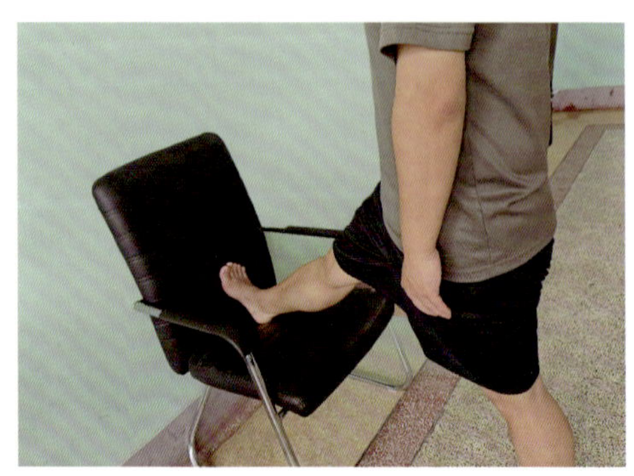

图 8-33

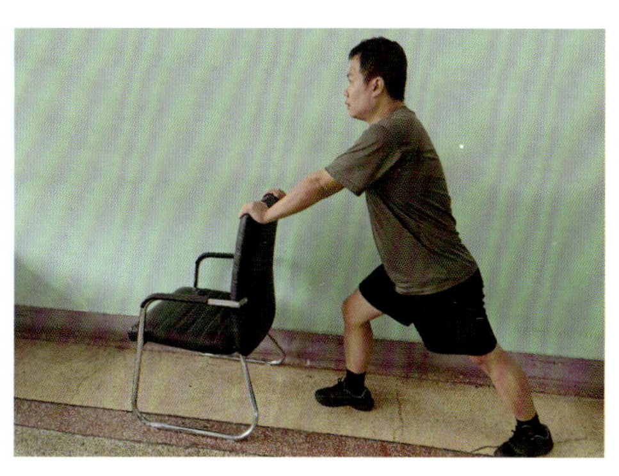

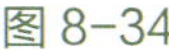
图 8-34

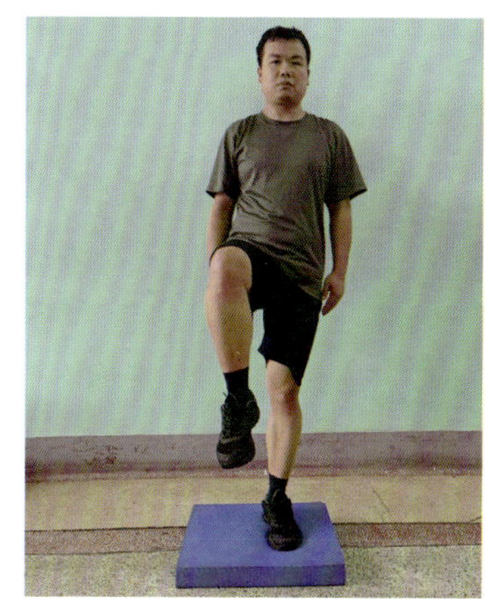

图 8-35

4. 术后 13 周以后

康复目标：快速恢复肌力，逐渐恢复心血管适应性，并进行单轴运动和专项训练。

（1）继续上一阶段训练，组数和次数按需增加。

（2）肌力训练：单腿靠墙蹲训练，单腿座椅蹲站训练。

（3）心血管适应训练：固定式功率自行车、慢跑。

（4）专项训练：速度和敏捷性训练。

第三节　膝关节前、后交叉韧带损伤

前交叉韧带（anterior cruciate ligament，ACL），对维持膝关节的稳定性有重要作用，限制胫骨前移、限制膝关节旋转和内外翻运动及本体感觉功能。ACL 损伤可造成膝关节稳定性缺失，并继发关节内其他结构损伤、关节退变及另一侧膝关节损伤。损伤的主要原因是运动损伤，占 70% 以上，因为运动中 ACL 的负荷增加、参与体育运动的人数增加、缺乏专业技术指导及高风险体育项目的普及等，这其中约 78% 为非接触性运动损伤。初次 ACL 重建手术的成功率达 90% 以上，75% ～90% 的患者可恢复损伤前的运动水平，被认为是最有效的治疗方法[1]。随着关节镜下 ACL 重建技术和相关器械的不断发展，现已成为运动医学中最为常用的术式之一。

后交叉韧带（posterior curciate ligament，PCL）的机械力学作用主要为限制胫骨后移，这种作用尤其是在屈膝位时更为重要。在伸膝位后交叉韧带走行方向近于垂直，在屈膝位则较为水平，后交叉韧带又可分为前束与后束，伸膝位时后束紧张、前束松弛屈膝位时前束紧张、后束松弛。后交叉韧带也有对抗膝关节过伸应力的作用，对抗过伸应力造成膝关节韧带的损伤首先是前交叉韧带，当膝过伸超过 30% 时，则引起后交叉韧带损伤。

一 临床表现

(一) ACL

(1) 病史：多有明确的直接或间接暴力所致的急性膝关节损伤史，并产生剧烈的关节疼痛及关节不稳，不能完成正在进行的动作或走动。

(2) 症状：

1) 膝关节疼痛肿胀：在损伤数小时后逐渐出现膝关节的积血、肿胀。

2) 关节活动受限：因膝关节肿胀、疼痛及肌肉保护性痉挛，使膝关节成屈曲位，拒绝活动。

(3) 体征：

1) Lachman 试验阳性：患者仰卧，膝关节屈曲 30°，检查者双手置于胫骨上端，向前拉小腿时有松弛、错动感为阳性。根据胫骨上端向前移动程度，将前交叉韧带损伤分为 3 度：0 度，检查时无胫骨前移；1 度，可感觉到胫骨明显前移但没有硬性终止点；2 度，可感觉有到明显的胫骨前移并伴有软性终止点。(图 8–36)

2) 前抽屉试验阳性：患者仰卧，膝关节屈曲 90°，足置于床面，保持放松。检查者坐在床上，抵触患者双足使之固定，双手握住患者小腿上端，向前方牵拉小腿，胫骨前移对比侧大 5 mm，则为阳性。(图 8–37)

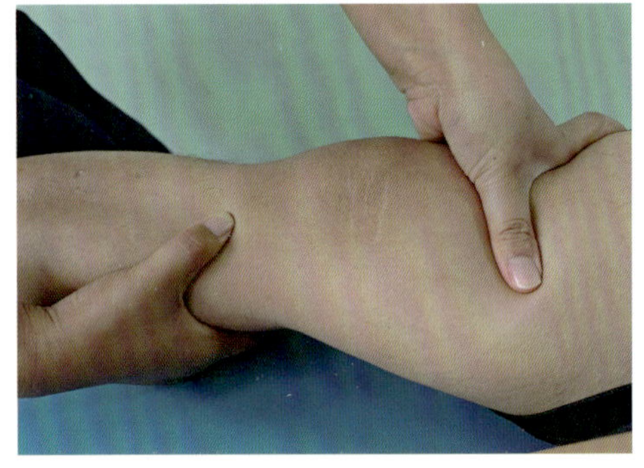

图 8–36

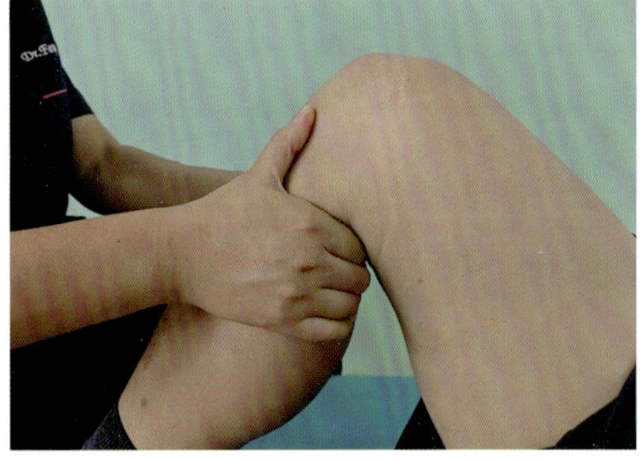

图 8–37

(4) 辅助检查：

1) X 线检查：膝关节标准的正侧位 X 线片、髌骨轴位片可显示前交叉韧带在胫骨隆突部附着区域或侧副韧带上的撕脱骨折块。

2) MRI：早期 MRI 检查有助于明确诊断。

3) 超声检查：高分辨率的超声有助于急性膝关节前交叉韧带断裂的诊断。

(二) PCL

(1) 病因：暴力撞击小腿上端的前方时，使胫骨向后移位，造成后交叉韧带损伤，甚者可伴有后关节囊破裂、胫骨隆突撕脱骨折和外侧半月板的损伤。

（2）症状：

1）膝关节受伤后关节内有撕裂感，关节松弛，失去原有的稳定性。

2）膝关节明显肿胀，关节内积血，疼痛，活动功能丧失。

（3）体征：

1）后抽屉试验阳性：患者仰卧位，髋关节屈曲 45°，屈膝 90°，双手放在膝关节后方，拇指放在伸侧，重复向后推拉小腿近端，注意胫骨相对于股骨上移动程度与对侧膝关节比较。胫骨在股骨上向后移动为阳性，提示后交叉韧带部分或完全断裂，称为后直向不稳定。（图 8-38）

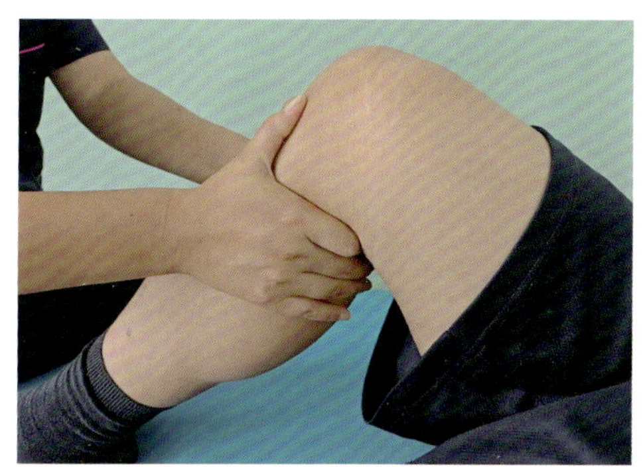

图 8-38

2）胫骨外旋试验：患者仰卧或俯卧位，在屈膝 30°时与对侧比例外旋角增加＞ 10°，且有疼痛，屈膝 90°时无此表现，提示单纯后外侧角损伤；在屈膝 30°和 90°时外旋角均＞ 10°，提示后交叉韧带和后外侧角均受伤。

（4）辅助诊断：同 ACL。

二　手术治疗

重建的材料包括自体移植、异体移植、异种移植和人工韧带。人造韧带由纤维组成，因机械强度不够，常导致手术失败或产生炎性滑囊炎，严重时可继发韧带附着处脱落，效果常不理想。到目前为止，采用自体移植重建 PCL 的长期效果最好。

（一）ACL 重建手术

患者在硬膜外麻醉下，常规关节镜入路探查明确诊断，无半月板损伤者关节镜下刨削器清除原前交叉韧带残存并清理髁间窝，并发半月板损伤患者先行镜下半月板全切术。取半腱肌、股薄肌编织待用，关节镜下定位前交叉韧带起止点，建立胫骨、股骨双骨道。将移植物自胫骨骨道通过关节腔拉入股骨骨道，挤压螺钉固定移植韧带于股骨端，拉紧肌腱反复屈伸膝关节，保持肌腱张力下固定胫骨端。最后检查患膝的稳定性。

（二）PCL 重建手术

最常采用的方法是用髌腱来重建 PCL，也可用半腱肌、股薄肌来重建 PCL。髌韧带中动力重建，膝关节功能康复结果优。由于后交叉韧带有其特殊的解剖结构，任何游离的材料替代后交叉韧带做静力重建，均难以替代其全部功能。髌韧带动力重建后交叉韧带，无论替代物的材料结构还是起止点部位均与被替代物的结构和正常解剖完全不同，作用的机制也不同，只是达到了“功能重建”。关节镜下重建 PCL，切口小，损伤小，可精确放置在等长收缩点，用螺钉将髌腱固定于股骨和胫骨，非常牢固。

三 康复评定

膝关节前后交叉损伤术后患者一般评定内容包括膝关节活动度测量、下肢围度测量、膝关节周围肌力测定、有无肿胀疼痛、行走能力、负重能力等。膝关节功能常用 HSS 评分、Lysholm 膝关节评分量表等。

四 康复治疗

康复目的主要是促进移植韧带与骨界面的融合，恢复膝关节的活动、负重行走的能力。在维持韧带修复处于稳定的前提下，及早进行镇痛、消炎、消除肿胀以功以及功能训练，防止肌肉萎缩、肌腱挛缩、骨质疏松、关节僵硬。应在治疗师的指导下，避免过早负重及过度活动，造成的移植韧带移位、撕裂，影响愈合。

（一）术后 2 周内：控制肿胀和早期运动

康复目标：控制水肿，减轻疼痛及炎症反应，保护移植韧带，恢复关节的正常活动度、功能和肌肉力量，尤其是腘绳肌及股四头肌的力量。

（1）冰敷或冷敷：术后 48 ~ 72 h 内，进行 20 min 冰敷和冷敷，每天进行 3 次，每次 20 min。

（2）耐力程度下负重：在支具和拐杖支撑下，进行耐力程度的负重训练。

（3）踝泵：患者仰卧位，下肢伸展，大腿放松，缓慢勾起足尖至最大限度，并保持 10 s，再将足尖缓缓下压至最大限度，保持 10 s，回到放松内，尽可能多做以增加下肢血液循环。

（4）关节活动度训练：术后膝关节保持与健侧膝关节一致地伸直，完成过伸 5°。术后第 2 天开始关节活动度训练 0° ~ 30°，30° ~ 60° 屈曲，2 周后屈曲 90°。然后开始闭链运动，足跟滑动训练，卧位膝关节伸展 / 屈曲在 0° ~ 100° 范围内。

1）仰卧位足跟滑动训练：患者取仰卧位，使用毛巾辅助屈曲患侧膝关节，直到感到紧绷或牵拉感，在最大屈曲位置保持 5 s。然后伸直膝关节并重复上述动作。每组 10 次，每天 2 组，目标为在 2 周内达到屈曲 90°。（图 8-39）

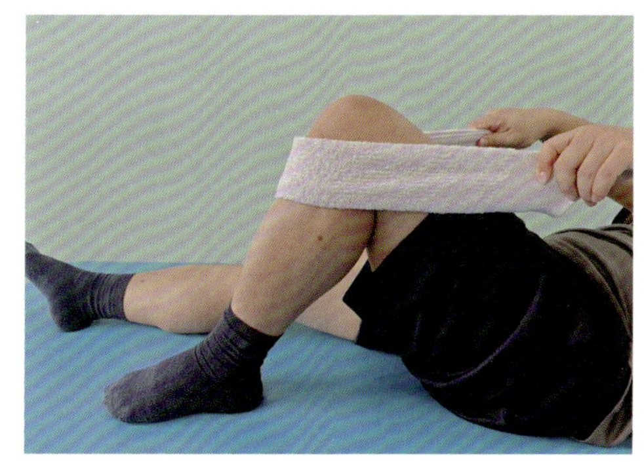

图 8-39

2）坐位足跟滑动训练：患者坐在椅子上，将足跟在椅子下面滑动至最大限度地屈曲，保持 5 s，然后伸直腿并重复上述动作。每组 10 次，每天 2 组，目标为在 2 周内达到屈曲 90°。（图 8-40）

（5）俯卧位踝关节悬挂训练：膝关节被动伸展，小腿悬离床面，使髌骨近端刚好在床沿处，这样可以增加足踝处的重量。将重 0.5 ~ 2 kg 的沙袋绑在患侧脚踝处，每次 3 ~ 5 min，每天 3 组。（图 8-41）

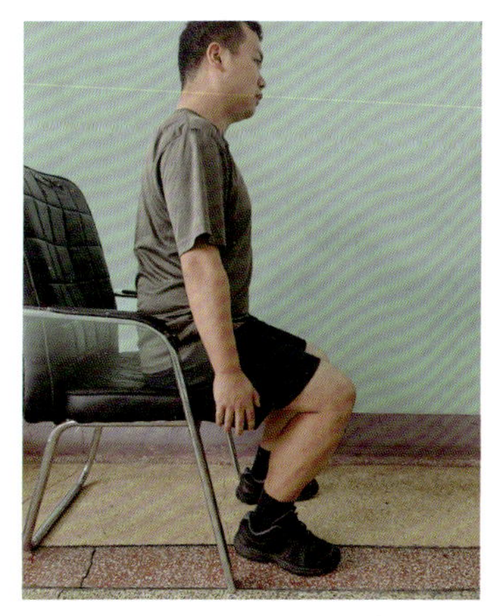

图 8-40

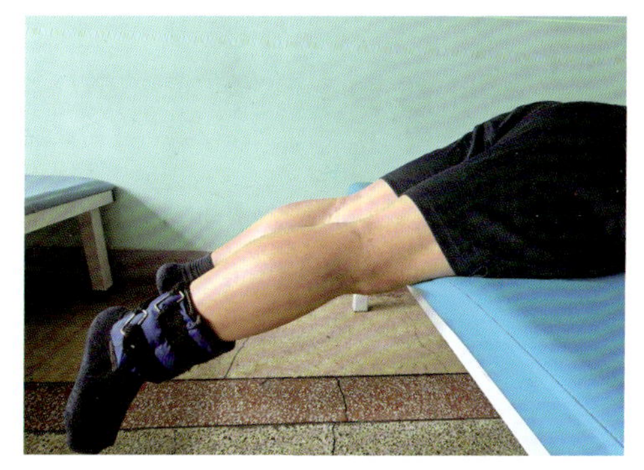

图 8-41

（6）股四头肌激活训练：患者取仰卧位或坐位，用力伸膝保持 5 s，膝关节下方可放毛巾卷，帮助进一步伸展和刺激股四头肌。每组 10 次，每天 2 组。

（7）直腿抬高训练：患者取仰卧位，保持患侧下肢伸直，并将患侧下肢抬离床面，在下肢与床面儿成 45°处保持 1 ~ 2 s，然后慢慢降低。每组 10 次，每天 2 组。

（8）负重训练：术后第 2 天即可拄拐下地步行，但不能负重行走。1 周内达到患足负重体重的 25% ~ 50%，逐步达到完全负重。

（二）术后 3 ~ 8 周：建立功能性运动和股四头肌控制训练

康复目标：控制膝关节肿胀，保持膝关节完全伸展，增大膝关节屈曲角度是 120°，增强股四头肌肌力，在铰链式膝关节支具支撑下承受可耐受的重量，适时停止使用拐杖，并进行纠正步态训练。

（1）耐力程度下负重：佩戴支具下可进行耐力负重训练，8 周后逐渐过渡到脱离拐杖。

（2）站立位提踵：面对墙站立，保持伸膝，抬起足跟，足尖站立保持 1 s，然后慢慢回落。每组 20 次，每天 3 组。

（3）座椅蹲站：站在座椅前缓慢蹲下，直至臀部接触到一面儿，然后立即站起，回到起始站立位。每组 20 次，每天 3 组。

（4）髋关节外展训练：健侧卧位，保持膝关节伸展并抬高到 45°，保持 1 s 后慢慢降低，每天 20 次。

（5）牵伸：患者取俯卧位或站立位，牵伸股四头肌、腘绳肌、腓肠肌。每个动作进行 2 组，每组 5 次，每次 15 ~ 20 s。

（三）术后 9 ~ 24 周：正常的步态和肌力训练

康复目标：增加肌力，改善平衡和协调，加强神经肌肉控制能力，逐渐过渡到不使用支具。

（1）停止使用支具。

（2）站立位屈膝：站立平行杆内或以扶墙壁作为支撑，慢慢屈曲患侧膝关节，使足跟靠近臀部，见图 8–42。

（3）下蹲训练：患者站立位，足尖朝前，双上肢与双足同宽，屈髋屈膝直到膝关节屈曲 45°，暂停 5 s 后慢慢回到站立位置，每组 20 次，每天 3 组，见图 8–43。

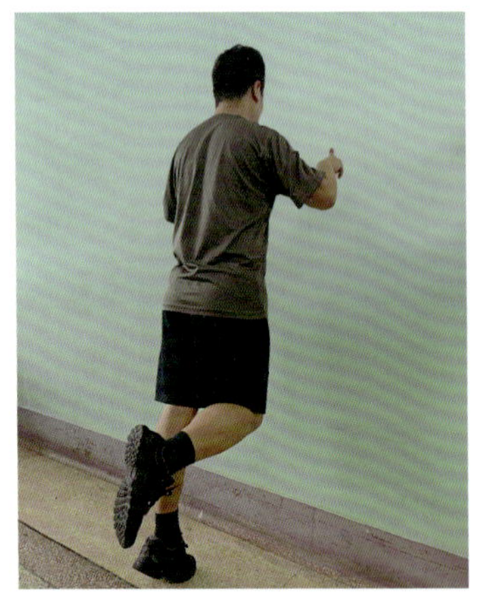

图 8–42

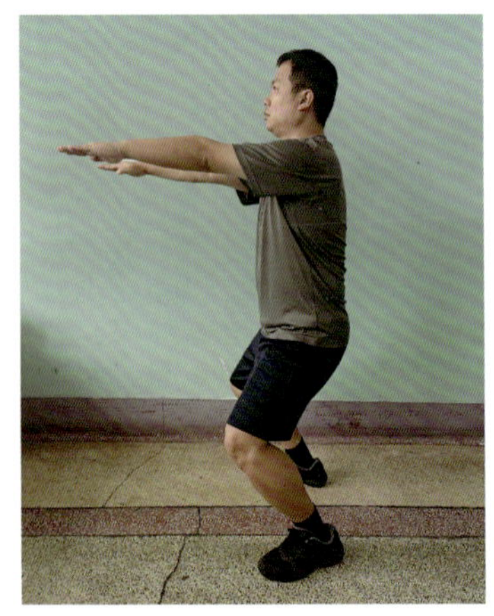

图 8–43

（四）术后 24 周以后：运动训练

康复目标：增强力量和耐力，锻炼心肺能力，提高协调和灵敏能力，重返基本日常活运动。

（1）继续上一阶段训练，减少组数和次数，以便进行肌力训练、心血管训练和运动专项训练。

（2）肌力训练：上下台阶训练、单腿靠墙蹲、单腿座椅蹲站。

（3）心血管训练、运动专项训练：固定式功率自行车，慢跑、速度敏感训练。

第四节　膝关节滑膜炎

关节囊分深、浅两层。深层为滑膜层，自关节软骨缘起，形成一个关节腔。滑膜细胞分泌滑液起润滑关节、营养软骨、散热等作用。滑膜炎是指各种原因引起的关节滑膜非感染性炎症反应，进而出现一系列的临床症状，可分为急性创伤性滑膜炎和慢性滑膜炎。急性滑膜炎损伤常见于剧烈运动后，可致关节积血，常见于膝、肘、踝关节，并可机化粘连。急性期处理不当或关节慢性损伤可引起慢性创伤性滑膜炎，出现关节肿胀、积液、滑膜增厚、粘连，最后导致关节松弛，肌肉萎缩，严重影响患者的生活活动。

一　常见的滑膜炎类型

（一）膝关节创伤性滑膜炎

膝关节创伤性滑膜炎是军事训练中的好发疾病，常由膝关节的急性创伤或慢性劳损引起，膝关节损伤使关节滑膜毛细血管破裂出血产生关节腔积血，或关节滑膜受创充血水肿、关节腔积液，细胞、胶原蛋白纤维渗出，关节内压增高，酸性物质堆积，纤维素沉淀，如不及时清除积血或积液，则关节滑膜长期受炎性刺激，影响关节液的正常代谢，从而形成恶性循环，以致病情迁延不愈，最后滑膜逐渐增厚、关节纤维化粘连、软骨萎缩及关节僵硬等[5]。

伤后膝关节迅速肿胀，疼痛逐渐加重，触诊时皮肤或肿胀处有紧张感，浮髌试验阳性。可伴有全身症状，如淤血引起的体温增高，局部较热。关节内压力升高，滑膜血管扩张、充血，血浆及血细胞外渗，血液和淋巴循环受阻，同时滑膜细胞也因活跃而伴随大量黏液素的产生，使关节出现粘连以致患者关节自由屈伸活动受限。关节穿刺有积液，如为骨折或切线骨软骨骨折，则可见积血的表面有大小不等的油液。

（二）骨性关节炎性滑膜炎

膝关节骨性关节炎是临床上常见的非感染性骨关节疾病之一，主要临床特征为进行性关节软骨退变，老年人是高发人群。骨性关节炎患者的膝关节可出现严重的滑膜炎性改变。骨性关节炎性滑膜炎是一种由关节软骨破损引起的继发性炎症反应性疾病，该病患者主要有膝关节自发性疼痛、关节肿胀等临床表现。患者关节内的软骨或骨碎片中的焦磷酸钙二水合物或羟基磷灰石晶体被巨噬细胞吞噬后可产生的炎症反应，释放可溶性软骨基质大分子，进而可形成滑膜炎[6]。

骨性关节炎性滑膜炎患者膝关节积液肿胀，积液量多少不一，有胀满感，重者浮髌试验阳性，轻者往往不易查出。疼痛，程度视滑膜炎症的部位而别，一般两侧关节空隙部、髌上囊的股骨软骨边缘部较易出现疼痛及压痛。滑膜摩擦音偶尔出现，可轻可重，重者似软骨面不平。关节肿胀时间过久，则致关节松弛、肌肉萎缩。

（三）膝关节结核性滑膜炎

膝关节结核性滑膜炎继发于结核病的关节转移。结核病是由结核分枝杆菌引起的慢性传染病，它可侵及人体许多脏器[7]。膝关节结核早期表现为滑膜结核，临床表现缺乏特异性，明确诊断较为困难，得不到及时的治疗，进而发展为全膝关节结核，致残率较高[8]。早期症状是关节肿胀、疼痛，关节功能受限，关节镜下可见滑膜增生，充血、水肿明显，滑膜表面可见小米粒状白色沉积物，半月板、软骨光泽减低，弹性下降，部分病例由于病程较长而出现大片软骨剥脱，软骨下骨外露[9]。

二 治疗

（一）关节腔穿刺抽液与注射

关节腔穿刺抽液可降低关节腔的压力，改善滑膜组织循环，缓解内源性致痛因子对神经末梢的刺激，终止疼痛的恶性循环[10]。

使用含有维生素 B 类药物、玻璃酸钠、利多卡因、川芎嗪、皮质激素、参麦液等药物对滑膜炎患者进行关节腔内注射与冲洗具有针对性强、疗效显著、副作用少等特点。

(1) 关节腔冲洗治疗：可以促进滑膜组织绒毛水肿的消失以及减少渗出，减少局部各种炎症因子，以及消炎镇痛，改善关节液渗透压，改善滑膜血液循环，改善关节内环境，恢复滑液正常成分，改善软骨营养，局部限制疾病发展。生理盐水的物理冲洗作用可有效降低关节腔内压力，促进关节液及毒素的排出，还可以清洁创面、去除异物。其中加入抗生素不但可以杀灭细菌，而且还能预防由于应用激素导致的局部免疫能力减低而引起的感染；其次，封闭治疗的激素应用具有抗炎、抗过敏作用[11]。

(2) 透明质酸钠：广泛存在于人体结缔组织和体液中，由葡萄糖醛酸和乙酰氨基葡糖组成的双糖单位聚合而成，是关节溶液和软骨基质内的重要成分，有抑制单核白细胞和其他白细胞的趋化和吞噬作用[12]。在患者的膝关节腔内注射透明质酸钠改善组织的炎症反应，可直接提高其关节腔内外源性透明质酸的含量，增强其关节液的黏稠性和润滑功能，促进其软骨组织进行自身修复，缓解疼痛、增加关节活动度、改善关节功能，减少其软骨基质的分解，增加其关节内蛋白多糖的聚集，诱导内源性透明质酸的生成。此外，透明质酸钠具有良好的黏弹性，在关节内滞留时间长，生物相溶性好，因此疗效维持时间较久。

(3) 关节腔注入糖皮质激素药物：可改善关节滑膜的循环，控制滑膜渗液，终止关节腔积液。虽然糖皮质激素的应用可以有效减轻滑膜炎症状，但是其对关节软骨的影响是不容忽视的。激素的应用可能会导致关节软骨的损伤，甚至加速骨性关节炎的发生，因此在应用时应特别慎重。

（二）药物治疗

（1）非特异性药物：如对乙酰氨基酚、非类固醇类抗炎药、阿片类制剂等主要是抗炎、止痛，可对轻度疼痛的骨性关节炎性滑膜炎有改善，即症状改善药，但不能缓解病情。

（2）特异性药物：也称慢作用药，如氨基葡萄糖。氨基葡萄糖是合成关节软骨基质蛋白多糖的前体物质，可刺激软骨细胞合成蛋白多糖，修复和重建受损的关节软骨，抑制关节液中基质金属蛋白酶及细胞因子的产生，发挥直接抗炎止痛、改善关节功能的作用，阻止软骨进一步损伤，防止损伤软骨细胞的超氧化物自由基的产生，阻止骨关节炎病程的发展，广泛用于骨关节炎的治疗[13]，继而减轻由骨关节炎引起的滑膜炎症状。

（三）物理因子治疗

（1）超声治疗：其温热作用可以明显改善膝关节局循环，加速致痛物质的代谢，达到消肿止痛的目的。

（2）体外冲击波疗法：对于急性损伤引起的关节水肿一直是应用冲击波治疗的禁忌证，但在早期如果对关节远端进行冲击波治疗不仅能改善患者患肢的疼痛，并且能加速关节局部肿胀的消除从而缩短疗程，降低关节功能障碍的发生率，防止其反复发作[14]。

（3）红外线照射：能够促进膝关节局部血液供应，促使局部组织愈合，同时使创面微环境得到有效的改善，可吸引修复细胞和炎性细胞，从而发挥促修复作用[15]。直线偏振光：可明显促进关节积液的吸收，减轻患者的疼痛，改善关节活动功能，且随着照射时间的延长，其疗效也有明显的提高，并通过缓解肌肉痉挛、消肿、消炎和改善血液循环而治疗各种疼痛[16]。

（4）蜡疗：是传导热疗法中最常用的一种方法。由于热容量和蓄热性能大，导热性小，能对机体产生较强的温热作用，可使局部血管明显扩张，血流加速，使细胞的通透性加强，有利于血肿吸收和水肿消散，解痉止痛。此法又能加强巨噬细胞系统的吞噬功能，提高新陈代谢，故又有消炎作用[17]。

（5）高频电疗法：临床常用的有短波、超短波、微波电疗法。高频电疗法治疗膝关节滑膜炎可改善血液循环与淋巴循环，促进致痛物质排出，使局部组织营养增强，病理产物及代谢产物得以清除，易于炎症的吸收消散[18]。

（6）交变磁疗：产生的磁场能促进血液循环，使组织通透性提高，改善组织营养及微循环，纠正组织的缺氧、缺血，加强炎性渗出物吸收消散。磁场还可提高致痛物质分解酶的活性，炎性产物得以及时排除，具有镇痛、消肿、消炎、增强免疫和促进白细胞吞噬作用[19]。

（四）针灸推拿治疗

针灸取穴：犊鼻，梁丘，阳陵泉，阴陵泉，膝阳关，膝眼，鹤顶，血海，阿是穴（以上各穴均取患侧）。疏通经络，活血散瘀，利水渗湿，消肿止痛为主。这些穴位配合使用可以调节脏腑功能，疏经通络，行气活血止痛。促进关节周围血液和淋巴液循环，消除关节囊挛缩和肿胀，使膝关节正常滑液分泌，有利于病理性渗出的吸收，改善恢复膝关节的运动功能[20]。

手法按摩：可起到调节神经、促进血液和淋巴循环、改善新陈代谢的作用，达到消肿止痛、活血散瘀、解除痉挛、松解粘连的目的。通过手法按摩，促进炎性渗出物的吸收和肿胀消退，松解组织粘连，增强膝周肌力，防止肌肉萎缩，增加膝关节的稳定，从而改善与恢复关节功能。

（五）康复训练

局部制动和功能锻炼在膝关节滑膜炎的治疗中具有极其重要的作用。早期局部制动可以避免膝关节滑膜继续出血、渗出，为滑膜的恢复创造条件。鼓励适当的、适时的、有利的活动，尽早进行股四头肌锻炼，可有效地促进积液的吸收、防止肌肉萎缩、关节僵硬、功能与形态退变、恢复肢体功能，加速局部血液循环及新陈代谢，有利于膝关节滑膜及其软骨的营养和修复，消除局部炎症。

第五节　全膝关节置换术后康复

全膝关节置换术（total knee replacement，TKR）[21]是指应用人工材料制作的全膝关节结构植入人体以替代病损的自体关节，从而获得膝关节功能。TKR 的发展较全髋关节置换术稍晚。随着手术技术、假体材料和康复技术的发展，人们逐渐认识到 TKR 的成功在很大程度上取决于外科技术、器械、患者的依从性，以及术前术后的康复护理和康复治疗。现在大多数的 TKR 所采用的假体是一个半约束式的假体系统以置换 2 或 3 个膝关节腔。假体通常采用的固定方法包括骨水泥、非骨水泥或“混合”式固定[22]。

一　手术适应证[23]

功能受损而导致的膝关节疼痛；影像学证据表明存在严重的关节炎；负重或活动时因严重的膝关节疼痛而影响功能性活动；继发于进行性关节炎的广泛的关节软骨破坏；活动受限或粗大失稳；膝关节显著畸形，如先天性内外翻；非手术治疗失效或先前手术失败。

由于全膝关节假体在使用寿命等方面的问题并未彻底解决，因此，严格地掌握手术适应证和考虑接受 TKA 患者的年龄依然是十分重要的。但由于翻修手术在假体设计和技术上的可行性，年龄不再是选择全膝关节置换术的绝对指征，但对年轻患者的全膝手术仍应考虑到二次手术的条件。

二 手术禁忌证[24]

(1) 绝对禁忌证：新近或反复的膝关节感染；败血症或系统性感染；痛性膝关节实体融合（痛性愈合型的膝关节融合通常是由于反射性交感神经营养不良导致，而手术对此无帮助）。

(2) 相对禁忌证：严重的骨质疏松；较重的健康状况不良；无痛的功能良好的关节强直；神经源性关节周围肌肉无力等。

三 术后康复治疗[25]

（一）康复评定

(1) 术前评定：包括疼痛、关节活动度肌力双膝关节肌肉围度、站立平衡、步态、下肢长度、步态特征、辅助设备的使全身功能状况、对功能障碍的认知程度等。

(2) 术后评定：

1) 疼痛的评定：采用 VAS 评分。

2) 运动功能的评定：评定项目包括术膝关节的关节活动度和肌力，站立位平衡和步态，肌肉耐力和血管耐力。

3) 膝关节的功能评定：常采用 HSS 评分。

4) 定期 X 线复查：了解局部骨质情况及假体位置，包括平台假体的倾斜、髌股关节及胫股关节对合情况。

（二）术前康复

术前功能训练有助于加速术后康复。多数全膝关节置换者为高龄患者，其中约 35% 有不同程度的膝关节运动功能障碍，故康复计划应从术前就开始。

(1) 术前详细询问病情，全面查体，特别注意患者心肺功能、感染、对高龄有严重合的患者要注意观察。

(2) 向患者讲解康复的重要性，制定出适合患者个体术前加强肌力和关节活动度的训练，术前尽可能使膝关节活动度获得最大程度改善。

(3) 指导患者使用步行器或拐杖的方法。

(4) 进行呼吸和咳嗽技巧的训练。

(5) 指导患者进行肌力训练。

(6) 给予患者一定的心理辅导，让患者了解术前相关准备，手术的必要性和作用及注意事项，术后注意事项等。

（三）术后康复

1. 术后 1 周内

康复目标：控制疼痛、肿胀、预防感染和下肢深静脉血栓形成，促进伤口正常愈合。

（1）一般治疗：包括控制疼痛（使用镇痛泵或非体抗炎药物等），预防肿胀（肢穿弹力袜、抬高患肢、患膝冰敷、压力治疗等）；预防肺功能减退、肺部感染（深保呼吸和咳痰训练等）及泌尿道感染等。

（2）运动训练：包括负重训练、关节活动度训练和肌力训练。

负重训练：根据手术医师的要求给予控制性负重，必要时佩戴关节支具。术后第 2 天开始下地扶助行器站立，部分负重。骨水泥性假体，可以术后 2 ~ 4 天下地；非骨水泥性假体的负重时间不同，要 6 周后才可负重。需要与手术医师讨论具体下地负重行走时间。

关节活动度训练：必须注意每种假体屈曲限值。术后立即固定在完全伸直位。术后 2 天在不引起疼痛状态下，开始在床上进行膝关节主动或被动关节活动；踝关节和足趾关节主动屈伸活动；髋关节主动屈伸活动。拔除引流管后，开始加大主动活动髌股关节，膝关节主动屈伸训练。必要时可以辅助使用 CPM 治疗，术后 3 ~ 4 天开始使用：初次活动范围为 0° ~ 45°，每次连续活动 30 ~ 60 min，每天 2 ~ 3 次，每天增加屈曲活动范围 10°。

肌力训练：包括被动或主动辅助下不同角度直腿抬高训练，10 ~ 15 s/ 个，20 个 / 次，每天 2 ~ 3 次；股四头肌和绳肌的等长收缩训练，踝关节和髋关节的肌肉力量维持训练等。

2. 术后 1 ~ 2 周

康复目标：重点加强患侧肢体关节活动度，膝关节活动范围达到 0° ~ 90°。鼓励不负重状态下的主动运动，促进全身体能恢复。继续消除疼痛、促进血液循环及减轻炎症反应，防止深静脉血栓。恢复股四头肌和腘绳肌肌力，能独立完成日常生活活动。

（1）一般治疗：继续上述运动训练项目。采用各种物理治疗控制疼痛和肿胀。保持运动后冷敷。采用电刺激肌肉或生物反馈治疗，减缓肌肉萎缩。

（2）运动训练：包括进一步负重训练关节活动度训练和肌力训练，开始本体感觉训练和平衡训练。

（3）负重训练：在治疗人员的指导下扶助行器辅助下站立，逐渐增加行走负荷，用双拐或助行器行走。

（4）关节活动度训练：包括被动活动髌股关节、膝关节主被动屈伸 ROM 训练。膝屈曲挛缩的患者，注意加强关节活动度的训练，CPM 可有效地增加膝关节屈曲度，减轻术后疼痛，减少深静脉血栓，争取 1 ~ 2 周后达到 90° 膝关节屈曲。

（5）肌力训练：继续股四头肌、腘绳肌等长收缩训练，直腿抬高训练。开始床边坐位膝关节股四头肌、腘绳肌等张收缩训练。患者坐于床边，主动将膝部屈曲，保持 5 s，然后再主动将小腿伸直抬高保持 5 s，开始无痛状态下本体感觉训练和站位各种平衡训练。

3. 术后 2 ~ 4 周

康复目标：控制肿胀，保持关节活动范围，增加肌力与负重站立行走训练身体平衡训练、膝关节本体感觉训练。

（1）一般治疗：ROM 和肌力练习后，可给予局部冷敷，继续上述运动训练项目。采用各种物理治疗如磁疗、脉冲短波治疗、激光治疗、低频调制中频电治疗和超声治疗等，对控制肿胀和减轻疼痛很有效。采用电刺激肌肉或生物反馈治疗，减缓肌肉萎缩。

（2）运动训练：包括更进一步强化负重训练、关节活动度训练和肌力训练，逐步增强本体感觉和平衡能力、步行训练。

（3）负重训练：为扶拐或助行器行走，患肢部分或完全负重。术后第 3 周在静态自行车上通过调整座位高度，增加脚踏阻力达到训练目的。术后 3 周在步行器上进行步态训练，纠正异常步态。最初的步态训练及平衡训练，先在平行杠内进行，将重心逐渐完全转移到患膝，逐渐过渡到扶拐练习。3 周后去除助行器，使用拐杖行走渐进增加步行活动及上下楼梯的训练。

（4）关节活动度训练：膝关节 ROM 训练是重点。患者坐于轮椅内，术侧足触地，将双手轻轻地向前方推动轮椅，使膝关节被动屈曲，保持 10 s 或者患者能够耐受的更长时间，然后恢复原位置，再重复。患者取卧俯位，膝关节主动屈曲训练。屈膝训练：患者坐在床边，主动屈膝，健侧足帮助患肢下压屈曲，保持 5 ~ 10 s，然后放松，再重复以上动作。

（5）肌力训练：渐进抗阻训练进行终末伸膝训练，15°、60°、90°的直腿抬高训练，主动辅助和主动的膝关节屈伸运动训练。加强腘绳肌肌力训练。股四头肌膝训练：患者坐在床边，主动伸膝，健侧足帮助患肢上抬尽量完全伸直膝部，保持 5 ~ 10 s，然后放松，再重复以上动作。

（6）本体感觉训练：为坐位更高难度的盲视下关节角度重复训练、各种平衡训练、双侧关节感知训练。

4. 术后 4 ~ 6 周

康复目标：恢复正常关节活动度、恢复患肢负重能力、加强行走步态训练，训练患者平衡能力，获得最大的关节活动范围及最大肌力，加强下肢平衡功能和体感。

（1）一般治疗：继续上述运动训练项目。采用各种物理治疗如磁疗、脉冲短波激光治疗、低频调制中频电治疗和超声治疗等控制水肿和瘢痕。增加器械训练，采用电刺激肌肉或生物反馈治疗，减缓肌肉萎缩。

（2）运动训练：包括继续更进一步强化负重训练、关节活动度训练、肌力训练和纠正步态，增强本体感觉和平衡能力。

（3）负重训练：为逐渐使用单拐步行术后 6 周视个人情况可开始尝试脱拐行走开始后退、侧向行走训练。辅助上下楼梯和跨越障碍物训练。

（4）关节活动度训练：使膝关节的屈曲角度不同，如 90°、70°、50°、30°、10°条件下分别在不同的角度上进行等长肌力训练。屈髋位，患者取仰卧位行直腿抬高练习。低强度的长时间牵张或收缩放松运动以持续增加膝关节 ROM。固定式自行车练习，开始时座垫尽可能地抬高，逐渐降低座垫高度，以增加膝关节屈曲。

（5）肌力训练：股四头肌和腘绳肌的多角度等长运动和中度的负荷训练，髋关节肌力维持训练。

（6）本体感觉训练：为站立位盲视下关节角度重复训练，各种平衡训练、双侧关节感知训练、上下台阶等。

5. 术后 6 ~ 12 周

康复目标：继续增强膝关节肌力和关节 ROM 练习，加强肌肉功能，改善膝部稳定性，功能性控制和生活自理能力。

（1）一般治疗：继续上述练习内容。有针对性地适当选用物理治疗因子辅助治疗。

（2）运动训练：包括强化负重训练、关节活动度训练、肌力训练和纠正步态，增强本体感觉和平衡能力，维持性家庭康复指导。

（3）负重训练：渐渐增加步行活动及上下楼梯的训练。当允许完全负重时进行膝关节微蹲短弧度训练。患者取站立位，背靠墙，缓慢屈曲髋关节和膝关节，双侧膝关节屈曲控制在 30° ~ 45°范围，背部靠墙下滑，保持 10 s，然后再向上移动使身体抬高，恢复站立位，重复以上动作。

（4）关节活动度训练：膝关节小弧度屈曲微蹲训练。患者对足并立，然后术侧足向前小弓箭步，使关节微屈，再伸直膝关节，接着患侧足收回置于原开始位。

（5）肌力训练：仰卧位、俯卧位、侧卧位下的直腿抬高练习，以增强髋关节肌力，尤其是髋伸肌和外展肌肌群肌力。骑固定式自行车及水中运动增强肌力。

（6）维持性康复训练：患者出院后继续督促进行康复训练，定期复查，直至获得较满意的效果，患者的肌力及 ROM 均达到正常水平。以后仍然需要长时间维持康复锻炼，保持已获得的功能不减退，以延长假体使用年限。

参考文献

[1] DEHAVEN K E. Meniscus repair[J]. Am J Sports Med,1999, 27(2):242–250.

[2] FISCHER S P, FOX J M, DEL PIZZO W, et al. Accuracy of diagnoses from magnetic resonance imaging of the knee.A multi–center analysis of one thousand and fourteen patients [J]. J Bone Joint Surg Am, 1991, 7(3):2–10.

[3] PETERSEN W, TILLMAN B. Collagenous fibril texture of the humanknee joint menisci[J]. AnatEmbryol, 1998, 19(7):317–324.

[4] Rubin DA, Paletta G A Jr. Current concepts and controversies in meniscal imaging[J]. Magn Reson Imaging Clin NAm, 2008:243–270.

[5] 余科君，曾凡伟. 滑膜炎与膝关节骨性关节炎关系的研究进展 [J]. 当代医药论丛，2021，19（10）：36–38.

[6] 傅炳国. 综合疗法治疗膝关节创伤性滑膜炎 [J]. 中国中医骨伤科杂志，2006，14（6）：71–72.

[7] 顾庚国. 对膝骨性关节炎性滑膜炎的临床研究 [J]. 当代医药论丛，2019，17（24）：16–18.

[8] 谷韶平，张有明. 关节镜对膝关节结核性滑膜炎的诊疗价值 [J]. 中国现代医生，2011，49（7）：

14–15.

[9] 高天君，杨达宇．关节镜下病灶清除治疗膝关节结核性滑膜炎 [J]. 局解手术学杂志，2012，21（2）：134–135，138.

[10] 戴政文．关节腔内注射配合微波治疗膝关节滑膜炎 134 例临床观察 [J]. 现代中西医结合杂志，2007，16（20）：2875–2876.

[11] 闫昌葆，陈百成，赵宝辉，等．冲洗疗法治疗膝关节滑膜炎中糖皮质激素应用的临床效果研究 [J]. 中国矫形外科杂志，2009，1（5）：1196–1197.

[12] 刘莎，陈娟．膝关节滑膜炎关节腔注射治疗 [J]. 美中国际创伤杂志，2014，13（1）：60–62.

[13] 王长征，康红霞，王灵君，等．臭氧联合超声波治疗膝关节滑膜炎疗效及对相关血清炎性因子的影响 [J]. 现代中西医结合杂志，2017，26（15）：1635–1637.

[14] 杨雪生．硫酸氨基葡萄糖联合仙灵骨葆治疗骨关节炎临床疗效观察 [J]. 中国基层医药，2013，9：1371–1373.

[15] 刘旸，武玲华，杨丁．体外冲击波治疗膝关节髌内侧滑膜皱襞综合征的疗效观察 [J]. 当代医学，2022，028（4）：24–27.

[16] 张强，任玉茹，李静，等．冲击波结合系统康复治疗膝关节急性创伤性滑膜炎的临床观察 [J]. 中国中医急症，2016，25（6）：1141–1143.

[17] 姜明．体外冲击波治疗疲劳性胫骨骨膜炎 28 例 [J]. 中国中医药咨讯，2010，15：72–72.

[18] 刘春新．滑膜炎颗粒联合红外线局部照射治疗膝关节创伤性滑膜炎的临床研究 [J]. 临床医学工程，2019，26（1）：71–72.

[19] 姚军，余丽娟，李前进，等．直线偏振光近红外线治疗膝关节滑膜炎的临床观察 [J]. 中华物理医学与康复杂志，2008，30（4）：252–253.

[20] 吕晓宁，李鸣皋．远红外线生物学效应及其在组织修复中的临床应用 [J]. 中国组织工程研究，2009，13（46）：9147–9150.

[21] 李秀芳，周德智，尹梦星，等．全膝关节置换术康复治疗的研究进展 [J]. 中国临床新医学，2022，15（02）：179–182.

[22] 闫加鹏，张洪飞，刘焕彩，等．单髁置换术与全膝关节置换术治疗膝关节内侧间室骨性关节炎的疗效比较 [J]. 中国骨与关节损伤杂志，2021，36（04）：393–395.

[23] HAWKER G. A., BOHM E., DUNBAR M., et al. CRITERIA FOR PATIENT APPROPRIATENESS FOR PRIMARY, ELECTIVE TOTAL KNEE ARTHROPLASTY FOR KNEE OSTEOARTHRITIS[J].Osteoarthritis and Cartilage, 2022, 30(S1).

[24] Anoushiravani Afshin A, Sayeed Zain, El–Othmani Mouhanad M, et al. Single–Stage Revision Total Knee Arthroplasty in the Setting of Periprosthetic Knee Infection: Indications, Contraindications, and Postoperative Outcomes[J]. Instructional course lectures, 2017, 66.

[25] 燕铁斌．骨科康复评定与治疗技术 [M]. 北京：科学出版社，2020：451.

第九章　下肢损伤康复——足踝关节损伤

第一节　足踝部相关解剖

一　足骨

足骨包括跗骨、跖骨和趾骨 3 个部分，共 26 块。

(1) 跗骨：每侧 7 块，属于短骨，与手的腕骨相当，但跗骨承重并传递弹跳力，故粗大而连接紧密。跗骨也可分为近侧与远侧两列，近侧列包括跟骨、距骨、足舟骨，远侧列由内向外侧依次为内侧楔骨、中间楔骨、外侧楔骨和骰骨。距骨高居于其他跗骨之上，前端与足舟骨相接，上方有关节面称距骨滑车，与胫腓骨下端相关节。跟骨最大，位于距骨下方，其上面有关节面与距骨相关节。跟骨后端膨大为跟骨结节，其前侧面则有关节面与骰骨相关节。足舟骨介于距骨与 3 个楔骨之间，其内下方有一隆起，称舟骨粗隆。跟骨结节与舟骨粗隆都可在体表摸到。

(2) 跖骨：共 5 块，与掌骨相当，由内向外依次命名为第 1 ~ 5 跖骨。跖骨分头、体、底 3 个部分。跖骨底分别与楔骨和骰骨相关节。第 5 跖骨底的外侧份突向后，称第 5 跖骨粗隆。跖骨头与相应的近节趾骨底相关节。

(3) 趾骨：共 14 块，趾骨的形态和命名与指骨相同。

二　足关节

包括距小腿关节、跗骨间关节、跗跖关节、跖骨间关节、跖趾关节和趾骨间关节。

（一）距小腿关节

(1) 距小腿关节亦称踝关节：由胫、腓骨下端与距骨滑车构成。主要包括距骨体马鞍形顶与胫骨远端关节面所构成的关节和下胫腓间的关节，距骨体两侧的关节面还与相应的内、外踝构成关节。胫骨远端关节面外侧宽，内侧略窄，后侧比前侧略低。外侧面为凹面，与腓骨相关节，有前后结节，前结节为下胫腓前韧带止点，后结节为下胫腓后韧带止点。胫骨远端内侧面向内下方延伸至内踝，内踝由前、后丘组成，前丘较大，后丘较小，且该处有向内下走行的斜沟，内有胫后肌腱。距骨体几乎均被软骨覆盖，前宽后窄，外侧前后径比内侧长，容纳于内外踝所形成的踝穴中。踝关节背伸活动时，距骨体外旋，其前部进入踝穴，同时，腓骨外旋、后外侧移动以适应距骨的运动。而在踝关节跖屈活动时，距骨体内旋后部进入踝穴。

(2) 踝关节韧带：主要包括下胫腓复合体及内外侧副韧带系统 3 个部分。

1）下胫腓复合体：将胫腓骨远端紧密相连，主要包括 3 个部分：下胫腓前韧带，连接胫骨前结节与外踝；下胫腓后韧带，连接胫骨后结节与外踝；骨间韧带，连接腓骨和胫骨，向上与小腿骨间膜相延续。从坚强程度来说，骨间韧带最为强韧，下胫腓后韧带次之，而下胫腓前韧带最为薄弱。故下胫腓联合后方的损伤多表现为胫骨后结节的撕脱骨折，而前方的损伤通常为下胫腓前韧带的撕裂。

2）外侧副韧带：由距腓前韧带、跟腓韧带及距腓后韧带组成。距腓前韧带起于外踝前缘，止于距骨颈。当踝跖屈时，距腓前韧带是防止距骨向前移位的主要结构。该韧带最为薄弱，踝内翻时常易伤及。跟腓韧带呈椭圆形，扁平，较距腓前韧带强，起于外踝尖端，止于跟骨外侧面，是踝部唯一的关节囊外韧带，踝背伸时能稳定踝关节和距下关节，抵抗内翻。距腓后韧带更为强韧，起于外踝内侧，向后附着于距骨后部的外侧结节，近水平位走行，能防止距骨旋后半脱位。

3）内侧副韧带（亦称三角韧带）：分浅、深两层，浅层起于内踝前丘部，远端大部分止于舟骨和载距突的上部、深部和三角部及跟舟跖侧韧带，小部分止于距骨，亦称跟胫韧带。深层粗大（包括距胫前韧带、胫舟韧带、距胫后韧带），起于内踝后丘及前、后丘间沟，止于距骨、舟骨及跟骨跖侧韧带，能限制距骨侧向移位。

（3）肌腱及神经血管：踝关节周围有 13 条肌腱、2 组主要的神经血管束。肌腱分为前侧组、后侧组、外侧组和内侧组。

1）前方的肌腱和神经血管自外向内包括第三腓骨肌、趾长伸肌腱、腓深神经和足背动静脉、长伸肌腱、胫前肌腱。

2）后方的主要包括跟腱、跖肌肌腱。

3）内侧由前向后依次包括大隐静脉、隐神经、胫后肌肌腱、趾长屈肌、胫后动静脉、胫后神经、长屈肌腱。

（4）外侧包括腓骨长短肌腱、腓浅神经、腓肠神经和小隐静脉。

（二）跗骨间关节

为跗骨诸骨之间的关节，数目多且活动度不大，以距跟关节（距下关节）、距跟舟关节和跟骰关节较为重要。

（1）距跟关节：由距骨和跟骨的后关节面组成，其内侧和外侧分别有距跟内侧韧带和距跟外侧韧带及位于跗骨窦内的距跟骨间韧带加强。

（2）距跟舟关节：由跟骨的前、中关节面及舟骨后面的关节面形成一关节窝，以接纳距骨头及距骨的前、中关节面。距骨和舟骨之间的间隙由舟骨足底韧带及跟舟背侧韧带填充。跟舟足底韧带是一纤维软骨性韧带，连于跟骨与足舟骨之间，它参与足内侧纵弓的形成，因其弹性较大，又称弹性韧带。

（3）跟骰关节：由跟骰两骨的关节面构成，关节背侧的韧带薄弱，足底的韧带强韧有力。主要有：足底长韧带是足底最长的韧带，从跟骨的下面向前，分浅、深两束纤维，浅束止于第 2 ~ 4 跖骨底，深束止于骰骨足底侧；跟骰足底韧带是一段宽短纤维带连于跟骰的底面。

距跟关节和距跟舟关节在功能上是联合关节，运动时，跟骨与足舟骨连同其余的足骨对距骨做内翻或外翻运动。足的内侧缘提起足底向转向内侧，称为内翻。足的外侧缘提起足底向外侧转向外侧称为外翻。内、外翻常与踝关节协同运动，即内翻常伴有足的跖屈，外翻常伴有足的背屈。

三　足弓

跗骨和跖骨借骨连接而形成的像凸向上的弓，称足弓，可分为前后方向的内、外侧纵弓和内外方向的一个横弓。

（1）内侧纵弓：由跟骨、距骨、足舟骨、3 块楔骨以及内侧 3 块跖骨借骨连接形成。弓的最高点为距骨头。此弓的前端承重在第 1 跖骨头，后端承重在跟骨的根骨结节。

（2）外侧纵弓：由跟骨、骰骨和外侧两块跖骨构成。弓的最高在骰骨，其前端承重在第 5 跖骨头。内侧纵弓较外侧纵弓高。

（3）横弓：由骰骨、3 块楔骨和趾骨构成，最高点在中间楔骨。

足弓增加了足的弹性，使足成为最具弹性的“三足架”。人体的重力从踝关节经距骨向前、向后传到距骨头和跟骨结节，从而保证直立时足底着地支撑的稳定性，在行走和跳跃时发挥弹性和缓冲震荡的作用。同时还可保护足底的血管和神经免受压迫，减少地面对身体的冲击，以保护体内器官，特别是脑部免受震荡。足弓的维持，除各骨的连接外，足底的韧带以及足底的长短肌腱的牵引对足弓的维持也起着重要的作用。这些韧带很坚强，但它们缺乏主动收缩力，一旦被拉长或受到损伤，足弓便有可能塌陷，变成扁平足。

第二节　踝关节扭伤

踝关节扭伤是指急性踝关节韧带损伤，包括外侧韧带损伤和内侧韧带损伤，以外侧韧带损伤最为常见，约占所有运动损伤的 15%，占所有踝部损伤的 80%。如果早期对踝关节损伤诊断不明和处理不当，就有可能出现慢性疼痛、肿胀、反复扭伤，最后发展成慢性踝关节不稳，影响行走功能。

跌倒、打篮球，起跳后落地，在不平地面上行走，不慎踩到别人脚等，都会使踝关节指屈位受到内翻应力，从而导致扭伤。其他危险因素包括以前有踝关节扭伤的病史、踝关节周围力量弱或下肢灵活性差、鞋具不合适等。

一　临床表现

（1）病史：有明确的踝部内翻扭伤史，部分患者在损伤时可听到或感觉到组织撕裂伤。

（2）症状：踝关节周围皮肤淤青，明显肿胀，踝关节剧烈疼痛。活动受限，但部分患者仍有负重行走。

（3）体征。

1）畸形：外侧副韧带完全断裂者可表现为踝内翻，内侧韧副韧带完全断裂者可表现为踝外翻。

2）压痛：距腓前韧带损伤常在腓骨附着点有压痛，而跟腓韧带断裂则常在跟骨附着点压痛。

3）前抽屉试验：患者取坐位或仰卧位，膝关节屈曲，踝关节跖屈 10°。治疗师一手固定患者小腿远端，另一手向前推足跟，使距骨从胫骨下面向前移位，或者一只手将患足固定在检查床上，另一只手在小腿远端，向后推胫骨，使胫骨从距骨上方向后移位，移位超过 3 mm 为前抽屉试验阳性，提示距腓前韧带损伤。（图 9–1）

4）内翻应力试验：患者取坐位，踝关节跖屈 10° ~ 20°，治疗师一手在患者内踝上方固定小腿远端，另一手缓缓内翻足后部，同时触诊距骨外侧。若超过对侧 10°，提示踝关节外侧结构受损；内翻 15°，提示肌腓前韧带受损；内翻 15° ~ 30°，提示距腓前韧带和跟腓韧带受损；内翻超过 30°，提示外侧副韧带均受损。（图 9–2）

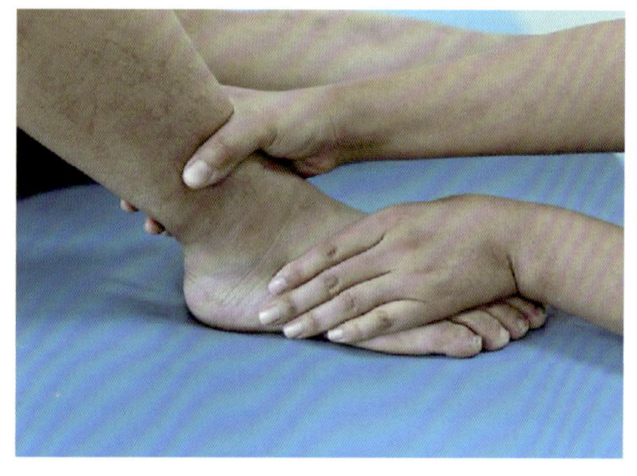

图 9–1

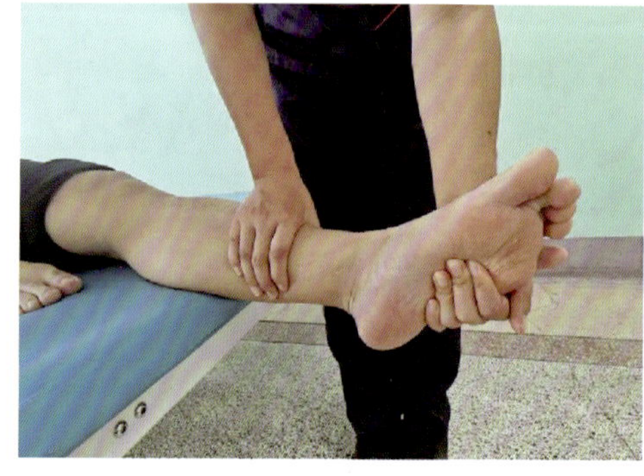

图 9–2

5）外翻应力试验：握住胫骨，外翻外展踝关节，如踝内侧松弛度增加，提示内踝扭伤（三角韧带损伤），见图 9–3。

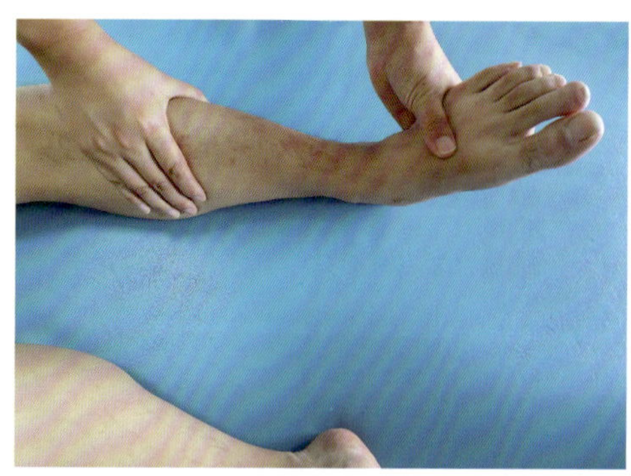

图 9–3

（4）辅助检查。

1）X 线检查：需行踝关节正侧位、踝轴位，损伤严重或陈旧损伤、踝关节不稳者应行应力位 X 线检查。

2）超声、MRI：可明确韧带损伤的部位、程度。

踝关节扭伤可伴踝关节骨折、第 5 跖骨基底骨折、距骨骨软骨损伤、腓浅神经损伤以及踝内侧韧带损伤，应注意鉴别。

二 康复评定

（一）急性期

评定疼痛、畸形和踝扭伤分度

（1）轻度：韧带拉伤，踝关节无痛或轻度肿痛，有局限压痛点，功能轻度受限，无跛行，当重复受伤机制时可引起疼痛。

（2）中度：韧带部分撕裂，局部有肿胀和压痛，踝不能主动背伸，行走跛行。

（3）重度：韧带断裂，广泛肿胀和压痛，患者需拄拐行走。

（二）恢复期

（1）踝关节活动度、踝关节周围肌肉力量。

（2）踝关节稳定性：前抽屉试验、距骨倾斜试验等。

（3）踝关节功能性稳定性评定：不能完成下述 4 项活动者，为不稳定。

1）单独站立试验：分为睁眼和闭眼下评价。方法为：患者患足站立，健侧髋、膝屈曲 90°，正常情况下应站稳持续 20 s。睁眼完成后再闭眼下测试。

2）单腿前向跳试验：患足着地连续向前跳三大步。

3）单腿侧向跳试验：患足着地连续向侧方跳三大步。

4）可否完成患膝的单腿“之”字跳：患足着地沿“之”字进行跳跃。

三 康复治疗

（一）伤后 1~2 周

康复原则：急性期的治疗原则为“POLICEMM”，即保护患处（protection）、适当负荷（optimal loading）、冰敷（ice）、加压包扎（compression）、抬高患肢（elevation）、物理治疗（modality）、药物治疗（medication）。

（1）保护：踝关节扭伤后应立即停止训练，保护踝关节，韧带损伤严重者使用支具或石膏固定 3 周。

（2）冰敷：冰敷是首要的物理治疗，在损伤后 48 h 内都应进行冰敷，禁止热疗。如果肿胀持续存在，冰敷应至少增加至每天 3 次。（图 9-4）

（3）加压包扎：局部的加压包扎是指用弹力绷带或石膏适当加压包扎受伤的踝关节，以减轻肿胀，一般在伤后 48 h 之内进行。建议急性踝关节扭伤者使用支具或助行器。支具和助行器的种类应当根据损伤的严重性、组织愈合的阶段、需要保护的水平、疼痛程度和患者偏好来选择。在严重的损伤中，推荐使用半刚性护踝或者短腿石膏来固定，可在无负重或部分负重且疼痛可耐受的范围内短距离行走，避免跖屈内翻。局部肿胀、淤青严重者，如果影像学检查提示韧带断裂，建议石膏固定 3 ~ 4 周再进行亚急性肌训练，促进韧带原位愈合。

（4）抬高患肢：将患肢抬高至心脏水平的位置，以促进静脉和淋巴回流，减轻肿胀，促进恢复，见图 9–5。

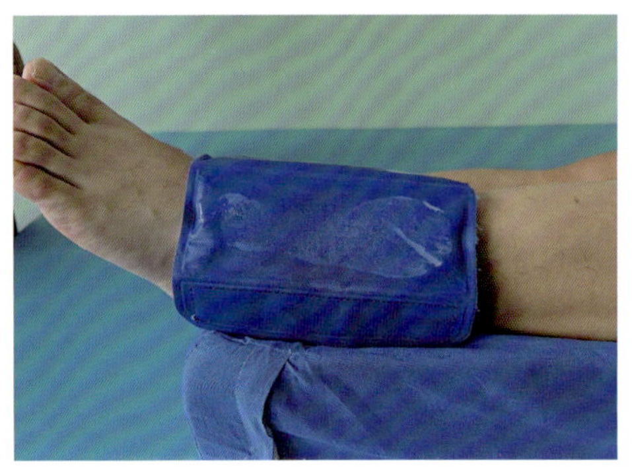

图 9–4

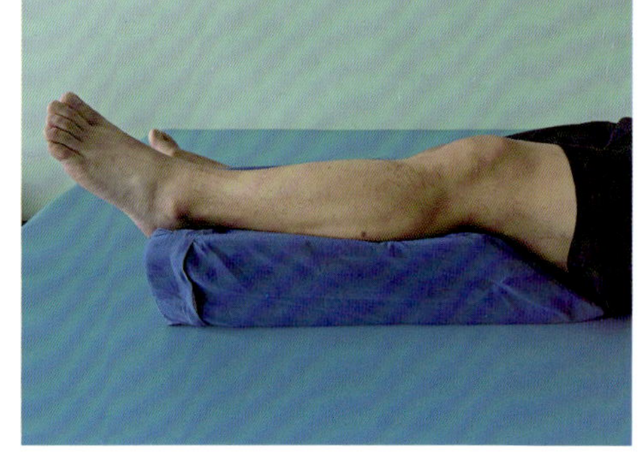

图 9–5

（5）物理治疗：原则上扭伤 72 h 内不要进行超短波、红外线等温热治疗，避免加重肿胀。扭伤 72 h 后可进行超短波治疗（无热量），每次 10 ~ 15 min，每天 1 次。还可以选择磁疗法、低频电疗法止痛以及超声药物透入疗法等。

（6）药物治疗：损伤后 3 天内不建议使用非甾体类抗炎药，且 3 天内禁止用活血化瘀的外敷膏药治疗。

（二）伤后 3 ~ 4 周

康复目标：控制肿胀，缓解疼痛，促进组织愈合。

（1）物理治疗：早期肿胀明显时可行紫外线治疗，有助于消肿，促进炎症吸收。踝关节急性损伤后，常伴有疼痛、肿胀及局部无菌性炎症，选择脉冲短波治疗、超短波治疗和脉冲磁疗，以改善局部血液循环，缓解肿胀。冷热水对比浴可较好地消除肿胀，操作简单，患者可在家中进行。

（2）踝关节活动度训练：踝关节活动性练习以被动、助动、主动的关节活动训练和跟腱牵伸为主，踝关节保持在中立位或轻度外翻位，避免增加受损的韧带张力。

1）踝关节主动内外翻训练：使患侧踝关节在活动度尽量恢复到健侧水平，见图 9–6 ~ 图 9–8。

2）跟腱拉伸：利用毛巾或手法徒手牵伸跟腱，防止踝关节挛缩，见图 9–9。

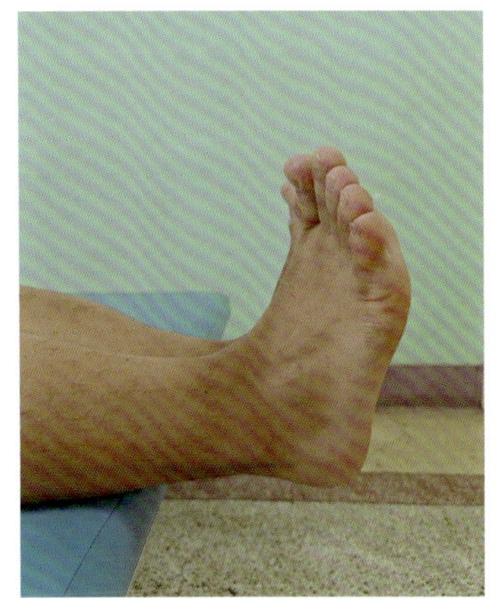

图 9-6

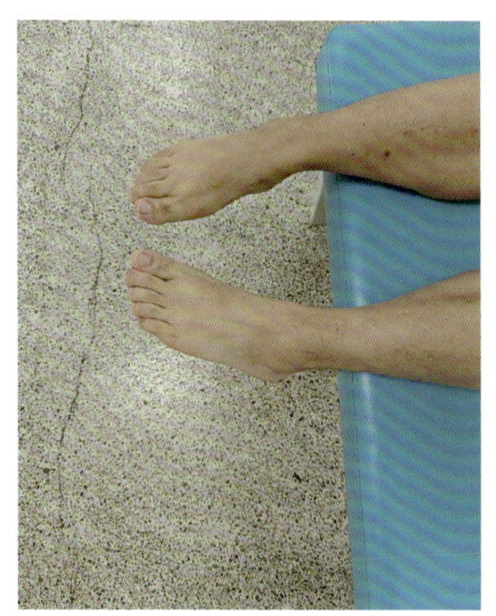

图 9-7

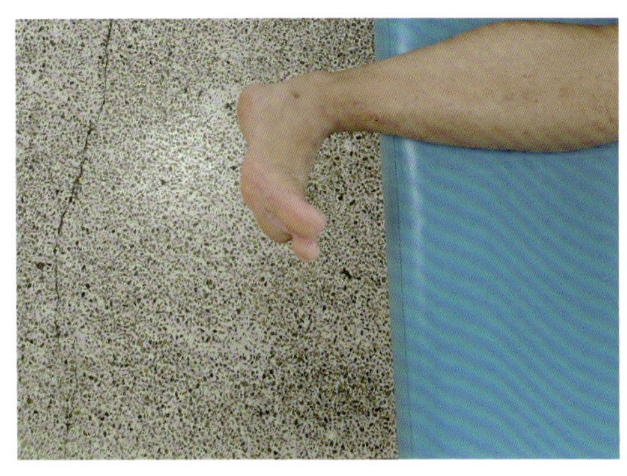

图 9-8

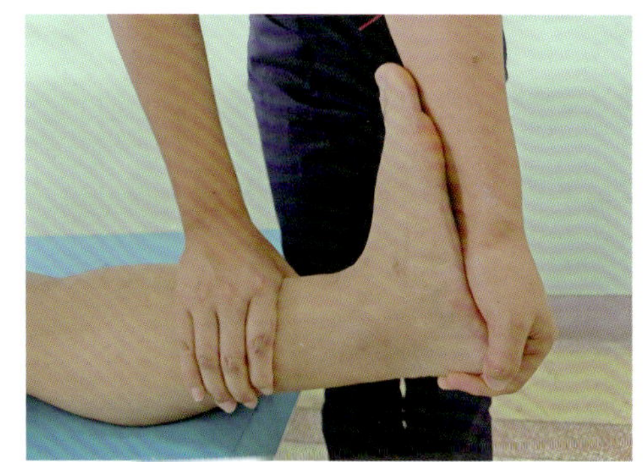

图 9-9

（3）关节松动训练：使用轻柔的关节松动手法，从前向后松动距骨，避免距骨前移，以改善踝关节活动和肿胀，见图 9-10。

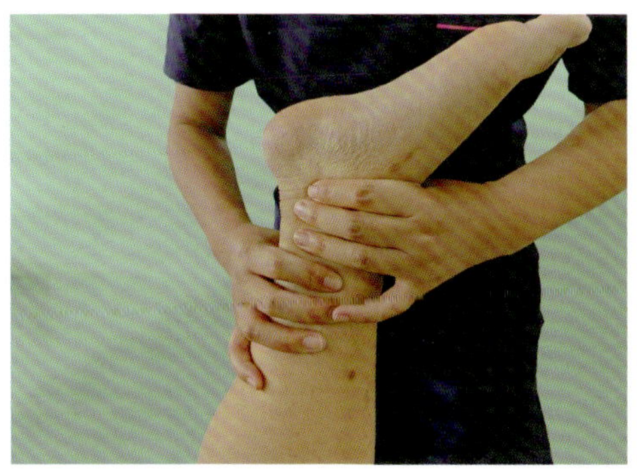

图 9-10

（4）内在足内在肌训练：足趾屈曲抓毛巾、拾球、脱袜子、写字等，见图 9-11 ~ 图 9-14。

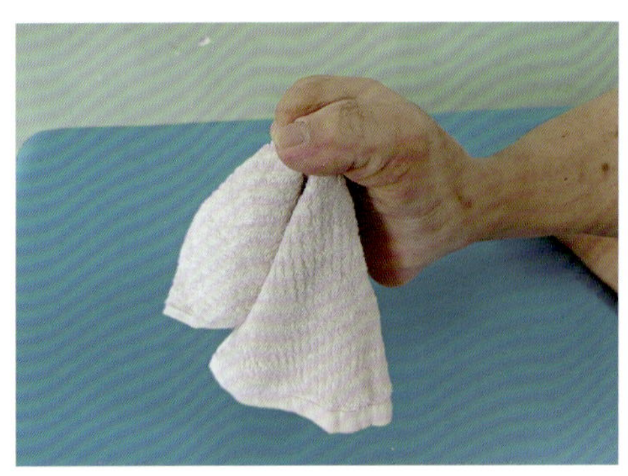

图 9-11

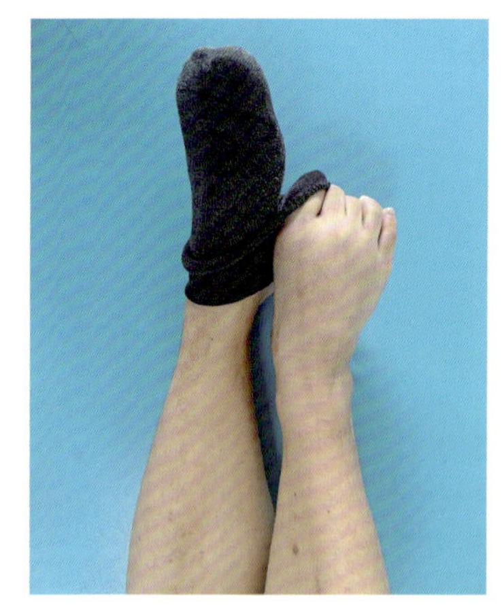

图 9-12

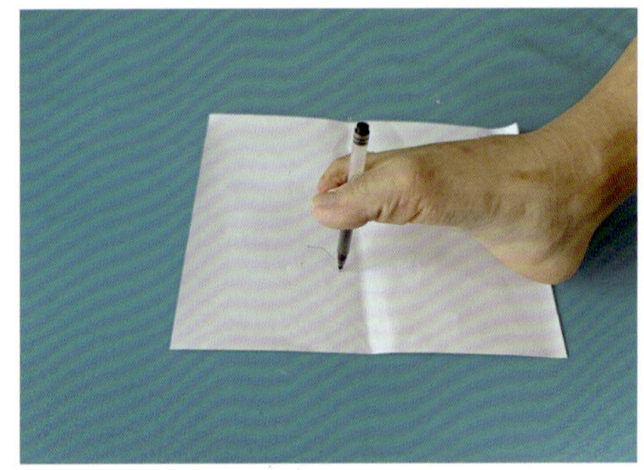

图 9-13

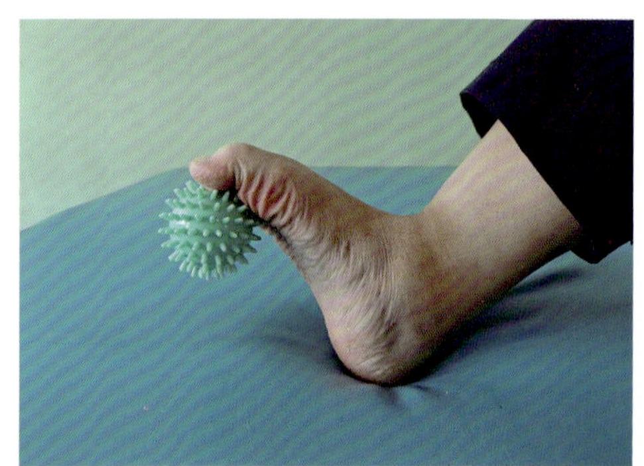

图 9-14

（三）伤后 4~5 周

（1）下地负重训练：中轻度韧带损伤者可逐步开始负重，重度韧带损伤者仍需石膏或支具制动限制负重。

（2）肿胀治疗：采用手法淋巴引流或者肌内效贴等。

（3）股四头肌、踝关节周围肌群力量训练：利用沙袋和弹力带辅助力量训练，见图 9-15 ~ 图 9-18。

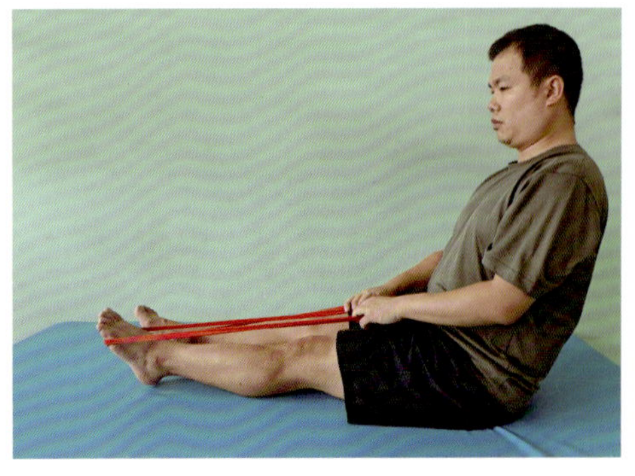

图 9-15

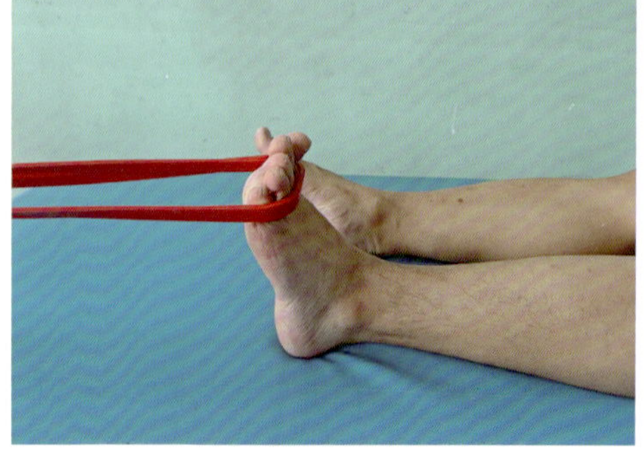

图 9-16

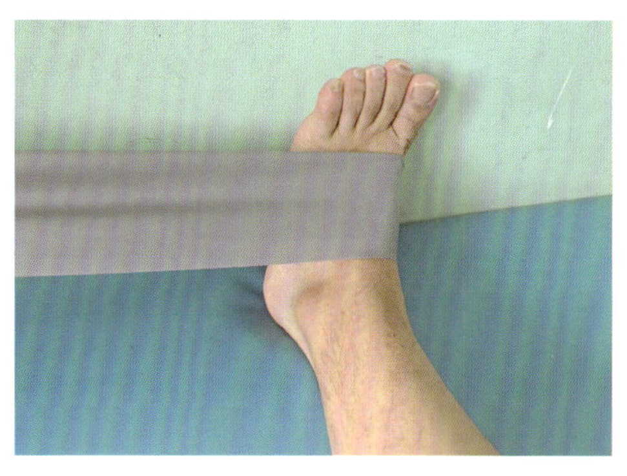
图 9-17

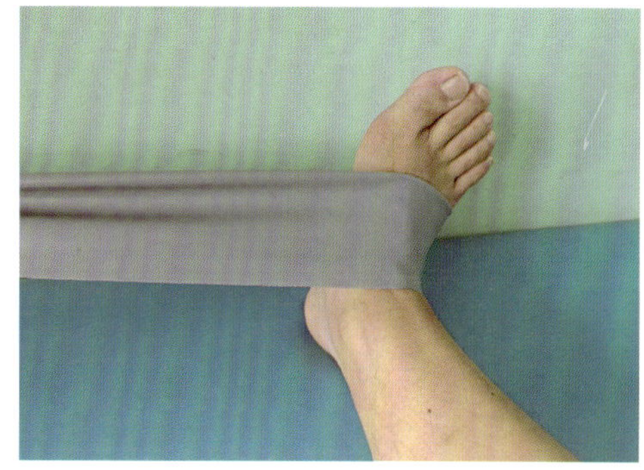
图 9-18

（4）足内肌的训练：同上一阶段。

（5）下肢闭链训练：为保证愈合组织的完整性，通过轻负荷的闭链运动，重塑关节的稳定性，见图 9-19 ~ 图 9-23。

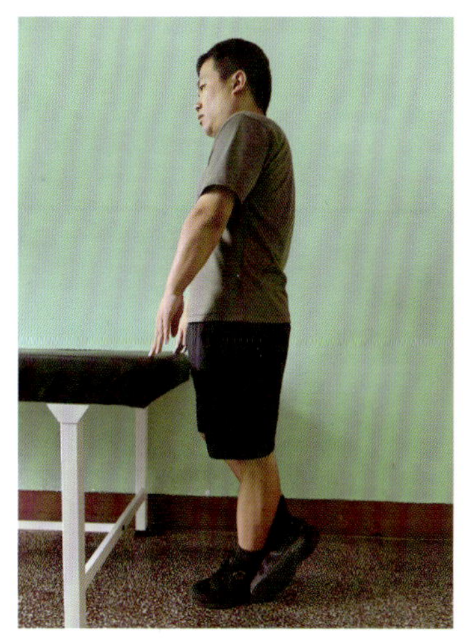
图 9-19

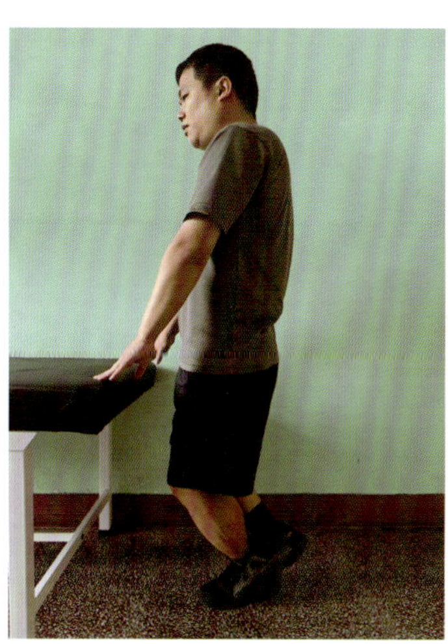
图 9-20

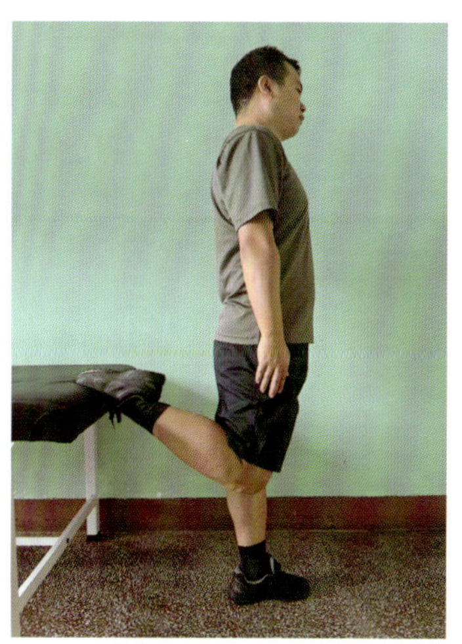
图 9-21

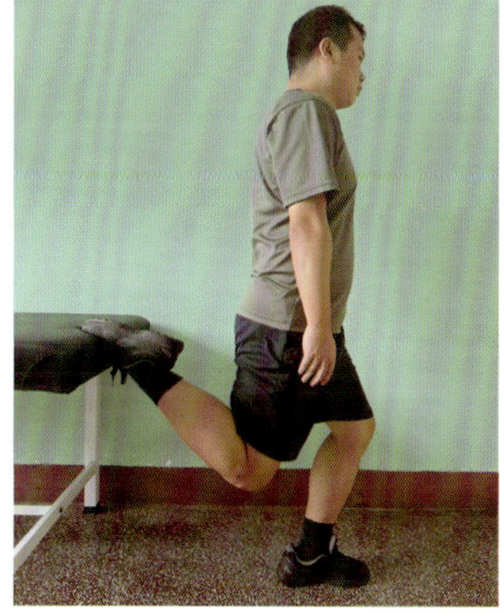
图 9-22

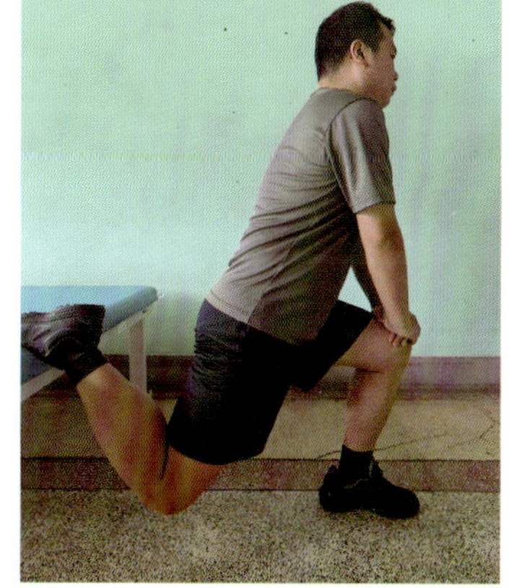
图 9-23

（6）下肢本体感觉训练：站在较硬的平面上，从双腿站立逐渐过渡到单腿站立，由健侧单腿站立过渡到患侧单腿站立，然后进阶到站立在较软的平衡垫或板上，先按双腿再单腿、先健侧后患侧、先睁眼后闭眼的顺序进行训练。也可以在平衡仪上进行训练，促进下肢的本体感觉和平衡功能恢复。（图 9-24 ~ 图 9-27）

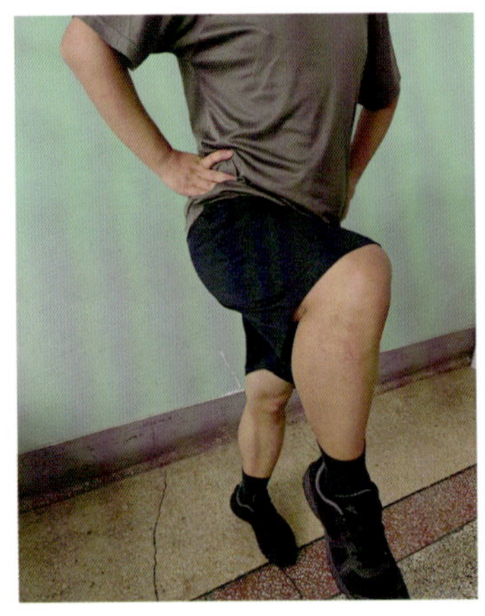

图 9-24

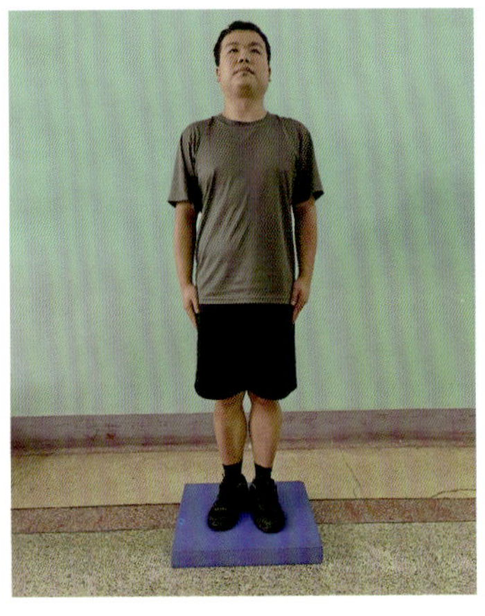

图 9-25

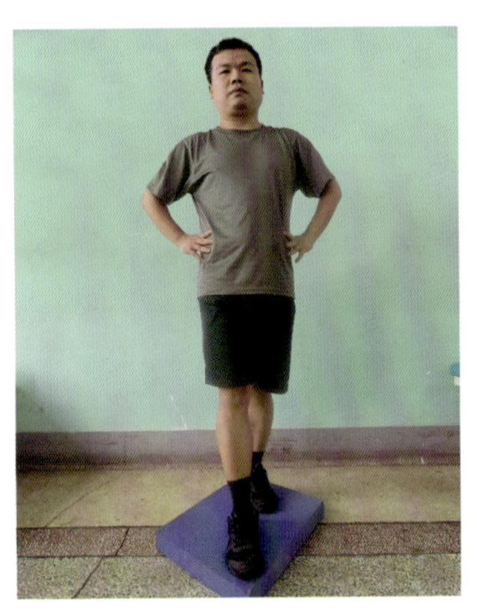

图 9-26

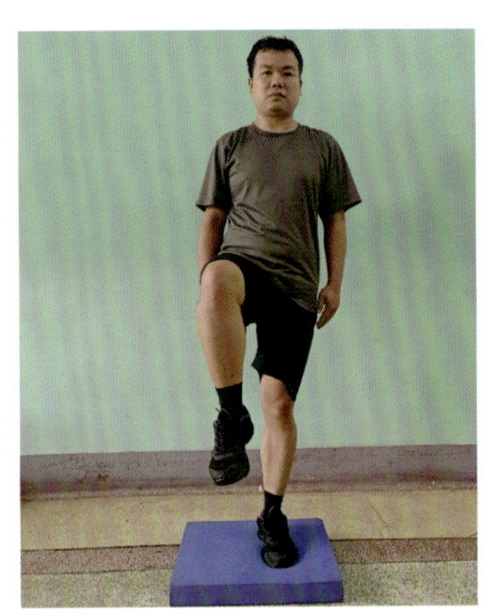

图 9-27

（四）伤后 6 ~ 12 周

（1）加强等张肌力训练。

（2）加强本体感觉、平衡能力、协调力、灵活性训练等，例如单腿站立、干扰下站立，以及在不平衡不稳定平面上的弓步、下蹲、蹲起等。闭眼训练可提高难度。

（3）逐渐开始慢跑、跳跃等功能性训练和专项运动训练等。

第三节　踝部骨折术后

踝关节骨折为临床常见骨折类型，指发生于胫腓骨下段与距骨等部位的骨折，多在间接暴力导致踝部扭伤后发生，患者以局部肿胀、疼痛为主要表现，对其日常生活造成了极大影响，需得到及时治疗。临床治疗踝关节骨折以手术为主，通过对骨折部位的复位固定，恢复踝关节正常生理结构，促进软骨关节的恢复[1]。

一　踝关节骨折的分型

踝关节骨折分型常用 Danis-Weber 分型和 Lauge-Hansen 分型[2-3]。

Danis-Weber 分型基于腓骨骨折线和下胫腓联合的位置关系，将踝关节骨折分为 3 型和相应亚型。A 型：下胫腓联合平面以下腓骨骨折。A1：单纯腓骨骨折；A2：合并内踝损伤；A3：合并后内侧骨折。B 型：下胫腓联合平面腓骨骨折。B1：单纯腓骨骨折；B2：合并内侧损伤；B3：合并内侧损伤及胫骨后外侧骨折。C 型：下胫腓联合平面以上腓骨骨折。C1：单纯腓骨干骨折；C2：复合性腓骨干骨折；C3：近端腓骨骨折。

Lauge-Hansen 根据受伤时足部所处的位置、外力作用的方向以及不同的创伤病理改变主要分为旋后 - 内收型、旋后 - 外旋型、旋前 - 外展型、旋前 - 外旋型。

二　临床表现

（1）局部肿胀、压痛和功能障碍是踝关节骨折的主要临床表现。接诊时应详细询问患者的受伤机制，并重点检查患处的皮肤和血运情况。

（2）踝关节骨折的 X 线检查应包括 3 个体位：前后位、侧位、内旋 20°的前后位（踝穴位）。检查范围应包括膝关节以防止漏诊腓骨头骨折。当骨折较粉碎或合并有后踝骨折时，CT 扫描可以清楚地显示骨块的大小和准确位置。MRI 在观察有无踝关节隐性骨折和韧带损伤方面有一定价值。

三　非手术治疗

稳定性骨折可以考虑保守治疗，如石膏、支具等固定踝关节于中立位 6～8 周，但在早期，每隔 1～2 周应复查 X 线片，如发现骨折移位应及时处理。

四 手术治疗

（一）手术适应证及手术时机

如果踝关节骨折后不能得到稳定的解剖复位，则考虑行切开复位内固定。

闭合性骨折的内固定手术应在伤后 6～8 h 内进行，否则可能产生严重的软组织水肿，查体时可见小腿正常皮纹消失，表皮发亮，甚至出现张力性水疱。此时应延迟手术至伤后 1～2 周，皮肤重新出现皱褶等消肿迹象时。如果不能立即行手术治疗，应先对骨折进行手法复位并临时石膏固定、抬高患肢、冰敷等治疗，这样有利于消肿和防止进一步的血管和关节面软骨的压迫甚至皮肤受压缺血坏死。伴有距骨严重脱位而手法复位失败时，应进行紧急的切开复位。

（二）手术及常见并发症

踝关节手术多采用复位钳和克氏针解剖复位临时固定，以及使用骨板固定、螺钉内固定等。

踝关节骨折脱位常见并发症为骨折不愈合、骨折畸形愈合与踝关节创伤性关节炎。

（1）骨折不愈合：内踝骨折不愈合较常见，其主要原因是三角韧带的牵拉导致断端分离。保守治疗时骨折断端间软组织的嵌入也易导致骨折不愈合。伤后 6 个月以上，X 线片上骨折线仍清晰，骨折断端硬化时，可以考虑骨折不愈合。小的撕脱骨折块一般不会造成明显的症状可以不予处理，较大的骨折块不愈合时可出现踝关节明显疼痛和不稳定，需手术治疗，可行切开复位，彻底去除断端的纤维组织和硬化骨，行加压螺钉固定，骨缺损较多时应行断端植骨。

外踝骨折不愈合较少见，但外踝骨折不愈合产生的症状后果比较严重。由于其不愈合后外踝不稳定导致运动时距骨发生运动轨迹改变，最终将导致踝关节创伤性关节炎，因此，如明确诊断骨折不愈合，应行切开复位，清理断端，行植骨内固定术。

（2）骨折畸形愈合：踝关节骨折畸形愈合多由腓骨骨折的一期复位不良引起，也见于儿童踝关节骨骺损伤以后导致的生长发育障碍。最常见的畸形是腓骨的缩短和旋转，这会导致距骨的位置变化从而影响踝关节的运动轨迹和负荷，最终导致踝关节创伤性关节炎的发生。

畸形往往是骨折保守治疗的结果，手术治疗后发生这种并发症的可能性较小。在一期治疗时要力争恢复腓骨的解剖对位对线，以恢复踝穴的完整性。手术治疗时要行腓骨截骨延长以纠正其缩短和旋转畸形，如果已出现踝周软组织的挛缩要进行彻底松解，注意恢复腓骨下端与胫骨远端腓骨切迹之间的正常对位关系。后踝骨折块较大时一期复位差导致的畸形愈合也经常见到，它将导致早期的踝关节创伤性关节炎等严重后果，治疗时需经腓骨截骨直视下沿原骨折线截骨以重新复位后踝，恢复关节面的平整。

（3）创伤性关节炎：踝关节骨折后发生创伤性关节炎的影响因素主要有原始损伤的严重程度、骨折复位的质量、患者的年龄等。后踝骨折块较大时，发生创伤性关节炎的概率均较大。骨折复位差导致的畸形愈合以及骨折不愈合也易导致创伤性关节炎。老年踝关节骨折患者后期创伤性关节炎的发生率也较高。创伤性关节炎的放射学诊断和临床诊断经常不相符合，后者往往较轻且延后出现。如患者出现明显的疼痛和关节活动障碍且经过严格的保守治疗无效，应考虑手术治疗。治疗方式主要有踝关节融合术和关节置换。目前，踝关节融合术仍是治疗的金标准，但是随着踝关节假体材料和设计的不断改进，关节置换在临床上的应用也逐渐增多，但应严格掌握置换的适应证。

五　踝关节骨折术后康复

（一）康复评定[4]

骨折对位对线骨形成情况，是否有延迟愈合或不愈合，有无假关节、畸形愈合，有无感染、血管神经损伤、骨化性肌炎；关节活动度；肌力；肢体长度及周径；感觉功能；ADL 能力等。

（二）骨折愈合的评定标准

（1）临床愈合标准：骨折断端局部无压痛；局部无纵向叩击痛；骨折断端无常活动（主动或被动）；X 线片显示骨折线模糊，有连续性骨痂通过骨折断端骨折线织，外固定解除后，肢体能达到以下要求者：不扶拐在平地连续行走 3 min，并不少于 30 步；连续观察 2 周，骨折断端不发生畸形。

（2）骨性愈合标准：具备上述临床愈合的所有条件；X 线片显示骨痂通过骨折线，骨折线消失或接近消失、皮质骨界限消失。

（三）康复治疗[5]

1. 术后 0 ~ 2 周

康复目标：减轻肿胀，促进术区愈合。

避免负重，穿戴支具以预防马蹄足畸形。可行冷疗、抬高患肢等以消除肿胀。

2. 术后 2 ~ 6 周

康复目标：应用辅助装置步行，减轻水肿，增加关节活动度。

可在指导下进行关节及距下关节的 AROM 训练；应用辅助装置行步态训练，避免负重；进行 ADL 训练。

3. 术后 6 ~ 12 周

康复目标：改善步态，减轻肿胀。

在术者的建议下渐进性增加负重；AAROM、ROM 及 PROM 训练；本体感觉训练；步态训练。注意避免忍痛步态。

4. 术后 12 周以上

康复目标：恢复正常活动及运动。

渐进性抗阻训练；柔韧性及专项运动训练；使用加压袜或者弹力绷带；专项运动训

练。注意在肌力、ROM 及柔韧性恢复前避免运动。

第四节 跟腱断裂

跟腱是足踝后部人体最强大的肌腱，长约 15 cm，它位于小腿下段后方，连接小腿三头肌和跟骨能承受很大的张力，除个别疾病和特殊的动作外，在日常生活中跟腱断裂（rupture of Achilles tendon）很难发生。跟腱的功能是负责踝关节的跖屈，对于行走等日常生活动作的完成起重要作用。

一 病因

跟腱断裂通高发于年龄在 30 ~ 50 岁的男性患者。有两类跟腱断裂高发人群应该引起注意，一类是平时生活处于相对静态而有意愿间断性参加高强度体育活动的人，另一类是常年处于低强度长时间体育活动的人。跟腱断裂常见于羽毛球、篮球、足球、网球等球类运动或跑步等田径运动训练。

除直接暴力导致的跟腱断裂外，间接暴力导致跟腱断裂的机理是当踝关节处在过伸位时小腿三头肌突然发力引起。当踝关节在背伸 20° ~ 30° 发力跖屈时跟骨结节到踝的轴心半径大，跟腱处于极度紧张状态，此时突然用力踏跳，已紧张的跟腱需要承担超过自身重力几倍的力，跟腱发生断裂。

引起跟腱断裂的其他高危因素还包括：激素的使用，如喹诺酮类抗生素的使用；痛风、甲状腺功能亢进、肾功能不全、动脉硬化；既往的跟腱损伤或病变；感染、系统性炎性疾病；高血压及肥胖等。

二 临床表现

（1）病史：大多有从高处落下、运动中猛烈牵拉、被重物砸伤、砍伤、碾压伤等病史。这类患者受伤时常能听到“啪”的声音，少数人具有反复过度使用、跟腱炎病史。

（2）症状：局部肿胀、疼痛、皮下瘀斑，并有踝关节跖屈和提踵无力。

（3）体征。

1）可触及断裂处凹陷，足跖屈力量减弱，足背伸时活动度较健侧增加。

2）Thompson 试验阳性：俯卧位，挤压患者小腿三头肌，踝关节无跖屈活动阳性，即可确诊断为跟腱断裂。

3）提踵试验阳性：无法进行单侧单足脚尖站立。

（4）辅助检查：X 线可显示有无撕脱性骨折。超声、MRI 检查可确诊。

三　康复评定

主要包括疼痛程度评定、踝关节活动度评定、踝关节稳定性评定、踝关节功能评定。

四　康复治疗

根据患者的具体情况进行手术或非手术治疗的选择。跟腱断裂手术的成败在于手术缝合时准确地掌握好缝合的松紧度。对于一般人来说，保守治疗的效果可达到基本满意的效果；对于对功能要求较高的人群，除无条件进行手术或局部皮肤有感染不宜手术的情况下可采取非手术疗法，其他时候以手术治疗为佳；对于开放伤口的跟腱断裂需要在尽可能短的时间内进行手术，以防止伤口感染。

（一）非手术治疗

可应用屈膝跖屈位石膏，膝关节屈曲 45°、踝关节跖屈。可促使两跟腱断端相互靠近来促进跟腱断端愈合，固定时间一般为 6～8 周。最初采用过膝关节的长腿支具，将膝关节限制于屈曲状态，而踝关节限制于跖屈状态，以最大程度降低跟腱张力。4 周后将膝关节以上部分石膏锯断，更换为短腿石膏。与手术治疗相比，非手术治疗后跟腱再断裂率较高（1.7%～10%），但无切口愈合不良、切口感染及神经损伤的风险。

（二）术后康复

跟腱修复术后的康复应从术后 2～6 周开始。跟腱愈合的 4 个阶段为：炎症期、增生期、塑性期和成熟期。在愈合的最初 6 周内（炎症期和增生期）跟腱是最脆弱的，6 周～12 个月内（塑性期和成熟期）强度慢慢增加。

（1）运动疗法：

1）1～3 周：长腿石膏或专用支具固定膝屈曲 30°，踝跖屈 40°。开始患足跖趾关节的跖屈、背伸活动。在床上进行肢具固定下的患肢抬高训练（直抬腿、侧抬腿、后抬腿）。可扶拐下地进行患肢不负重练习。

2）4 周：将长腿石膏后托锯短到腓骨小头下 3 cm 处，开始膝关节伸屈练习、股四头肌力量练习：等长收缩，直腿抬高练习。踝关节在 0°～15°伸屈练习。

3）6～8 周：去支具，加高足跟垫扶拐部分承重。开始腘绳肌动力性肌肉练习（俯卧勾腿练习）、小腿三头肌、腓骨长短肌、胫后肌肌力训练和踝关节关节活动度训练，并逐渐抽出足跟垫，增加踝背屈活动。

4）8～12 周：完全撤除足跟垫，跖屈活动范围接近正常，全足掌着地行走，开始踝关节全关节活动范围训练、小腿三头肌肌力训练（先双足提踵，逐渐增加患足负荷，最后单足提踵）、小范围蹲起训练、保护一下全蹲训练，开始慢跑训练。

5）4～6 个月：单足提踵训练、灵活性训练、全足掌着地慢跑。

6）6 个月后：小腿三头肌力量、围度和健侧基本相同，可恢复伤前各种运动。按照分期原则逐步增强训练，术后 6 个月恢复正常活动及训练。

（2）物理因子治疗：术后 24 h 开始高频电疗，采用无热量。3 天后改为微热量治疗以缓解水肿、局部水肿与疼痛症状。后期可配合蜡疗、中频电磁疗、超声治疗，软化跟腱周围的纤维斑痕。冰敷，每次进行踝关节活动练习后可进行冰敷 15 ~ 20 min。

（3）针灸：针灸也是治疗跟腱断裂的常见的一种康复治疗的方法，取穴：商丘穴、太白穴、昆仑穴等，能够有效地促进局部的血液循环，改善疼痛、肿胀等症状。

第五节　跖筋膜炎

跖筋膜又称足底筋膜，起于跟骨，止于第五趾骨掌面，贯穿足底，具有一定的延展性，在负重、步行等活动中起着吸收应力、减轻震荡、维持足弓等作用。反复的高强度运动会导致跖筋膜的微撕裂和炎症，跖筋膜炎大约占跑步相关损伤的 10%，是足跟疼痛的主要常见原因之一。

当长期、反复遭受各种不良刺激，如久站、长时间爬行步行、爬山等活动时，跖筋膜会发生充血、水肿、机化，进而形成无菌性炎症，即跖筋膜炎。其中 40 ~ 60 岁的人群发病率较高，女性多于男性。通常为慢性发展，在就诊前疼痛症状常常持续超过 1 年。扁平足、高弓足和踝关节背伸活动降低、长时间站立、在较硬的地面上训练、肥胖、鞋具不合适等是引发跖筋膜炎的危险因素。

一　临床表现

（1）症状：早期表现为足底部疼痛，后期可出现全足底疼痛。在早晨下床时最为明显，行走一段时间后缓解，但较长时间行走后，症状又会再出现。

（2）体征。

1）压痛：压痛点局限在跟骨内侧指筋膜起点处。

2）被动向上牵拉患者脚趾，或请患者用脚尖站立，会引发足跟乃至全足底疼痛。

（3）辅助检查。

1）超声检查：可诊断和评价跖筋膜炎。正常时跖筋膜跟骨止点的厚度不超过 4 mm，当厚度超过 4 mm，回声减低，筋膜周围渗出增加时，提示存在跖筋膜炎。跖筋膜炎急性期超声可显示筋膜周围软组织的血管增加。

2）足部 X 线：观察足跟有无跟骨骨刺，但骨刺的存在与否不一定与患者症状有关。影像学发现骨刺表明跖筋膜炎存在至少 6 个月。跟骨骨刺常起于跟骨内侧结节，跖筋膜和小趾短屈肌的起处，骨刺可能是这些小的足内在肌反复过度牵伸引起的微小损伤，导致骨膜炎和骨化。

3）MRI：可发现跟骨骨髓水肿，应排除踝关节的其他病变。

二　康复评定

康复评定主要包括疼痛、足弓是否存在扁平足和高弓足、小腿三头肌紧张度及肌力评定。

三　治疗

（一）一般治疗

注意休息，疼痛剧烈时应减少活动，存在扁平足、高弓足、踇外翻等足部疾病时需及时配置专业鞋垫并诊治。

（二）物理因子治疗

（1）急性发作时可行局部冰敷，每次 10 ~ 15 min。

（2）酌情选用毫米波治疗、超短波治疗、半导体激光治疗、超声治疗等进行局部治疗。有条件者可行深部肌肉刺激治疗，重点打击足跟和第 1、5 跖趾关节处。

（3）冲击波治疗，上述方法无效时，可行冲击波治疗。

（三）药物治疗

（1）口服非甾体类抗炎镇痛药物治疗，如芬必得等。

（2）局部外喷云南白药气雾剂及活血化瘀膏药。

（3）必要时局部封闭治疗，可用醋酸硼尼松 12.5 mg 加利多卡因 2 ~ 4 mL。患者俯卧在床上，足心朝上，从足跟中心进针而不是侧面。针尖准确定位在痛点，进针后常常会触碰到骨膜。将药液注射至骨膜表面，注射时移动针头至受伤区域的每个疼痛部位进行渗透。

（四）运动疗法

运动疗法能够有效缓解疼痛，改善关节活动度，提高下肢柔韧性。牵伸治疗能缓解小腿三头肌和跖筋膜的压力，以减轻跖筋膜的张力。对负重活动中控制旋前的肌群进行强化训练。承重反应期，离心控制跗中关节旋前、踝关节跖屈、膝关节屈曲、踝关节内收、下肢内旋的肌肉。

（1）毛巾拉伸训练：患者坐于地面，双腿向前，保持直立坐姿并伸直双腿。将毛巾中部放置患侧足底近足趾侧，双手分别抓住毛巾的两端，保持双腿伸直，挺直腰背，双手牵拉毛巾，保持牵拉 30 s，随后放松 30 s，重复 10 次，见图 9–28。

（2）小腿牵伸训练：包括腓肠肌、比目鱼肌、跖筋膜的牵伸训练。

1）腓肠肌牵伸训练：患者站立位，健侧下肢向前稍微屈曲膝关节，患侧下肢向后伸直保持足跟着地，足尖绷直，注意不要弯曲后背，并保持双足足跟着地，髋步向前推，保持拉伸 30 s，随后放松 30 s。重复上述练习 3 ~ 5 次，见图 9–29。

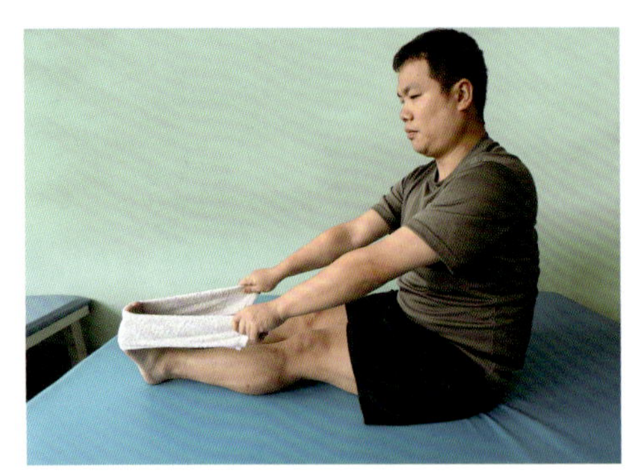

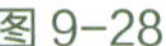

图 9-28

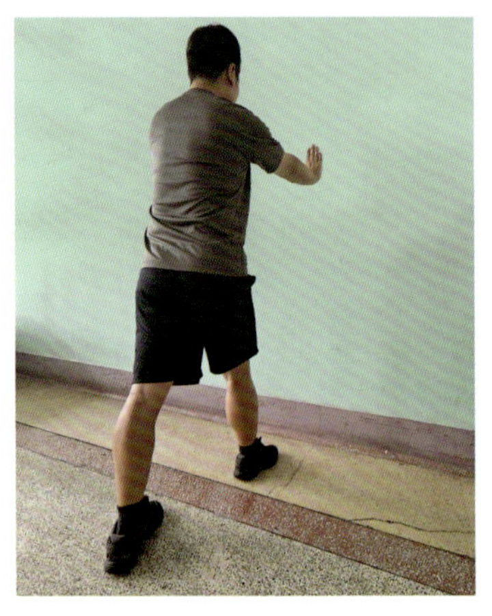

图 9-29

2）比目鱼肌牵伸训练：患者站立位，将一只足放在身后并弯曲前侧膝关节，直到感觉到小腿后部有轻微的牵伸感，保持良好的直立姿势。后侧膝关节保持屈曲，后足跟着地。保持牵伸 30 s，每次重复 3 次，见图 9-30。

3）跖筋膜牵伸训练：将足趾向胫骨牵伸，感觉到跖筋膜有牵拉感。拉伸应该是轻微的，不超过中度的疼痛。经常进行牵伸运动，尤其是在早上醒来和站立之前以及久坐后。保持牵伸 30 s，每次重复 3 次，见图 9-31。

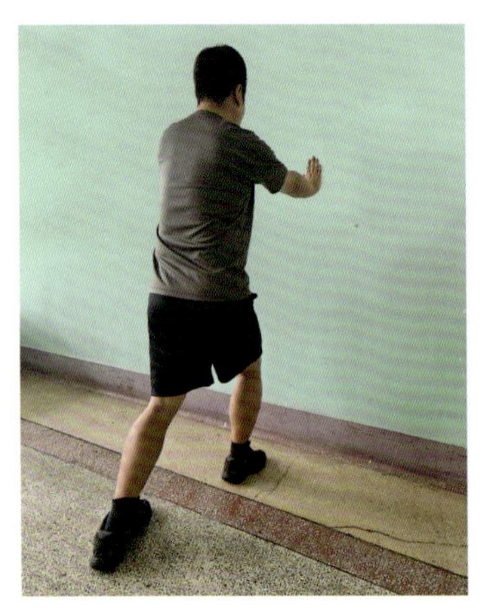

图 9-30

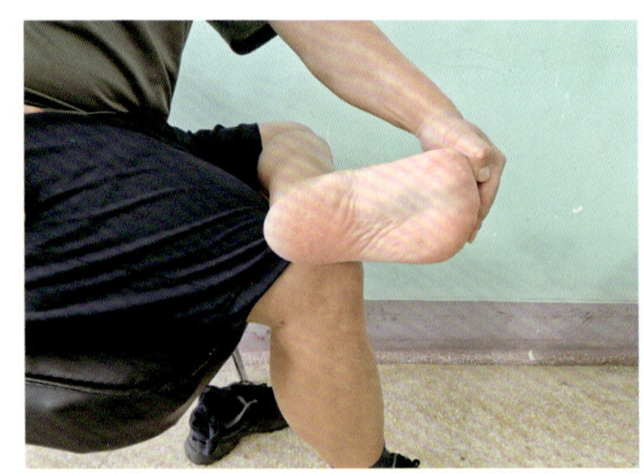

图 9-31

（3）筋膜球滚动训练：放松跖筋膜。准备一个筋膜球，在足底反复进行滑动，适当给予一些压力，保持双足着地，保持筋膜球在足弓下滚动，持续 2 min，见图 9-32。

（4）提踵训练：可以锻炼小腿三头肌。患者站立位，将重心均匀分配到双下肢，抓住椅背或其他支持物以保持平衡，抬高健侧下肢保持离地，让重心集中在患侧下肢上，抬起足跟至最高，然后放下。重复上述动作 10 次。注意患肢在承重时保持膝关节伸直，见图 9-33。

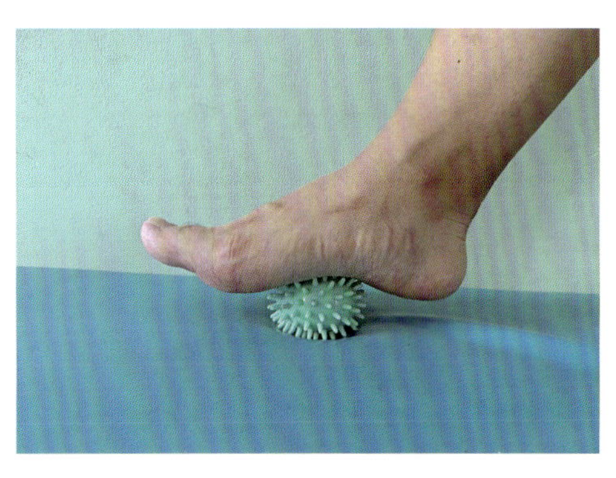

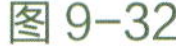

图 9-32

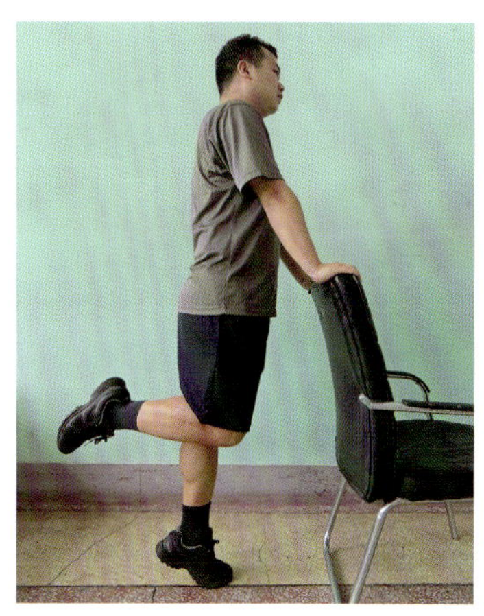

图 9-33

（5）踝关节活动度训练：主要锻炼踝背伸肌、跖屈肌、踝关节内翻肌、踝关节外翻肌。保持坐位，患侧足离地，并在空中写下英文字母或数字，注意保证只利用足和踝关节进行小范围活动。

（6）拾球训练：锻炼跖屈肌和足内在肌。保持坐位，在双足前放置全部筋膜球和 1 个容器，患侧足趾拾起筋膜球，每次只拾起 1 个放入容器中，重复上述练习 20 次。注意训练开始时合理放置筋膜球的位置，不宜过远或过偏，见图 9-14。

（7）毛巾卷训练：锻炼跖屈肌。保持坐位，在身前平铺一条小毛巾，利用患足趾抓住毛巾的中央，并利足趾卷毛巾，平铺毛巾后再重复上述练习，待熟练操作后，可在毛巾边缘放置重物，增加难度，以达到更好的效果，见图 9-11。

（8）踝关节背伸和跖屈训练：保持坐位，向前伸直患侧下肢。进行踝关节背伸训练时，把弹力带绕在足背近足趾处，弹力带远端固定在凳子或桌脚，做踝关节背伸运动，可以感受到小腿前侧肌肉收缩，然后慢慢放松，回到活动前位置。重复以上动作 10 次。进行踝关节跖屈训练时，把弹力带绕在足底近足趾处，双手抓住弹力带两端，轻轻地做踝关节跖屈运动，可以感受到小腿后侧肌群收缩，然后慢慢放回到活动前的位置。重复上述动作 10 次，注意训练中保持下肢伸直，可以让足跟着地进行支撑，见图 9-15、图 9-16。

参考文献

[1] 李纪仲. 踝关节骨折术后踝关节功能康复治疗效果研究 [J]. 数理医药学杂志，2022，35（03）：439-441.

[2] MANSUR HENRIQUE, RAMOS LUCAS SACRAMENTO, FREITAS ANDERSON. Reproducibility assessment of the Lauge-Hansen, Danis-Weber and AO classifications of ankle fractures[J]. Scientific Journal of the Foot & Ankle, 2019, 13.

[3] 李良生，林山，陈连，等. 踝关节骨折 Lauge-Hansen 分型的研究进展 [J]. 中国骨科临床与基础研究杂

志，2021，13（1）：53–59.

[4] 南登崑．康复医学 [M]. 北京：人民卫生出版社，2008（6）：191.

[5] KIMBERLY A. SACKHEIM. 康复医学临床手册 [M]. 北京：北京大学医学出版社，2019.

第十章　脊柱损伤康复——颈部疾病

第一节　颈部相关解剖

一　骨性结构

颈椎（cervical vertebra）是头以下、胸椎以上的部位。颈椎共有 7 个部分组成，是脊柱椎骨中体积最小，但灵活性最大、活动频率最高、负重较大的节段。除第 1 个颈椎外，其余颈椎都由 1 个椎体、1 个椎弓及 7 个突起（1 个棘突、1 对横突、2 对关节突）所构成，之间由韧带、椎间盘连接形成颈椎。除了第 1、2 颈椎骨外，其余椎骨相类似。第 1 颈椎为寰椎，它没有椎体和棘突，由前后弓和侧块组成。第 2 颈椎为枢椎，它和一般的颈椎相似，但椎体上方有齿状的隆突称为齿突，此齿突可视为寰椎的椎体。第 3 ~ 6 颈椎，椎体较小，呈椭圆形，上面的横径凹陷，上位颈椎位于下位颈椎的凹陷处，互相嵌入增加了颈椎的稳定性。第 7 颈椎也称为隆椎，是颈椎最下面的一个，除了它伸向后方的棘突最长，其余结构和普通椎体一样，它隆突于皮下，随着颈部转动而转动，是临床上作为辨认椎骨序数的标志。

在颈椎的正常侧位 X 光片上颈椎呈轻度前凸。颈椎生理曲度的存在，能增加颈椎的弹性，减轻和缓冲重力的震荡，防止对脊髓和大脑的损伤。

二　颈椎骨之间的连接

各颈椎之间借椎间盘、前纵韧带、后纵韧带、其他辅助韧带黄韧带、棘间韧带连接。颈椎的连接主要有 3 种方式：

（1）椎间盘：即椎间纤维软骨盘，是椎体之间的主要连接方式。颈椎间盘特点：第 1 颈椎与第 2 颈椎之间为寰枢关节，无椎间盘。第 3 颈椎至第 1 胸椎共有 6 个椎间盘。每个椎间盘由纤维环、髓核和椎体的透明软骨板所组成，纤维环前部厚，后部较薄，其上、下纤维均由软骨细胞与软骨板相连，组成一个封闭的球样体。不论外力从上下来，还是从左右来，它的体积均不变，压力则平均地分配到各个方面。

（2）椎间关节：包括关节突关节、钩椎关节。

（3）韧带：在颈椎椎体及椎弓周围有一系列韧带对颈椎的固定及限制颈椎的运动有重要作用。后纵韧带较细长较前纵韧带弱，位于椎体的后方，为椎管的前壁。在颈部脊柱、椎体的侧后方有钩椎关节，为椎间孔的前壁。钩椎关节的后方有颈脊神经根、椎动静脉和窦椎神经；其侧后方有椎动脉、椎静脉和椎神经。椎弓由椎间关节和韧带所联结。相邻椎骨的上、下关节面构成椎间关节，由薄而松弛的关节囊韧带联结起来，其内有滑膜。横突之间有横突间肌，对颈脊柱的稳定性所起的作用很小。椎板之间有黄韧带，呈扁平状，黄色，弹性大，很坚韧，由弹力纤维组成。棘突之间有棘间韧带和棘上韧带，使之相互联结。棘上韧带发育很好，形成项韧带。

三 颈椎的血液循环

颈椎的血液循环主要来自椎间动脉，椎间动脉多发自椎动脉。椎间动脉一般 1 条，有时成对，沿脊神经根的腹侧，经椎间孔，分支进入椎管内。在椎间孔内分为 3 个主要分支：

（1）脊侧支：供应硬膜、硬膜外组织、黄韧带和椎弓的血液循环。

（2）中间支：供应神经根和其脊膜的血循环。

（3）腹侧支：供应硬膜、硬膜外组织、韧带和椎体的血液循环。

四 颈部肌肉

（一）浅层

主要为胸锁乳突肌和斜方肌上束。

（1）胸锁乳突肌：位于颈侧，起于胸骨柄和锁骨内上缘，斜向上止于脸侧下颌的乳突。一侧胸锁乳突肌收缩使头向同侧屈，并转向对侧。两侧同时收缩，则使头后伸。

（2）斜方肌上束：斜方肌上束位于颈后，起于枕外隆凸、上项线、项韧带、第 7 颈椎及全部胸椎棘突。纤维分上、中、下三部分，分别止于锁骨外侧 1/3、肩胛冈和肩峰。近固定时上部纤维收缩，使肩胛骨上提、上回旋、后缩；中部纤维收缩，使肩胛骨后缩、上回旋；下部纤维收缩，使肩胛骨下降、上回旋。远固定时一侧收缩，使头向同侧屈和向对侧回旋；两侧收缩，使头和脊柱伸直。

（二）深层肌肉

（1）第 1 类起于颈椎，止于颈椎之外的骨或韧带，作用是让颈椎向不同方向倾斜或旋转。两侧收缩使颈后倾，单侧收缩使颈向侧后倾。

1）斜角肌：起于颈椎横突，止于肋骨，两侧收缩时使颈前倾，单侧收缩时使颈向侧前方倾。

2）肩胛提肌：位于颈项两侧，肌肉向上部位于胸锁乳突肌深侧，下部位于斜方肌的深面，起自第 1～4 颈椎的横突，肌纤维斜向后外下行，止于肩胛骨上角和肩胛骨脊柱缘的上部。有上提肩胛骨并使肩胛骨下回旋的作用。

3）菱形肌：菱形肌位于背上部斜方肌深层，为菱形扁肌。起于第 6、7 颈椎和第 1～4 胸椎棘突，止于肩胛骨内侧缘。菱形肌的作用是近固定时，使肩胛骨上提、后缩和下回旋；远固定时，两侧收缩，使脊柱胸段伸。菱形肌主要协同肌是中斜方肌、拮抗肌主要是胸肌。菱形肌与肩胛提肌、上斜方肌协同，上提肩胛骨；菱形肌与肩胛提肌、背阔肌协同，转动肩胛骨。

4）头夹肌：位于上后锯肌深面，起自项韧带下半、下位颈椎棘突、上位胸椎棘突及棘上韧带，向外上止于上位第 2～3 颈椎横突、颞骨乳突和上项线。头夹肌属于颈部深肌，主要作用为一侧肌收缩使头向同侧旋转，两侧同时收缩使头后仰。

5）颈夹肌：位于颈部后外侧，覆盖竖脊肌，是颈后及上背部深层肌肉，属于颈竖脊肌的一种，起于项韧带下部和上 3 位胸椎的棘突，止于上位颈椎横突，深面有枕动脉通行。颈夹肌起到参与头颈部后仰、扭转等运动的作用。

（2）第 2 类起于颈椎，止于其他颈椎或胸椎，作用是让颈椎向不同方向弯曲。分为附着于颈椎前部和后部肌肉。附着于颈椎前部，收缩时使颈前屈，单侧收缩使颈向同侧前方屈，主要有颈长肌和头长肌；附着于颈椎后部，收缩时使颈后伸，单侧收缩使颈向同侧后方弯曲。后伸即向后弯，主要有半棘肌。

1）颈长肌：位于脊柱颈部和上 3 个胸椎体前面的肌。下内侧部起自上位 3 个胸椎体及下位 3 个颈椎体，止于第 2～4 颈椎体和第 5～7 颈椎横突前结节；上外侧部起自第 3～6 颈椎横突前结节，止于寰椎前结节。双侧收缩使颈前屈，单侧收缩使颈侧屈。

2）头长肌：起于第 3～5 节颈椎横突止于枕骨。作用是使头、颈部屈曲及侧弯。

3）半棘肌：起于第 2 颈椎至第 1 胸椎的横突的肌。肌束向内上，跨越 4～6 个椎骨，止于上部胸椎、第 2～7 颈椎棘突和枕骨上、下项线之间的骨面。一侧收缩使相应部分脊柱或头转向对侧，双侧收缩则伸脊柱，使头后仰。

4）多裂肌：为骶骨到第 2 颈椎之间的肌，起自骶骨背面、腰椎、胸椎横突和第 4～7 颈椎的关节突，肌束跨越 2～4 个椎骨后，止于全部椎骨，寰椎除外的棘突。主要维持脊柱稳定性，防止个别的椎骨过度弯曲或旋转而脱位。

5）回旋肌：分为长回旋肌和短回旋肌，长、短回旋肌均起自每节胸椎的横突，其不同之处在于，长回旋肌止于起点以上 2 个椎骨的棘突，而短回旋肌止于起点上方椎骨的棘突。回旋肌属于横突肌肌群，可连接不同椎体的横突和棘突，对于人体脊柱的活动以及脖子的活动有着较为重要的作用，主要也是增加脊柱稳定性。

五　颈筋膜

（1）浅层：转绕整个颈部，包绕斜方肌和胸锁乳突肌，形成两肌的鞘；颈筋膜浅层在舌骨上部和面后部分为两层，分别包绕下颌下腺和腮腺，形成两腺的筋膜鞘。

（2）气管前筋膜：又称颈深筋膜中层或内脏筋膜。位于甲状腺左、右侧叶的后外方分为前、后两层，包绕甲状腺，形成甲状腺鞘，在甲状腺与气管、食管上端邻接处，腺鞘后层增厚形成甲状腺悬韧带。

（3）椎前筋膜：又称颈深筋膜深层，该筋膜向下外方包绕锁骨下血管及臂丛，形成腋鞘。

六 神经

（一）颈丛神经

由第 C1～C4 颈神经前支组成。它发出皮支和肌支。皮支分布到颈前部皮肤；肌支分布于颈部部分肌肉（颈部深肌）、舌骨下肌群和肩胛提肌；其中最主要的是膈神经，为混合性神经，它由第 C3～C5 颈神经前支发出，下列穿经胸腔至膈肌，主要支配膈肌的运动以及心包、部分胸膜和腹膜的感觉。

（二）臂丛神经

由第 C5～C8 颈神经前支和第 1 胸神经前支的大部分组成。先位于颈根部，后伴锁骨下动脉经斜角肌间隙和锁骨后方进入腋窝。其间几经相互编织，可分为根、干、股、束 4 段，并发出许多分支，在腋窝臂丛形成 3 个束，即外侧束、内侧束和后束，包绕腋动脉。

第二节　颈椎部肌筋膜炎

颈椎部肌筋膜炎，一般是指筋膜、肌肉、肌腱和韧带等软组织的无菌性炎症，从而引起的肩背部疼痛、僵硬、运动受限及软弱无力等症状。这是一种常见的颈部软组织损伤，常因寒冷、潮湿、慢性老损而使颈肩部肌筋膜及肌组织发生水肿、渗出及纤维性改变而出现的一系列临床症状。多见于中老年人，男多于女，多发于冬春两季。

一 病因

颈椎部肌筋膜炎，多与轻微外伤、劳累及受寒等有关。

炎症感染：上呼吸道感染或其他发热的炎症。慢性劳损：长期伏案低头作业，使肌肉长时间过度紧张痉挛，虽损伤部位轻微且病变小，但在肌肉筋膜组织中产生变性肥厚，形成纤维小结，并引起广泛疼痛。

环境因素：颈肩肌筋膜炎，属于中医“痹症”“伤筋”，该病发病缓慢病程长，危害大，多因潮湿，寒冷，引起的颈肩部筋膜、肌肉、肌腱和韧带等软组织发生了充血、水肿，渗出和变性增生后而出现了的无菌性炎症，由于现代人喜食生冷，长期身处空调环境，导致近年来颈椎部肌筋膜炎发生率明显增加，严重影响患者生活及工作[1]。

颈椎部肌筋膜炎特点为病程长，往往不止单一的颈肩肌肌筋膜炎，常常合并颈椎病、肩周炎及脊间韧带炎等相邻组织病症，治疗过程也要同时给予相应干预对症治疗。变性以后，逐渐纤维化，形成搬痕，血液循环不畅而发生该病。长期的慢性劳损，肌肉长时间过度紧张、痉挛，虽损伤轻微，病变部位小，但在肌肉筋膜组织中产生变性、肥厚，形成纤维小结而引起较广泛的疼痛。其机理是由于毛细血管及微循环不畅所致[1]。

二 症状

颈肩背部疼痛广泛，存在酸胀沉重感、僵硬、麻木感，颈椎活动受限，可向后头部及上臂放射。疼痛呈持续性，可因疲劳、受凉、受潮等因素而加重。主要表现为颈背部弥漫性钝痛，查体见颈部肌紧张，压痛点常在棘突及棘突旁斜方肌、菱形肌等，压痛点局限，不沿神经走行。疼痛肌肉可触及肌肉紧张带或条索状硬结。

辅助检查：X 线检查无异常。实验室检查抗“O”或血沉正常或稍高。

三 治疗

（一）一般治疗

解除病因，注意保暖，局部热敷，防止受凉。急性期注意休息。

（二）手法治疗

手法治疗安全、有效，操作如下：患者端坐于方凳，暴露颈、肩、背部。术者站在患者侧方，以一侧手抬起患者上臂，使其颈、肩部肌肉放松。使用单手拨法放松颈肩部肌肉。点按风池、颈突、大圆肌止点等疼痛敏感点。用手掌尺侧缘叩击肩胛肌及斜方肌。最后再用滚法对受累肌肉进行放松[2]。

（三）物理因子疗法

（1）蜡疗：是传导热疗法中最常用的一种方法。由于热容量和蓄热性能大，导热性小，能对机体产生较强的温热作用，可使局部血管明显扩张，血流加速，使细胞的通透性加强，有利于血肿吸收和水肿消散，解痉止痛。此疗法又能加强巨噬细胞系统的吞噬功能，提高新陈代谢，故又有消炎作用[3]。

（2）高频电疗法：可分为长波、中波、短波、超短波、微波等，临床常用的有短波、超短波、微波电疗法。高频电疗法治疗膝关节滑膜炎可改善血液循环与淋巴循环，促进致痛物质排出，使局部组织营养增强，病理产物及代谢产物得以清除，易于炎症的吸收消散[4]。

（3）交变磁疗：产生的磁场能促进血液循环，使组织通透性提高，改善组织营养及微循环，纠正组织的缺氧、缺血，加强炎性渗出物吸收消散。磁场还可提高致痛物质分解酶的活性，炎性产物得以及时排除，具有镇痛、消肿、消炎、增强免疫和促进白细胞吞噬作用。

（四）药物治疗

消炎镇痛药，如吲哚美辛、布洛芬、芬必得。应严格控制使用皮质激素类药物。维生素类药物，如维生素 E 及 B_1 对原发性肌筋膜炎有一定疗效。部分中药等也可以达到相应的治疗效果。

（五）封闭疗法

可以使用 2% 普鲁卡因，进行疼点封闭。每周 1 次，3 ~ 5 次为一疗程。可连续 3 ~ 4 个疗程大多数病例大多数可治愈。

（六）超声引导下小针刀

在高频超声引导下，选取合适的小针刀型号，一般多用 0.35 mm × 75 mm 一次性无菌小针刀。

患者取合适体位（坐位或俯卧位），充分暴露治疗区，首先由临床医师进行触诊，结合超声医师灰阶超声检查、切波弹性成像检查，精准定位痛点，并使用黑色记号笔标记。以进针点为中心碘伏棉球消毒，高频探头均匀涂抹耦合剂，并使用无菌手套进行套扎，超声医师尽可能使耦合剂与无菌手套完全贴附，调整探头及仪器，明确进针深度及进针角度，确定进针路径。同时注意动态观察进针路径是否存在血管、神经及测量与肺部的距离，进针后直至引出局部抽插反应为止。操作结束后使用棉球压迫止血并无菌敷贴覆盖小针刀[5]。

（七）冲击波治疗

体外冲击波（Es-WT）广泛被应用于骨骼肌肉疾病治疗中，颈椎部肌筋膜炎的疼痛很大程度来源于软组织的粘连，体外冲击波通过高能量振动局部产生对软组织的松解，从而对该病产生明显的疗效。使用体外冲击波治疗仪，选取患者颈肩部的 2 ~ 3 个疼痛触发点进行治疗。常见的触发点有：触发点 1：位于颈角处，即颈部和肩部交界处，将斜方肌向后推移即可触及，为上斜方肌上界。触发点 2：肩胛骨肉上角中斜方肌处。触发点 3：位于肩胛骨内上角下和肩胛冈上即触发点 2 下方 1 ~ 2 mm 位置。触发点 4：肩冈内下缘 1/3 处。

操作方法：采用卧位或坐位，在选择的肌筋膜触发点上用记号笔做好标记。涂适量耦合剂于治疗区域内，采用患者能忍受的较强度进行冲击波治疗的参数为：压力 1.5 ~ 3 kPa，次数 200 次，频率 8 ~ 10 Hz，每周 2 次[6]。

（八）运动疗法

（1）颈肌筋膜放松治疗：选用筋膜球或泡沫轴进行治疗。将筋膜球放置于肌筋膜“酸痛点”上施加压力并持续 10 ~ 15 s，然后向下一个酸痛区域移动，如此循环至肌肉完全放松，见图 10–1、图 10–2。

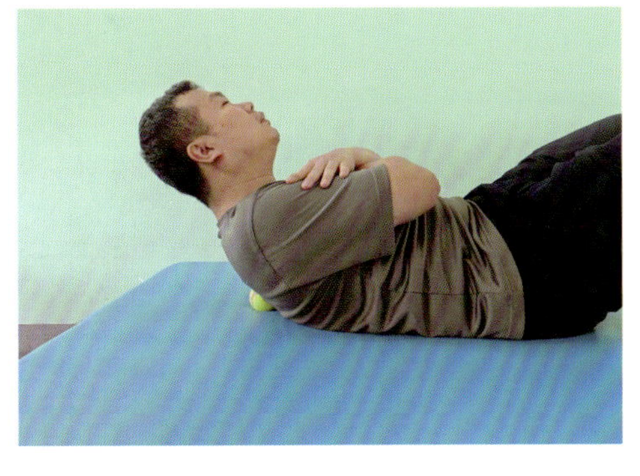

图 10-1

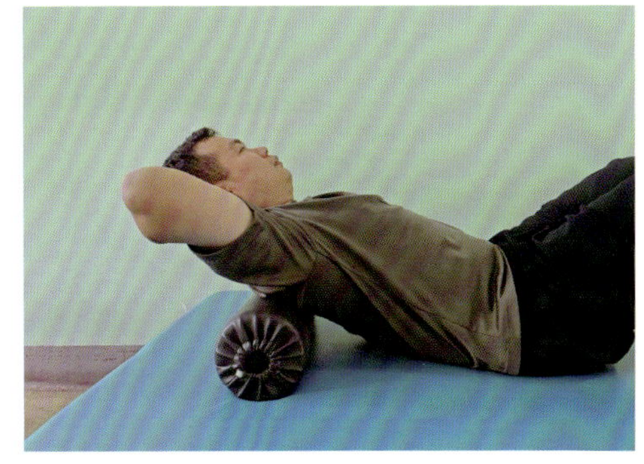

图 10-2

（2）肌肉能量技术：利用肌肉能量技术在正常关节活动范围内把患者颈部相应的肌肉被动牵伸至引起该肌肉疼痛为自身限制点后，让患者进行抗阻收缩，治疗师给予阻力从 20% 开始，逐渐增加至 30% ～40%，并维持 10 s，放松间歇 10 s，重复 3 次。

1）斜方肌上束训练：患者取仰卧位，治疗师右手托住患者枕骨，左手放在患者左肩，将患者左侧上斜方肌向右侧达到自身限制点后，再让患者向左侧抗阻屈曲训练，见图 10-3。

2）胸锁乳突肌训练：患者取仰卧位，头部前屈，可观察到双侧胸锁乳突肌收缩，治疗师从小剂量开始，逐渐增加阻力，见图 10-4。

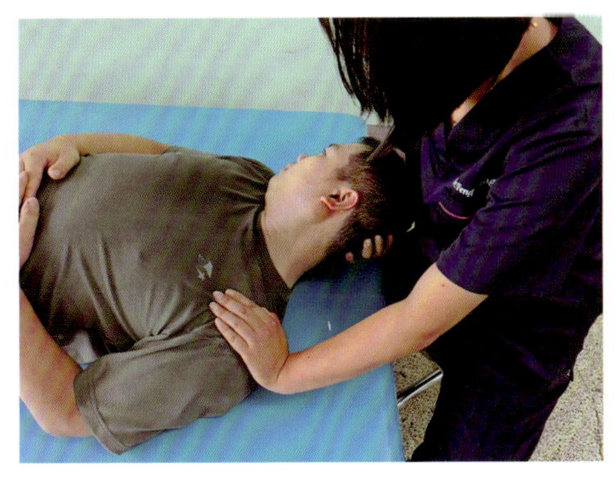

图 10-3

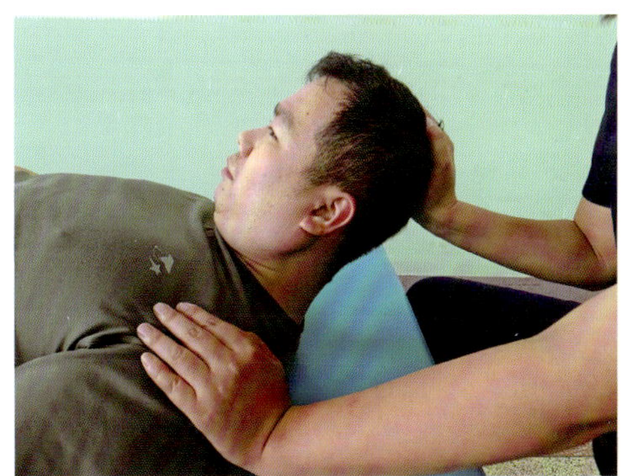

图 10-4

3）颈深屈肌训练：患者取坐位或仰卧位，主动做下颌骨回缩点头、下颌贴近胸骨的动作。

4）颈伸肌训练：患者取仰卧位，治疗师双手放在患者枕部，患者先屈到自身限制点后，抵抗治疗师双手进行抗阻治疗，每次保持 10～15 s，见图 10-5。

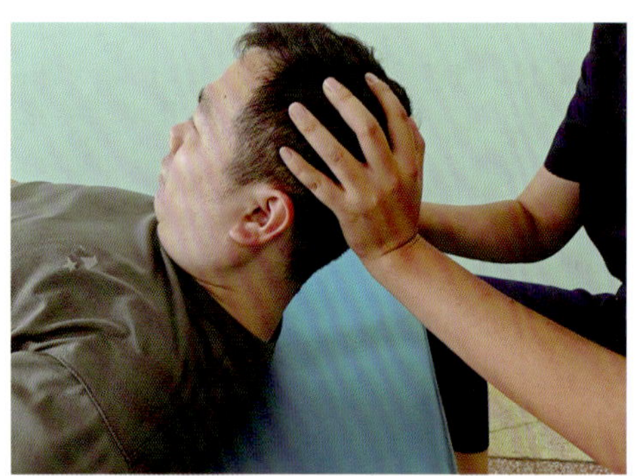

图 10-5

（3）本体感觉神经肌肉促进技术（PNF 技术）：颈部疼痛时，头向前低，直到出现前屈受限，双手交叉抱头，其间不要向下按压，而是将头压在交叉的双手中，双手抵抗并保持 7 s。然后双手轻轻将头部向前压，保持 10 s，再一次将头压在交叉的双手中 7 s，以激活颈伸肌群。轻轻向前按压头部并保持 10 s。3 个循环后，颈部前屈受限可得到明显缓解。将颈部在各个方向上都进行牵伸，能很好缓解颈部肌肉紧张导致的疼痛。（图 10–6 ~ 图 10–13）

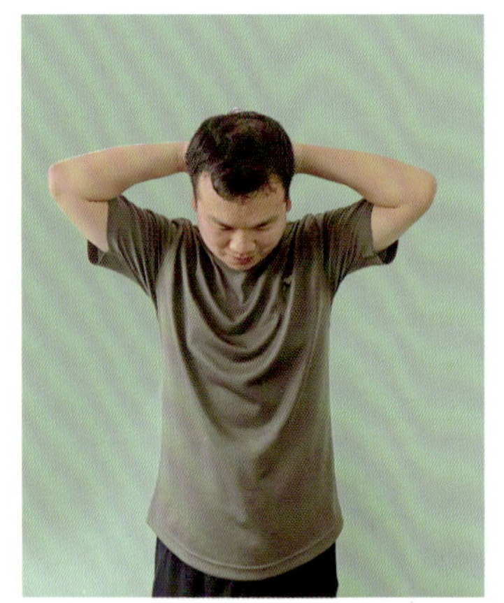

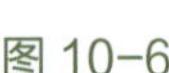

图 10–6

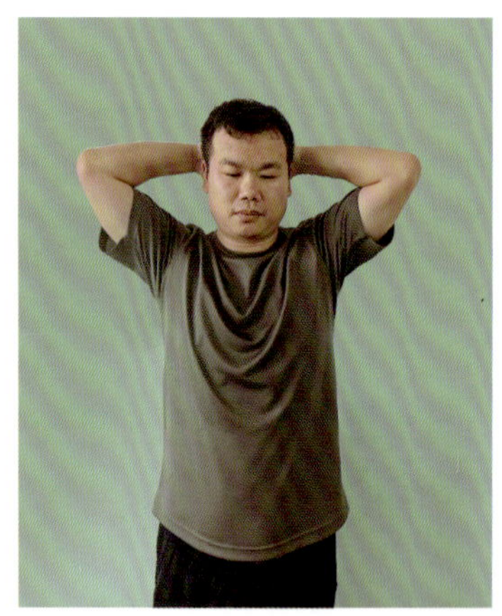

图 10–7

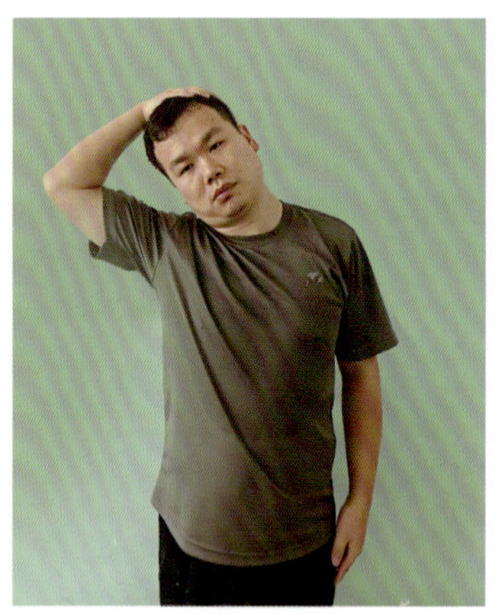

图 10–8

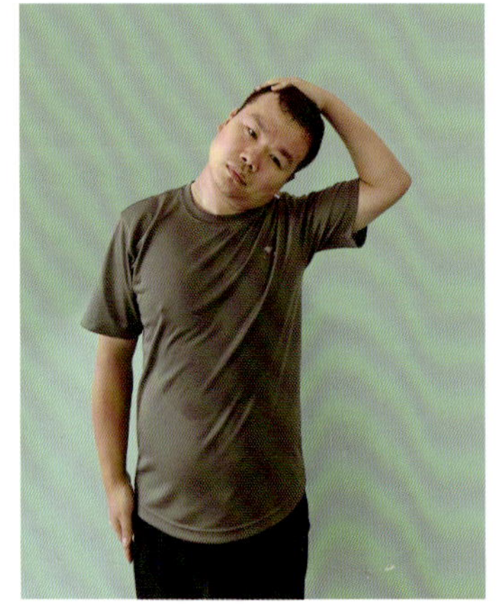

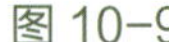

图 10–9

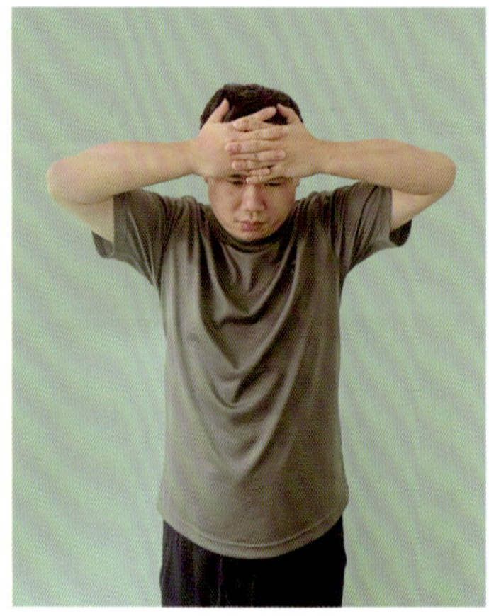

图 10–10

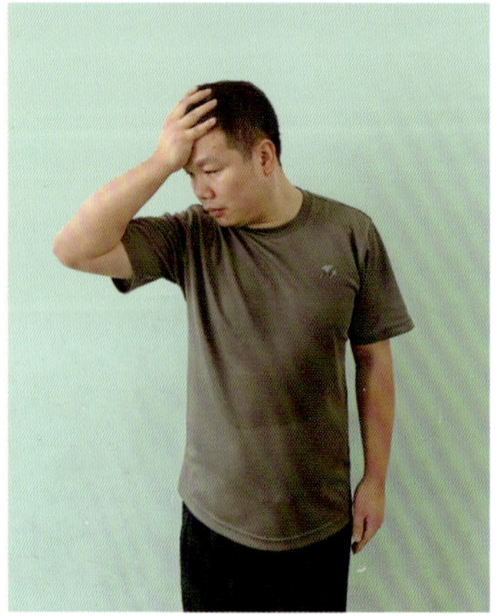

图 10–11

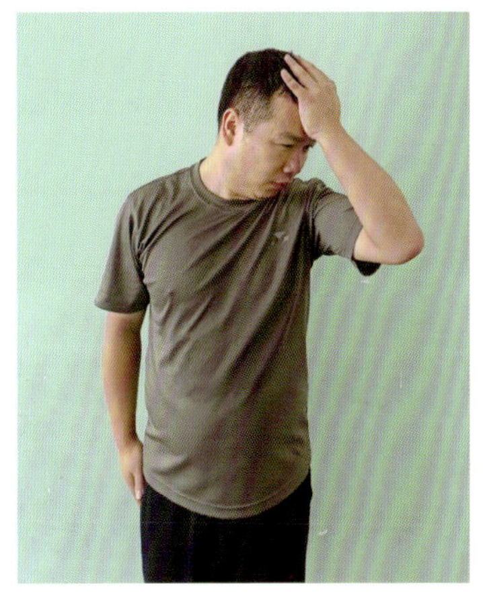
图 10-12

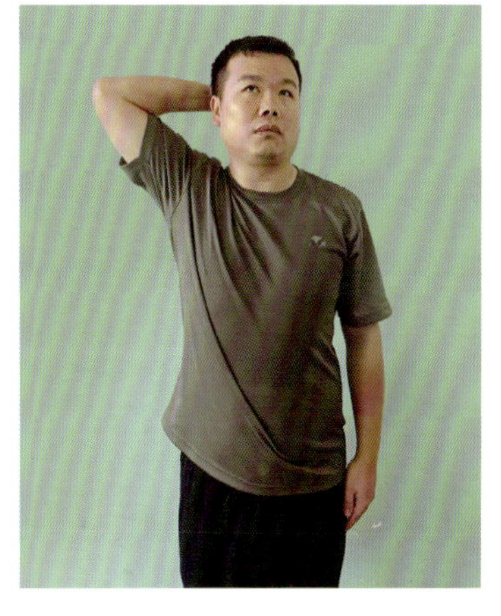
图 10-13

四　注意事项

（1）保暖：受损的颈肩肌肉、肌筋膜一定要注意保暖不能贪凉。在家中可采用热敷和泡热水澡的方式，或药物按摩进行缓解。

（2）睡姿：睡姿不良也可导致肩颈不适，过高的枕头会刺激到肩颈以及后背的椎骨和肌肉。一般枕头的高度和位置，要尽量调节到符合人体肩颈部的生理曲度，要让肩颈部肌肉放松。可选用略呈圆柱形枕头，横置于脖颈处睡眠。

（3）生活方式：保持正确坐位，常常缓慢活动头部。尽量使用质地软硬合适的枕头如高度合适的荞麦枕。更不要长时间单手提重物。

（4）锻炼：经常做颈部保健操，避免颈部受伤。训练时注意，不必锻炼过频，速度过快。活动幅度尽量做到位，才能达到锻炼的目的。

（5）饮食结构：要减少脂肪、糖分、胆固醇等物质摄入量，以免增加骨骼系统组织的额外负担。

第三节　颈椎病

颈椎病是由于颈椎间盘退变导致椎体及椎间关节退变增生，椎体稳定性下降，刺激或压迫其周围的脊髓、神经根、椎动脉等组织，从而引起一系列的临床征象。

一　病因

颈椎病的发病原因分为内因、外因和继发性因素。内因包括颈部先天性骨关节畸形、结构畸形、椎管狭窄、肥胖、糖尿病等。外因包括长时间伏案及坐姿不良，在生活、工作和运动中受力不均衡或过度劳动、过度疲劳，睡觉时卧具不佳导致头部位置不适当等。继发因素包括颈椎关节的退行性变性、椎间盘突出、韧带肥厚、关节囊松弛等。

二 分型

（一）神经根型颈椎病

神经根型颈椎病是指颈椎退变、椎间盘突出、压迫、刺激相应节段神经根所引起的一系列临床表现。最常发生的是 C4 ~ C5、C5 ~ C6、C3 ~ C4 节段。神经根型颈椎病最常发生于 55 岁左右人群，年轻人常因颈部遭受异常外力导致间盘突出所致。此外，神经根压迫的临床症状也可以继发于椎间孔狭窄。

（1）症状：常由劳累或创伤诱发。急性椎间盘突出引起的神经根压迫一般先表现为颈痛，一侧肩部、肩胛周围痛，然后是上肢放射痛伴同侧上肢发麻，疼痛性质为烧灼样、刀割样、伴过电样麻串感。颈部活动、咳嗽时症状加重。病程长者可出现上肢酸沉、无力等表现。

（2）体征。

1）压痛：颈椎棘突、椎间隙、椎旁、冈上窝、肩胛上角和肩胛下角等部位存在压痛点。

2）感觉、运动障碍：病程长者可出现相应神经节支配区域感觉减退、肌力下降，但严重的感觉丧失较少。

3）腱反射减弱：肱二头肌、肱三头肌腱反射减弱。

4）臂丛神经牵拉试验、扣头试验阳性、椎间孔挤压，见图 10-14 ~ 图 10-16。

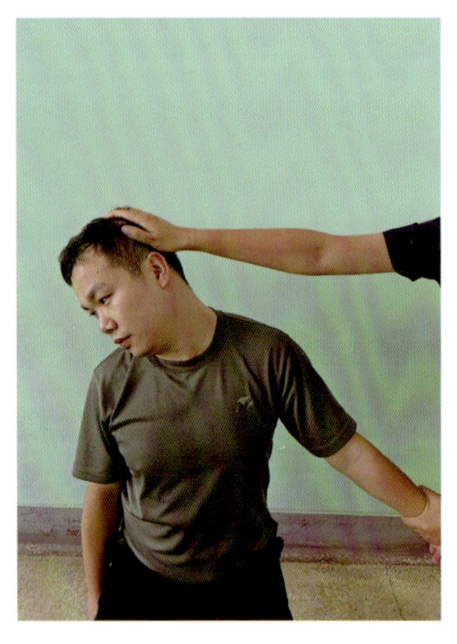

图 10-14

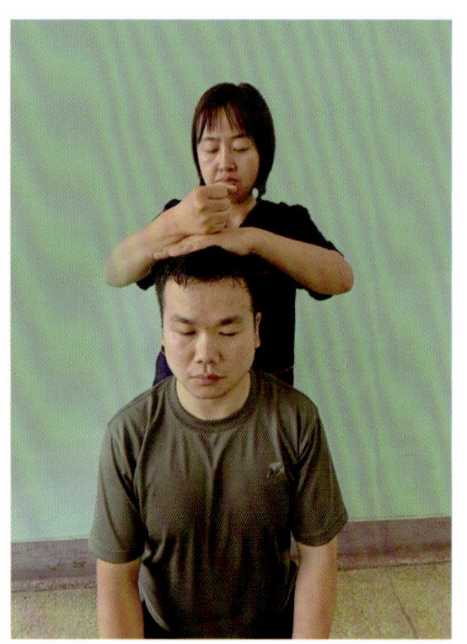

图 10-15

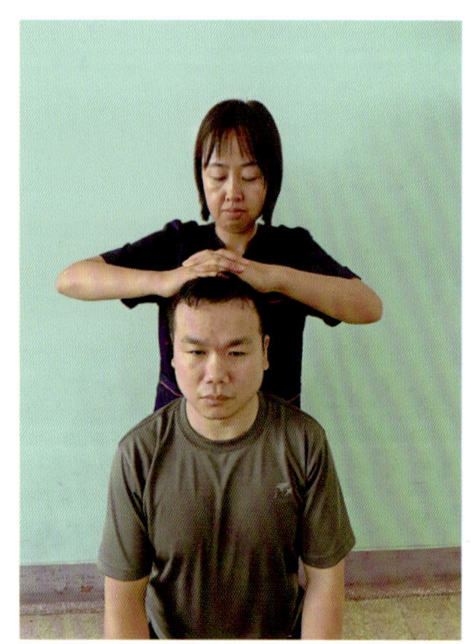

图 10-16

（3）辅助检查。

1）X 线检查：包括正侧位、双斜位检查，必要时过屈过伸位检查。常见生理弯曲消失或反曲、椎体前后缘骨质增生、椎间隙狭窄、椎间孔狭窄等表现。

2）MRI：可了解椎间盘突出的节段、方向、对神经根压迫的程度等。

（二）脊髓型颈椎病

脊髓型颈椎病是指颈椎间盘向后突出、相应节段黄韧带增生，压迫、刺激相应节段脊髓所引起的一系列临床表现。常由颈椎管狭窄引起，临床上以运动神经元损害为特征。

(1) 症状：四肢麻木无力、下肢僵硬、行走不稳、步态笨拙，胸部束带感、步行时有踩棉花感。症状一般从下肢开始，逐渐发展到上肢。有的患者可出现尿频、尿急或排尿困难等症状。

(2) 体征：肌张力增高，出现痉挛，肱二头肌、肱三头肌、膝腱、跟腱反射亢进，霍夫曼征、巴氏征阳性，踝阵挛阳性。

(3) 辅助检查。

1）X 线检查：包括正侧位、双斜位检查，必要时过伸过屈位检查。常可见生理弯曲消失或反曲、椎体前后缘骨质增生、椎间隙狭窄、椎管狭窄等表现。

2）MRI：可见硬膜囊或脊髓受压、变形和黄韧带增厚等表现。

（三）交感神经型颈椎病

交感神经型颈椎病是指椎颈椎退变、椎间盘突出，压迫、刺激相应节段交感神经所引起的一系列临床表现。其特点也是患者主观症状多，而客观体征少。

(1) 症状：表现多样，如头面部麻木、眼部干涩胀痛、视物模糊、耳鸣、头痛、头晕、心悸、胸闷、恶心、呕吐、面色苍白或潮红、多汗、血压不稳定、手麻、怕冷、易疲劳、失眠等自主神经功能紊乱的症状。

(2) 体征：心率过快、过缓，血压高低不稳等。低头试验：站立位，双足分开同同肩宽，低头，数分钟后可出现平时症状。仰头试验：体位同上，仰头，可诱发症状产生或加重。

(3) 影像学检查：X 线检查可见颈椎退行性改变的影像学表现。

（四）椎动脉型颈椎病

椎动脉型颈椎病是指颈椎退变，椎间盘突出，压迫、刺激相应节段椎动脉或因椎动脉扭曲所引起的一系列临床表现。

(1) 症状：颈枕部疼痛，发恶性眩晕，可伴有恶心、呕吐、耳鸣、复视等。特别是其发作与体位变化有关，严重者可突发猝倒。

(2) 体征：椎动脉扭曲试验阳性，椎动脉旋转试验可阳性，低头、仰头试验也可诱发眩晕。

(3) 辅助检查：X 线检查同前。磁共振血管成像（MRA），可较好地显示椎动脉形态、走向、迂曲、狭窄部位、程度。

（五）混合型

同时存在两种以上类型的症状和体征。

三 康复评定

主要评定疼痛、颈胸椎活动度、神经功能评定如感觉、肌力、肌张力、发射、病理征等、神经张力、颈椎功能等。

四 康复治疗

（一）休息

急性发作期需休息，神经根型、椎动脉型、交感神经型颈椎病患者可戴颈围制动，佩戴时间一般 1 周左右，不超过 1 个月。

（二）药物治疗

神经根型颈椎病急性发作期，可短期口服非甾体的消炎药和弱阿片类用于疼痛缓解；可应用肌松剂缓解疼痛和肌紧张状态；给予维生素 B_{12}、甲钴胺口服以营养神经；症状重者可酌情给予甘露醇、甘油果糖等静滴以减轻神经根水肿。

（三）物理治疗

目的是缓解颈部肌肉痉挛，减轻神经根及周围组织的充血水肿，改善微循环，局部消炎止痛。

（1）颈部牵引：仰卧位或坐位，头稍向前倾 15°，使用颈颌带牵引，牵引重量一般是从 4 ~ 6 kg 开始，逐渐增加到 10 kg。牵引方式为持续式或间歇式，每次 20 min，每天 1 次。

注意：颈椎不稳、脊髓型颈椎病、脊柱转移瘤、感染等疾病患者，以及脊髓受压严重，牵引后症状加重者，禁止牵引。神经根型和交感神经型颈椎病急性期、颈椎失稳、脊髓硬膜受压或脊髓轻度受压，暂时不用或慎用。

（2）低频调制中频治疗：电极置于颈椎两侧，每次 10 ~ 30 min，每天 1 次。

（3）超短波疗法：一对中号电极分别置于颈后和患肢前臂背侧，急性期用无热量，慢性期用微热量。每次 10 ~ 15 min，每天 1 次。

（4）微波：矩形或圆形辐射器，颈部照射，输出功率为 25W，距离 5 ~ 10 cm，每次 15 min，每天 1 次。

（四）运动疗法

运动疗法对于颈椎病是非常有效的治疗方法，其治疗作用为改善关节僵硬状态、调整椎间盘内压、修复关节紊乱、缓解神经压迫、松解组织粘连等。

（1）关节松动术：是在关节活动范围内，进行一种针对性很强的关节手法操作技术，通过运用不同振幅和强度的手法治疗，改善颈椎的生理运动和附属运动。

（2）麦肯基力学治疗：麦肯基力学治疗是一套用于脊柱和非脊柱骨骼肌肉疾病的分类系统和治疗方法。其特点是以患者主动运动为主，被动运动选择少，强调宣教，让患者学会长期控制症状和自我治疗。基本方法包括颈部屈曲、伸展运动，颈部侧屈运动，颈部旋转运动，见图 10-17 ~ 图 10-20。

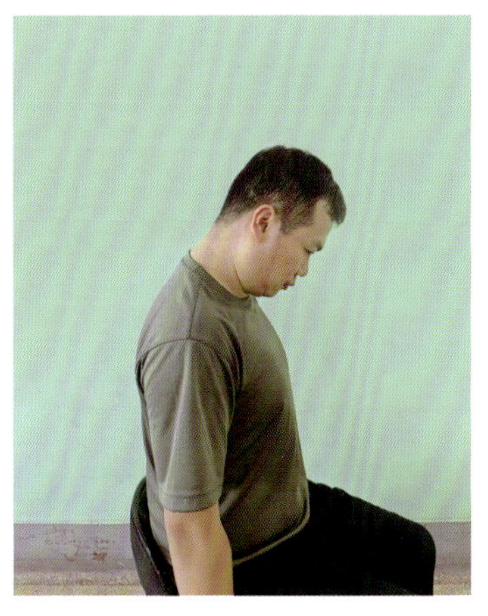

图 10-17

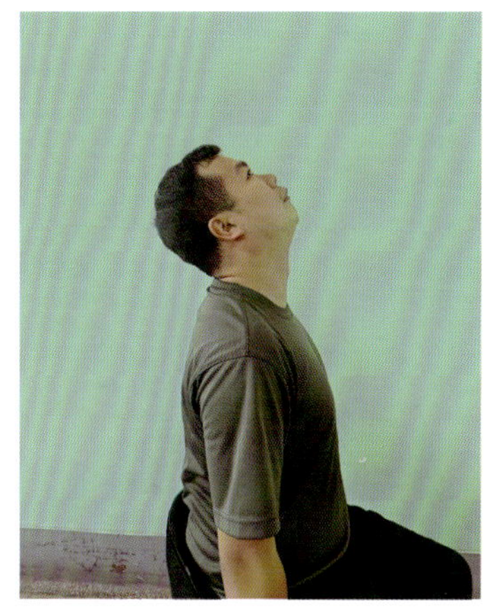

图 10-18

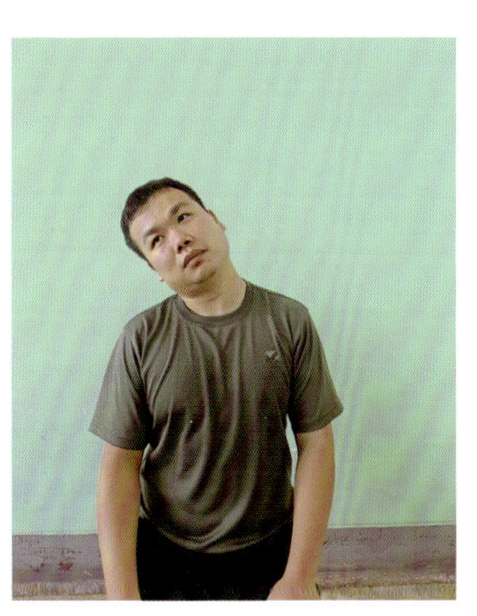

图 10-19

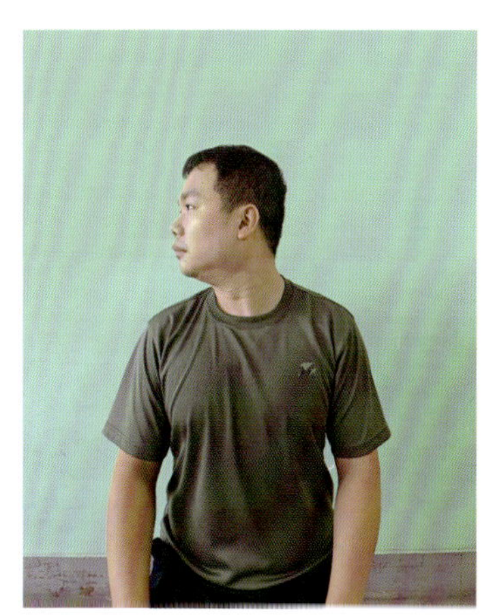

图 10-20

（3）肌肉筋膜松解术：是治疗颈椎病较为有效的方法，从肌肉筋膜链角度选择治疗部位，通过手法松解或者松解筋膜松解工具，松解斜角肌、颈后肌群、冈上肌。

（4）悬吊治疗（sling exercise therapy，SET）：强调利用患者自身重力调整整体生物力学及生物学功能的开链运动、静态或动态闭链运动，以高水平的神经肌肉刺激，恢复中枢神经系统对肌肉的控制能力，使失活的局部稳定肌恢复功能，可有效缓解颈部疼痛。

（5）传统康复手法治疗：如按摩、推拿、正骨等方法，主要为疏通经络，整复关节，需要治疗师明确诊断，并且熟练掌握技术，还要熟悉手法操作的禁忌证。

（五）手术治疗

对于经系统保守治疗3个月无效者，严重的脊髓型颈椎病、神经根型颈椎病引起肌肉萎缩、感觉减退，可行手术治疗。术后需佩戴颈围1个月，佩戴期间，可加强颈椎稳定性练习。

第四节　颈椎后路术后康复

颈椎板切除融合术（laminectomywithfusion，LF）和颈椎板成形术是治疗脊髓型颈椎病（cervicalspondyloticmyelopathy，CSM）的两种后路术式。颈椎后路手术是从脖子后面进行手术，一般就是在尽量不破坏颈椎后方结构的前提下，通过扩大椎管，解除脊髓后方的压迫，来自前方的压迫虽然存在，但脊髓向后移，减轻来自前方的压迫，从而达到间接减压的目的。

颈椎后路手术常常针对的是多节段脊髓型颈椎病。术后易存有颈椎轴性疼痛和C5神经根麻痹等并发症，目前认为颈椎术后出现C5神经根麻痹主要有以下3个原因：①解剖结构上C5上关节突较其他小关节较前突出，椎管相对狭窄；②C5神经根较其他神经根更短；③C5节段术后脊髓后移幅度范围最大[7]。故术中行预防性椎间孔扩大术可以降低术后C5神经根麻痹的发生。

一　术后康复评估

（1）颈椎功能：采用颈椎日本骨科学会（JOA）评分、颈椎功能障碍指数（NDI）、疼痛视觉模拟评分（VAS）评估患者颈椎功能。

（2）症状评估：采用日本应庆大学（颈椎轴性症状评分表）、Tsuji评分系统评估患者轴性症状严重程度。颈椎轴性症状评分表和Tsuji评分系统分值范围均为0～12分，分值越低提示轴性症状越严重。

二　康复训练

（1）运动疗法：术后运动康复主要是通过评估术后肌力、关节活动度和肌张力等指标来制定精准化运动康复计划，训练颈半棘肌、颈部多裂肌和头半棘肌可降低术后轴性症状发生率[8-11]。这3种肌筋膜复合体在颈椎的物理支撑、控制能力、维持颈椎生理曲度、颈部精细姿势控制方面起到很大作用。

多裂肌作为颈椎深层肌肉，在颈椎主动后伸、颈椎主动左右后伸旋转、颈椎被动拮抗前屈及被动拮抗前屈左右旋转中尤其重要。有研究表明颈椎深层肌筋膜复合体力量强于浅表层，脊柱的负荷与主动收缩的深层肌肉活动能力呈正相关，深层肌肉在维持颈椎稳定中发挥着更大的作用[12-17]。所以，椎板开窗减压的术后结构变化及生物力学分析，可得知先训练多裂肌来稳定脊柱稳定性，再通过增强头半棘肌与颈半棘肌的术后运动康复训练来实现术后精准化康复。对于单侧减压术后患者，需着重训练手术侧颈半棘肌和头半棘肌；对于双侧内减压术后患者，需以双侧颈半棘肌和头半棘肌训练为主，从而增加颈椎后侧的肌肉强度，通过肌肉牵拉作用使颈椎更好地处于中轴线上。

常用的训练方法如下：

1）闭嘴呼气训练：深吸气后，闭嘴缓慢呼气，重复 4 ~ 5 次为一个循环，2 ~ 3 组 / 日，提高颈肩部核心稳定性、改善心肺功能。

2）头悬空控制训练：将头伸出床外，在仰卧位、俯卧位或侧卧位，把头和胸廓保持中立位 5 ~ 10 s，5 次 / 组，2 ~ 3 组 / 日。增加颈椎核心稳定性。

3）上肢划船样动作：上肢屈肘握拳外旋水平外展。

（2）感觉平衡训练：因术后骨性结构的改变，而产生新的机体平衡机制来适应结构的改变，这种新的平衡机制与人体正常生理结构有所差异，人体为适应结构改变而产生各种代偿机制，伴随时间推移患者往往会产生新的疼痛、无力、感觉异常等症状。感觉平衡训练通过触觉、本体觉刺激使机体重新达到平衡，减轻感觉异常、无力及疼痛。

（3）物理因子疗法。

1）超声治疗：超声波通过机械、温热及理化效应促进细胞内外物质交换、加速血液循环和新陈代谢、缓解炎症及促进损伤修复。同时，超声还能减少生物活性物质含量，降低感觉神经兴奋，减轻疼痛，降低组织黏度，改善感觉和力量。

2）泥蜡疗：泥蜡疗具有温热和抗炎作用，其吸热系数比较大，局部外用后可以保持较长时间热度，可以对局部产生温热效应，导致局部炎症消散，促进局部血液循环，加速局部炎症物质吸收，所以有抗炎的作用，可以解除局部粘连，软化瘢痕，对于消除局部肿胀也有效果。

3）中低频脉冲电治疗：采用小于 1000 Hz 的脉冲电流进行刺激具有加速局部血液循环及镇痛的功效，兴奋神经和肌肉，通过电刺激触发骨骼肌收缩，恢复颈椎周围肌肉功能。

（4）传统治疗。

1）推拿：术后由于局部结构改变，导致局部功能失衡，主要包括肌肉及筋膜组织的粘连、关节活动度的受限、肌肉萎缩等[18-19]。推拿采用被动手法、揉捏振动法等，摩擦法和牵引法，维持正常肌肉功能，促使肌肉及筋膜部粘连松解。通过对神经反射和体液进行调节，进而达到治疗效果。

2）针灸、电针：针灸根据患者实际情况选择穴位，行捻转、提插等多种手法。电针治疗是在针灸基础上给予适当电刺激，能有效改善局部血液循环、改善神经的牵拉痛。

3）中医药治疗：现代研究认为术后配合以益气补血的中药可加快改善脊髓缺血缺氧状态[20]，在改善术后的残留症状及并发症方面有显著的疗效。常用的成药方剂有胜愈汤、补阳还五汤等。

三 注意事项

（1）嘱患者不能使颈部长时间一种姿势固定，避免猛力转头动作。

（2）睡眠时注意调整枕高，平卧时不可过高使颈部过屈，侧卧时不可过低，枕高宜与一侧肩宽相平。

（3）乘坐高速行驶的汽车时，不面对正前方或后方，与行驶方向垂直而坐。

（4）加强颈部肌肉的功能锻炼，方法是先慢慢向一侧转头至最大屈伸、旋转度处，停留数秒钟，然后缓慢转至中立位，再转向对侧。每日重复数十次。

参考文献

[1] 郑荣林．颈肩肌筋膜炎的中医治疗 [J]. 当代医学，2021,18（026）：192–194.

[2] 赵文炼．手法治疗颈肩部肌筋膜炎 [J]. 中医药信息，1995,2（29）30.

[3] 于长隆．常见运动创伤的护理和康复 [M]. 北京大学医学出版社，2006：25,27–28.

[4] 张丽艳，任普阳，孙江华，等．微波和磁疗治疗膝关节骨性关节炎 300 例 [J]. 医学争鸣，2005,26（23）：2177.

[5] 胡文文，付志远．超声引导下小针刀治疗颈肩肌筋膜炎 [J]. 医学临床研究，2021,06（38）：838–842.

[6] 梁木荣，石慧芳．冲击波治疗肌筋膜疼痛触发点 [J]. 医学理论与实践，2020,14（33）：2311–2312.

[7] ALONSO F, VOIN V, IWANAGA J, et al. Potential mechanism for some postoperative C5 palsies:an anatomical study[J]. Spine, 2018, 43(3):161–166.

[8] ZHANG M, OU–YANG H, LIU J, et al. Predicting postoperative recovery in cervical spondylotic myelopathy:construction and interpretation of T2–weighted radiomic–based extra trees models[J]. Eur Radiol. 2022.

[9] ZHONG W, WANG L, HUANG T, et al. Risk factors for rapid progressive neurological deterioration in patients with cervical spondylotic myelopathy[J]. J Orthop Surg Res.2021, 16(1):75–75.

[10] ZIKA J, ALEXIOU G A, GIANNOPOULOS S, et al. Outcome factors in surgically treated patients for cervical spondylotic myelopathy[J]. J Spinal Cord Med. 2020, 43(2):206–210.

[11] HIRABAYASHI S, KITAGAWA T, YAMAMOTO I, et al. Development and achievement of cervical laminoplasty and related studies on cervical myelopathy[J]. Spine Surg Relat Res. 2019, 4(1):8–17.

[12] PILATO F, CALANDRELLI R, DISTEFANO M, et al. Multidimensional assessment of cervical spondylotic myelopathy patients. Usefulness of a comprehensive score system[J]. Neurol Sci. 2021, 42(4):1507–1514.

[13] CHENG C H, CHIEN A, HSU W L, et al. Investigation of the differential contributions of superficial and deep muscles on cervical spinal loads with changing head postures[J]. PLoS One. 2016, 11(3):e0150608.

[14] DAVIES B M, MOWFORTH O, WOOD H, et al. Improving Awareness Could Transform Outcomes in Degenerative Cervical Myelopathy[J]. Global Spine J. 2022, 12(1):28S–38S.

[15] XU C, WANG R, LI J, et al. Intervertebral–spreader–assisted anterior cervical discectomy and fusion prevents

postoperative axial pain by alleviating facet joint pressure[J]. J Orthop Surg Res. 2022, 17(1):91.

[16] JIANG Q, DING Y, LU Z, et al. Comparative analysis of non-full and full endoscopic spine technique via Interlaminar approach for the treatment of degenerative lumbar spinal stenosis:A retrospective, single Institute, propensity score-matched study[J]. Global Spine J. 2021, 18(5):360-366.

[17] LU X, ZOU F, LU F, et al. How to reconstruct the lordosis of cervical spine in patients with Hirayama disease? A finite element analysis of biomechanical changes focusing on adjacent segments after anterior cervical discectomy and fusion[J]. J Orthop Surg Res. 2022, 17(1):101.

[18] YAO M, LI G, ZHOU L, et al. Shikonin inhibits neuronal apoptosis via regulating endoplasmic reticulum stress in the rat model of doublelevel chronic cervical cord compression[J]. Cell Biol Toxicol. 2022.

[19] AKTER F, YU X, QIN X, et al. The Pathophysiology of Degenerative Cervical Myelopathy and the Physiology of Recovery Following Decompression[J]. Front Neurosci. 2020, 14:138.

[20] 朱立国，唐彬，陈忻，等. 中药治疗脊髓型颈椎病的研究进展 [J]. 中国脊柱脊髓杂志，2020，27 (1)：66-69.

第十一章　脊柱损伤康复——腰部疾病

第一节　腰部相关解剖

一　骨性结构

腰椎椎体有5块，呈肾形，横径大于矢状径。腰椎的椎弓根伸向后外，椎上切迹较小，椎下切迹较大。椎弓板较厚，略向下后倾斜。椎孔呈三角形，较小。腰椎的上关节突由椎弓根发出，向内与上一节腰椎的下关节突相接，椎间关节的方向呈矢状位，但向下逐渐变成斜位。横突关节突间部称狭部。第3腰椎横突最长。腰椎的棘突呈板状，水平伸向后方。

二　椎间盘

腰部椎间盘有5个，由纤维环、髓核、透明软骨终板和Sharpey纤维组成。纤维环由坚韧的纤维组织环绕而成，外层主要是Ⅰ型胶原纤维，内层主要是较低密度的Ⅱ型胶原纤维。髓核位于椎间盘中心梢后方，主要由软骨基质和胶原纤维组成，通过Sharpey纤维附于椎体骺环。透明软骨终板是椎体的上、下软骨面，构成椎体的上、下界，与相邻椎体分开。Sharpey纤维围绕于椎间盘的最外层，主要由胶原纤维组成。椎间盘通过固定相邻的椎体稳定脊柱并维持其排列，允许椎骨间的相互运动，同时吸收加载到脊柱上的载荷和能量。腰椎间盘与其周围组织如脊神经有紧密联系。

在胎儿和幼儿时期，每个椎间盘皆由3条动脉供血。成人椎间盘几乎无血管，仅纤维环周围有来自节段性动脉分支的小血管穿入，多在椎间盘的前后缘。椎间盘的神经分布与血管相似，在纤维环的周边有丰富的神经末梢，其深部、软骨板和髓核内无神经纤维。前部和两侧部主要接收窦椎神经的纤维。窦椎神经多发自脊神经后支，也可发自总干，接收交感神经小支后经椎间孔返回椎管，故又名返神经。窦椎神经先贴行于椎间盘后面，发升、降支沿后纵韧带两侧上、下行，可各跨两个椎间盘，共分布至4个椎体，其横支可与对侧吻合。窦椎神经分布于椎管内诸结构，组织学观察，其感觉神经末梢在后纵韧带、硬脊膜的前部、神经根袖、椎管内前静脉丛的静脉壁等处的密度最高，椎骨骨膜及硬脊膜的侧部次之，硬脊膜囊后部及黄韧带内最为稀少。该结构可解释侧隐窝狭窄、腰椎间盘突出压迫而造成的剧烈疼痛。

三 硬膜囊

由坚韧的结缔组织构成的硬脊膜形成一个包裹脊髓的密封囊腔称为硬膜囊。其内包含有脊髓间隙和各层膜之间的间隙。也就是说硬膜囊是保护脊髓的一种组织。

硬膜外腔是位于椎管内的一个容量约为 100 mL 的潜在间隙，其外周是椎管壁，内为硬膜囊，此腔上至枕骨大孔，下至骶骨裂孔，其中充满疏松结缔组织，动脉、静脉和脊神经均从此腔通过。硬膜外腔呈负压状态，在临床上可作为鉴别穿刺针是否进入硬膜外腔，具有重要的意义。

四 关节突关节

关节突关节又称椎间关节或小关节，是由相邻位椎骨的上、下关节突构成的关节，属滑膜关节，其允许两椎骨之间做一定范围的活动。

关节突关节的血液供应来自腰动脉，走行至椎弓峡部附近穿入椎板发出分支到上、下关节突。上、下关节突的相应静脉则与椎外静脉汇成椎弓静脉，在椎间孔处注入椎内或椎板静脉丛。腰椎关节突关节的神经支配来自腰神经后支的内侧支，向后穿过一骨纤维管，分布予椎间关节及其周围的结构。

关节突关节囊主要位于关节突的后外侧部，而前内侧的关节囊大部分由黄韧带代替，关节囊的最内层为关节滑膜，滑膜组织向关节间隙内突出形成皱褶。椎间关节囊较紧张，有一定的活动度，囊外有多裂肌附着，内侧与黄韧带相连。

五 椎体的连接

（1）前纵韧带：在椎体前面，上端起于枕骨底部及第 1 颈椎前结节，向下延伸到骶椎的上部，具有限制脊柱过伸的作用。

（2）后纵韧带：在椎管内椎体的后方，由颈 2 向下延伸到骶椎。中央部较厚而向两侧延展部的韧带宽而薄，故椎间盘突出症向外后方突出者较多。具有限制脊柱过屈作用。

（3）椎体侧方韧带：位于前、后纵韧带之间。纤维较短，从椎体到相邻的椎间盘。

（4）黄韧带：弓间韧带，走行于相邻椎板之间，上面附于上一椎板前面，向外至下关节突而构成椎间关节囊的一部分，再向外附于横突的根部；下面附于下一椎板的上缘，并向外延伸到此椎体上关节突的前上侧，并参加椎间关节囊的组成。黄韧带占据椎管背侧约 3/4 面积。由上而下增强，以腰部韧带为最厚，正常时为 2 ~ 3 mm，在椎间盘突出时曾见增厚达 1 cm。此韧带具有限制脊柱过屈的作用。

（5）横突间韧带：位于两横突之间，比较薄弱。最下腰椎的横突间韧带与髂骨形成髂腰韧带。

（6）棘上韧带：起于颈 7 棘突，止于骶正中棘中段，少数止于腰 4 或腰 5 棘突。深部纤维与棘突相连。

（7）棘间韧带：位于棘突间，纤维方向一般认为位于两棘突之间，从上一棘突的基底部到下一棘突的尖部。与棘上韧带均具有限制脊柱前屈的作用。

六　椎管

椎管是由游离椎骨的椎间孔和骶骨的骶管与其间的连接共同围成的纤维性管道，其内容物主要有脊髓及马尾、脊神经根、硬膜囊、硬膜外腔及其内的结缔组织和椎内静脉丛、蛛网膜下腔及其内的脑脊液。腰段椎管前后径的正常测量范围是 15 ~ 25 mm。

七　腰神经根管

（1）腰神经通道：指腰神经自离开硬膜囊后直至椎间孔（管）外口，这一较狭窄的骨性纤维性通道。一般将其分为两段：第一段称为神经根管，从硬膜囊穿出至椎间管内口；第二段为椎间管（孔）。

（2）侧隐窝：即脊神经管，为椎管的外侧部，其前部为椎体后外侧缘，后壁为上关节突前面与黄韧带，外界为椎弓根。在腰段，腰椎管的两侧部分对椎间盘者称盘黄间隙，平对椎体者称侧隐窝。侧隐窝向下续于椎间孔，腰部较狭窄。第 5 腰椎椎管呈三叶形者，侧隐窝尤为明显，侧隐窝的前后径通常为 3 ~ 5 mm。若小于 3 mm，则可认为侧隐窝狭窄；若大于 5 mm，则肯定为不狭窄。

（3）腰段脊神经后支通道：腰神经后支骨性纤维管位于椎间孔外方，横突根部上缘处。L1 ~ L4 神经后支的骨性纤维管，其内下骨壁为下位腰椎上关节突根部外侧缘与横突根部上缘之间的骨面组成，外上壁由横突间韧带内缘和纤维膜围成。L5 神经后支的骨性纤维管分前后两段，前段的下内壁为 S1，上关节突根部前外侧骨面，上外侧为纤维膜。后段的内、上、外壁为 S1 上关节突和骶骨翼形成的沟内，上壁为髂腰韧带的一部分。

第二节　非特异性腰痛

一　定义

腰痛（lumbago），又称下背痛（low back pain，LBP），是以腰部疼痛为代表的一组症状群或症状综合征，表现为腰骶臀部的疼痛，伴有或不伴有下肢的症状。

二 分型

（一）按腰痛的症状分为三种类型

（1）特异性腰痛：由于肿瘤、感染、骨折等具体的病理变化引起的腰痛。

（2）非特异性腰痛：90% 的腰痛患者属于原因不明或者病理部位不明的，称为非特异性腰痛，涵盖了以往的腰肌劳损、腰肌筋膜炎等急慢性腰部病变。

（3）根性疼痛：又称坐骨神经痛，由于坐骨神经或神经根受到压迫、刺激所致，多数由腰椎间盘突出或椎管狭窄引起，是成年人腰痛的最常见病因，约占慢性腰痛的 26% ~42%。

特异性腰痛因病理不同而有各自不同的诊断及治疗方法，因此在腰痛的诊断中一般不包括这一类疾患，而只包括非特异性腰痛和根性疼痛。

（二）根据腰痛的持续时间分为 2 种类型

（1）急性腰痛：疼痛持续时间在 3 个月内者称为急性腰痛，90% 以上的急性腰痛在 30 天内可消退。

（2）慢性腰痛：持续时间超过 3 个月者称为慢性腰痛，占腰痛所有患者的 75% ~80%，并且只有不到 5% 的患者能够完全解除疼痛。

三 非特异性腰痛的临床特点

（1）症状：急性非特异性腰痛，常有明确的扭伤史，伤后即感腰背部剧痛、腰部活动受限，严重时甚至不能翻身下地。慢性非特异性腰痛，持续时间在 12 周以上，主要表现为腰背部、腰骶部、臀部疼痛，可伴下肢隐痛、腰部无力，卧床休息后疼痛减轻，弯腰、久坐、久站疼痛加重。患者常有腰背部僵硬感，腰部活动受限，可伴有睡眠障碍。

（2）体征：急性期腰部活动受限明显，翻身起床困难，疼痛部位肌张力增高，有明确的局限性压痛点。慢性腰背痛，腰椎前屈、后伸、旋转，呈现一个或多个方向的不同程度的活动受限。常可触及肌肉触发点。

（3）诊断时需排除骨折、结核、感染、肿瘤、腰椎间盘突出症等特异性腰痛。影像学检查一般无特无异常发现，但对于排除特异性腰痛具有重要意义。

四 康复评定

（1）疼痛评定：常用 VAS、NRS 评定。

（2）神经张力评定：Slump 试验：患者被要求按规定的方式坐在治疗床边，并使小腿垂于床下沿，然后依次加入以下动作：颈部前屈、膝关节伸直，踝部勾脚。依据在该姿势下症状的再现以及当颈椎后伸展时症状的缓解，或者通过减少一个或多个下肢动作

（如踝关节背屈、膝关节屈曲）而缓解神经紧绷来做出判断，见图 11-1。

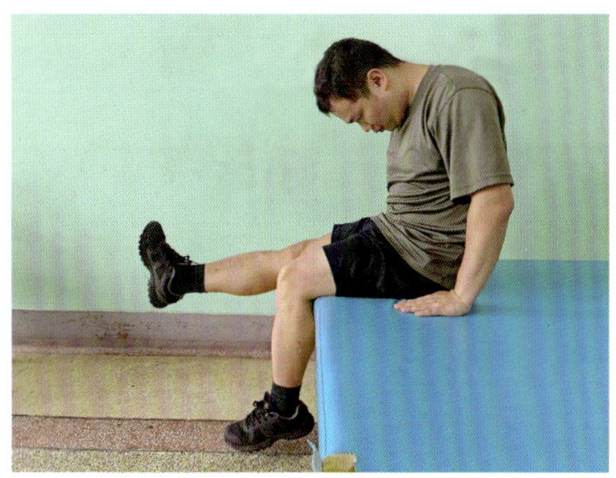

图 11-1

（3）腰椎活动度评定：患者进行主动腰椎前屈、后伸、左右侧屈和左右旋转的运动。用量角器测量，腰椎前屈的范围是 0° ~ 80°，后伸的范围是 0° ~ 30°，侧屈的范围是 0° ~ 40°，旋转的范围是 0° ~ 45°

（4）腰椎功能评定：JOA 评定：日本骨科学会（Japanese orthepaedic association，JOA）于 1984 年制定了腰痛疗效评分标准，该标准主要包括自觉症状、临床检查和日常生活活动 3 个部分，最高总评分为 29 分。改善率 100% 为治愈，大于 60% 为显效，25% ~ 60% 为有效，小于 25% 为无效。

改善率 =（治疗后评分 – 治疗前评分）/（正常评分 – 治疗前评分）× 100%

五　康复治疗

（一）正常活动

急性期可适当休息 3 ~ 7 天，疼痛减轻后可佩戴腰围下地。急性期过后逐步恢复正常活动。保持正常体力活动有助于保持患者体力。

（二）药物治疗

短期使用非甾体类消炎药和弱阿片类药可用于疼痛缓解。可以用肌松剂缓解疼痛和肌肉紧张状态，症状重、明显影响患者生活、工作者可行骶管注射类固醇类激素。

（三）物理因子治疗

物理因子治疗对缓解各类疼痛改善患部微循环、消除水肿、减轻肌肉及软组织痉挛，促进腰部及肢体功能的恢复起着非常重要的作用。常选用高频电疗、低中频电疗、直流电药物离子导入、光疗、蜡疗、脉冲磁场治疗等。

（四）手法治疗

主要作用为缓解疼痛，改善脊柱的活动度。以 Maitland 的脊柱关节松动术和 Mckenzie

脊柱力学治疗法最为常用。Maitland 松动术的主要手法有脊柱中央后前按压、脊柱中央后前按压并右侧屈、横向推压棘突、腰椎旋转、纵向运动、腰椎屈曲、直腿抬高和腰椎牵伸等。Mckenzie 在脊柱力学诊断治疗中将脊柱疾患分为姿势综合征（posture syndrome）、功能不良综合征（dysfunction syndrome）和间盘移位综合征（derangement syndrome）。其相应的治疗原则是姿势综合征需矫正姿势，功能不良综合征出现力学变形时用屈曲或伸展原则，椎间盘后方移位时，若伸展使疼痛向心化或减轻，则用伸展原则；椎间盘前方移位时，若屈曲使疼痛向心化或减轻，用屈曲原则。神经根粘连用屈曲原则。

（五）运动疗法

（1）脊柱核心稳定性训练：训练目的是增强脊柱局部稳定肌肌力，改善腰椎稳定性。核心肌的训练有助于运动过程中维持腰椎正常的生理弧度，改善神经肌肉控制能力，增强背部肌耐力，纠正腰部的力学失衡，减轻腰痛症状，同时，能有效防止腰痛的复发。

核心肌群指起止点跨过核心区域的肌肉，共有 29 对，主要维持脊柱稳定性核心肌群分为维持脊柱稳定的深层核心肌群和使躯干产生运动的浅层肌群。目前核心稳定训练常用的工具有瑞士球、平衡垫、悬吊带、摇摆板等。核心肌群训练包括腰部姿势控制练习，伸展运动，核心稳定训练，建议患者在无痛范围内进行，配合有氧运动效果更好，如游泳，慢跑，骑自行车。(图 11-2 ~ 图 11-5)

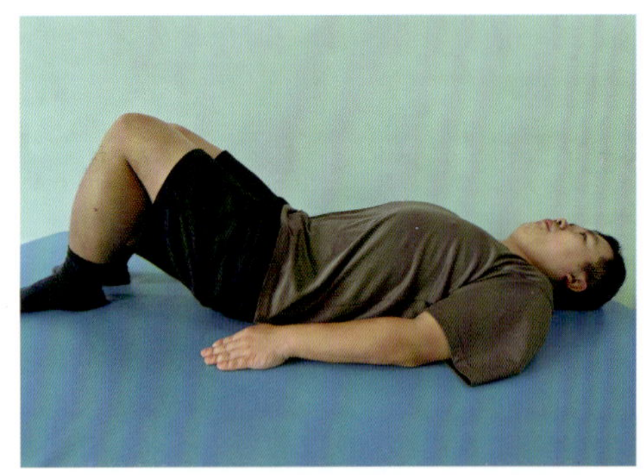

图 11-2

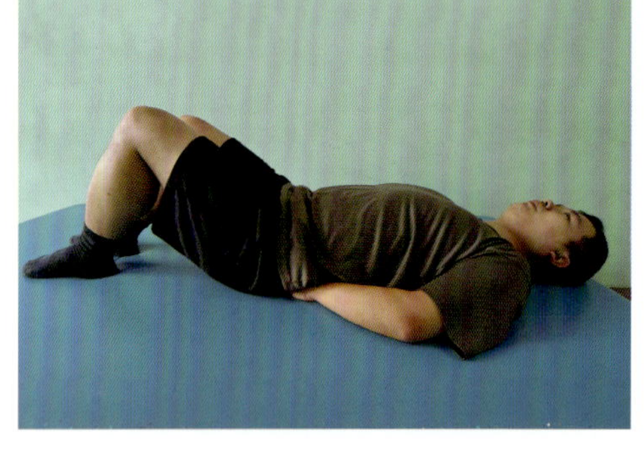

图 11-3

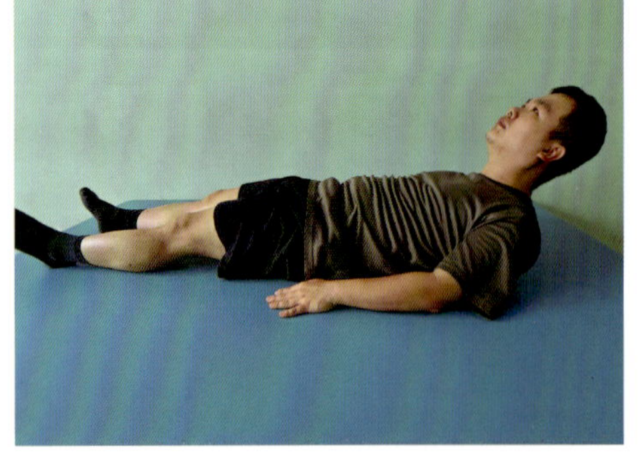

图 11-4

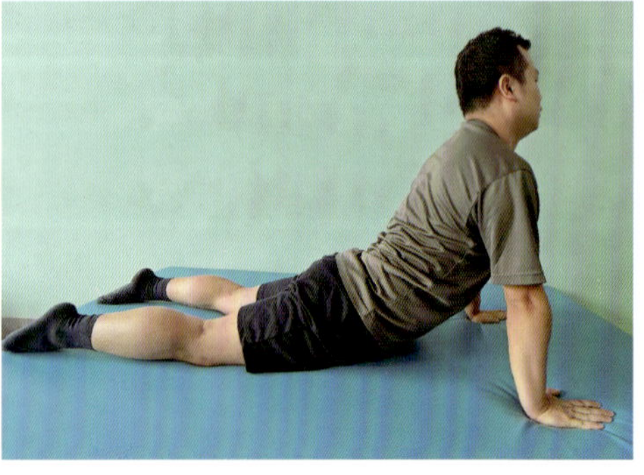

图 11-5

(2）麦肯基力学治疗。

1）俯卧：俯卧位，双上肢放在身体两侧，头转向一侧，保持这一姿势，做几次深呼吸，然后完全放松全身肌肉 2 ~ 3 min，每组 5 ~ 6 次，每天 6 ~ 8 组间。

2）俯卧练习：请保持练习 1）的俯卧姿势，同时将肘关节置于肩关节下方，上半身支撑在前臂之上，保持这一姿势 2 ~ 3 min，见图 11–6。

3）仰卧伸展练习：摆出准备做俯卧撑的姿势，屈曲上肢，在疼痛可以耐受的前提下尽量撑起上半身，保持 1 ~ 2 s，然后回到起始姿势。每次重复这一动作时，尽量使运动的幅度比上一次更大一些。每次 2 ~ 3 min。注意：在做过练习 1)、2）之后才能开始本项练习。(图 11–7 ~ 图 11–9）

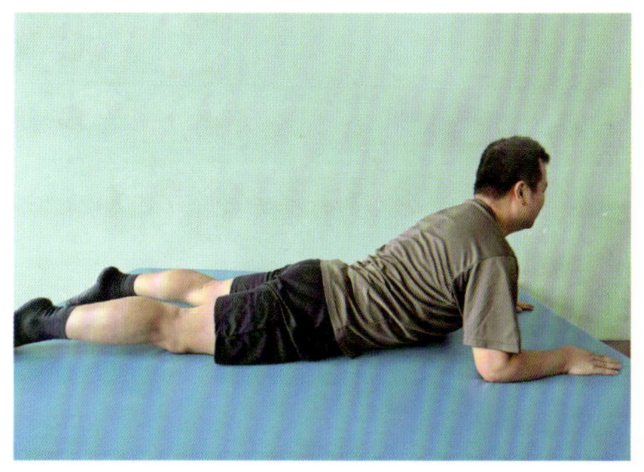

图 11–6

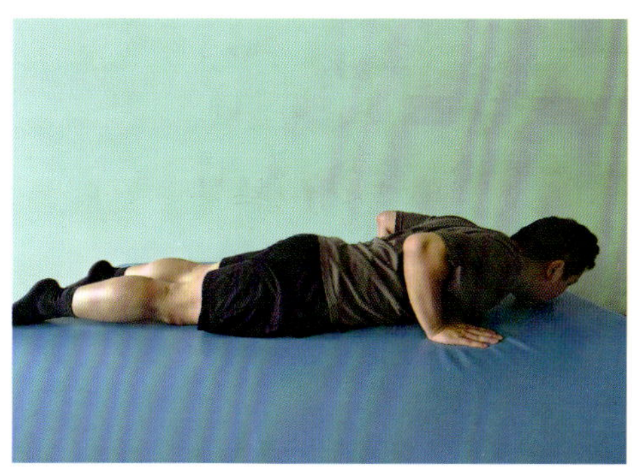

图 11–7

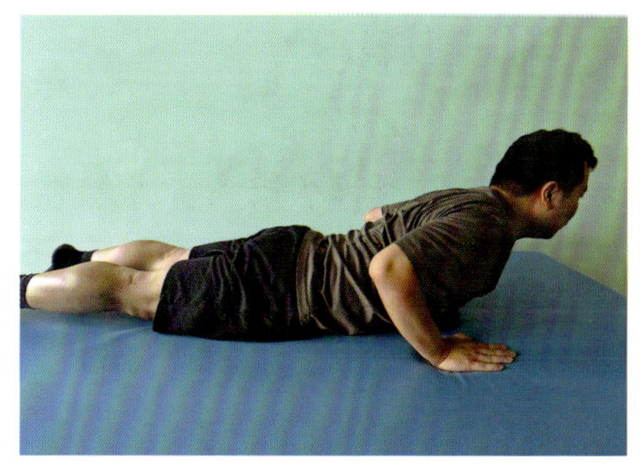

图 11–8

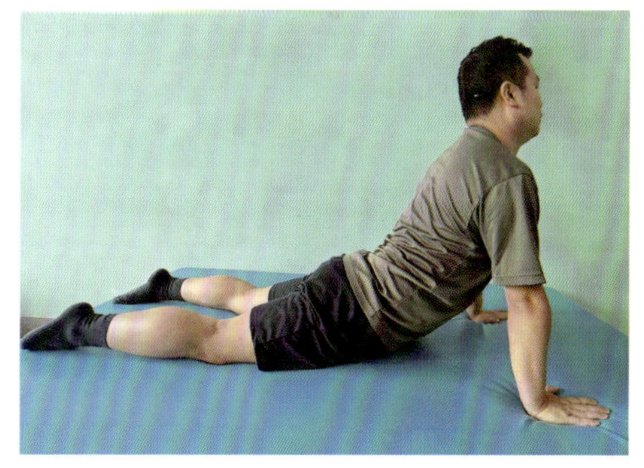

图 11–9

4）站立伸展练习：双足分开站立，双手放在后腰部，四指靠在脊柱两侧，躯干向后弯曲，使双手作为支撑点。每组 10 次，每天 3 ~ 4 组。

5）仰卧屈曲练习：患者取仰卧位，双上肢放松置于体侧，双膝屈曲，双足平放，使双膝靠近胸部，抱住双腿，在疼痛可以耐受的前提下轻柔而缓慢地将一侧膝关节尽量靠近胸部，两侧交替，然后逐渐将双膝靠近胸部。保持这个姿势 1 ~ 2 s，然后放开双腿到起始姿势。在进行本项练习时头不要抬起，双下肢放下时不要伸直。每组 10 次，每天 1 ~ 2 组。(图 11–10、图 11–11）

6）坐位屈曲练习：将椅子放平稳，患者坐在椅子的边缘，双下肢尽量分开，双手平放在球上，向下弯腰，双手控球，双上侧肢体伸向远处，直到最大屈曲，恢复到初始姿势，再次重复屈曲。每一次屈曲的幅度都比前一次大一些，多次练习后腰背部达到最大屈曲，见图 11-12、图 11-13。

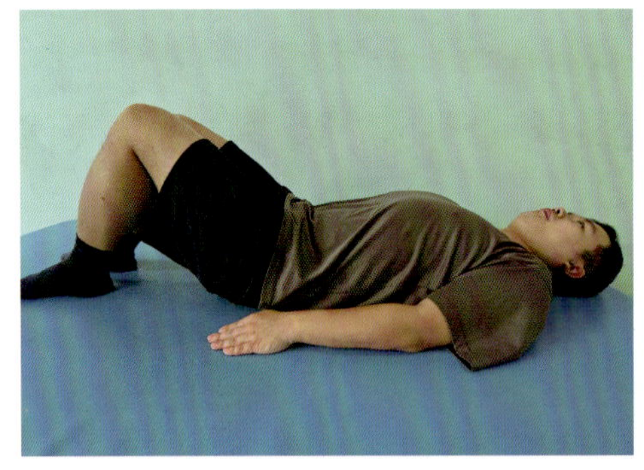

图 11-10

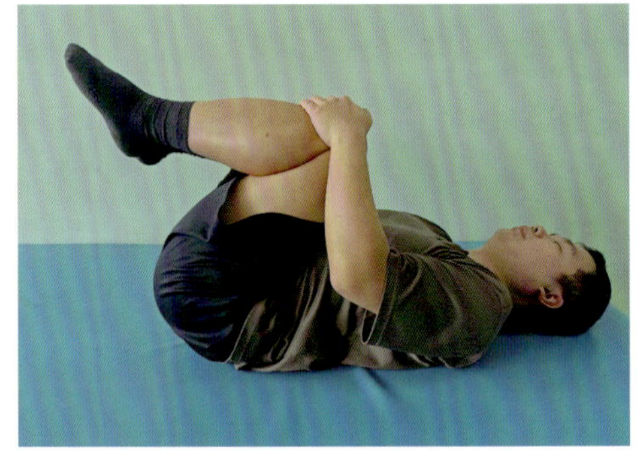

图 11-11

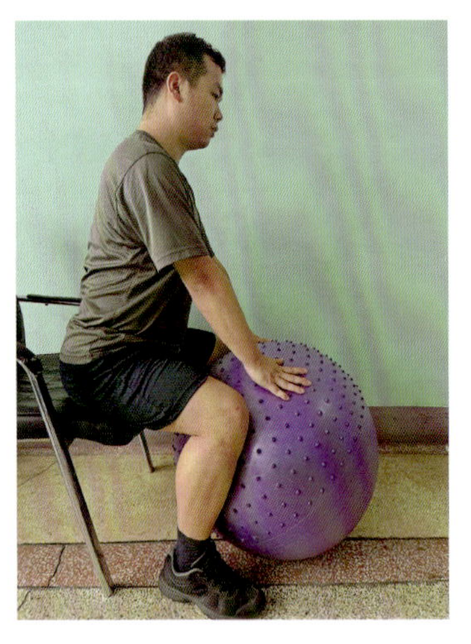

图 11-12

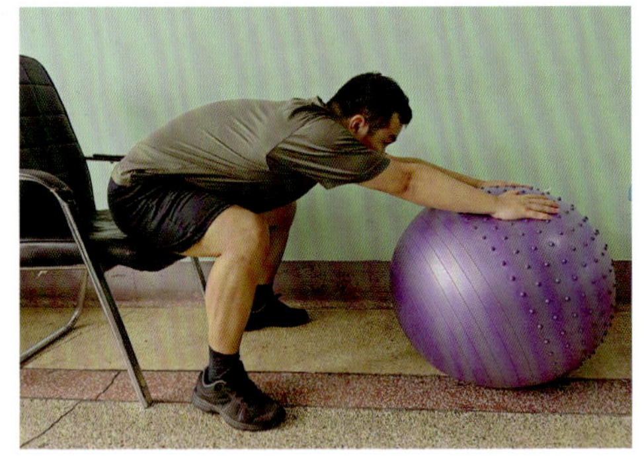

图 11-13

7）站立屈膝练习：双足分开并站直，双臂放于身体两侧。向前弯腰，双手在身体能承受的范围内尽量向下伸，双手尽量触及双足及或地面，双膝关节伸直，缓慢回到体初始位体。尽量使每次弯腰的幅度都比上一次大。每组 5 ~ 6 次，每天 1 ~ 2 组。

（六）针灸治疗

针灸治疗应以局部取穴为主，可配合远端取穴。主穴：阿是穴以及肾俞、委中、夹脊、次髎、腰眼。配穴：瘀血型配水沟、三阴交；肾虚型配命门、关元；寒湿型配腰阳关、昆仑；湿热型配三阴交、三焦俞。用毫针刺，平补平泻，主穴配合配穴电针轻刺激，留针 30 min。

六　预防

（1）保持正确的体态和姿势：避免久坐，需久坐时应以靠垫支撑下背，并使用高背座椅。坐时姿势要端正，维持适当的腰椎前弯角度，久站应该经常换脚，或者利用踏脚凳调整重心。卧床休息时应选用木板床，使腰部自然伸直，可于膝下垫一个枕头。另外，不要长时间维持同一姿势。

（2）日常生活中注意保护背部：取物品时应将两脚分开约 45 cm，一脚在前，另一脚稍微在后，膝盖弯曲蹲下，保持背部平直，物品尽量靠近身体，两腿用力站直，将物品举起；转身时，不要只扭转上半身，应尽量整个身体旋转。热疗可以改善腰背痛，但温度不可过高，时间不可过久，以免烫伤皮肤；适当的运动可以改善及预防腰痛的症状，例如游泳、举哑铃、步行、慢跑等运动。

第三节　梨状肌综合征

梨状肌综合征（piriformis syndrome，PMS）是指由于梨状肌和坐骨神经的解剖结构异常或梨状肌受损出现充血、水肿、痉挛等进而压迫坐骨神经，引起腰部及臀部疼痛，严重者可导致坐骨神经疼痛并沿着大腿后侧及小腿后外侧呈“刀割样”“灼烧样”疼痛，甚至出现跛行或行走不能的临床综合征[1]。

当髋部急剧外旋、内收或内旋时，梨状肌将受到过度的牵拉或产生猛烈的收缩，导致局部肌肉组织及毛细血管发生断裂，充血、水肿、痉挛，压迫坐骨神经使之血供、营养等不足而产生疼痛。本病占腰腿软组织损伤的 15% ~ 25%[2]，多发于中老年人，女性发病率高于男性。

一　临床表现

（1）症状：外伤或受凉史，臀部可伴有酸胀疼痛，甚至出现持续性烧灼、刀割样剧痛，常伴下肢放射痛、行走困难等。

（2）体征：梨状肌部位明显压痛，直腿提高 60° 内疼痛明显，超过则有所减轻，梨状肌紧张试验阳性，可触及块状或条索状结节，臀部、小腿肌肉出现萎缩，小腿以下感觉无异常。

（3）辅助检查：超声表现为患侧梨状肌增厚，内回声不均匀，可有效显示梨状肌及坐骨神经厚度。MRI 显示患侧梨状肌信号改变，表现为 T1WI 低信号、T2WI 高信号。高分辨率 CT 经过多平面重建技术，可以作为 MRI 的补充[3]。

二 治疗

（1）体外冲击波疗法：是近年来应用于梨状肌综合征临床治疗过程中具有较高安全性与可操作性的无创治疗方式。可以松解痉挛粘连的肌肉与组织，起到神经末梢封闭、抑制炎症反应病变进展以及促进损伤的肌肉组织再生回复的作用。

（2）针灸治疗：针刺可疏通局部经络气血，促进血液循环，改善神经功能，以达到缓解紧张的梨状肌的作用。选穴多为局部取穴如环跳穴、秩边穴、承扶穴及阿是穴，可沿条索状物向四周探刺。

（3）梨状肌的自我拉伸：

1）患者仰卧，右膝伸直，左髋关节屈曲小于 60°，把左足放在右膝外面并维持左足平放。拉左膝跨越身体，使左髋内收内旋；或使左髋屈曲、内收、外旋，维持 30 s，重复 3 次，一天可数次。（图 11–14）

2）患者仰卧，左膝伸直，把右足放在左膝上方。双手扣住左边后大腿向着胸部方向，同时行右髋呈屈曲、内收、外旋，维持 30 s，重复 3 次，一天可数次。（图 11–15）

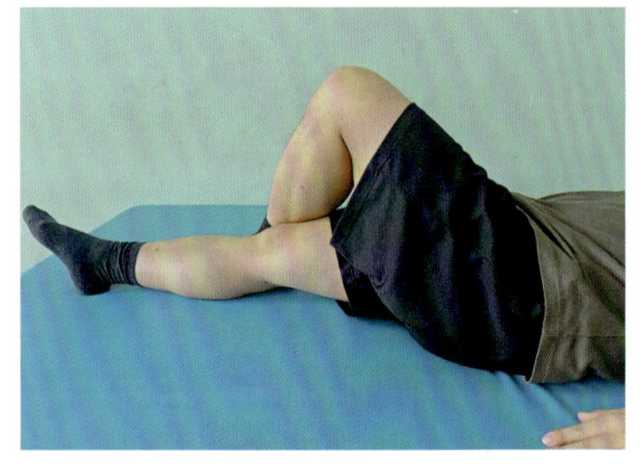

图 11–14

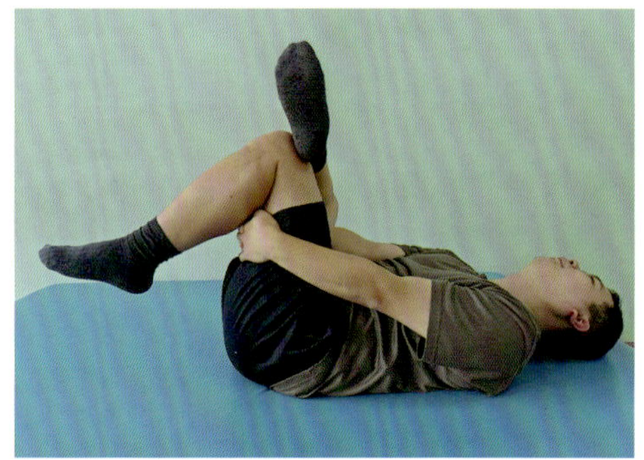

图 11–15

第四节 腰椎间盘突出症

腰椎间盘突出症（lumbar disc herniation，LDH）是临床骨伤科常见病和多发病，是导致腰腿病常见因素之一，好发于 20 ~ 50 的青壮年，占发病总人数的 80%，男性多于女性[4]。LDH 临床以 L4 ~ L5、L5 ~ S1 发病最多。

一 病因

（1）退行性改变，由于椎间盘突出组织本身缺乏血供，修复能力较差，日常生活中椎间盘承受到来自各方面的压迫，椎间盘缺血，加之椎间盘还要进行屈伸、旋转等各种运动，长时间受到挤压和磨损，从而造成发生退变，诱发本病发生。随着年龄的增长，椎间盘髓核、纤维化退变程度越重，髓核含水量降低，纤维环破裂，从而引起椎间盘突出。

（2）外在因素，突然使腰部负荷过重或剧烈咳嗽、打喷嚏、便秘时用力导致负压增高，造成髓核突出、纤维环破裂；长期的姿势不当造成慢性损伤。

（3）内在因素，先天小关节畸形、腰椎骶化、小关节畸形、骶椎腰化、关节突不对称、半椎体畸形等异常，致使腰椎承受的应力发生变化，易发生退变和损伤。

（4）职业因素，如汽车驾驶员，长期处于久坐和颠簸状态下，椎间盘长时间处于压力状态下，造成积累性损伤，加速椎间盘退变或突出，是引起疾病发生的重要因素。

二　病机

（1）机械压迫：脊神经具有丰富的神经外膜，包绕在神经束外，神经外膜是由脂肪组织与弹性胶原组织组成，具有弹性缓冲作用，避免神经受到机械损伤。但长期体力劳动、久坐、久蹲使脊柱处于过度负荷，椎间盘内的压力增加，压应力对神经可产生机械效应，导致神经能损害，最终发展为 LDH。

（2）免疫炎症：髓核作为一种自身抗原，能够诱导自身免疫反应。当椎间盘损伤或病损后，髓核突破纤维环的约束时，其基质里的糖蛋白和蛋白质成为抗原，在这种持续的抗原刺激机体后，就会产生免疫反应，对 LDH 的发生发展存在促进作用[5]。突出的椎间盘可引起各种炎性反应，受压的神经根或脊髓节存在不同程度的炎症反应。如缓激素 -5-羟色胺、前列腺素 E1、乙酰胆碱等炎症反应，加重椎间盘突出严重程度，并发生相应的临床症状。

（3）年龄因素：随着年龄增长，椎间盘呈现出不同程度的退变，其中Ⅱ型胶原减少Ⅰ型胶原增加，导致椎间盘缓冲外力能力降低，更较为容易受到损伤，很难自我修复[6]。LDH 发病原因及病机过程较为复杂，每一个阶段都可能存在一个或几个共同因素下而导致疾病发生，而不同因素均可在不同阶段出现相互恶化，加重 LDH 病情。

三　临床表现

（一）症状

（1）腰腿痛：主要表现为腰痛，常伴有一侧下肢放射性疼痛，疼痛常沿大腿后方，小腿后外侧向腹部放射。也可无腰痛而仅表现为下肢痛。疼痛性质为烧灼样、刀割样、伴串麻感，久坐、咳嗽、打喷嚏、大便等用力动作时症状加重。

（2）腰部畸形、活动受限：因疼痛导致腰部椎旁肌保护性痉挛使腰椎前凸消失、腰椎侧弯，因疼痛而腰部活动受限。

（二）体征

（1）椎间隙压痛：常在突出的椎间隙存在压痛和放射痛。

（2）椎旁叩击痛：用拳头在椎旁叩击时可出现疼痛及臀部、下肢放射痛。

（3）直腿抬高试验及加强试验阳性：患者仰卧，双下肢伸直，抬高患肢，在 60°以内即出现下肢放射痛即为（+）。如患者在 90°以内无下肢放射痛，可将下肢缓慢放低，并将踝背屈，出现疼痛即为直腿抬高试验加强试验（+）。（图 11–16～图 11–18）

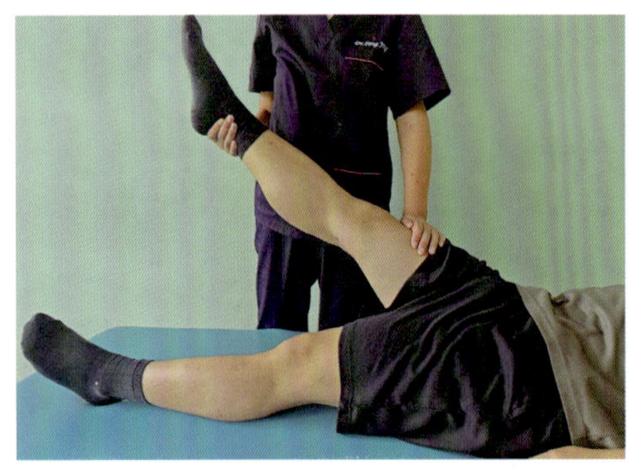

图 11–16

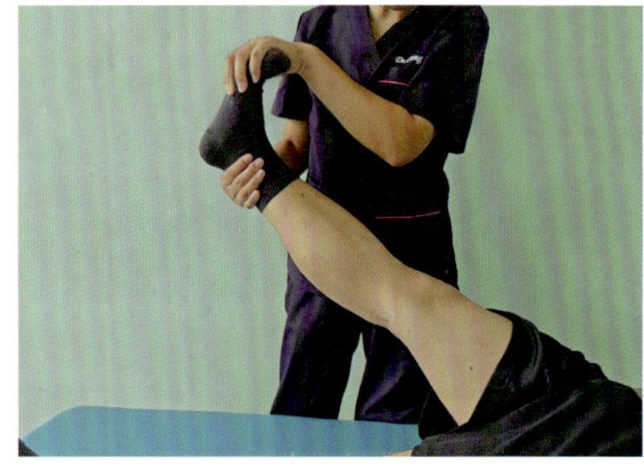

图 11–17

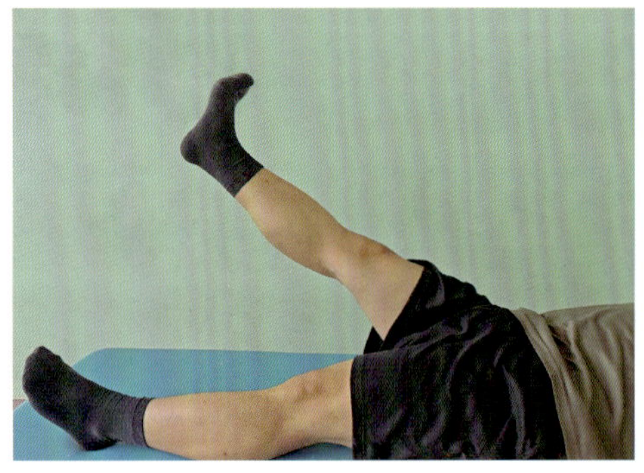

图 11–18

（4）股神经牵拉试验：患者侧卧，医生一手按压患者骨盆，另一手握住患者的小腿下端并用力向上提，使髋关节处于过伸位，如大腿前方出现疼痛，为阳性。考虑使 L3、L4 神经根受压。（图 11–19、图 11–20）

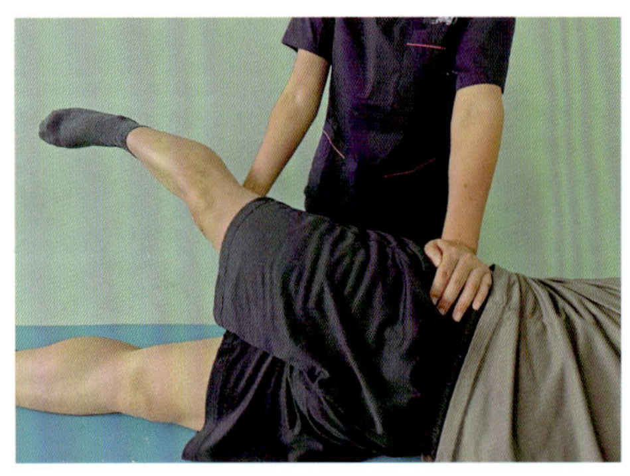

图 11–19

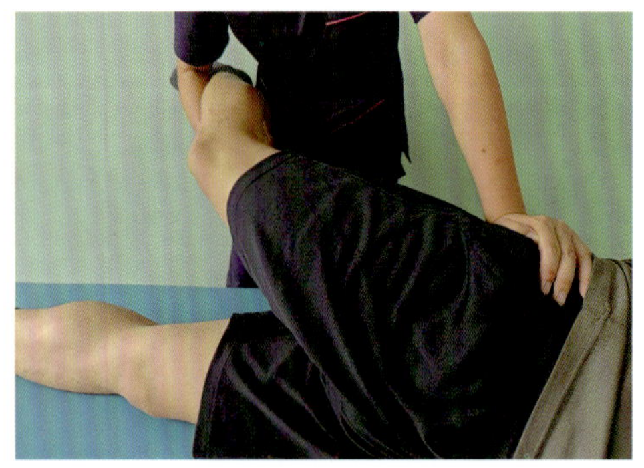

图 11–20

（5）神经学体征

1）L3 ~ L4 椎间盘突出症状主要表现为大腿前方、小腿前内侧感觉减退。胫前肌肌力降低，膝腱反射减弱或消失。

2）L4 ~ L5 椎间盘突出症主要表现为大腿后方、小腿前外侧、足背感觉过敏或减退，踇长伸肌肌力减退。

3）L5 ~ S1 椎间盘突出症主要表现为大腿后方、小腿前外侧、足外侧、足跟感觉过敏或异常，小腿三头肌肌力减退，腱反射减弱或消失。

4）马尾神经损伤者表现为鞍区感觉减弱，大小便异常。

（三）辅助检查

X 线检查体位一般包括腰椎正侧位、双斜位，必要时还应包括过伸过屈位。常表现为腰椎曲度变直，严重者伴侧弯，应相椎间隙变窄。

MRI 能清晰显现椎间盘突出或脱出的节段、程度。根据突出程度不同可观察到椎间盘变性、椎间隙高度下降、椎间盘膨出、突出等征象。

四　康复治疗

（一）康复评定

康复评定重点评定疼痛，神经功能如感觉、肌力、肌张力、反射、病理征等。腰椎功能、姿态等，余同非特异性腰痛。

（二）卧床休息

急性发作时需卧床休息 3 ~ 7 天，症状减轻后下地时需佩戴腰围，佩戴腰围不超过 1 个月。

（三）腰椎牵引

牵引重量从 60% 体重开始，逐渐增到相当于自身体重或增加 10% 左右。牵引方式为持续式或间歇式，每次 20 ~ 30 min，1 天 1 次。需要注意的是，腰椎急性疼痛发作期，腰腿剧烈疼痛剧烈时一般不行牵引，待疼痛减轻后再行牵引治疗。

（四）物理因子治疗

目的是改善局部血液循环，减轻水肿，消除炎症。常用超短波治疗、调制中频疗法、磁疗法、半导体激光治疗、微波治疗、超声治疗、干扰电治疗等。

（五）药物治疗

急性期可以给予甘露醇或甘油果糖静滴以脱水消肿；可口服腺苷钴胺或甲钴胺以营养神经；非甾体类药物可消炎止痛，外贴膏药可活血化瘀止痛；症状严重者可行局部注射治疗或骶管封闭治疗。

（六）运动疗法

1. 急性期

以不引起腰椎疼痛加重的牵伸为主，主要包括静态牵伸、本体感觉神经肌肉促进技术牵伸、摆动牵伸、动态牵伸。

2. 亚急性期

逐渐提高生活水平并延长行走距离，进行下肢和脊柱灵活性训练、腰部肌肉力量训练、腹肌和骨盆稳定性训练。

（1）核心肌肉激活训练：

1）仰卧位 – 中立位控制训练：患者取仰卧位，膝关节屈曲 90°，保持颈椎、肩部和髋部在同一直线上，双手分别放置于骨盆两侧，向下收缩腹部，见图 11–21。

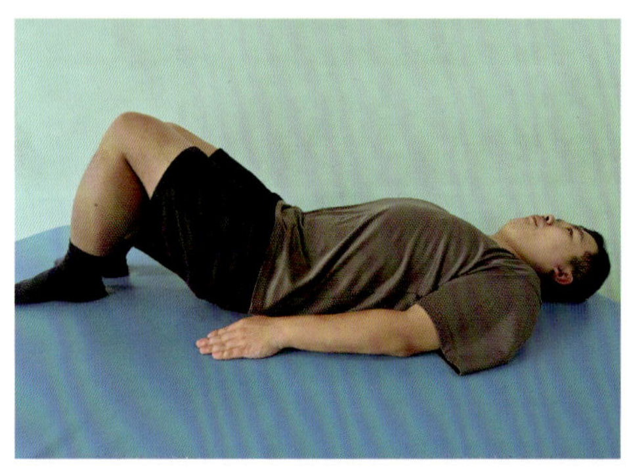

图 11–21

2）坐位 – 中立位控制训练：患者坐于瑞士球上，膝关节屈膝 90°，保持颈椎，肩部和髋部在位于同一线直线上，双手分别放在腰间，肩部尽量放松，通过腰部的肌肉收缩控制球的方向，左右摆动，见图 11–22、图 11–23。

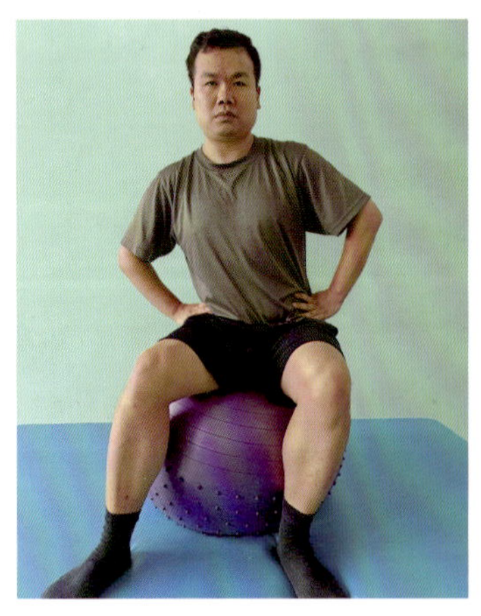

图 11–22

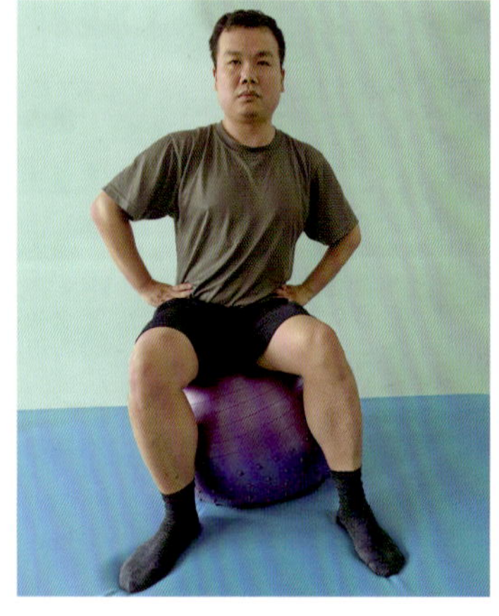

图 11–23

3）俯卧位 - 中立位控制训练：患者取俯卧位，双侧下肢置于瑞士球上，保持颈椎、肩部和髋部位于同一直线上，双手撑于地面，见图 11–24。

（2）核心稳定性训练：

1）双桥运动：患者取仰卧位，屈髋屈膝，抬起臀部，使肩峰、股骨大转子与膝关节位于同一直线上，保持 30 s 后回到起始位置，重复 10 次，见图 11–25。

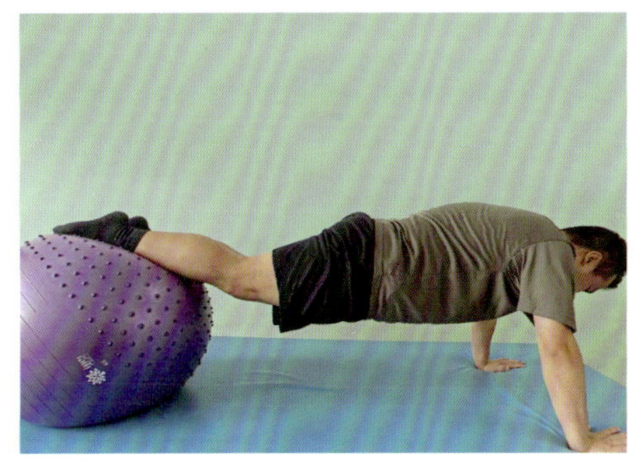

图 11–24

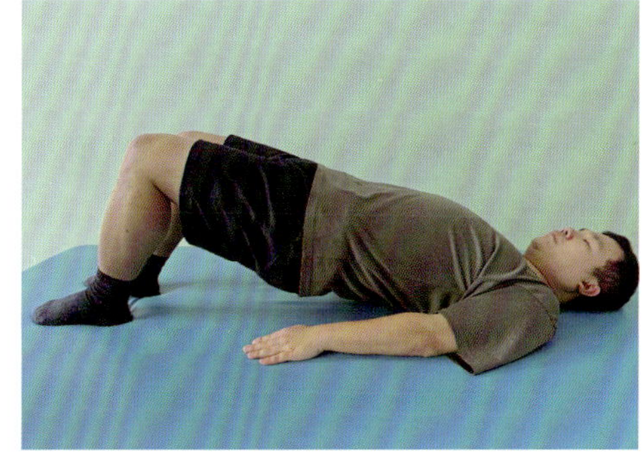

图 11–25

2）单桥运动：患者取仰卧位，屈髋屈膝，抬起骨盆，使肩峰、股骨大转子与膝关节同位于同一条直线上，抬起一次下肢保持 15 s 后缓慢回到起始位置，双下肢交替，重复 10 次，见图 11–26。

3）屈膝双桥运动：患者取仰卧位，双足放于瑞士球上，抬起骨盆，使肩峰、股骨大转子与膝关节位于同一直线上，双侧膝关节屈曲，用双足使瑞士球靠近臀部，保持肩峰、股骨大转子与膝关节位于同一直线上，15 s 后缓慢回到起始位置，重复 10 次，见图 11–27。

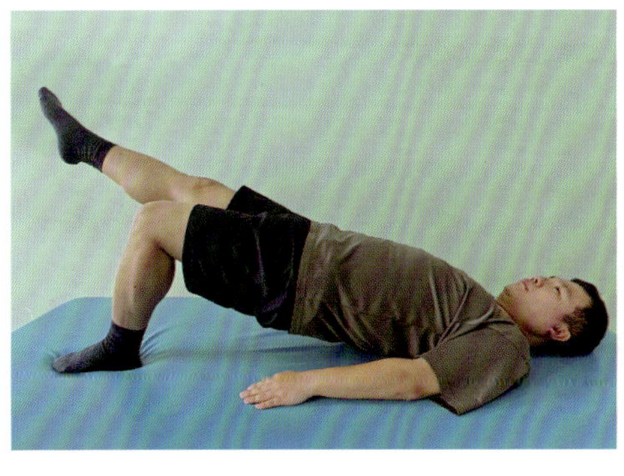

图 11–26

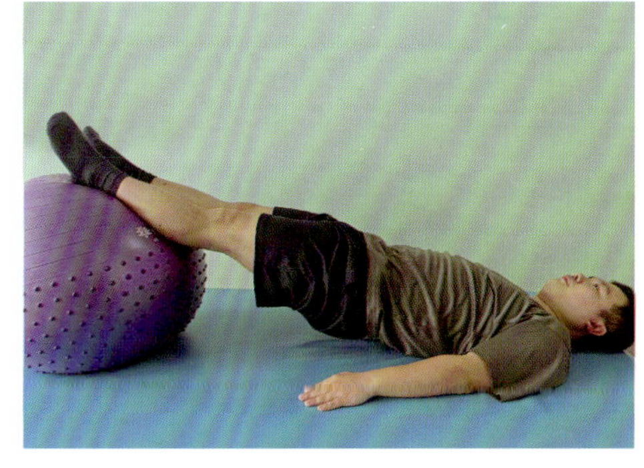

图 11–27

4）反桥运动：患者取仰卧位，双肩躺于瑞士球上，双足平放于地面与肩同宽，膝关节屈曲 90°，使肩峰、股骨大转子与膝关节位于同一直线上，保持 30 s，重复 10 次，见图 11–28。

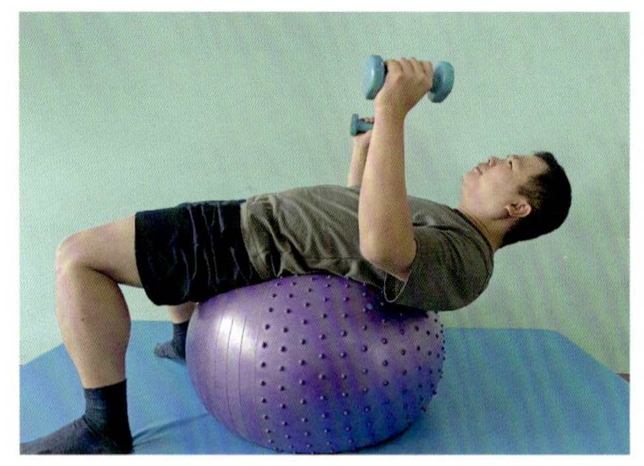

图 11-28

3. 恢复期

主要进行有氧训练、恢复脊柱和下肢灵活性的肌力稳定性训练，轻度抗阻的负重训练。有氧训练包括慢跑、快走、游泳、静态自行车训练。继续延长并提高稳定性训练的时间和强度。下肢的抗阻力量训练需要借助于弹力带、沙袋和简单的抗阻设备。

第五节　腰椎术后康复

椎板切除术（Laminectomy）是 1997 年公布的医学名词，包括全椎板切除术半椎板切除术、椎板开窗术等，其目的是将脊椎的棘突、棘间韧带、黄韧带及椎板切除，以显露椎管内容物的手术。凡需经后路进入椎管的手术，均需行椎板切除术。常用于椎管内肿瘤摘除、后路椎间盘摘除、脊髓损伤后减压、椎管狭窄症、脊椎滑脱症、椎管内探查等。但因术中对椎板切除的范围掌握不一，术后处理缺乏相应措施，随着手术数量的增加，术后并发症如腰椎不稳、术后腰痛、坐骨神经痛也相应发生[7]。因此，有学者改进椎板切除术式或采用联合内固定、融合技术等，有效减少术后脊柱不稳的发生[8]。

微创腰椎间盘切除术（conventional microdiscectomy，CMD）主要应用于腰椎间盘突出症的治疗中，理论上无须对腰背部肌肉广泛剥离和牵开，术中出血少、术后疼痛较轻，恢复较快[9]。术式包括微创管状椎间盘切除术（tubular discectomy，TD）、显微镜辅助经皮髓核切除术（microscope-assisted percutaneous nucleotomy，MAPN）、显微内镜椎间盘切除术（microendoscopic discectomy，MED）、经皮内镜下椎间盘切除术（percutaneous endoscopic lumbar discectomy，PELD）、微创穿刺椎间盘切除术（minimalaccess trocar microdiscectomy，MATMD）等[10]。

自 1991 年 HIBBS 首次报道了脊柱融合术，随后 Mercer 在 1936 年提出椎间融合术是脊柱融合最佳方式[11]。腰椎融合术广泛应用于腰椎退变、滑脱、不稳及椎间盘源性疼痛等病症的治疗中，可有效改善重建腰椎生物力学稳定性、充分、彻底减压受压神经及硬膜，重建前柱分载负荷能力，具有较高的稳定性和安全性，故广泛应用于临床[12-13]。目前，腰椎融合术式多种多样，包括前入路腰椎间融合术（anterior lumbar interbody fusion ，ALIF）、后入路腰椎间融合术（posterior lumbar interbody fusion，PLIF）、经椎间孔腰椎间融合术（transforaminal lumbar interbody fusion，TLIF）、360°腰椎融合术。

一　腰椎手术术后综合征（faild back surgery syndrome，FBSS）

广义上指在行椎板切除术或椎间盘摘除术后，患者仍有腰部、臀部或下肢的顽固性疼痛或其他不适症状。狭义上则指多次手术术后症状没有任何改善。

临床上有 10% ～40% 的患者在腰椎手术后出现 FBSS，且症状持续存在，甚至呈进行性加重；也有报道称初次腰椎间盘切除术后复发率为 5% ～18%，包括原发节段或腰椎其他节段出现椎间盘突出症状及体征。现 FBSS 较常用的定义为腰椎间盘突出腰腿痛患者经髓核摘除术，马尾、神经根减压后，部分患者暂时缓解后又出现术前症状及体征[14-15]。术后可能会出现硬膜囊撕裂伤并发隐性脊膜假性囊肿、神经牵拉伤、伤口血肿，并发椎间隙感染、硬膜外纤维化、腰椎不稳继发医源性腰椎滑脱等症[16-17]。剔除术中、护理操作不规范等因素的影响，腰部或下肢疼痛、麻木以及功能受限为 FBSS 主要表现。

二　康复治疗

（一）腰椎椎板切除术后

因减压范围及伤口创面较大，一般建议患者卧床 4 周。

（1）术后第 1 天：患者卧床，检查受累下肢术后的感觉、肌力恢复情况；嘱患者进行踝关节及跖趾关节的屈伸锻炼，双下肢可辅以抬腿练习，抬高角度以少于 60°为宜，观察神经根的牵拉反应，每次 10 组，每日 2～3 次，该法既可预防神经根粘连，又可预防下肢肌肉的萎缩。

（2）术后第 1 周：在卧床休息、下肢抬高练习的基础上，做腰背肌功能训练，每次 10～30 组，每日 2～3 次。

（3）术后第 2～4 周：内容同第 1 周，下肢抬腿练习次数可增加至每遍 20 次，抬高角度可大于 60°，下肢抬高后嘱患者让患肢在抬高位保持数秒，使肌肉得以抗重力训练，左右腿应交替进行。

（4）4 周后：如患者一般情况好，伤口愈合良好，可建议患者下床活动。如患者出现下腰痛等症状也可对症给予物理因子治疗。

（二）微创椎间盘切除术后

因伤口创面小，脊柱稳定性好，一般建议卧床休息 1 周，嘱患者做踝、足关节屈伸功能训练及双下肢直腿抬高训练；急性期过后可在腰围的保护下下床活动，站立位做腰背肌功能训练，即在站立位时，两手叉腰，将腹部及腰部向前挺，每日 2～3 组，每组 10～30 次[18]。

1. 腰部核心稳定肌功能训练

腰椎术后由于部分软组织、骨性缺损，以及术后卧床时间较长，可能出现腰椎核心稳定肌退化、萎缩，造成脊柱失稳，或导致腰椎滑脱、间盘突出等症，所以患者急需加强腰椎核心稳定肌功能。该锻炼方法适用于腰椎术后 3 个月以上并处于病情平稳状态的患者，不属于早期康复阶段。具体训练方法如下：

（1）燕子飞：可用双手压下腰部，或双手抱颈后，膝伸直，上半身和下肢同时抬起呈反弓状。每日 2 组，每组 30 ~ 50 个。（图 11–29）

（2）侧桥支撑：侧卧位，一侧肘与前臂撑地，肘关节呈 90 度，将胸腹部撑起。注意下肢与躯干呈一条直线。每次 3 组，每组 1 ~ 3 min，每组间隔 10 ~ 20 s。（图 11–30）

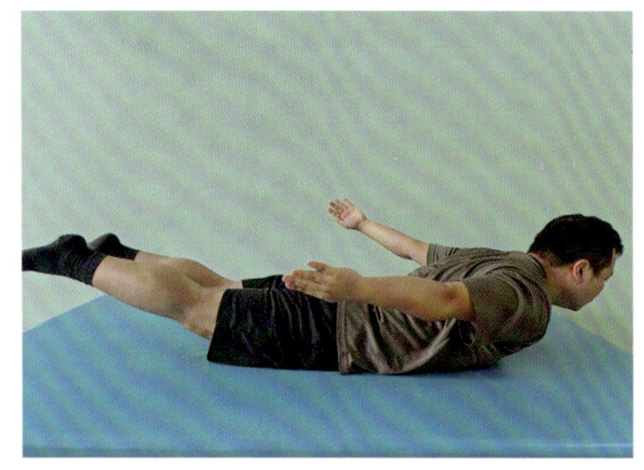

图 11–29

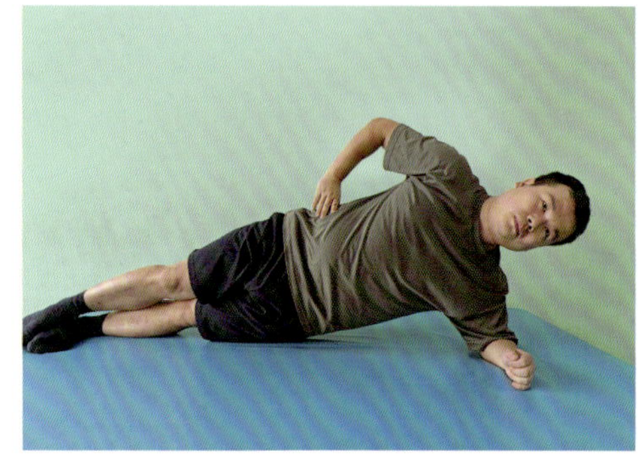

图 11–30

（3）臀桥：屈髋屈膝，双肘屈曲置于胸侧，双足及肘部四点支撑，将髋部向上抬起。每次 3 组，每组 3 ~ 5 min 或 10 ~ 30 个，间隔 10–20 s。（图 11–25）

（4）腹桥：俯卧位，以双肘和双脚为支点，将身体撑起并悬在空中，身体呈一字形，维持动作数秒，见图 11–31。

（5）单腿桥：仰卧位，左腿伸直。右膝弯曲，右脚着地，右腿发力，右脚蹬地，左腿伸直，让臀部和背部抬起，只有右脚和肩部接触地面。这个姿势保持片刻，然后臀部慢慢放下，落地。左右腿交替进行。（图 11–26）

（6）改良仰卧起坐：仰卧位，屈髋屈膝，双手抱在胸前，避免颈部用力，尽量使用腹肌完成仰卧起坐的动作，要求双肩离开床面 10 cm 即可，见图 11–32。

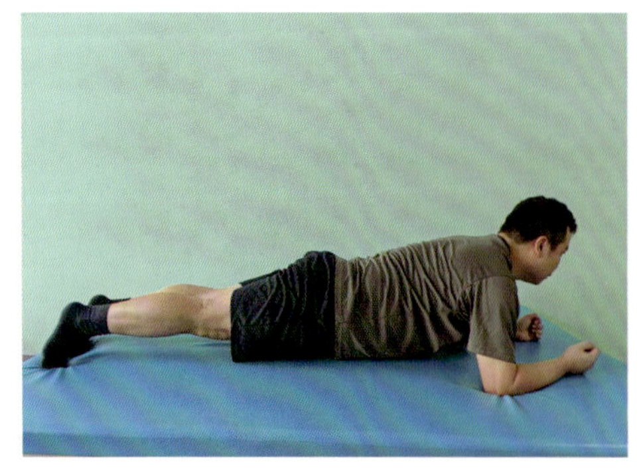

图 11–31

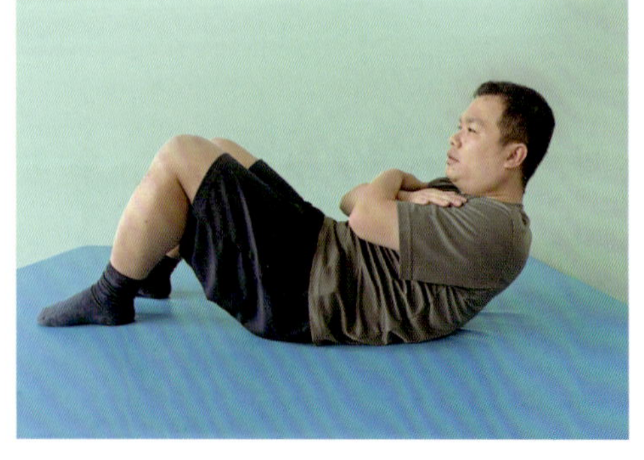

图 11–32

（7）两点跪位支撑：手臂膝盖四点支撑在地面，屈髋屈膝 90°，对侧手脚抬起，并伸直，骨盆中立位。不要塌腰，保持核心稳定。（图 11–33）

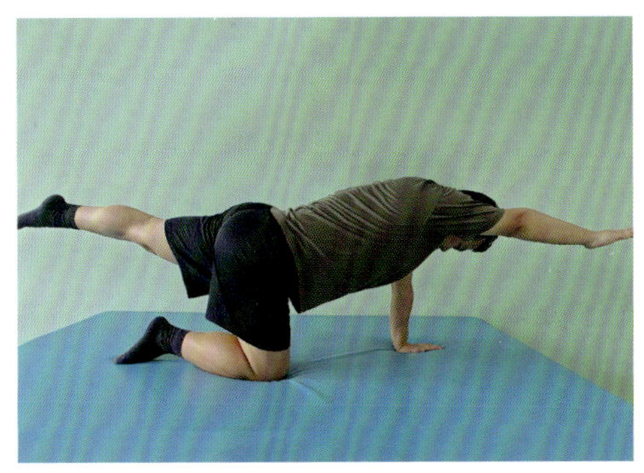

图 11–33

2. 呼吸肌功能训练

呼吸肌的训练主要针对腰椎术后患者存在的不良的呼吸模式，即只进行胸式呼吸、腹式呼吸不能熟练应用等。在术后恢复的过程中，会伴随着胸廓活动度的下降，胸廓和肩胛周围肌肉及参与腰椎稳定的肌肉都会出现失用性的肌萎缩，进一步造成呼吸肌的功能减退，在患者进行每一次呼吸时，肩胛带肌群会由于过度代偿而出现劳损紧张的状态，使肩胛带被动的向外向上扩张提起，呼吸的效率下降，加重了呼吸困难的情况。腰椎术后患者会长期处于一种错误的呼吸模式，对腰椎的稳定性产生了不良影响，胸肌、肋间肌乃至颈肩部肌群会出现过度的代偿，膈肌处于一种过度静力曲张或易疲劳的状态，不能维持正确的腹内压，因此训练正确的呼吸模式可以增加腰椎稳定性，为术后的康复提供保证[19]。

（1）波浪式呼吸：患者平卧位，髋关节、膝关节呈 90°，一手放在肚脐，一手在胸骨柄。让患者首先学习腹式呼吸模式，让患者用鼻子吸气，嘴巴呼气，在吸气时肚脐向上鼓，胸骨柄位置保持不动。完全掌握了腹式的模式以后，继续将用鼻子把气吸到胸骨柄的位置，这时胸骨会提高，腹部会相应下降。呼气时上牙咬住下嘴唇，发出“f”的音，以增大呼气阻力，呼气时先将胸部向下沉使右手下降，再将腹部向下沉使左手下降，完成一个循环的波浪式呼吸。此法可以纠正术后错误呼吸模式。

（2）息肉式数秒呼吸：在波浪式呼吸的基础上，将一侧的鼻孔用手堵住，在吸气时增加阻力，呼气时上牙咬住下嘴唇，发出“f”的音，以增大呼气阻力，并且将呼气的时间延长至 20 s 以上，以激活腹部深层肌肉。

参考文献

[1] 王岩，李波，李吉平．密集银质针针刺治疗梨状肌综合征的临床研究 [J]. 中国民间疗法，2016,24（10）：22–23.

[2] 邓强．梨状肌综合征的诊断与治疗 [M]. 乌鲁木齐：新疆医科大学出版社，2004.

[3] BHATTAD S B, GUPTA A, SURI D, et al. Piriformis Syndyome in a Young Child–An Unusual Clinical Entity[J].

Indian Jou rnal of Pediatrics, 2016, 83（4）：361–362.

[4] 蔡业珍，邢晓伟，殷锋，等. CT 影像学和 JOA 评分在腰椎间盘突出症病情程度诊断评估中的应用价值 [J]. 中国实验诊断学，2021，25（07）：1042–1045.

[5] 杨岷松，刘利. 针刺配合康复训练对腰椎间盘突出症患者腰椎功能及疼痛的影响 [J]. 慢性病学杂志，2021,22（12）：1853–1855.

[6] 中华医学会疼痛分会脊柱源性疼痛学组. 腰椎间盘突出症诊疗中国疼痛专家共识 [J]. 中国疼痛医学杂志，2020,26（01）：2–6.

[7] MARK V, BOSWELL, ANDREA M, et al. Interventional Techniques: Evidence–based Practice Guidelines in the Management of Chronic Spinal Pain[J], Pain Physician, 2007:107–111.

[8] 林荣强，何益群，董有海. 椎板切除术的研究进展 [J]. 中华医学杂志，2014,94（7）：551–553.

[9] Payer M.Minimally invasive lumbar spine surgery：acritical review[J]. Acta Neurochir（Wien），2011，153（7）：1455–1459.

[10] 徐建彪，张伟学，Daniel Porter，等. 微创与开放椎间盘切除术治疗腰椎椎间盘突出症的 Meta 分析 [J] 脊柱外科杂志，2017,15（1）：39–45.

[11] WANG ZHI WEI, WANG ZHENG, ZHOU YAN HONG, et al. Clinical effect analysis of laminectomy alone and laminectomy with instrumentation in the treatment of TOLF[J]. BMC Musculoskeletal Disorders, 2021, 22(1):667.

[12] FINNERAN MEGAN M, NAIK ANANT, HAWKINS JOHN C, et al. Minimally invasive bilateral decompressive lumbar laminectomy with unilateral approach: patient series[J]. Journal of neurosurgery. Case lessons, 2022, 3(7).

[13] 徐凯，杨斐，祁建华，等. 经皮内镜椎板间入路椎间盘切除术治疗重度脱垂型腰椎间盘突出症 [J]. 临床骨科杂志，2022，25（06）：783–786.

[14] 刘政，李宏伟，王海洲，等. 腰椎融合术式研究进展 [J]. 医学综述，2018，24（11）：2175–2180.

[15] 叶建东，程哲，王剑龙. 腰椎融合术 3 种内固定方式的生物力学特点 [J]. 医用生物力学，2021，36（2）：208–215.

[16] ARTS MARK P. Clinical outcome of instrumented fusion for the treatment of failed back surgery syndrome：a case series of 100 patients[J]. Acta neurochirurgica, 2012, 154(7):1213–1217.

[17] 张立庄，赵保礼. 康复训练联合骶管注射治疗腰椎手术失败综合征的效果分析 [J]. 中国中医骨伤科杂志，2014，22（12）：26–27,31.

[18] ZHIHAO Y, BO H,ZHE C, et al. Continuous release of mefloquine featured in electrospun fiber membranes alleviates epidural fibrosis and aids in sensory neurological function after lumbar laminectomy[J]. Materials Today Bio, 2022, 17:100469.

[19] SHAH MANAN. Comparison of Lumbar Laminectomy Alone, Lumbar Laminectomy and Fusion, Stand–alone Anterior Lumbar Interbody Fusion, and Stand–alone Lateral Lumbar Interbody Fusion for Treatment of Lumbar Spinal Stenosis: A Review of the Literature[J]. Cureus, 2019, 11(9):e5691.

第十二章　脊髓损伤康复

第一节　概述

一　定义

脊髓损伤（spinal cord injury，SCI）是指由于各种原因引起的脊髓结构、功能的损害，造成损伤水平以下的运动感觉、自主神经功能障碍。

二　解剖及生理功能

脊髓是中枢神经系统的重要组成部分，是脑干向下延伸的部分，上端于枕骨大孔水平与延髓相接，下端至第1腰椎下缘形成脊髓圆锥。脊髓自上而下分为31个节段发出31对脊神经，包括颈（C）神经8对，胸（T）神经12对，腰（L）神经5对，骶（S）神经5对，尾（Co）神经1对。脊髓呈前后稍扁的圆柱形，全长粗细不等，有颈膨大（C5～T2）和腰膨大（L1～S2）两个膨大部，分别发出支配上肢及下肢的神经根。脊髓内部由灰质和白质组成，分别含有大量神经细胞核团和上下行传导束，为各种运动和感觉的初级中枢和重要的反射中枢。

三　病因

（一）外伤性脊髓损伤

发达国家外伤性脊髓损伤的发病率比发展中国家发病率高。美国的发病率为20/100万～45/100万，中国北京地区年发病率为68/100万左右。脊髓损伤均以青壮年为主，年龄在40岁以下者约占80%，男性为女性的4倍左右。国外脊髓损伤的主要原因是车祸运动损伤等，我国则为高处坠落、砸伤、交通事故等[1-3]。从发病部位分析，颈髓外伤性脊髓损伤最为常见，占所有脊髓损伤的55%～75%，其次为胸髓损伤、腰髓损伤。

（二）非外伤性脊髓损伤

非外伤性脊髓损伤所包括的病因学较为广泛。退变、肿瘤、炎症、畸形等病因均可引起脊髓损害，并出现相应的临床症状[4]。

（1）脊髓炎（Myelitis）：是指各种感染或变态反应所引起的脊髓炎症，急性脊髓炎又称为急性横贯性脊髓炎，是临床上最常见的一种脊髓炎。本病病因未明，约半数患者发病前有呼吸道胃肠道病毒感染的病史，但脑脊液中并未检出病毒抗体，神经组织里亦没有分离出病毒，本病的发生可能是由于病毒感染后所诱发的自身免疫性疾病而不是病毒感染的直接作用。部分患者于疫苗接种后发病，可能为疫苗接种引起的异常免疫反应。急性脊髓炎的病变部位以胸段最常见，其次为颈腰段，肉眼可见病变部软膜充血，受累脊髓节段肿胀，严重者质地变软。切面可见灰、白质界限不清，有点状出血。镜下可见：软膜和脊髓内血管扩张、充血，血管周围以淋巴细胞和浆细胞为主的细胞浸润；灰质内神经细胞肿胀、尼氏体溶解；白质中神经纤维髓鞘脱失、轴突变性，大量吞噬细胞和神经胶质细胞增生。

（2）压迫性脊髓病（compressive myelopathy）：是一组椎骨或椎管内占位性病变引起的脊柱受压综合征。病变呈进行性发展，最后导致不同程度的脊髓横贯性损害和椎管阻塞。

1）肿瘤：常见占 1/3 以上，绝大多数起源于脊髓组织及邻近结构，神经鞘膜瘤约占 47%，其次为脊髓肿瘤，髓内恶性胶质瘤不足 11%，转移癌多见于硬膜外，脊柱恶性肿瘤可沿椎管周围静脉丛侵犯脊髓[5]。

2）炎症：蛛网膜粘连或囊肿压迫血管影响血液供应，引起脊髓神经根受损症状。结核和寄生虫等可引起慢性肉芽肿。化脓性炎症血行播散可引起急性硬膜外或硬膜下脓肿。

3）脊柱病变：脊柱骨折、结核、脱位、椎间盘脱出、后纵韧带骨化和黄韧带肥厚均可导致椎管狭窄、脊柱裂、脊膜膨出等，也能损伤脊髓。

4）先天畸形：颅底凹陷、寰椎枕化、颈椎融合畸形等。

（3）脊髓亚急性联合变性：由于维生素 B_{12} 缺乏导致的神经系统变性病变主要累及脊髓后索、侧索及周围神经。本病的发生与维生素 B_{12} 缺乏密切相关。病变主要在脊髓后索及锥体束，严重时大脑白质、视神经和周围神经也可受累。其病理主要为髓鞘脱失和轴突变性。镜下可见髓鞘肿胀、空泡形成及轴突变性。初期病变散在分布，以后融合成海绵状坏死灶，伴有不同程度胶质细胞增生。

（4）脊髓血管病：脊髓对缺血耐受较强，轻度缺血不会造成脊髓明显损害，完全缺血 15 min 以上方可造成脊髓不可逆损伤。脊髓前动脉血栓形成常见于胸段，此段是血供的薄弱区；脊髓后动脉左、右各一，其血栓形成非常少见。脊髓梗死可导致神经细胞变性、坏死、组织疏松充满脂粒细胞、血管周围淋巴细胞没润，晚期血栓机化被纤维组织取代，并有血管再通。脊髓内出血常侵及数个节段，中央灰质居多，脊髓外出血形成血肿或出血进入蛛网膜下腔，出血灶周围组织水肿、淤血及继发神经变性。脊髓血管畸形可发生于脊髓的任何节段，由扩张迂曲的异常血管形成网状血管团及供血动脉和引流静脉组成。

四 病理生理

急性脊髓损伤的主要机制是由于局部变形和能量转换引起的初始机械损伤，次要机制包括一系列生化和细胞损伤过程，这些过程由主要过程启动，可能导致持续的细胞损伤甚至细胞死亡[6]。

（一）主要机制

原发性 SCI 最常见的是初始影响和随后持续压缩的组合。这通常会发生在骨折脱位、爆裂性骨折和急性椎间盘破裂的情况下。在没有持续压缩的情况下单独发生冲击的临床情况可能包括严重的韧带损伤。同样，尖锐的骨碎片或弹射伤造成的脊髓撕裂可导致脊髓撕裂、挫伤、压迫或脊髓震荡等。

（二）次要机制

在 20 世纪 70 年代，有自由基假说，自由基被认为对伤害过程至关重要。10 年后，焦点转移到钙、阿片受体和脂质过氧化的作用上。现代研究将细胞凋亡、细胞内蛋白质合成抑制和谷氨酰胺能机制以及介导继发性损伤机制的无数病理生理学途径联系起来。

五　分期

中国神经修复学会于 2021 年 3 月制定并发布《脊髓损伤神经修复治疗临床指南（中国版）2021》[7]，指南中将脊髓损伤分期分为 4 个阶段，即急性期（＜ 48 h）、亚急性期（48 h 至 14 天）、中期（14 天至 6 个月）和慢性期（＞ 6 个月）。

六　临床特征

（一）脊髓病变的三主征[8-9]

（1）运动障碍：脊髓侧索中皮质脊髓束损害产生上运动神经元瘫痪，脊髓前角及（或）前根病变产生下运动神经元瘫痪。

（2）感觉障碍：脊髓后角损害表现为节段性分离性感觉障碍，即同侧节段性痛温觉障碍，而深感觉及部分触觉仍保留，因深感觉和部分触觉纤维不经后角而直接进入后索，如病变累及两侧常有明显束带感；后根损害，则深、浅感觉均有障碍；后索损害病变以下同侧深感觉和部分触觉障碍，产生感觉性共济失调；脊髓丘脑束损害引起传导束型感觉障碍，表现损害节段平面以下的对侧痛、温觉障碍，深感觉保留；白质前连合损害时，因损害两侧脊髓丘脑束的交叉纤维，表现为对称性节段性的痛温觉丧失，因有未交叉的纤维在后索及前索中直接上升，可没有明显触觉障碍，称为感觉分离现象，见于脊髓空洞症和髓内肿瘤等。

（3）自主神经功能障碍：脊髓灰质侧角损害或脊髓病变阻断侧角与大脑联系的路径，出现相应节段的自主神经功能障碍，表现为膀胱、直肠括约肌功能，血管运动、发汗反应及皮肤指（趾）甲的营养等障碍，特别是膀胱、直肠功能障碍为脊髓疾病与其他疾病鉴别的重要体征之一。自主神经功能障碍是否出现以及出现的早晚与病损的部位严重程度密切相关。

（二）脊髓不同部位损害的临床表现

（1）脊髓半侧损害：表现为脊髓病变平面以下同侧肢体瘫痪和深感觉障碍，对侧痛、温度觉障碍，称为布朗－塞卡尔综合征（Brown-Sequard syndrome），又称脊髓半切综合征。多见于脊髓肿瘤的早期。病变节段平面以下同侧肢体还可有血管舒缩运动功能障碍。皮肤初期潮红、发热，后期为发绀、发冷，这是由于侧索中下行的血管舒缩纤维被阻断的缘故，并非脊髓半侧损害均有这些症状。

（2）脊髓横贯性损害：出现损害平面以下各种运动、感觉和括约肌功能障碍。同时当脊髓的某些节段遭受损害时，会呈现这些节段的病变特点，如病变节段会发生肌肉弛缓性瘫痪和萎缩、反射消失、根性疼痛或根性分布的感觉减退、缺失。这些症状称为节段性症状，对病变的定位诊断具有重要的价值。感觉障碍平面的确定和反射改变对病变脊髓的节段定位也有极大的帮助。

第二节　康复评定

一　损伤的评定

（一）神经平面的评定

神经平面是指身体双侧行正常的运动和感觉功能的最低脊髓节段，该平面以上感觉和运动功能完全正常。确定损伤平面时应注意以下方面。

（1）脊髓损伤神经平面主要以运动损伤平面为依据，但 T2 ~ L1 节段的运动损伤平面难以确定，故主要以感觉损伤平面来确定。

（2）运动损伤平面和感觉损伤平面是通过检查关键肌的徒手肌力及关键感觉点的痛觉（针刺）和轻触觉来确定的。美国脊椎损伤协会和国际脊髓学会根据神经支配的特点，选出一些关键肌和关键感觉点，通过对这些肌肉和感觉点的检查，可迅速地确定损伤平面。根据 2011 版《脊髓损伤神经学分类国际标准》规定，在检查时患者应取仰卧位（肛诊可取侧卧位）[10]。

（3）确定损伤平面时，该平面关键肌的肌力必须不小于 3 级，该平面以上关键肌的肌力必须正常。如脊髓 C7 节段发出的神经纤维（根）主要支配肱三头肌，在检查 SCI 患者时，若肱三头肌肌力达到 3 级及以上，C6 节段支配的伸腕肌肌力 5 级，则可判断损伤平面为 C7。

（4）损伤平面的记录：由于身体两侧的损伤水平可能不一致，评定时需同时检查身体两侧的运动损伤平面和感觉损伤平面，并分别记录（右——运动，左——运动；右——感觉，左——感觉）。

（二）特殊情况评定

患者无法进行检查时神经平面的评定当关键点或关键肌因某种原因无法检查时（如石膏固定、烧伤、截肢或患者无法感知面部感觉），检查者将记录“NT”（无法检查）来代替评分。这种情况下将无法评估治疗过程中该点的感觉运动评分以及受累侧的感觉运动总分。另外，伴有脑外伤、臂丛神经损伤、四肢骨折等相关损伤时，可影响神经系统的检查，但仍应尽可能准确地评定神经损伤平面，且感觉 / 运动评分和分级应根据延后的检查来进行。

二　感觉功能的评定

采用美国脊椎损伤协会（ASIA）和国际脊髓学会（ISCoS）的感觉评分（sensory scores，SS）评定感觉功能。

（一）关键感觉点

感觉检查的必查部分是检查身体左、右侧各 28 个皮节的关键点。关键点应为容易定位的骨性解剖标志点。每个关键点要检查 2 种感觉：轻触觉和针刺觉（锐 / 钝区分）。感觉正常（与面部感觉致）得 2 分，异常（减退或过敏）得 1 分，消失为 0 分。每侧每点每种感觉最高为 2 分，每种感觉侧最高为 56 分，左、右两侧最高共计 112 分，两种感觉得分之和最高可达 224 分。分数越高表示感觉越接近正常。轻触觉检查需要在患者闭眼或视觉遮挡的情况下，使用棉棒末端的细丝触碰皮肤，接触范围不超过 1 cm。针刺觉锐 / 钝区分常用打开的一次性安全大头针的两端进行检查：尖端检查锐觉，圆端检查钝觉。在检查针刺觉时，检查者应确定患者可以准确可靠地区分每个关键点的锐性和钝性感觉。如存在可疑情况时，应以 10 次中 8 次正确为判定的标准，因这一标准可以将猜测的概率降低到 5% 以下。无法区分锐性和钝性感觉者（包括触碰时无感觉者）为 0 分，若锐 / 钝感知发生改变则为 1 分。这种情况下患者可以可靠地区分锐性和钝性感觉，但关键点的针刺程度不同于面部正常的针刺强度其强度可以大于也可以小于面部感觉。

（二）肛门深部压觉（deep anal pressure，DAP）

DAP 检查方法是检查者用食指插入患者肛门后对肛门直肠壁轻轻施压（该处由阴部神经 S4 ~ S5 的躯体感觉部分支配），还可以使用拇指配合食指对肛门施加压力。感知的结果可以为存在或缺失（在记录表上填“是”或“否”）。该部分检查如发现肛门处任何可以重复感知的压觉即意味着患者为感觉不完全损伤。在 S4 ~ S5 有轻触觉或针刺觉者，DAP 评估不是必须检查的项目，因患者已经可以判定为感觉不完全损伤。即便如此，仍建议完成该项目的检查。

（三）感觉平面确定

感觉平面为针刺觉和轻触觉两者的最低正常皮节。皮节从 C2 开始，向下至第一个轻触觉或针刺觉小于 2 分的节段。感觉平面由一个 2 分（正常或完整）的皮节确定，在轻触觉或针刺觉受损或缺失的第一个皮节平面之上的正常皮节即为感觉平面。因左、右侧可能不同，感觉平面应左、右分开确定。检查结果将产生 4 个感觉平面：R 针刺觉、R 轻触觉、L 针刺觉、L 轻触觉。

三 运动功能的评定

（一）运动检查的必查部分

通过检查 10 对肌节（C5 ~ T1 及 L2 ~ S1）对应的肌肉功能来完成。推荐每块肌肉按照从上到下的顺序检查，使用标准的仰卧位及标准的肌肉固定方法。体位及调定方法不当会导致其他肌肉代偿，并影响肌肉功能检查的准确性。肌肉的肌力分为 6 级。

0 级：完全瘫痪。

1 级：可触及或可见肌收缩。

2 级：去重力状态下进行全关节活动度（ROM）的主动活动。

3 级：对抗重力下进行全 ROM 的主动活动。

4 级：肌肉特殊体位的中等阻力情况下进行全 ROM 的主动活动。

5 级（正常）：肌肉特殊体位的最大阻力情况下进行全 ROM 的主动活动（最大阻力根据患者功能假定为正常的情况进行估计）。

NT= 无法检查（即由于制动、导致无法分级的严重疼痛、截肢或大于 50% ROM 的关节挛缩等因素导致）。国际标准检查的肌力分级不使用正负评分法，也不推荐在比较不同机构的数据时使用该方法。

某些病例如因关节挛缩导致 ROM 受限大于正常值的 50%，则肌力检查可以参照 0 ~ 5 级的分级方法，如 ROM 小于正常值的 50%，则应记录为“NT”。

适宜应用上述肌力分级法检查的肌肉（双侧）。选择这些肌肉是因为它们与相应节段的神经支配相一致，至少接受 2 个脊髓节段的神经支配每块肌肉都有其功能上的重要性，并且便于仰卧位检查。

（二）肛门自主收缩（voluntary anal contraction，VAC）

肛门外括约肌（由 S2 ~ S4 阴部神经的躯体运动部分支配）检查，应在检查者手指能重复感受到自主收缩的基础上将结果分为“存在”和“缺失”（即检查表中记录为“是”或“否”）。给患者的指令应为：“像阻止排便运动样挤压我的手指。”若 VAC 存在，则为运动不完全损伤。要注意将 VAC 与反射性肛门收缩鉴别。仅在 Valsalva 动作时出现收缩，则为反射性收缩，应记录为“缺失”。

（三）脊髓损伤运动评定

包括其他非关键肌的检查，如膈肌、三角肌、指伸肌、指内收肌及指展肌、非关键肌检查结果可记录在检查表评分部分。虽然这些肌肉功能不用于确定运动平面或评分，但2011版国际标准允许使用非关键肌功能来确定运动不完全损伤状态，评价ASIA残损分级为B级还是C级。

（四）运动评分

脊髓损伤的肌力评定不同于单块肌肉，需要综合进行。评定时分左、右两侧进行。评定标准：采用MMT法测定肌肌力，每一组肌肉所得分值与测得的肌力级别相同，为1～5分。可将上肢、下肢分开计分，上肢双侧最高50分，下肢双侧最高50分，共100分。评分越高表示肌肉功能越佳，据此可评定运动功能。

（五）运动平面确定

运动平面通过身体一侧10块关键肌的检查确定肌力为3级及以上（仰卧位MMT）的最低关键肌即代表运动平面，前提是代表其上节段的关键肌功能正常（5级）。身体左、右两侧可以不同，二者中的最高者为单个运动平面。

运动平面确定后要进一步考虑每个节段的神经（根）支配块以上的肌肉，同样大多数肌肉接受1个以上的神经节段支配（常为2个节段）。因此，用一块肌肉或一组肌肉（即关键肌）代表一个脊神经节段支配旨在简化检查。某块肌肉在丧失一个神经节段支配但仍有另一个神经节段支配时肌力减弱。按常规，如果一块肌肉肌力在3级以上，则该肌节的上一个肌节存在完整的神经支配。在确定运动平面时，相邻的上一个关键肌肌力必定是5级，因为预计这块肌肉受2个完整的神经节段支配。检查者的判断依赖于确定其所检查的肌力低于正常（5级）的肌肉是否有完整的神经支配。许多因素可以抑制患者充分用力，如疼痛、体位、肌张力过高或废用等，任何上述或其他因素妨碍肌力检查时，该肌肉的肌力应被认为是无法检查（NT）。然而，如果这些因素不妨碍患者充分用力，检查者的最佳判断为排除这些因素后患者肌肉肌力为正常（仰卧位MMT为5级），那么，该肌肉肌力评级为5级。对于那些临床应用徒手肌力检查法无法检查的肌节，如C1～C4、T2～L1及S2～S5，运动平面可参考感觉平面来确定。如果这些节段的感觉是正常的，其上的运动功能正常，则认为该节段的运动功能正常。

（六）痉挛评定

目前，临床上多用改良的Ashworh痉挛评定量表。评定时检查者徒手牵伸痉挛肌进行全关节活动范围内的被动运动，通过感觉到的阻力及其变化情况把痉挛分成0～4级。

四 损伤程度的评定

（一）ASIA 残损分级（AIS）

损伤一般根据鞍区功能的保留程度分为神经学"完全损伤"和"不完全损伤"。"鞍区保留"指查体发现最低段鞍区存在感觉或运动功能（即 S4 ~ S5 存在轻触觉或针刺觉，或存在 DAP 或肛门括约肌自主收缩）。完全损伤指鞍区保留（即最低骶段 S4 ~ S5 感觉和运动功能）不存在，不完全损伤指鞍区保留（即最低骶段 S4 ~ 5 感觉和 / 或运动功能）存在。

（二）部分保留带（zone of partial preservation，ZPP）

ZPP 仅用于完全损伤（AIS 为 A 级），指感觉和运动平面以下保留部分神经支配的皮节和肌节保留部分感觉或运动功能的节段即为相应的感觉或运动 ZPP。应按右侧和左侧以及感觉和运动分别记录。

五 脊髓休克的评定

当脊髓与高位中枢离断时，脊髓暂时丧失反射活动能力而进入无反应状态的现象称为脊髓休克。脊髓休克时，横断面以下节段脊髓支配的骨骼肌紧张性降低或消失，外周血管扩张，血压下降，发汗反射消失，膀胱充盈，直肠内粪积聚，表明躯体及内脏反射减退或消失。脊髓休克为一种暂时现象，以后各种反射可逐渐恢复。临床上常用球海绵体反射是否出现来判断脊髓休克是否结束，此反射的消失为休克期，反射的再出现表示脊髓休克结束。但需注意的是极少数正常人不出现该反射，圆锥损伤时也不出现该反射。具体检查方法：用戴手套的示指插入肛门，另一手刺激龟头（女性刺激阴蒂），阳性时手指可以明显感觉到肛门外括约肌的收缩。脊髓休克结束的另一指征是损伤平面以下出现感觉、运动或肌肉张力升高与痉挛。

六 ADL 能力的评定

截瘫患者可用改良的 Barthel 指数评定量表评定，四肢瘫患者用四肢瘫功能指数（quadriplegic index of function，QIF）评定。QIF 评定的内容有转移、梳洗、洗澡、进食、穿脱衣服、轮椅活动、床上活动、膀胱功能、直肠功能、护理知识，共 10 项评分，评分采用 0 ~ 4 分的 5 级制，每项最高得分为 4 分，经权重处理后得出总分。

第三节　治疗

一　急性期、亚急性期脊髓损伤治疗

（一）治疗原则

对于急性期脊髓损伤患者，《脊髓损伤神经修复治疗临床指南（中国版）2021》（以下简称“《中国指南（2021）》”）指出：多学科诊疗模式（MDT）可降低死亡率并缩短住院时间；建议成立区域脊髓损伤治疗中心，包括急诊科、神经外科、骨科、普通外科、重症监护医学、放射科、神经科和麻醉科等的多学科脊髓损伤救治团队；患者入院后，救治团队应迅速对伤情进行评估，确定损伤节段和严重程度，并立即开始治疗。

（二）院前急救

患者搬运和转运途中应提供必要的生命支持，如保持呼吸道通畅，必要时给予呼吸、循环支持，并使用远程通信设备实现医疗指示实时转达，以确保救治中心在知晓患者整体情况的前提下快速接收患者，为后续治疗节省时间。

（三）药物治疗

急性期脊髓损伤患者采取大剂量甲泼尼龙冲击治疗证据不足，且存在呼吸系统感染、消化道出血、心律失常甚至死亡等严重并发症对于不完全性颈髓病变等特殊损伤类型，特别是需要施行外科减压治疗的脊髓型颈椎病患者，甲泼尼龙可作为治疗选项，但须注意发病时间窗、给药剂量以及禁忌证[11]。

（四）亚低温治疗

亚低温治疗以全身低温诱导至 32 ~ 34℃效果最佳，硬膜外或硬膜下局部低温（6℃）也有一定疗效。

（五）手术治疗

《中国指南（2021）》推荐，患者入院后应采用下颈椎损伤分类与损伤程度评分系统（SLICS）、胸腰椎损伤分类与损伤程度评分系统（TLICS）分别对脊柱脊髓损伤进行分类并评估损伤程度，3 分者推荐保守治疗，4 分者视伤情选择外科手术或保守治疗，5 分则建议外科手术治疗；应于损伤早期施行脊柱固定和脊髓减压。

急性期进行脊柱复位、固定安全、有效，既可改善神经功能、缩短住院时间，亦有利于降低并发症发生率，尤其是急诊脊髓减压术不仅可以减少继发性损伤、保护存活轴突的神经功能，而且可以防止脊髓进一步损伤[12]。此外，保留蛛网膜完整性的硬脊膜切开术可降低大部分脊髓内压力，而且不存在导致脑脊液漏以及炎性因子进入脑脊液和脊髓的风险，适用于硬脊膜切开后脊髓水肿且无明显蛛网膜下腔出血的患者。

（六）细胞治疗

急性脊髓损伤可以导致损伤区域发生水肿和炎症，而损伤早期于病灶区域予以细胞注射可加剧损伤，鞘内或静脉注射间充质基质细胞可以改善急性期全身或局部炎症反应。

（七）康复治疗

（1）体位摆放：患者卧床时应注意保持肢体处于功能位置。

（2）关节被动运动：对瘫痪肢体进行关节被动运动训练，每日 1 ~ 2 次，每关节在各轴向活动 20 次即可，以防止关节挛缩和畸形的发生。

（3）体位变换：卧床患者应定时变换体位，一般每 2 h 翻身一次，以防止压疮形成。

（4）早期坐起训练：对脊髓损伤已行内固定手术脊柱稳定性良好者应早期（伤后或术后 1 周左右）开始坐位训练，每日 2 次，每次 30 min。开始时将床头摇起 30°，如无不良反应，则每天将床头升高 15°，逐渐增加到 90°，并维持继续训练。一般情况下，从平卧位到直立位需 1 周的适应时间，适应时间长短与损伤平面有关。

（5）站立训练：患者经过坐起训练后无直立性低血压等不良反应，即可考虑进行站立训练。训练时应保持脊柱的稳定性，佩戴矫形器或腰围，训练起立和站立活动。患者站起立床，从倾斜 20°开始，角度渐增，8 周后达到 90°，如发生不良反应，应及时降低起立床的角度。

（6）高压氧治疗：高压氧有利于急性不完全脊髓损伤患者的恢复，每天 1 次，每次 60 min，控制好加压和减压时间，可以改善脊髓氧张力，减少细胞凋亡和炎症反应，改善血管生成和自噬，促进脊髓功能恢复[13-15]。

（7）呼吸及排痰训练：由于脊神经支配减弱，患者肺功能指标下降明显，咳嗽无力，极易发生肺部感染。治疗师可使用呼吸控制、深呼吸训练和缩唇呼吸训练，还可运用空气堆积运动法提高患者的咳嗽效果，为了缓解呼吸肌的压力，可以采取舌咽呼吸技术，借助气体活塞丸协助通气。对颈髓损伤呼吸肌麻痹的患者应训练其腹式呼吸和咳嗽、咳痰能力，以及进行体位排痰训练，以预防及治疗呼吸系统并发症，并促进呼吸功能。

（8）二便的处理：脊髓损伤早期多采用留置导尿的方法。脊髓休克期内不进行导尿管夹管训练，休克期结束后根据惠者的情况逐渐增加夹管时间，并保证每天进水量达到 2500 ~ 3000 mL，记录出入水量。之后可采用间歇清洁导尿术，配合个体化饮水计划进行排尿训练。便秘的患者首先要改变饮食结构，改变大便性状，其次可用润滑剂、缓泻剂与灌肠等方法处理。

二 中期、慢性期脊髓损伤治疗

《中国指南（2021）》首次引入“中期脊髓损伤”的概念，系指损伤后 14 天至 6 个月，

6 个月以后则为慢性期。在此阶段，应在评估患者神经功能状态、脊柱序列和稳定性、脊髓损伤程度，并综合患者全身情况的基础上，制定最佳治疗计划。

（一）手术减压

对于出现严重脊髓压迫症状的中期和慢性期脊髓损伤患者，手术减压可促进神经功能恢复。

（二）神经桥接

神经桥接可恢复慢性期完全性脊髓损伤患者的某些神经功能，主要有以下 3 种方法。

（1）受伤平面以上的周围神经（如副神经或肋间神经）桥接至受伤平面以下瘫痪肌肉的神经根或周围神经。

（2）受伤平面以上的 L5 或 S1 腹侧根桥接至受伤平面以下支配膀胱的 S2 或 S3 腹侧根。

（3）取外周神经插入胸髓腹侧束（皮质脊髓束）4 ~ 5 mm，神经远端连接下肢肌肉的神经 – 肌肉接头。

上述神经桥接方法对脊髓损伤后的神经功能恢复有一定促进作用。

（三）神经刺激 / 神经调控

硬膜外刺激训练可以激活神经回路，促进完全性脊髓损伤患者的神经重塑和功能恢复。电刺激还可以减少全身并发症、缓解疼痛、改善躯干稳定性[16]。

（四）脑机接口和神经假肢

脑机接口和人工神经假肢可以帮助瘫患者进行日常生活活动并促进神经重塑；通过外骨骼机器人进行康复治疗，有助于步态康复、使脊髓损伤平面下降并可改善肌肉痉挛。

（五）细胞治疗

目前有多种类型细胞适用于中期和慢性期脊髓损伤患者的细胞移植治疗，已成为此阶段脊髓损伤患者的重要治疗方法，包括嗅鞘细胞、间充质基质细胞、外周血单核细胞、骨髓和脐带血单核细胞、骨髓造血干细胞、施万细胞以及胚胎干细胞等。细胞注射可通过血管内输注、鞘内或脊髓实质注射以及多种途径联合治疗以改善患者部分神经功能和生活质量。

（六）康复治疗

（1）肌力训练：完全性脊髓损伤患者肌力训练的重点是肩和肩胛带的肌肉，特别是背阔肌、上肢肌肉和腹肌。不完全性脊髓损伤患者，应对肌力残留的肌肉一并训练。肌力达 3 级时，可以采用主动运动；肌力 2 级时，可以采用助力运动、主动运动；肌力 1 级时只有采用功能性电刺激、被动运动的方式进行训练。肌力训练的目标是使肌力达到 3 级以上。脊髓损伤患者为了应用轮椅、拐或助行器，在卧床、坐位时均要重视训练肩带肌力，包括上肢支撑力训练肱三头肌和肱二头肌训练和握力训练。对使用低靠背轮椅者，还需要进行腰背肌的训练。卧位时，可采用举重、支撑；坐位时，利用支撑架等。

（2）垫上训练：

1）翻身训练：适用于早期未完全掌握翻身动作技巧的患者继续练习。

2）牵伸训练：主要牵伸下肢的腘绳肌、内收肌和跟腱。牵伸腘绳肌是为了使患者直腿抬高大于 90°，以实现独立长腿坐。牵伸内收肌是为了避免患者因内收肌痉挛而造成会阴部清洁困难。牵伸跟腱是为了防止跟腱挛缩，以利于步行训练。牵伸训练可以帮助患者降低肌肉张力，从而对痉挛有一定的治疗作用。

3）垫上移动训练。

4）手膝位负重及移行训练。

（3）坐位训练：可在垫上及床上进行。坐位可分为长坐位（膝关节伸直）和端坐位（膝关节屈曲 90°）。进行坐位训练前患者的躯干需有一定的控制能力，双侧下肢各关节需要一定的活动范围，特别是双侧髋关节活动范围需接近正常。坐位训练可分别在长坐位和端坐位两种姿势下进行。实现长坐才能进行穿裤袜和鞋的训练。坐位训练还包括坐位静态平衡训练，躯干向前、后、左、右侧以及旋转活动时的动态平衡训练。在坐位平衡训练中，还需逐步从睁眼状态下的平衡训练过渡到闭眼状态下的平衡训练。

（4）转移训练：转移是 SCI 患者必须掌握的技能，包括帮助转移和独立转移。帮助转移分为 3 人帮助、2 人帮助和 1 人帮助。独立转移则由患者独立完成转移动作。转移训练包括床与轮椅之间的转移、轮椅与坐便器之间的转移、轮椅与汽车之间的转移及轮椅与地之间的转移等。在转移训练时可以借助辅助器具，如滑板等。

（5）步行训练：

1）治疗性步行：佩戴计时步行器，借助双展拐进行步行，一般适合于 T6 ~ T12 平面损伤的患者。

2）家庭功能性行走：可在室内行走，但行走距离不能达到 900 m，一般见于 L1 ~ L3 平面损伤的患者。

3）社区功能性行走：L4 以下平面损伤患者能穿腰足矫形器，能上下楼，能独立进行日常生活活动，能连续行走 900 m 以上。

4）完全性脊髓损伤患者步行的基本条件是上肢有足够的支撑力和控制力，不完全性脊髓损伤者，则要根据残留肌力的情况确定步行能力。步行训练分为平行杠内步行训练和拐杖步行训练。先在平行杠内练习站立及行走，包括摆至步、摆过步和四点步，逐步过渡到平衡训练和持双拐行走训练。助动功能步行器的出现使脊髓损伤患者步行功能得到更大改善。行走训练时要求上体正直、步态稳定，步速均匀。耐力增强之后可以练习跨越障碍、上下台阶、摔倒及摔倒后起立等训练。目前减重步行训练装置的应用使脊髓损伤患者步行训练变得更容易。

（6）轮椅训练：伤后 2 ~ 3 个月患者脊柱稳定性良好，坐位训练已完成，可独立坐

15 min 以上时，开始进行轮椅训练。上肢力量及耐力是良好轮椅操控的前提。轮椅训练包括向前驱动、向后驱动左右转训练、前轮翘起行走和旋转训练、上斜坡训练和跨越障碍训练、上楼梯训练和下楼梯训练、越过马路镶边石的训练、过狭窄门廊的训练及安全跌倒和重新坐直的训练。注意每坐 30 min，必须用上肢撑起躯干，或侧倾躯干，使臀部离开椅面以减轻压力，避免坐骨结节处发生压疮。

（7）矫形器的使用：配用适当的下肢步行矫形器为很多截瘫患者站立步行所必需。通常 L3 平面以下损伤的患者建议选用踝足步行器，L1 ~ L3 平面损伤的患者建议选用膝踝足步行器，T8 ~ T12 平面损伤的患者建议选用 Walkabout，T4 平面以下损伤的患者可选用往复式截瘫步行器或向心的往复式截瘫步行器。

（8）PNF 训练：神经肌肉本体感觉促进技术（PNF）是一种以促进神经肌肉反应为核心的康复治疗技术，需要神经、本体感觉、浅感觉、视觉、听觉等因素共同参与，现已广泛地应用于多种神经疾病，成为一种常用的神经康复技术，PNF 技术通过刺激软组织及关节的本体感觉，按照螺旋对角运动模式进行训练，从而建立正确的运动模式，恢复患者的运动功能。使患者感受运动中枢对迟缓肌群的控制能力，从而提高功能锻炼的效果，能有效促进脊髓损伤患者功能恢复和生存质量提高。

（9）动态站立架：站立可为脊髓损伤患者带来许多好处，包括预防下肢出现挛缩、减少骨质疏松的发生率、促进身体循环系统、预防及减轻痉挛等。患者实现站立，平衡能力是先决条件之一，躯干的控制力决定了人体平衡的控制能力，核心肌群对躯干的控制非常重要，而髂腰肌是核心肌群的重要组成部分，对维持姿势稳定及躯体平衡有重要作用。动态站立架是站立训练的主要工具，通过它可对躯干核心肌群尤其是髂腰肌、下肢关键肌的向心、离心控制能力进行康复训练，提高了平衡训练的有效性。

（10）等速技术：此前临床评定患者肌力一般应用 MMT 进行评定，MMT 为半定量评定，肌力的训练以等长收缩训练和等张收缩训练为主，而等速技术的出现优化了患者的肌力评定及训练效果。利用等速技术角速恒定的特点，使肌肉在关节运动的每个角度都产生最大的收缩能力，并将收缩能力量化。因此，等速肌力评定为定量评定。等速肌力训练兼有等长收缩和等张收缩的优点。

（11）减重步行训练：由于机器人设备能尽早实现脊髓损伤患者步行训练，因此在康复治疗中的应用愈发增加。尽早通过机器人进行步行训练，对减少痉挛程度，改变本体感觉，增强对温度、振动、压力的灵敏度，增强反射行为有着一定的效果，同时可增强心肺及代谢功能。

（12）可穿戴技术：可穿戴技术是近些年兴起的一门新技术，我国对此项技术的研究虽起步较晚，但发展迅速。在康复治疗的全过程，可以采集患者的所有康复数据，便于及时分析数据。

（13）日常生活活动能力的训练：脊髓损伤患者特别是四肢瘫患者，训练日常生活活动能力尤为重要。自理活动，如吃饭梳洗、上肢穿衣等，在床上可进行时，就应过渡到轮椅上进行。洗澡可在床上或洗澡椅上给予帮助完成，借助一些自助器具有利于动作的完成。环境控制系统及护理机器人可极大地帮助四肢瘫患者生活自理。此外，ADL 训练应与手功能训练结合进行。

（14）物理因子的应用：功能性电刺激（FES）可克服肢体不活动的危害，使肢体产生活动。SCI 后下肢易发生深静脉血栓，电刺激小腿肌肉可降低发生率。FES 可产生下肢功能性活动，如站立和行走。应用超短波、紫外线等物理因子治疗可减轻损伤部位的炎症反应，改善神经功能。

（15）传统疗法：使用针刺疗法刺激局部组织，可防止患者肌肉萎缩，越早效果越佳。采取提插捻转补泻方法，在受损脊髓节段取穴针刺，如大椎、命门、脊中、哑门等，也可在屈髋肌、伸膝肌、踝背伸肌、踝跖屈肌、伸趾肌上取穴，如髀关、梁丘、足三里、委中、太冲、涌泉等，电针改善运动功能的效果优于一般针刺，常规康复配合关键肌电针刺法可提高肌肉神经兴奋性，改善下肢痉挛和运动功能恢复。

（16）心理治疗：脊髓损伤在精神上给患者带来了难以描述的痛苦，但大多数患者经过一段时间的心理治疗会勇敢地面对现实。康复的目的是帮助患者重新回到尽可能正常的生活中去。康复工作绝不仅限于功能训练，还要强调患者在心理社会方面的适应，这包括在悲伤的时候提供必需的社会支持和帮助，重塑自身形象，形成新的生活方式和对世界的认识，重新设计未来的计划，帮助患者在社会中找到自己的位置。

第四节　并发症管理

一　低血压休克

脊髓损伤后，损伤平面以下的交感神经受到抑制，导致心率减慢、外周血管扩张，易发生低血压和休克。而脊髓血供呈节段性分布的特点使其侧支血流少，缺血代偿能力差，脊髓损伤后一旦发生低血压即可导致脊髓灌注不足。脊髓损伤后平均动脉压（MAP）维持在 85 mmHg（1 mmHg=133.322 Pa）以上对患者有益，而且适当补充体液扩容或应用去甲肾上腺素，对改善损伤后局部脊髓灌注压、缓解脊髓缺血有益。

二　低钠血症

低钠血症是颈髓损伤的常见并发症。轻度低钠血症患者，可采取高盐饮食并限制液体摄入量，同时密切监测血清钠水平；中至重度稀释性低钠血症患者，则需在高盐饮食的基础上输注氯化钠溶液；而低血容量性低钠血症，既要扩容又要补充钠盐。

三　自主神经反射亢进

又称自主神经过反射，是脊髓损伤特有的威胁患者生命的严重并发症，多见于T6以上脊髓损伤的患者。主要症状是头痛，主要体征是突发性高血压，其次是脉搏缓慢或加快、有面部潮红、多汗，最重要也是最有效的治疗方法是尽快找出致病因素并尽快处理，大多数患者在祛除致病因素后，症状均能立即好转。最常见的致病因素是膀胱及肠道的过度膨胀，故当出现此症时，均应立即检查导尿管是否通畅，膀胱是否过度膨胀，并针对症状和体征立即进行相应的处理。

四　深静脉血栓

脊髓损伤患者中，深静脉血栓的发生率较高。如一侧肢体突然发生肿胀，伴有胀痛体温升高、肢体局部温度升高，都应考虑下肢深静脉血栓形成。未发现和未处理的深静脉血栓可导致肺栓塞和突然死亡。彩色超声多普勒检查有助于确诊。预防和治疗措施包括卧床休息、抬高患肢。病情允许时，应穿着医用弹力袜或缠弹力绷带。

五　异位骨化

异位骨化通常指在软组织中形成骨组织。在脊髓损伤后的发生率为16%～58%，发病机制不明。SCI后的运动治疗与此病的发生关系不大，因此休息不动并不能减少异位骨化的发生。此症好发于髋关节，其次为膝肩肘关节及脊柱，一般发生于伤后1～4个月，通常发生在损伤水平以下，局部多有炎症反应，伴全身低热，任何脊髓损伤患者如有不明原因的低热均应考虑此症。治疗措施有应用消炎止痛药和其他药物、冷敷，若骨化限制关节活动，则需手术摘除。

六　痉挛

（一）有关痉挛的定义

国际上尚未统一。1980年，Lance提出痉挛的定义为“以速度依赖性的牵张反射增强、腱反射亢进为特征的运动障碍，是上运动神经元综合征（Upper Motor Neuron Syndrome，UMNS）的阳性表现”。1994年Young等将痉挛定义为“以速度依赖的牵张反射增强为特征的运动障碍，源于异常的脊髓内原始传入冲动过程”。Pandyan等把痉挛的定义扩展并修订为“痉挛是一种感觉、运动控制障碍，由于上运动神经元损伤所致，表现为间歇性或连续性的肌肉不随意激活”。

（二）病理生理变化

可见于脊髓损伤、脊髓缺血、退行性脊髓病横贯性脊髓炎、脊髓肿瘤、颈椎病等，痉挛一般在发病后 3～6 个月内出现。脊髓损伤可波及上运动神经元和与之形成突触的中间神经元，以及下运动神经元。中间神经元以上损伤，可引起损伤平面以下的肢体痉挛。

（三）临床表现

主要特点和临床表现：

（1）节段性的多突触通路抑制消失。

（2）通过对刺激和兴奋的积累，兴奋状态缓慢渐进地提高。

（3）从一个节段传入的冲动可诱发相连的多个节段的反应。

（4）屈肌和伸肌均可出现过度兴奋。脊髓源性痉挛极易被皮肤制激所诱发。有研究表明不完全性脊髓损伤的 ASIA 残损分级 B、C 级比完全性脊髓损伤的 A 级更容易引起痉挛。

（四）评定

（1）肌张力量表（ashworth spasticity scale，ASS）与改良 Ashworth 痉挛评定量表是目前临床上常用的痉挛评定量表，它们将肌张力分为 0～4 级，使痉挛评定由定性转为定量。

（2）内收肌张力量表：该量表是评定髋内收肌群的特异性量表，主要用于内收肌张力高的患者治疗前后肌张力改变的评估，它包括 0～4 级。0 级，肌张力不增加；1 级，肌张力增加，髋关节在一个人的帮助下很容易外展到 45°；2 级，髋关节在一个人的帮助下稍许用力可以外展到 45°；3 级，髋关节在一个人的帮助下中度用力可以外展到 45°；4 级，需要 2 个人才能将髋关节外展到 45°；

（五）康复治疗

痉挛治疗是综合性的，包括预防伤害性刺激、早期的预防体位、运动疗法和其他物理治疗方法、药物、神经阻滞及手术等。

1. 减少加重痉挛的不当处理和刺激

（1）抗痉挛模式：脑外伤、脑卒中、脊髓损伤等患者从急性期开始即应采取良肢体位，对于严重脑外伤、去皮质强直者采取俯卧位，去脑强直者宜取半坐卧位，使异常增高的肌力得到抑制。早期进行斜板站立和负重练习，避免不当制激，如刺激抓握反射和阳性支持反射。

（2）消除加重痉挛的危险因素：压疮、便秘或尿路感染，以及各种原因引起的疼痛，如合并骨折、嵌甲、关节疼痛等都可使痉挛加重。

（3）慎用某些抗抑郁药：用于抗抑郁的某些药物可对痉挛产生不良影响，加重痉挛，应慎用或不用。

2. 运动治疗与物理因子治疗

保持软组织的伸展性和适当的训练，控制不必要的肌肉活动和避免不适当用力，将会使痉挛得到有效的控制。

（1）持续被动牵伸：每日进行关节活动的训练是防治痉挛的最基本方法。关节活动应缓慢稳定而达全范围。每日持续数小时的静力牵伸，可使亢进的反射降低。站立是对髋关节屈肌、膝关节屈肌和踝关节屈肌另一种形式的静态牵伸，它可使早期的挛缩逆转、降低牵张反射的兴奋性。除良肢体位外（尽量不使用加重痉挛的仰卧位），应用充气夹板，使痉挛肢体得到持续缓慢的牵伸以缓解痉挛。还可利用上、下肢夹板和矫形器做持续的静态肌肉牵伸，例如膝分离器全下肢外展枕、坐位下用分腿器（这种辅助具可用硬塑泡沫制作，简单实用），保持软组织长度，伸展痉挛的肌肉，维持肢体在功能位。踝足矫形器可用于控制踝关节的痉挛性马蹄足畸形。

（2）放松疗法：对于全身性痉挛，放松是种有效的治疗手段。例如，脑卒中或脑瘫患者，让其仰卧位屈髋屈膝，治疗师固定患者的膝踝并左右摇摆，在不同体位下使用巴氏球，多体位下被动旋转躯干等。

（3）抑制异常反射性模式：①使用控制关键点等神经发育技术抑制异常反射性模式。②通过日常活动训练（如坐－站训练，行走）使患者获得再适应和再学习的机会。如要求偏瘫患者使用双上肢促进身体从坐位站起。首先在坐位下身体保持平衡、对称和稳定，在一个高的座位上双手十字交叉相握并抬起双上肢，骨盆前倾，腿脚适当放置负重，反复进行坐－站训练，不仅使患者学习掌控肌肉活动的时间，而且由于座位升高减少了使用伸肌的力量，使患者容易站起，并有助于限制下肢屈曲的异常模式，从而抑制了痉挛。此外鼓励非卧床患者参加某种形式的功能活动如散步、游泳、踏车练习等有助于减少肌肉僵直，同时也可以作为有效的抗痉挛治疗。

（4）常用物理因子治疗：许多物理因子均可使肌张力得到不同程度上的暂时降低，从而缓解痉挛。包括以下 4 种方法。

1）冷疗法：如冰敷、冰水浸泡，将屈曲痉挛的手放在冰水中浸泡 5 ~ 10 s 后取出，重复多次后手指即可比较容易地被动松开。

2）电刺激疗法：痉挛肌及其对抗肌的交替电刺激疗法（Hufschmidt 电疗法）利用交互抑制和高尔基腱兴奋引起抑制以对抗痉挛。

3）温热疗法：应用各种传导热（沙、泥、盐）、辐射热（红外线）、内生热（微波、超短波）。

4）温水浴：患者在具有一定水温的游泳池或 Hubbard 槽中治疗，利用温度的作用，并进行被动关节活动，也能缓解痉挛。

3. 药物治疗

（1）口服药。

1）巴氯芬（Baclofen）：是一种肌肉松弛剂，是脊髓内突触传递强有力的阻滞剂，同时作用于单突触和多突触反射而达到级解痉挛的目的。该药对脊髓性痉挛有效，对脑损伤痉挛效果欠佳。

2）丹曲林（Dantrolene）：肌肉松弛剂，是目前使用的唯一作用于骨骼肌而非脊髓的抗痉挛药。因作用于外周，与作用于中枢的药物合并使用可用于治疗各种痉挛。

3）替扎尼定（Tizanidine）：咪唑衍生物是相对选择性肾上腺素受体激动剂，有降低脊髓和脊髓上张力和抑痛的作用。该药临床疗效类似巴氯芬和地西泮，但比巴氯芬较少出现无力，比地西泮的镇静作用弱，耐受性更好。

4）乙哌立松（Eperisone）：属中枢性肌肉松弛剂，主要对 α 系、γ 系有抑制作用，并抑制脊髓、脑干等中枢内的多突触反射及单突触反射。对中枢性肌痉挛早期用药效果较好。

5）其他口服药：地西泮、复方氯唑沙宗、吩噻嗪类（氯丙嗪等）等中枢神经抑制剂，也可能降低过高的肌张力。

（2）局部注射。主要用于缓解把肌肉或小肌群痉挛。这种方法使药物集中在关键肌肉，减少了全身副作用。

1）肌肉注射：目前国内外最常用的是肉毒毒素。其中 A 型肉毒毒素（botulinum toxin A，BTX-A）是一种较强的肌肉松弛剂，肌肉注射后在局部肌肉内弥散，与神经肌肉接头的胆碱能受体结合，阻滞神经突触乙酰胆碱的释放，从而缓解肌肉痉挛。靶肌肉的选择应根据异常运动模式、收缩肌和拮抗肌的张力及其平衡对关节畸形的影响、对功能的影响等综合因素确定。

2）鞘内注射：常用巴氯芬。对常规口服药物反应不良或不能耐受的患者，或其他物理疗法如电刺激等不起作用的难治性痉挛，以及严重痉挛伴剧烈疼痛的患者，可考虑鞘内注射，所需剂量仅为口服用药的 1%。主要副作用是药物过量可导致呼吸抑制。脊髓损伤后的严重痉挛应用此法效果良好。这种方法可逆、无破坏、可随时调整，非常适合那些既要控制痉挛又要保留残留运动或感觉功能的不完全性瘫痪患者。

（3）神经或运动点阻滞。应用酒精、酚或局麻药进行神经阻滞，所产生的影响持续时间长。当痉挛不能用药物和其他方法缓解时，可考虑手术治疗。通过破坏神经通路的某些部分，而达到缓解痉挛的目的。手术主要包括神经切断、高选择性脊神经根切断、脊髓部分切断、肌腱切断或肌腱延长术。

七 压疮

压疮是指局部皮肤长时间受压力或摩擦力与剪切力的作用后，受力部位出现血液循环障碍而引起局部皮肤和皮下组织缺血、坏死。多见于脊髓损伤、颅脑损伤、年老体弱等长期卧床者，好发部位有骶尾部、足跟、股骨大粗隆、枕骨隆突、坐骨结节等骨性隆起处，也可发生于身体任何软组织受压的部位，包括来自夹板、矫形器、矫形固定物的压迫。

（一）机制

人体毛细血管内的压力为 10 ~ 30 mmHg，当作用于皮肤的外力（压力、剪切力和摩擦力）超过这一数值时，可导致毛细血气腔的闭塞和局部淋巴回流受阻，从而引起局部皮肤组织的缺血、坏死。一般来说，局部皮肤受外力越高，造成压疮所需的时间越短，局部组织循环基础较差（如组织萎缩搬痕等）对外力的敏感性增加，发生压疮的概率就会增加。长时间保持坐位易发生坐骨结节处压疮，长时间保持半卧位或仰卧位易发生低尾部和足跟部压疮，长时间保持侧卧位易发生受压侧肩部、股骨大转子和外踝处压疮。

（二）评定

NPUAP（2007）压疮分期可疑深部组织损伤是指皮下组织受到压力或剪切力的损害，局部皮肤完整，但可出现颜色改变如紫色或褐红色，或导致充血的水疱。在肤色较深的个体中，深部组织损伤可能难以检测。厚壁水疱覆盖的黑色伤口可能进展更快，足跟部是常见的部位，这样的伤口恶化很快，即使给予积极的处理，病变仍可迅速发展，致多层皮下组织暴露。

Ⅰ期：在骨隆突处的皮肤完整伴有压之不褪色的局限性红斑。深色皮肤可能无明显的苍白，但其颜色可能与周围组织不同。同时，此阶段受损部位与周围相邻组织比较，有疼痛硬块、表面变软、发热或冰凉等表现。

Ⅱ期：真皮部分缺失，表现为一个浅的开发性溃疡，伴有粉红色的伤口，无腐肉；也可表现为一个完整的或破溃的血清性水疱。同时，此阶段表现为发亮的或干燥的表浅溃疡，无坏死组织或瘀伤。此阶段不能描述为皮肤撕裂伤、会阴皮炎或表皮剥脱，瘀伤表明有可疑的深部组织损伤。

Ⅲ期：全层皮肤组织缺失，可见皮下脂肪暴露，但骨骼肌腱肌肉未外露，有腐肉存在，但组织缺失的深度不明确，可能包含有窦道。同时，此阶段压疮的深度因解剖部位不同而各异，鼻梁、耳朵、枕骨隆突、踝部因无皮下组织，该阶段的压疮可能是表浅溃疡。相对而言，脂肪较多的部位，此阶段压疮可能形成非常深的溃疡，骨骼或肌腱不可触及或无外露。

Ⅳ期：全层组织缺失，伴有骨、肌腱或肌肉外露，伤口的某些部位有腐肉或焦痂，常有窦道。同时，此阶段压疮的深度因解剖部位不同而各异，鼻梁、耳朵枕骨隆突踝部因无皮下组织，该阶段的压疮可能是表浅溃疡，可能扩展到肌肉和（或）支持结构（如肌肉、肌腱或关节囊），有可能导致骨髓炎，可以直接看见或触及骨或肌腱。

不明确分期的压疮是指全层组织缺失，溃疡底部有坏死组织覆盖（黄色、黄褐色、灰色、绿色或褐色），或者伤口有焦痂附着。同时，此阶段只有充分去除坏死组织或焦痂，暴露伤口的底部，才能准确评估压疮的实际深度，确定分期。足跟处稳定的焦痂（干燥，黏附紧密，完整但没有发红或波动感）可不必去除。

（三）治疗

压疮在治疗时首先应明确并祛除产生压症的原因，否则即使给予了正确的局部和全身治疗也很难达到治疗目的。

1. 全身治疗

（1）加强营养：患者营养缺乏不利于压疮的愈合。在组织水平上，持续压力是导致皮肤破损的重要局部因素，而在细胞水平上，由于营养物质的运输和代谢产物的排泄障碍而不能维持代谢，导致细胞分解，同时含有蛋白质、维生素和矿物质的液体通过压疮创面持续丢失。因此，对有压疮的患者，除了保证基本的营养需求外，还要额外补充蛋白质、维生素和矿物质，增加液体的摄入量（240 mL /2 h，或治疗 1L /d)。

（2）蛋白质：如果出现压疮，必须患者根据体重给其提供 1.5 ~ 2 g/kg 的蛋白质。维生素 C 可以促进胶原蛋白合成，应每天补充 1 g。锌是蛋白质合成和修复的必要物质，应先检查是否有锌缺乏，因为过量的锌（> 400 mg/d）可能会影响巨噬细胞的功能，如有锌的缺乏，建议每天给予锌 15 mg。若有明显的锌缺乏时，可每天给予锌 135 ~ 150 mg。

（3）贫血的治疗：压疮患者因食欲差、从压疮处丢失血清和电解质、感染以及虚弱等因素，往往有贫血。血色素水平低可引起低氧血症，导致组织内氧含量下降。

（4）抗生素治疗：如果出现全身感染情况，或压疮局部有蜂窝织炎，才给予抗生素治疗。进行抗生素治疗时应视病因结合手术治疗，如因软组织感染应行外科清创术因骨髓炎应行截骨术。

2. 局部治疗

（1）创面换药：换药是治疗压疮的基本措施。创面的愈合要求适当的温度、湿度、氧分压及 pH 等。局部不用或少用外用药，重要的是保持创面清洁。可用普通生理盐水在一定压力下冲洗以清洁创面，促进健康组织生长而且不会引起创面损害。每次清洗创面时要更换敷料，并清除掉创口表面的物质，如异物、局部残留的药物、残留的敷料、创面渗出物和代谢废物。如有坏死组织，则易发生感染且阻碍创面愈合，可用剪除、化学腐蚀或纤维酶溶解等方法来清除坏死组织，但应避免损伤正常的肉芽组织而影响上皮组织生长或引起感染扩散。

根据病情可用过氧化氢溶液（双氧水）和生理盐水冲洗创面。渗出多的创面应每日换药 2 次，无分泌物且已有肉芽生成时，换药次数宜逐渐减少，可由每日 1 次减少至每 3 日 1 次。压疮创面需覆盖，有助于平衡内环境和维持生理完整性，较理想的敷料应能保护创面，与机体相适应，并提供理想的水合作用。尽管在潮湿环境中创口愈合更快，但过多渗出物能浸泡周围组织，因而应该从创面上吸去这些渗出物。

（2）抗感染：引起感染的细菌种类较多，其中铜绿假单胞菌（绿脓杆菌）常见且难控制，多数细菌对常用抗生素耐药。控制感染的主要方法是加强局部换药，压疮局部可使用抗生素。消除可以去除的坏死组织，促进创面的修复，创面可用浸透到半湿的生理盐水敷料，创口引流要做好。必要时可用 2% 硼酸溶液、3% 过氧化氢溶液冲洗创面。同时根据全身症状和细菌培养结果，可考虑全身使用敏感抗生素控制感染。

3. 创口的物理治疗

（1）紫外线可有效地杀灭细胞并促进上皮再生，促进压疮创口愈合，但紫外线不应用于极易受损伤的皮肤或创口周围组织严重水肿的患者。

（2）治疗性超声波可通过增强炎性反应期，从而更早进行增生期来加速创口的愈合。3 MHz 超声波用于治疗表浅创口，1 MHz 超声波用于治疗深部创口。对急性感染性创口或伴发骨髓炎时，应慎用或禁用超声波。

（3）用于组织修复的电刺激通过刺激内源性生物电系统，促进电活动，改善经皮氧分压，增加钙吸收和三磷酸腺苷蛋白合成，其杀菌作用能刺激慢性创伤愈合。可应用低强度直流电、高压脉冲电流和单相脉冲电流进行电刺激。电刺激可用于常规治疗无效的Ⅲ期和Ⅳ期 压疮，以及难治的Ⅱ期压疮。此外，在不同阶段也可使用红外线、微波、超短波、氦氖激光等进行治疗。

（4）手术治疗。Ⅲ期和Ⅳ期压疮通过非手术治疗虽能治愈，但耗时较长，可长达数月，所以，对长期非手术治疗不愈合、创面肉芽老化边缘有瘢痕组织形成、合并有骨关节感染或深部窦道形成者，应采用手术治疗。创口的早期闭合可减少液体和营养物质的流失改善患者的全身健康状况，并使其早日活动及重返社会。压疮的手术方法包括直接闭合、皮肤移植皮瓣或肌皮瓣转移等。

4. 压疮的预防

基于对病因学的理解，着重于能影响患者损伤的危险因子，卫生状况和良好的皮肤护理也尤为重要。

（1）定时更换姿势：对运动障碍者应定时变换姿势，调整矫形器；对有多处压疮的患者应用交替式充气床垫，避免持久受压，但应禁止使用橡皮圈，以免影响血流，进而影响组织生长。对卧床患者应每 2 h 翻身一次，翻身时间并不是固定的，但翻身时必须检查皮肤情况。正确体位的目标是使压力分布在最大体表面积上，并避免骨突处受压，过度肥胖、痉挛、挛缩、矫形支具、牵引及疼痛会加大体位摆放的困难。

体位姿势的改变主要有 4 种：仰卧位、俯卧位、右侧卧位和左侧卧位。可通过使用泡沫楔形物和枕头进行体位摆放。将患者抬离床面时，需教给患者减少身体和肢体通过床或椅面时的摩擦力和剪切力的技术。

（2）使用适合的轮椅及坐垫：轮椅坐姿应保证达座位区域的最大支撑面，足踏板应置于不将重量传送到坐骨而是让大腿承重的高度。需侧面支持以维持躯干直立时，要注意不能引起局部受压。坐轮椅时至少每半小时进行一次姿势改变，在轮椅上减除身体重量有多种方法，包括向后、前、侧面倾斜及向上抬高身体，每天至少需要检查皮肤 2 次，特别要注意骨突部位的皮肤情况。另外，应特别注意避免碰到热源造成烫伤。

（3）定期检查皮肤：定期进行皮肤检查与护理是预防压疮的基础，同时要随时保持皮肤清洁、干燥，对受压部位的皮肤应避免按摩，避免加重对局部毛细血管的损伤。通过变换体位、采用特制的减压装置，使作用于皮肤的压力减小或均匀分布，缩短局部持续受压时间，恢复局部的微循环。积极治疗原发病，补充营养，对患者及其家属进行健康教育，消除可能的危险因素，减少发生压疮的可能。

八　神经源性膀胱

（一）基本概念

控制膀胱的中枢或周围神经伤病引起的排尿功能障碍，称为神经源性膀胱(neurogenic bladder)。可以由药物、多种神经系统疾病、外伤等原因引起，致排尿功能减弱或丧失，最终表现为尿失禁或尿潴留。神经源性膀胱是康复医学中常见的并发症之一，尤其多见于脊髓损伤。神经源性膀胱康复治疗的原则包括：①控制或消除尿路感染。

②使膀胱具有适当的排空能力。③使膀胱具有适当的控尿能力。

（二）治疗方法

（1）间歇性导尿：间歇性导尿（intermittent catheterization，IC）指定时将尿管经尿道插入膀胱内，使膀胱能够有规律地排空尿液的方法。根据操作时是否采用无菌操作，分为间歇性无菌导尿和间歇性清洁导尿两种，目前临床上多采用间歇性清洁导尿。

膀胱残余尿量增多或尿潴留的患者，多对其进行导尿。持续性导尿所留置的导尿管破坏了膀胱尿道的无菌状态，易引起尿路感染。1947 年，Cuttmann 提出对脊髓损伤患者采用无菌性间歇导尿技术，使膀胱周期性扩张与排空，接近生理状态，大大减少了感染的发生概率。1971 年，Lapides 提出的间歇性清洁导尿技术更是个重大的进展。间歇性清洁导尿术目前已为临床所采用。

开始间歇性导尿的时机多为脊髓损伤患者手术后 1 ~ 2 周。在开始导尿前，要向患者详细说明导尿的目的，消除患者的顾虑。住院患者先由医护人员进行示范操作。患者取仰卧位或侧卧位，手法要轻柔，当导尿管前端到达尿道括约肌处时要稍做停顿，了解尿道括约肌部位的阻力，再继续插入。导尿完毕，拔管要慢，到达膀胱颈部时，稍做停顿，同时嘱患者屏气增加腹压，或医护人员用手轻压膀胱区，使全部尿液引出，达到真正的膀胱排空。在操作时，成年人用 10 ~ 14 号导尿管，每隔 4 ~ 6 h 一次，每日不超过 6 次。每次导尿量控制在 300 ~ 500 mL。对进行 IC 的患者，每日的液体摄入量应严格控制在 2000 mL 以内，为 1500 ~ 1800 mL，具体方案为：早、中、晚入液量各 400 mL，另可在上午、下午和晚上睡前再各饮水 200 mL，睡后到次日起床前不再饮水。要求逐步做到均匀摄入，并避免短时间内量饮水，以防止膀胱过度充盈。在每次导尿前，可配合各种辅助方法进行膀胱训练，诱导出现反射性排尿。出现反射排尿后，可根据排尿恢复的情况及排出的尿量做出相应的导尿次数的调整，如每天导尿减少为 1 ~ 3 次。

目前，常使用膀胱容量测定仪来测量膀胱容量，指导间歇导尿。一般说来，成人残余尿量少于 100 mL，即认为膀胱功能达到平衡、可停止导尿。

在间歇性导尿的开始阶段，需每周检查尿常规，定期进行尿培养。若出现尿路感染征象，应及时应用抗生素，并根据具体情况，酌情进行膀胱冲洗。

对膀胱逼尿肌无力、残余尿量保持 100 mL 以上或更多的患者，需要长期使用间歇性导尿术。此时，医护人员可耐心教会家属或患者本人进行间歇性清洁导尿，并定期复查。尿管经抗菌溶液消毒或沸水清洁后可以反复使用几周甚至几个月。

尽管间歇性导尿是绝大多数神经源性膀胱患者愿意接受的膀胱管理方法，但对于肥胖的患者、内收肌痉挛的女性患者、不能依从的患者或不能获得持久帮助的患者可能仍不适用，需要使用置管导尿。间歇性清洁导尿继发膀胱结石和尿路感染的概率低于置管导尿，对于反复出现尿路感染的患者，可使用间歇性无菌导尿或无接触的一次性导尿管。

（2）膀胱训练：是恢复膀胱功能，达到自行排尿的常用方法。对神经源性膀胱尿道功能障碍的患者应争取及早进行训练，但对膀胱输尿管反流、肾积水、肾盂肾炎患者禁用，对尿路感染、尿路结石、高血压病、糖尿病和冠心病患者慎用。训练时应采取循序渐进、逐渐增加的方法，每 2 ~ 5 h 训练一次，每次 10 ~ 15 min。常用的膀胱训练方法如下。

1）耻骨上区轻叩法：常用于逼尿肌反射亢进患者、通过逼尿肌对牵张反射的反应，经骶髓排尿中枢引起逼尿肌收缩。用手指轻扣耻骨上区，引起逼尿肌收缩而不伴有尿道括约肌的收缩，产生排尿。

2）屏气法（Vasalval 法）：用增加腹内压的方法增加膀胱压力，使膀胱颈开放而引起排尿的方法。患者身体前倾，快速呼吸 3 ~ 4 次，以延长屏气增加腹压的时间。做次深吸气，然后屏住呼吸，向下用力做排便动作。这样反复间断数次，直到没有尿液排出为止。痔疮、疝气患者慎用此法；膀胱输尿管反流患者禁用此法。

3）扳机点法（Triggering Voiding）：常用于骶髓以上神经病变。在腰骶神经节段区寻找扳机点，通过反复挤捏阴茎、牵拉阴毛、持续有节奏地轻敲耻骨上区、肛门指检形成的刺激或牵张肛门括约肌的刺激等，诱导反射排尿。

4）电刺激法：需经外科手术将电极植入体内，通过电极直接刺激逼尿肌，诱导逼尿肌收缩。电刺激还可以对骶神经根（S2 ~ S4）进行刺激，使骶神经兴奋，促使逼尿肌收缩，引起排尿。

5）磁刺激法：为近年来试验用的方法，也是通过刺激骶神经达到排尿的目的，与电刺激相比具有无创伤相对无痛等优点。

（三）集尿器的使用

外部集尿器主要是男用阴茎套型集尿装置，女用集尿装置还很不理想，往往仍需使用尿垫。集尿器适用于各种类型的尿失禁患者。尚需解决的问题是不易固定而滑脱，使用不当可引起感染、溃疡、坏死及皮肤过敏等并发症。

（四）药物治疗

根据不同情况选用抗胆碱能药物、肾上腺素能药物平滑肌松弛药和骨骼肌松弛药等。

（五）外科手术

经以上治疗无效者，可考虑外科手术治疗，如膀胱功能重建术经尿道膀胱颈切开术、经尿道外括约肌切开术等。

参考文献

[1] MCKINLEY W O, SEEL R T, HARDMAN J T. Nontraumatic spinal cord injury：incidence, epidemiology,and functional outcome[J]. Arch Phys Med Rehabil, 1999, 80(6):619-623.

[2] CATZ A, GOLDIN D, FISHEL B, et al. Recovery of neurologic function fol-lowing nontraumatic spinal cord lesions in Israel[J]. Spine (PhilaPa 1976), 2004, 29(20):2278-2283.

[3] VAN DEN BERG M E, CASTELLOTE J M, MAHILLO-FERNANDEZI, et al. Incidence of nontraumatic spinal cord injury: a Spanish cohort study(1972-2008)[J]. Arch Phys Med Rehabil, 2012, 93(2):325-331.

[4] 李想，洪毅，张军卫，等. 非创伤性脊髓损伤的临床特点 [J]. 中国康复理论与实践，2014，20（3）：282-284.

[5] 李德志，孔德生，郝淑煜，等. 2447 例椎管内肿瘤的流行病学特点 [J]. 中华神经外科杂志，2014，30（7）：653-657.

[6] SEKHON, LALI H. S. M B, et al. Epidemiology, Demographics, and Pathophysiology of Acute Spinal Cord Injury[J]. 2001, 26(24):2-12.

[7] 曹宁，封亚平，谢佳芯.《脊髓损伤神经修复治疗临床指南（中国版）2021》解读 [J]. 中国现代神经病杂志，2022，22（8）：655-661.

[8] 郝霞，李建军，周红俊，等. 1264 例住院脊髓损伤患者的流行病学分析 [J]. 中国康复理论与实践，2007，13（11）：1101-1103.

[9] 杨枭雄，于前进，秦江，等. 脊髓损伤住院患者 1027 例流行病学分析 [J]. 脊柱外科杂志，2016，14（5）：301-304.

[10] 美国脊髓损伤协会，国际脊髓损伤学会. 脊髓损伤神经学分类国际标准（2011 年修订）[J]. 李建军，王方永，译 . 中国康复理论与实践，2011，17（10）：963-972.

[11] 曹烈虎，牛丰，张文财，等. 创伤性脊髓损伤康复治疗专家共识（2020 版）[J]. 中国创伤杂志，2020，36（5）：385-392.

[12] 邵银进，李志欣，吴桂华，等. 脊髓损伤患者早期综合康复治疗的疗效分析 [J]. 中国康复医学杂志，2015，30（6）：613-614.

[13] 高山. 高压氧辅助治疗脊髓损伤的疗效及影响因素 [J]. 中国实用神经疾病杂志，2017，20（16）：81-83.

[14] 黄俊杰，齐珊珊，侯铁东. 脊髓损伤患者行高压氧结合传统康复治疗的效果观察 [J]. 中国实用医药，2020，15（3）：185-187.

[15] 黄青燕. 高压氧治疗外伤性脊髓损伤的临床护理研究 [J]. 临床医药文献电子杂志，2019，6（26）：132-133.

[16] 王志军，刘洋，杨斌，等. 脊柱脊髓损伤临床及康复治疗路径探讨 [J]. 临床医药文献电子杂志，2020，7（47）：69-70.

第十三章　周围神经损伤

第一节　臂丛损伤

臂丛损伤约占创伤总数的 1.2%，且伤情重、多发伤多，锁骨上臂丛损伤占 62%，多需手术修复。目前，臂丛损伤仍是创伤骨科的一大难点。

一　相关解剖

（一）臂丛神经的组成

臂丛神经分支主要分布在上肢，由颈 C5 ~ C8 与 T1 神经根组成，是上肢神经的总源。根据臂丛神经走行的路径从上到下依次分为臂丛神经根、臂丛神经干、臂丛神经股、臂丛神经束和臂丛神经上臂分支，在前斜角肌外缘处，C5、C6 合成臂丛神经上干，C7 形成臂丛神经中干，C8、T1 合成臂丛神经下干，臂丛神经上、中、下干各长 1 cm 左右，3 条神经干在锁骨中段的后侧向锁骨后下方行走，臂丛上、中、下干各形成前后股。根据与腋动脉的关系，在腋动脉的内侧，臂丛下干的前股独立形成内侧束，在腋动脉外侧，臂丛上干和中干的前股合成外侧束，在腋动脉后侧，臂丛上、中、下干的后股形成后侧束。在相当于喙突水平面，臂丛内侧束分为尺神经以及正中神经内侧头，臂丛外侧束分出肌皮神经以及正中神经外侧头，后侧束则分为腋神经及桡神经。

（二）臂丛神经根的分支

（1）肩胛背神经：经起于 C5 神经根，对肩胛提肌以及大、小菱形肌起到支配作用。

（2）胸长神经：由 C5 ~ C7 由从神经根发出，走行于臂丛后方，在穿过或跨过中斜角肌，直至胸壁侧，其主要支配前锯肌。

（3）膈神经：由 C2 ~ C4 神经根前支和 C5 神经根部分分支共同参与组成，常有 C5 神经根前支的神经纤维加入。

（4）颈长肌肌支、斜角肌肌支：由 C5 ~ C8 神经根发出，主要支配颈长肌以及斜角肌。

（三）臂丛干的分支

（1）肩胛上神经：发出于上干外侧面，然后经过肩胛上切迹直接进入冈上窝，支配冈上肌，继续走行，经过肩胛冈冈盂切迹进入冈下窝，支配冈下肌。

（2）锁骨下肌支：从上干发出，经过锁骨后方，支配锁骨下肌。

（四）臂丛束的分支

（1）胸前外侧神经：由 C5 ~ C7 神经纤维组成，在锁骨中点和胸肩峰动脉一起进入胸大肌，与来自内侧束的胸前内侧神经一起继续下降，最后形成解剖上的结合形成袢状，支配胸大肌、胸小肌。

（2）肌皮神经：由C5、C6神经根纤维组成，由上干前支进入外侧束，是臂丛外侧束的终末支，支配肱二头肌、肱肌、喙肱肌。内侧束的正中神经内侧头与正中神经外侧头组合成正中神经。

（3）内侧束的分支：包括前臂内侧皮神经、尺神经、正中神经内侧头。

（4）后束的分支：①肩胛下神经控制大圆肌、肩胛下肌；②胸背神经支配背阔肌；③腋神经绕过肱骨解剖颈，支配三角肌、小圆肌；④桡神经。

（五）臂丛神经终末支

（1）肌皮神经：经外侧束发出，由C8、T1神经根组成，肱二头肌支支配肱二头肌，喙肱肌支控制喙肱肌，肱肌支控制肱肌。

（2）腋神经：经后束发出，由C5～C6组成，肌支控制三角肌，皮支控制三角肌表面的皮肤。

（3）桡神经：经后束发出，由C5～T1神经根组成，主要来自上中干，下干神经较少，控制上肢所有的伸肌。

（4）正中神经：由外侧束和内侧束组成。外侧束由C5～C7组成，主要控制桡侧腕屈肌、旋前圆肌以及感觉纤维分布到手。内侧束由C8、T1神经根组成，主要支配掌长肌、大鱼际肌、屈指肌、部分蚓状肌及少量感觉支配手。

（5）尺神经：发自内侧束，由C5、T1神经根纤维组成，控制手尺侧1.5指感觉及手内在肌。

（六）臂丛神经根的功能特点

（1）C5神经根：主要组成腋神经，支配三角肌，主管肩外展；主要组成肩胛上神经，支配冈上、下肌，主管肩上举；独立组成肩胛背神经，支配肩胛提肌。

（2）C6神经根：主要组成肌皮神经，支配肱二头肌，主管屈肘。

（3）C7神经根：主要组成桡神经等，支配上肢伸肌群，主管肘、腕、指的伸直。

（4）C8神经根：主要组成正中神经，支配掌长肌、拇长屈肌、指深屈肌等指屈肌群，主管手指屈曲；独立组成肩胛下神经，支配肩胛下肌。

（5）T1神经根：主要组成尺神经，支配手内在肌群，主管拇指对掌、对指，手指内收、外展，掌指关节屈曲及指间关节伸直；独立组成臂内侧皮神经前臂内侧皮神经。

二 病因病机

最常见病因病机是牵拉性损伤。成人臂丛损伤大多数继发于车祸，也见于肩颈部枪弹、弹片炸伤等火器性贯通伤或盲管伤，刀刺伤、玻璃切割伤、药物性损伤及手术误伤等。此类损伤多较局限，但损伤程度较严重，多为神经根干部断裂。锁骨骨折、肩关节前脱位、颈肋、前斜角肌综合征、原发性或转移至臂丛附近的肿瘤也可压迫损伤臂丛神经。

三　分类

（一）按临床常见分类

可分为全臂丛神经损伤、上臂丛神经损伤、下臂丛神经损伤。其中上（中）型臂丛神经损伤是最常见的损伤类型，占 60%，全臂丛型占 20% ~30%，下（中）干型和束支型相对较少见[1]。

（二）根据臂丛神经的损伤类型分类

（1）臂丛神经开放性损伤。

（2）臂丛神经闭合性损伤：①锁骨上损伤，分为节前损伤、节后损伤。②锁骨下损伤。③麻痹性损伤。

（3）臂丛神经放射性损伤。

（4）臂丛神经分娩性损伤。

四　诊断

包括临床、电生理学和影像学诊断，对于须行手术探查的臂丛损伤，还要做出术中诊断。

（一）有下列情况出现时，应考虑臂丛损伤的存在

（1）上肢五大神经（腋神经、肌皮神经、正中神经、桡神经、尺神经）中任何两支的联合损伤（非同平面的切割伤）。

（2）手部三大神经（正中神经、桡神经、尺神经）中任何一根合并肩关节或肘关节功能障碍（被动活动正常）。

（3）手部三大神经（正中神经、桡神经、尺神经）中任何一根合并前臂内侧皮神经损伤（非切割伤）。

（二）确定臂丛损伤部位

临床上以胸大肌锁骨部代表 C5 ~ C6，背阔肌代表 C7，胸大肌胸肋部代表 C8、T1，上述肌肉萎缩说明损伤在锁骨上，即根、干部损伤。上述肌肉功能存在说明损伤在锁骨下，即束支部损伤，这是鉴别损伤在锁骨上下的重要依据。

（三）定位诊断

1. 臂丛神经根损伤

（1）上臂丛（C5 ~ C7）损伤：腋、肌皮、肩胛上神经及肩胛背神经麻痹，桡、正

中神经部分麻痹。肩关节不能外展与上举，肘关节不能屈曲，腕关节虽然屈伸但肌力减弱，前臂旋转亦有障碍，手指活动尚属正常，上肢伸而感觉大部分缺失。三角肌、冈上下肌、肩胛提肌、大小菱形肌、桡侧腕屈肌、旋前圆肌、肱桡肌、旋后肌等出现瘫痪或部分瘫痪。

（2）下臂丛（C8～T1）损伤：尺神经麻痹，臂内侧皮神经、前臂内侧皮神经受损，正中、桡神经部分麻痹。手的功能丧失或发生严重障碍，肩、肘、腕关节活动尚好，患侧常出现 Horner 征。手内肌全部萎缩，骨间肌尤其明显，手指不能屈伸或有严重障碍，拇指不能掌侧外展，前臂及手部尺侧皮肤感觉缺失。尺侧腕屈肌、指深浅屈肌、大小鱼际肌群、全部蚓状肌与骨间肌出现瘫痪。肱三头肌、前臂伸肌群部分瘫痪。

（3）全臂丛损伤：早期整个上肢呈弛缓性麻痹，各关节不能主动运动，但被动运动正常。由于斜方肌受副神经支配，耸肩运动可存在。上肢感觉除臂内侧因肋间臂神经来自第2肋间神经尚存在外，其余全部丧失。上肢腱反射全部消失，温度略低。

2. 臂丛神经干损伤

（1）上干损伤：其临床症状与体征和上臂丛神经根损伤相似。

（2）中干损伤：独立损伤极少见，但可见于健侧 C7 神经根移位修复术切断 C7 神经根或中干时。仅有示指、中指指腹麻木，伸肌群肌力减弱等，可在 2 周后逐渐恢复。

（3）下干损伤：其临床症状与体征和下臂丛神经根损伤相似。

3. 臂丛神经束损伤

（1）外侧束损伤：肌皮、正中神经外侧根与胸前外侧神经麻痹。肘关节不能屈或虽能屈（肱桡肌代偿），但肱二头肌麻痹；前臂能旋前但旋前圆肌麻痹，腕关节能屈但桡侧腕屈肌麻痹，上肢的其他关节活动尚属正常。前臂桡侧缘感觉缺失，肱二头肌、桡侧腕屈肌、旋前圆肌与胸大肌锁骨部瘫痪，肩关节与手部诸关节的运动尚属正常。

（2）内侧束损伤：尺、正中神经内侧根与胸前内侧神经麻痹。手内部肌与前臂屈肌群全部瘫痪，手指不能屈伸，拇指不能掌侧外展，不能对掌、对指，手无功能，上肢内侧及手部尺侧感觉消失，手呈扁平手和爪形手畸形，肩、肘关节功能正常。内侧束损伤和 C8、T1 神经根损伤表现类似，后者常有 Horner 征（瞳孔缩小、眼球内陷、眼睑下垂、半侧面部无汗），肱三头肌、前臂伸肌群部分瘫痪。

（3）后束损伤：腋、桡、胸背、肩胛下神经麻痹，三角肌、小圆肌、伸肌群、背阔肌、肩胛下肌、大圆肌瘫痪。肩关节不能外展，上臂不能旋内，肘与腕关节不能背伸，掌指关节不能伸直，拇指不能伸直和桡侧外展，肩外侧、前臂背面和手背桡侧半的感觉障碍或丧失。

（四）根性损伤时节前（根性撕脱伤）与节后损伤的鉴别

（1）病史：节前损伤病例引起损伤的暴力程度均较严重，常合并有昏迷史，颈肩及上肢多发性骨折，伤后常出现持续性剧痛。

（2）体征：C5～C6 根性撕脱伤斜方肌多有萎缩、耸肩可受限。C8、T1 根性撕脱伤，常出现 Horner 征。

（3）神经电生理检查：肌电图（EMG）及神经传导速度（NCV）对有无神经损伤及损伤的程度有重要参考价值，一般在伤后 3 周进行检查。感觉神经动作电位（SNAP）和体感诱发电位（SEP）有助于节前节后损伤的鉴别。节前损伤时 SNAP 正常，其原因在于后根感觉神经细胞体位于脊髓外部，而损伤恰好发生在其近侧即节前，感觉神经无瓦勒变性，可诱发 SEP 消失；节后损伤时，SNAP 和 SEP 均消失。

（4）影像学检查：臂丛根性撕脱伤时，CTM（脊髓造影加计算机断层扫描）可显示造影剂外渗到周围组织间隙中，硬脊膜囊撕裂、脊膜膨出、脊髓移位等。一般来说，脊膜膨出多数意味着神经根的撕裂，或者虽然神经根有部分连续性存在，但内部损伤已很严重，并已延续到很近的平面，常提示有足够大的力量造成蛛网膜的撕裂。MRI 除能显示神经根的撕裂以外，还能同时显示合并存在的脊膜膨出、脑脊液外漏、脊髓出血、水肿等，血肿在 TIWI 和 T2WI 上均为高信号，脑脊液及水肿在 T2WI 上呈高信号，而在 TIWI 呈低信号。MRI 成像技术对显示蛛网膜下腔及脑脊液的外漏更为清楚，此时（脑脊液）呈高信号，而其他组织结构均为低信号。

五　治疗

臂丛损伤的治疗目的在于减少永久性残疾，恢复或改进上肢功能。臂丛损伤的平面、范围及严重程度，决定着治疗措施的选择。神经失用、轴突中断或不完全损伤的神经功能有可能自行恢复，而完全性神经断裂伤、根性撕脱伤则不可能，必须行外科手术修复。严重的臂丛损伤常为多发伤，颈、头、胸、肢体和血管等合并伤可威胁生命，并延误臂丛损伤的早期诊治。

（一）手术治疗

（1）手术指征：①臂丛开放性损伤、切割伤、枪弹伤、手术伤及药物性损伤，应早期探查、手术修复。②臂丛闭合性牵拉伤、压砸伤。如已明确为节前损伤，应及早手术。对节后损伤者可先经非手术治疗 3 个月，在下述情况下可考虑手术探查：非手术治疗后功能无明显恢复者；呈跳跃式功能恢复者如肩关节功能未恢复，而肘关节功能先恢复者；功能恢复过程中中断 3 个月无任何进展者。

（2）术后处理要点：

1）石膏外固定 4 ~ 6 周。

2）使用扩血管药物，观察肌皮瓣血循环，及时处理血管危象（缺血不能超过 4 ~ 6 h）。

3）促进神经再生药物，如免疫抑制剂 FK506.

4）康复训练：术后 4 ~ 6 周开始被动伸屈肘关节、手部关节等，术后 3 ~ 5 个月鼓励患者努力随意收缩肌肉，术后 6 ~ 8 个月肌力 ≥ M2 时行抗重力、抗阻力肌肉收缩训练和作业疗法。

（二）康复治疗

康复治疗的目的是为神经和肢体功能的恢复创造条件，防止肌肉萎缩、纤维化和关节僵硬，促进神经再生。非手术疗法包括：①解除骨折端的压迫，肢体骨折引起的神经损伤，首先应采用非手术疗法，将骨折复位固定，解除骨折端对神经的压迫。如神经未断，可望其在 1～3 个月后恢复功能，否则应及早手术探查处理。②应用神经营养药物，保护中枢神经细胞促进神经轴突生长。③防止瘫痪肌肉过度牵拉（适当支具将瘫痪肌肉保持在松弛位置）。④保持关节活动度，可预防因肌肉失去平衡而引起畸形，应进行被动活动，锻炼关节活动度，一日多次。如关节发生僵硬或挛缩，尤其是手部，虽神经有所恢复，肢体功能也不会满意。⑤用电刺激、激光等方法保持肌肉张力，减轻肌肉萎缩，防止肌肉纤维化。⑥进行体育疗法，采用按摩和功能锻炼，防止肌肉萎缩，促进肢体功能恢复。⑦保护伤肢，使其免受烫伤、冻伤、压伤及其他损伤。

1. 康复评定

（1）肌力评定常采用徒手肌力评定，也可采用仪器测定法。

（2）感觉评定常用评定方法为英国医学研究会提出的分级法。浅感觉：痛觉、温度觉、触觉。深感觉：运动觉、位置觉、振动觉。复合感觉：两点分辨觉、实体觉。

（3）疼痛评定通常采用目测类比法（VAS）、简化 McGill 疼痛问卷和压力测痛法等评定方法。

（4）患肢周径评定和关节活动范围评定。

（5）特殊检查：Tinel 征：感觉神经再生时，由于早期无髓鞘，神经纤维裸露，在外部叩击时可诱发疼痛、放射痛或过敏现象。随神经轴索向远端生长，Tinel 征可向前推移，以此可了解神经再生速度，但不能说明再生质量和反映再生情况。诱发试验：慢性神经卡压损伤时，可通过加重神经受压的方式来诱发疼痛、麻木、无力等，如屈腕试验诱发腕管综合征。

（6）电生理检查：电诊断、肌电图、神经传导速度等对判断周围神经损伤的范围、部位、性质与程度有重要价值。

（7）根据损伤部位可采用手功能评定抓、握、捏等，常用 Carroll 手功能评定量表，见表 13–1。

表 13–1　Carroll 手功能评定量表

分类	方法	实验用品规格	重量（g）	得分
一、抓握	1. 抓起正方体木块	10 cm × 10 cm × 10 cm	576	
	2. 抓起正方体木块	7.5 cm × 7.5 cm × 7.5 cm	243	
	3. 抓起正方体木块	5 cm × 5 cm × 5 cm	72	
	4. 抓起正方体木块	2.5 cm × 2.5 cm × 2.5 cm	9	
二、握	5. 握圆柱体	直径 4 cm，长 15 cm	500	

续表

分类	方法	实验用品规格	重量（g）	得分
	6. 握圆柱体	直径 2.2 cm，长 10 cm	125	
三、侧捏	7. 用拇指与食指侧捏起石板条	11 cm × 2.5 cm × 1 cm	61	
四、捏	8. 捏起木球	直径 7.5 cm	100	
	9 ~ 24. 分别用拇指与食指、中指、环指和小指捏起 4 个不同大小的玻璃球或钢球	直径 ± 1.6 cm 直径 ± 1.1 cm 直径 ± 0.6 cm 直径 ± 0.4 cm	6.3 6.6 1.0 0.34	
五、放置	25. 把一个钢垫圈套在钉子上	外径 3.5 cm，内径 1.5 cm，厚 0.25 cm	14.5	
	26. 把熨斗放在架子上		2730	
六、旋前和旋后	27. 把壶里的水倒进一个杯子里	2.84L		
	28. 把杯里的水倒进另一个杯子里（旋后）	273 mL		
	29. 把杯里的水倒进前一个杯子里（旋后）	273 mL		
	30. 把手依次放在头后			
	31. 把手放在头顶			
	32. 把手放在嘴上			
	33. 写上自己的名字			

注：评分标准：0 分，全部不能完成；1 分，只能完成一部分；2 分，能完成但动作慢或笨拙；3 分，能正确地完成。功能级的确定：1 级微弱：0 ~ 25 分；2 级很差：26 ~ 50 分；3 级差：51 ~ 75 分；4 级部分：76 ~ 89 分；5 级完全：90 ~ 98 分；6 级最大：99 分（利手）、96 分（非利手）。

2. 药物治疗

是周围神经损伤修复治疗的重要措施，其主要药物包括以下 3 种。

（1）神经营养药物：主要是维生素类如维生素 B_1、维生素 B_6、地巴唑、维生素 B_{12}、弥可保等。神经损伤时外源性给予这类药物通过加速神经纤维合成所需的蛋白质、磷脂等合成从而发挥神经营养作用，促进神经再生，有利于损伤神经的修复。这类药物种类很多，临床使用广泛；但单用疗效欠佳且不稳定，常需联合用药或者合用其他药物，临床将维生素 B_1、维生素 B_6 和地巴唑三药合用，称为“神经营养药”。

（2）外源性神经营养因子：主要包括恩经复（NGF）、成纤维细胞生长因子（FGF），神经营养因子是一组能对中枢和周围神经系统发挥营养作用的特殊物质，常为靶组织产生的特异蛋白分子。神经损伤后，神经元由于轴突的连续性被破坏而无法运输和利用这些物质，因此神经断端局部神经营养物质的总量不足以支持神经轴突的有效存活和再生，此时外源加入神经营养因子，使其保持微环境高浓度状态，能支持神经元存活，还能诱导再生的轴突沿着神经营养物质的浓度梯度生长[2-4]。

（3）神经节苷脂：神经节苷脂对神经膜细胞的增殖、神经纤维的再生和神经肌肉接头的形成有促进作用。如单唾液酸四己糖神经节苷脂是哺乳类神经节苷脂主要种类。

3. 分期康复

（1）损伤早期：祛除病因，消除炎症水肿，减轻对神经的损害，预防挛缩畸形的发生。

1）运动疗法：保持功能位，预防关节挛缩变形。臂丛神经上部损伤时，功能位置为：三角巾悬吊患肢，肘关节屈曲 90°；臂丛神经下部损伤时，功能位置为夹板固定呈半握拳状，手中可握半圆形小棍或纱布卷。被动运动和按摩，可促进淋巴、血液循环，维持肌张力及关节活动范围。当患者出现主动运动时，应积极进行主动活动。

2）物理因子治疗：超短波疗法、短波疗法、直流电碘离子导入疗法、光疗法等。

（2）恢复期：防止粘连，促进神经再生，保持肌肉质量，增强肌力和促进感觉功能恢复。

1）运动疗法：臂丛神经上部损伤时，肩关节和肩胛带肌肉的被动运动、主动辅助运动和主动运动、渐进抗阻、短暂最大负荷训练、等长收缩训练。臂丛神经下部损伤时，做拇指、食指屈曲运动、拇指与小指对掌运动、分指运动、肩胛带肌肉运动训练。

2）物理因子疗法：音频电疗法、直流电碘离子导入疗法、超声波药物透入疗法等。

3）作业治疗：可编排一些有目的的活动，增强患者的肌力、耐力和协调性。进行手的各种主动运动训练、简单的作业治疗，并进行呼吸训练。必要时可使用上肢的固定性、矫形性、功能性及承重性矫形器，以较好地改善肢体活动功能，避免施行某些矫形修复手术。

4）促进感觉功能的恢复：①局部麻木、疼痛：可采用镇静、镇痛剂治疗；交感神经节封闭治疗；TENS 疗法、干扰电疗法、超声波疗法、激光疗法、直流电药物导入疗法及电针灸疗法等物理治疗。②感觉过敏：采用脱敏疗法，教育患者使用敏感区，在敏感区逐渐增加刺激。具体方法有漩涡浴疗法、按摩及适应性刺激。③感觉丧失：采用感觉重建的方法，用不同的物体放在患者手中，而不靠视力帮助，进行感觉训练。开始让患者识别不同形状、大小的木块，然后用不同织物识别和训练，最后用一些常用的家庭器皿训练。

（3）神经吻合术后应注意改良康复程序：避免术后 2 ~ 3 周内进行牵拉神经的运动，必要时可使用夹板限制过度运动。可采用物理治疗，如紫外线疗法，Ⅰ级红斑量，于手术伤口及周围组织，隔日一次，6 ~ 12 次为一个疗程。神经移植术后数天内即可行脊神经相应节段部位照射，Ⅱ级红斑量，2 ~ 3 天一次，共 6 ~ 8 次。

（4）神经痛的处理：轻者可采用冷敷、热疗、TENS、超声治疗等物理疗法，或可服非甾体抗炎药如塞来昔布、美洛昔康等。重者可采用交感神经节封闭（选择脊髓颈胸节段）或相应的交感神经节切除。

4. 传统治疗

（1）推拿：推拿手法多以按揉法为主，在关节僵直处则多采用被动手法、揉捏振动法等，摩擦法和牵引法也是常用的诊治手法之一[5-6]。

（2）针灸、电针、穴位注射：针灸能有效改善局部血液循环、促进神经的再生修复、为轴突再生提供通路[7]。穴位注射可促进神经细胞再生，加快受损神经修复速度。

5. 感觉功能训练

臂丛神经损伤患者的感觉训练主要包括痛温觉训练、脱敏训练、定位觉训练及辨别觉训练、早期感觉再学习等[8-9]。

6. 教育和心理疗法

臂丛神经损伤患者的康复是一个相对漫长的过程，多数患者因手功能恢复慢而严重影响心理健康和日常生活，常感到焦虑、抑郁等，严重者可有自杀意念。神经损伤早期使患者了解基本的治疗过程、难度和预后，康复过程中治疗师可通过谈话进行心理疏导，鼓励患者间进行沟通、交流，互帮互助，互相支持，改变自我封闭状态。

第二节　坐骨神经损伤

坐骨神经损伤（sciatic nerve injury，SNI）包括腓总神经损伤和胫神经损伤。腓总神经损伤临床多表现为足下垂、足和足趾无法背伸、足背感觉障碍、足跟行走困难、小腿前外侧感觉障碍等；胫神经损伤多表现为足内翻力弱、足和足趾无法跖屈、足尖行走困难、足底感觉障碍等。混合性损伤患者则兼具以上两类不良症状。从生理学角度而言，坐骨神经损伤分为近端损伤和远端损伤。近端损伤表现为轴突逆行性溃变，进而损伤神经元，病程较长者甚至出现神经元细胞坏死，由神经元供给营养的骨骼肌纤维也因而出现变性，微环境中酶活性发生改变；远端损伤表现为轴突出现 Waller 变性，运动终板乙酰胆碱酯酶的活性降低，进一步造成超微结构的显著改变[10]。

一　相关解剖

（一）坐骨神经

坐骨神经为全身最大的神经，在神经的起始处横宽约 2 cm。可分成胫神经及腓总神经两部分。腓总神经起于 L4 ~ L5 神经及 S1 ~ S2 神经的后股，胫神经起于 L4 ~ L5 腰神经及 S1 ~ S3 神经的前股。此两部合并，包于一个总的结缔组织鞘内，成为坐骨神经。但这两部分可自骶丛至股后下 1/3 处的任何一点上分开。坐骨神经一般自梨状肌下孔穿至臀部。被盖于臀大肌深侧，约在坐骨结节与大转子之间中点处下降，临床上常用此点作为测验坐骨神经的压痛点。继经上孖肌、闭孔内肌腱、下孖肌及股方肌的后面至股部。在此神经的内侧有臀下动脉及股后皮神经。在股后部坐骨神经走行于大收肌与股二头肌长头之间，下降至腘窝。一般于腘窝的上角处，分为两终支，内侧者为胫神经，外侧者为腓总神经，胫神经较腓总神经为粗大。

（二）胫神经

在腘窝上角附近由坐骨神经分出后，沿腘窝中线垂直下降，过比目鱼肌深面，下行于小腿后群肌肉深、浅两层之间，再经内踝后方达足底，分为两终支。主要分支如下：

（1）神经肌支：胫神经在经过腘窝时，发出若干肌支支配腓肠肌、跖肌、腘肌和比目鱼肌等，腓肠肌有使膝关节与踝关节屈曲的功能，比目鱼肌有使足跖屈的功能，腘肌有使小腿屈曲和小腿内收的功能。在小腿部又发出肌支分布于胫骨后肌、趾长屈肌和跗长屈肌，胫骨后肌可以内收并提起足的内缘并屈足，趾长屈肌可使第 2 ~ 5 趾末节屈曲，跗长屈肌则能使跗趾屈曲。

（2）腓肠内侧皮神经：在腘窝内起自胫神经，于腓肠肌内、外侧头之间下行至小腿中部，穿筋膜达皮下，与腓总神经的分支（腓肠外侧皮神经）吻合成腓肠神经。腓肠神经的分支分布于小腿下部后外侧面的皮肤，其本干则继续下行，经外踝后方至足背外侧部，成为足背外侧皮神经，分布于足背和小趾外侧面的皮肤。

（3）足底外侧神经：足底外侧神经也为胫神经的终支，其肌支支配除足底内侧神经支配以外的全部足肌，即跖方肌，使足趾屈曲，小趾展肌可使小趾外展并屈曲，足底外侧神经在跖方肌和小趾展肌间分为深、浅两支，深支支配跗收肌，可使跗趾内收并屈曲；小趾屈肌，屈曲并外展小趾；小趾对跖肌，内收并向下牵引小趾；第三、四蚓状肌，使第一趾节屈曲，中趾节与末趾节伸直。3 个骨间掌侧肌和 4 个骨间背侧肌，使基底趾节屈曲，同时伸直中趾节和末趾节，外展和内收足趾。浅支即皮支分布于外侧一个半足趾及足底外侧部的皮肤。

（三）腓总神经

较胫神经小，自腘窝上角附近由坐骨神经起始部发出后，沿股二头肌内侧缘向下外方走行，绕过腓骨小头下方（即腓骨颈）向前进入小腿上部的外侧，穿腓骨长肌上端分为腓浅、深神经两终支。主要分支如下：

（1）腓肠外侧皮神经：在腓骨小头附近由腓总神经分出后，越过腓肠肌外侧头浅面向下内方，与腓肠内侧皮神经吻合成腓肠神经，分布于小腿外侧面的皮肤。腓肠神经沿跟腱外侧缘下降，经外踝及跟骨间，在外踝的下侧转向前行，改称足背外侧皮神经，沿足及小趾外侧缘，达小趾末节基底部，分布于足背和小趾外侧面皮肤。

（2）腓深神经：斜穿腓骨长肌和趾长伸肌上端，下行于胫骨前肌和跗长伸肌之间，沿途发出肌支，支配小腿肌前群（胫骨前肌、跗长伸肌和趾长伸肌）和足背肌（跗短伸肌和趾短伸肌），最后以皮支分布于第一、二趾相对面的趾背皮肤。

（3）腓浅神经：在腓骨长、短肌与趾长伸肌之间下行，发出肌支支配腓骨长、短肌后，其终支于小腿中、下 1/3 交界处穿筋膜至皮下，又分为两大支，即足背内侧皮神经和足背中间皮神经，分布于小腿外侧面下部和足背、趾背大部分（第一、二趾背相对面皮肤和小趾外侧缘皮肤除外）的皮肤。

（4）关节支：分为上关节支、下关节支及关节返支。上关节支伴随膝上外动脉；下关节支伴随膝下外动脉；关节返支自腓总神经分成二终支之处发出，穿胫骨前肌，与胫前返动脉伴行，在膝关节前面入关节，并支配胫腓关节及胫骨前肌。

二 病因病机

髋关节后脱位、骨盆骨折、臀部或大腿后侧刀伤、臀部肌注药物、臀肌挛缩手术是坐骨神经损伤的常见原因。其中髋臼骨折、髋关节脱位是一种严重的骨关节创伤，多由高能量暴力所致，伤情复杂且致残率高，一般占髋部骨折的 3%～18%[11]。坐骨神经损伤后恢复缓慢，效果欠佳。

（一）胫神经易卡压点

（1）腘肌：是一块扁薄的三角形肌肉，腱长约 2.5 cm，起自股骨外侧髁腘切迹，外侧副韧带股骨附着处的前下方，向后下内斜行，止于胫骨后侧比目鱼肌线以上的骨面，构成腘窝底的下部，该肌浅层为胫神经。

（2）比目鱼肌腱弓：比目鱼肌位于小腿后方，腓肠肌的深处，其主要附着于近端腓骨和上段胫骨的后侧面（腱弓所在处），与腓肠肌共同组成了小腿三头肌并且在远端融合形成跟腱附着于跟骨后侧，主要功能为跖屈踝关节。

（3）踝管：屈肌支持带是连接内踝和跟骨的薄层韧带，除了胫神经以外，胫后动、静脉也从其下方经过，并且由前至后的其他结构依次为胫后肌腱、趾长屈肌肌腱和踇长屈肌肌腱，这个解剖管道称为踝管。

（二）腓神经易卡压点

（1）腘窝外侧沟：指股二头肌腱内侧缘和腓肠肌外侧头之间的沟。腓总神经自坐骨神经分出后，沿腘窝外侧沟向外下方走行进入腓管。

（2）腓管：主要为腓骨长肌起始部纤维与腓骨颈部所形成的骨纤维隧道，腓总神经从中穿行。腓骨长肌拱形结构，大多数为混合性或腱性，因而腓管可看作是相对较致密的隧道。

三　分类分级

（一）分类

（1）坐骨神经高位损伤：坐骨神经损伤的主要类型，主要指臀部或大腿后上部肌肉深部走行的坐骨神经损伤，常由臀部肌注药物、髋关节后脱位、臀部外伤和盆骨骨折等导致，预后较差。

（2）坐骨神经股后中下部损伤：较少见，主要指大腿后侧中下部深部走行的坐骨神经的损伤，主要由大腿后部外伤导致。

（二）分级

（1）胫神经损伤分级：0 级，腓肠肌－比目鱼肌无收缩，无踝内翻、趾屈；足跖底无感觉或差。1 级，腓肠肌有轻微收缩，但其他胫神经支配肌肉无收缩；足跖底感觉差。2 级，腓肠肌可抗重力阻力收缩；足跖底感觉评估 2 级或以下。3 级，腓肠肌－比目鱼肌可抗重力和轻度阻力收缩，踝轻度内翻；足跖底感觉评估 3 级或以上。4 级，腓肠肌可抗中度阻力收缩，踝内翻肌力 3 级或以上，有或无趾轻微屈曲；足跖底感觉评估 4 级或以上。

5 级，腓肠肌可完全收缩，踝内翻肌力 4 级或以上趾可屈曲；足跖底感觉评估 4 级或以上。

（2）近端腓神经损伤分级：0 级，无或轻微股二头肌短头轻微收缩，无腓外侧肌群、胫骨前肌（AT）、长伸肌（EHL）和趾长伸肌（EC）收缩。1 级，股二头肌短头可见收缩，无腓神经支配的远端肌肉收缩。2 级，股二头肌短头可见收缩，腓外侧肌可抗重力收缩或轻度阻力收缩，无其他腓神经支配的远端肌肉收缩。3 级，股二头肌短头可见收缩，腓外侧肌肌力 3 级或以上，AT 可抗重力收缩，但 EHL 和 EC 收缩不能。4 级，股二头肌短头、腓外侧肌及 AT 肌力 3 级或以上，EHL 和 EC 轻微收缩。5 级，股二头肌短头、腓外侧肌及 AT 肌力 4 级或以上，EHL 和 EC 至少可抗重力收缩。

四 临床特点

（1）运动障碍：如损伤部位在坐骨大孔或坐骨结节以上，则股后肌群小腿前、外、后肌群及足部肌肉全部瘫痪。如在股部中下段损伤，因腘绳肌肌支已大部发出，只表现膝以下肌肉全部瘫痪。如为其分支损伤，则分别为腓总神经及胫神经支配区的肌肉瘫痪。

（2）感觉障碍：除小腿内侧及内踝处隐神经支配区外，膝以下区域感觉均消失。

（3）营养：往往有严重营养改变，足底常有较深的溃疡。

（4）电生理检查：典型的神经电生理表现为患侧神经传导速度减慢，波幅下降，F 波或 H 反射潜伏期延长；体感诱发电位（sonmatosensory evoked potenil，SEP）潜伏期延长，波幅下降，波间期延长；坐骨神经支配肌肉的肌图检查多为失神经电位，而健侧正常。患侧股四头肌肌电图多无异常，膝腱反射稍强也与该肌功能正常而拮抗肌功能减弱有关，这些表现有助于鉴别格林 – 巴利综合征和脊髓灰质炎。

（5）MRI：可观察到神经周围的软组织损伤和异常的解剖结构。

五 治疗

坐骨神经损伤的治疗包括紧急处理、保守治疗和手术治疗。对于臀部和大腿上后部的坐骨神经损伤，应尽早行手术探查和治疗，促进受损坐骨神经的再生修复。

（一）一般治疗

坐骨神经损伤急性期治疗及时、恰当的急救处理可减轻坐骨神经损伤后局部的疼痛和肿胀，降低局部组织水肿和污染概率，避免对坐骨神经造成二次损伤。采取以下紧急处理措施。

（1）紧急制动或固定：对于可能由于髋关节后脱位或骨盆骨折造成的坐骨神经损伤的患者，有效的髋部制动可以防止脱落的股骨头和髋臼或游离骨片进一步牵拉压迫坐骨神经，防止造成二次损伤。

（2）冰敷：对于由臀部药物肌注导致的坐骨神经损伤，有效的冰敷可以减轻损伤部位水肿和淤血的形成，减轻对坐骨神经的压迫，冰敷时间建议不超过 20 min，时间过长可能造成皮肤冻伤。

（3）清创：对于由于臀部或大腿后部开放性外伤导致的坐骨神经损伤，及时地对伤口进行清创处理，可以有效地防止局部组织发生感染的概率。

（二）药物治疗

（1）糖皮质激素：主要治疗急性神经损伤，可有效减轻局部神经炎症反应，防止组织水肿，减轻神经干与周围组织的粘连。常选用甲泼尼龙短期大剂量冲击疗法，主要是静脉用药。副作用 / 不良反应：长期大剂量使用，有导致肥胖、满月脸、骨质疏松、股骨头坏死等副作用。用药禁忌：肾上腺皮质功能亢进、活动性消化道溃疡出血、严重高血压、高血糖等情况慎用。

（2）非甾体抗炎药：主要治疗轻微的顿挫、牵拉造成的坐骨神经损伤。常选用布洛芬、萘普生钠等，口服用药。副作用 / 不良反应：长期大剂量使用有导致上腹部不适、消化道溃疡出血等风险。用药禁忌：消化道溃疡出血、溃疡性结肠炎、严重肝功能不全患者应慎用。

（三）手术治疗

根据坐骨神经显露不同采用不同手术方法。

（四）术后康复治疗

（1）康复评估：可进行疼痛、肌力、肌张力、感觉等相关评估。

（2）任何坐骨神经缝合术后，应用双髋人字石膏固定下肢，患侧的固定范围从乳头到足趾，对侧至膝关节上方。必要时，患侧膝关节屈曲，髋关节伸展。术后 2 周石膏开窗，拆除缝线。6 周后去除石膏，改用带铰链式膝关节的长腿支具，以便在此后的 6 周中逐渐伸直膝关节，待完全伸直后采用适当的支具代偿小腿的麻痹。

（3）物理因子治疗：

1）电疗法：可采用超短波疗法、干扰电疗法、直流电离子导入疗法、分米波或厘米波疗法、中药电熨疗法、温热低频电疗法、肌电生物反馈治疗、经皮神经电刺激治疗等。

2）光疗法：可采用紫外线疗法、半导体激光疗法、超声疗法等。

（4）传统疗法：包括针灸、推拿和中草药是最常用的治疗方法，在中医基本理论的指导下整体调节、辨证施治，治疗效果显著，其中针灸是最具特色的代表疗法，通过针刺可以调节经络和刺激穴位来刺激神经系统 [12]。

（5）运动疗法：依据腿部肌力进行训练。肌力 0 ~ 1 级，叩击兴奋腿部肌肉为主；肌力 2 ~ 3 级，主动助力训练为主；肌力 4 级及以上，抗阻训练为主。

第三节　股神经损伤

股神经源自腰丛（L2 ~ L4）神经，沿髂肌表面下行，穿腹股沟韧带深面肌腔隙内侧入股三角，在股动脉外侧分支，在腹股沟韧带下方 3 ~ 4 cm 处分为前、后两股，分别支配缝匠肌、股四头肌，皮支至股前部、在膝内侧移行为隐神经支配小腿内侧皮肤。损伤后临床表现为股四头肌麻痹、股四头肌萎缩、膝关节伸直障碍及大腿前侧和小腿内侧感觉障碍。

一 相关解剖

（一）股神经

为腰丛的最大分支，由 L2 ~ L4 前支后股构成。该神经在腰大肌后面形成，穿出于腰大肌和髂肌在腹股沟韧带上方的沟中，沿髂肌表面下降，经肌间隙到达股部，于腹股沟韧带的下方的股动脉外侧分为前、后两股，各分出肌支和皮支。到达膝部形成终支隐神经。

（二）股神经分支

（1）在髂窝内分出腰大肌及髂肌分支。

（2）在腹股沟深面分出耻骨肌支，以上分支从主干发出。

（3）在腹股沟韧带下方分为前、后股分支。

前股的分支。①缝匠肌肌支。②股中间皮神经支（股三角处）。皮支又分出内、外侧两支，内侧支分出部位在腹股韧带下 80 mm 处穿出阔筋膜，支配大腿上部内侧皮肤的感觉，外侧支穿过缝匠肌时发出该肌肌支，再穿出阔筋膜，两侧支下降支配股前下 2/3 皮肤的感觉，终支到髌前神经丛。股内侧皮支，主干跨过动脉，分为前、后两支。前支在缝匠肌前面垂直向下，约在股中下 1/3 处穿出阔筋膜，至膝前参加髌前神经丛。后支沿缝匠肌后缘下降，至膝内侧穿出阔筋膜，分数支支配膝和小腿中段内侧的皮肤感觉。

后股的分支。①隐神经：沿动脉外侧进入内收肌管，斜行越过动脉前方至其内侧。于内收肌管的下端与膝降动脉一道穿过内收肌腱板发出分支，在膝内侧的缝匠肌与股薄肌之间穿出固有筋膜，伴大隐静脉下降到小腿内侧，继而沿胫骨内侧缘下行，至小腿下 1/3 处分两支，一支继续沿胫骨内缘下行至内踝，另一支随大隐静脉经内踝前面达足内侧缘和趾内侧的皮肤。隐神经在内收肌管下端发出分支参加缝匠肌下丛。发出分支后，在缝匠肌深面发出髌下支，穿缝匠肌及固有筋膜至膝，参加髌丛。②股内收肌支：伴隐神经下行至内收肌腱板浅面，沿途发出 3 ~ 7 支进入股内收肌的内侧面，另发一小支至膝关节。③股直肌肌支：在股直肌上部的深面有 1 ~ 2 支进入该肌，并发髋关节支随旋股外动脉的分支，进入髋关节。从以上解剖看，股神经运动纤维主要支配髂腰肌（屈髋）、股四头肌（伸膝）、缝匠肌（外旋），以及股内、膝内和踝足内侧皮肤的感觉[13]。

二 病因病机

股神经由 L2 ~ L4 神经根组成，股神经在大腿的上部及中部穿阔筋膜分布于大腿前面的皮肤，在腰大肌与髂肌间穿出后经腹股沟韧带深面的肌间隙到达大腿，一部分穿缝匠肌并支配该肌后下行，支配股四头肌和缝匠肌，在其行进部位的病变易造成结构的损伤，临床相对少见，其中骨折、血肿压迫及医源性外伤为常见病因，15% ~20% 的患者会遗留不同程度的后遗症。同时由于股神经历经盆腔、股部及股部三角，故其易受外伤、血肿压迫及缺血损伤，见于血友病及抗凝治疗并发的血肿等。此外股骨、髋骨及盆腔的骨折，髂动脉的动脉瘤或盆腔肿瘤压迫，膀胱截石位手术及分娩中的过度屈曲、外旋位及外展导致腹股沟韧带压迫股神经；髋关节置换手术也可使股神经损伤，脊柱外科、盆腔及腹腔手术均有可能造成不同程度的损伤[14-15]。

股神经在腹股沟损伤病因：手术伤，如疝修补术、大隐静脉曲张高位结扎、腹股沟部肿瘤、淋巴结切除、血管造影等，以及创伤、腹股沟部位的损伤、血肿、瘢痕、骨折端及骨痂压迫、肿物压迫。

髂窝部股神经伤害病因：腹后壁血肿、炎症、腰大肌纤维化；髂窝部肿瘤、盆腔内炎症；骨盆骨折。

三　临床特点

（一）股神经在腹股沟损伤临床表现

（1）股四头肌麻痹，肌力、肌张力减弱或消失，髌腱反射减弱或消失。表现膝关节伸直无力或不能，股四头肌萎缩，电生理检测呈神经源性损害。缝匠肌力减弱，大腿及膝外旋力减弱，而大腿内收和髋屈曲力（髂腰肌）正常。

（2）大腿、膝、小腿、踝、足内侧的皮肤感觉功能障碍。

（3）腹股沟压痛和叩击痛，向腿内侧放射。

（二）髂窝部股神经伤害临床表现

腹股沟部股神经损伤的临床表现。腰大肌、髂腰肌屈髋关节功能无力或不能、大腿内收力减弱。托马斯征常为阳性，股神经牵拉试验阳性。常合并闭孔神经和坐骨神经症状和体征。

（三）神经肌电图

神经肌电图是根据神经解剖原理和电生理特性对周围神经及肌肉本身的功能状态进行客观分析和评价的检查。当股神经损伤时，早期病理变化为水肿和脱髓鞘，严重者则有轴突变性。电生理检查中脱髓鞘病变表现为神经传导速度减慢及末端潜伏期明显延长；而轴索病变时则表现为动作电位波幅明显降低，末端潜伏期正常或稍微延长，当严重损害时才会出现神经传导速度明显减慢[16]。

（1）神经肌电图标准。①计算患侧股神经诱发电位（M波）波幅下降比 =（健侧波幅 − 患侧波幅）/ 健侧波幅 ×100%；> 85% 为重度损害，65% ~85% 为中度损害，< 65% 为轻度损害。② NCV：以正常人股神经波幅传导及速度（均数 ±2.5 s）作为正常值。损伤程度划分：股神经传导速度比正常值减少≥ 65% 为重度损害，减少 15% ~65% 为中度损害，减少< 15% 为轻度损害。③ EMG：按自发电位数目及运动单位电位时限（运动单

位动作电位时限延长为超过同龄组正常20%以上)、相数、波幅及大力收缩募集干扰程度，分为部分和完全神经源性损害、无异常。

(2) 神经肌电图病情分度。①轻度：M波幅下降＜65%，NCV正常或轻度减慢及EMG正常或极少自发电位发放。②中度：M波幅下降65%～85%，NCV中度减慢及EMG呈部分损害。③中重度：M波幅下降85%，NCV重度减慢及EMG部分或完全损害。④重度：M波电位消失，NCV波幅引不出及EMG出现大量的纤颤正相电位呈完全损害。

四 治疗

(一) 手术治疗

股神经开放性损伤往往合并髂、股血管伤，应注意急救处理，在修复血管的同时根据伤情做神经一期修复或二期修复。

(二) 康复治疗

(1) 物理因子治疗：电兴奋疗法：100 cm^2 的电极为辅电极，连阳极，置于大腿内侧，带手柄的圆形电极为主电极（阴极），用感应电在感觉异常区移动，6～8 min，后用直流电调节电流强度至60～80 mA（即电极下有灼痛感），在患区迅速移动3～4 s，休息1～2 min，重复，共2～3次，总时间6～10 min/d，一疗程10～15次。共鸣火花电疗法、直流电药物导入疗法、感应电疗法、中频电治疗、超声电导经皮透药治疗。光疗法：主要采用红外线疗法，先行电兴奋疗法后行红外线疗法效果更好。

(2) 注射疗法：可在股外侧皮神经穿出处或扳机点处做局部封闭，除利用1%利多卡因外，还可适当应用康宁克痛或泼尼松龙等。

(3) 运动疗法：术后即可开始给伤口以下的肌肉按摩，3～5次/天，每次10 min，改善静脉回流，减少肿胀。术后1周开始肌肉收缩运动，防止肌肉萎缩及关节僵直。术后4周可行膝关节伸屈功能锻炼，主动被动锻炼相结合，每日3组，每组100次，肌力达到3级时可以拄拐行走锻炼。

1) 股四头肌肌肉力量练习：早期给予助力肌力训练，随着患者肌力增加，逐渐过渡到主动肌力训练和抗阻肌力训练。

2) 步行训练：按照站立训练—平行杠内行走—使用拐杖行走—独立行走的顺序训练，每次治疗40 min。

(4) 高压氧治疗：采用医用空气加压舱，压力为0.2 MPa（2.0 ATA），加压15 min，稳压吸氧70 min（每吸20 min休息5 min，吸舱内空气），减压20 min[18]。

参考文献

[1] FAGLIONI W, SIQUEIRA M G, MARTINS RS, et al. The epidemiology of adult traumatic brachial plexus lesions in a large metropolis[J]. Acta Neurochir(Wien), 2014, 156(5):1025-1028.

[2] 马亮，王斌，尹佳丽，等．臂丛神经损伤后康复治疗方案的探究 [J]. 中国医药导报，2013，10（23）：52-54.

[3] THARIN B D, KINI J A, YORK G E, et al. Brachial plexopathy: a review of traumatic and nontraumatic causes[J]. AmJ Roentgenol, 2014, 202(1):67-75.

[4] 张静，许东东，王焱．臂丛神经损伤规范化康复治疗的疗效分析 [J]. 中国卫生标准管理，2019，10（14）：59-61.

[5] VAZ M A, FRASSON V B. Low-frequency pulsed current versus kilohertz-frequency alternating current: a scopingliterature review[J]. Arch Phys Med Rehabil, 2018, 99(4):792-805.

[6] CATALBAS N, AKKAYA N, ATALAY N S, et al. Ultrasonographic imaging of the effects of continuous, pulsed or shamultrasound treatments on carpal tunnel syndrome:a randomized controlled study[J]. J Back Musculoskelet Rehabil, 2018, 31(5):981-989.

[7] SCOTT K R, AHMED A, SCOTT L, et al. Rehabilitation of brachial plexus and peripheral nerve disorders[J]. Handb ClinNeurol, 2013, 1(10):499-514.

[8] DUARTE-MOREIRA R J, CASTRO K V, LUZ -SANTOS, et al. Electromyographic biofeedback in motor function recovery afterperipheral nerve injury:an integrative review of the literature[J]. Appl Psychophysiol Biofeedback, 2018, 43(4):247-257.

[9] CIEN W, LIANG X, NONG Z, et al. The multiple applications and possible mechanisms of the hyperbaric oxygenationtherapy [J]. Med Chem, 2019, 15(5):459-471.

[10] NORTON L A. RODAN G A. BOURRET L A. Epiphyseal cartilage cAMP elmges produced by electrical and mechanical perturbations[J]. Clin Orthop Relat Res, 1977(124):59-68.

[11] BAUMGAERTNER M R. Fractures of the posterior wall of the acetabuluIIl[J]. J Am Acad Orthop Surg, 1999, 7: 54-65.

[12] 刘灿坤，刘志刚，秦雪飞，等．循经针刺配合腰背肌锻炼治疗腰椎间盘突出症疗效观察 [J]. 四川中医，2018，36（8）：181-183.

[13] 胥少汀，葛宝丰，徐印坎．实用骨科学 [M]. 北京：人民军医出版社，2011：1272.

[14] WEISS J M, TOLO V. Femoral nerve palsy following iliacus hematoma[J]. Orthopedics, 2008, 31(2):178.

[15] 刘建寅，郭强，李庆泰，等．26 例股神经损伤的临床治疗分析 [J]. 中华显微外科杂志，2006（2）：95-96.

[16] GOOD FELLOW J, FEN C B,MATTHEW J M. Iliacus hematoma-a common complication in haemophilia[J]. J Bone Joint Surg, 2013, 49(11):748-756.

[17] 汤晓芙．神经系统临床电生理学 [M]. 北京：人民军医出版社，2002：83-84.

[18] 郝玉通，王亚产，徐宏萍，等．高压氧治疗坐骨神经损伤 1 例 [J]. 第三军医大学学报，2001，2（10）：1152.

第十四章　脑血管疾病

第一节　脑梗死

一　大脑半球梗死

大脑半球即端脑的两侧结构，包括大脑左、右半球。大脑左、右半球通过胼胝体相连，分别具有不同的优势功能，按功能分为优势半球和非优势半球。优势半球为在语言、逻辑思维、分析综合及计算功能等方面占优势的半球，多位于左侧，只有一小部分右利手者和约半数左利手者可能在右侧。非优势半球多为大脑右半球，主要在音乐、美术、综合能力、空间、几何图形和人物面容的识别及视觉记忆功能等方面占优势。大脑半球在人体接收信息、分析处理信息、发出指令中具有重要作用。梗死是指血管阻塞，血流停止导致的缺氧，引起器官或局部组织坏死，需要尽早治疗。

（一）大脑半球解剖及功能

3个面：背外侧面、内侧面、底面。

4个极：额极（额叶最前端）、颞极（颞叶最前端）、岛极（岛叶最前端，颞叶深部）、枕极（枕叶最后端）。

5个叶：额叶、顶叶、颞叶、枕叶、岛叶。

人类复杂的心理及神经功能都有大脑的参与，大脑半球在感知觉、记忆、思维、语言、书写、阅读、运动等方面都发挥着重要作用，且左、右两半球有各自的优势功能。大脑半球的功能可以概括成3点，即接受、加工及储存信息和参与高级心理活动与行为调控。

（二）病因

（1）动脉硬化：是本病基本病因，动脉粥样硬化常伴高血压病，两者互为因果，糖尿病和高脂血症也可加速动脉粥样硬化的进程。脑动脉粥样硬化主要发生在管径500 μm以上的动脉。

（2）动脉炎：如结缔组织病、抗磷脂抗体综合征及细菌、病毒、螺旋体感染均可导致动脉炎症，使管腔狭窄或闭塞。

（3）其他少见原因：药源性，如可卡因、安非他明；血液系统疾病，如红细胞增多症、血小板增多症、血栓栓塞性血小板减少性紫癜、弥散性血管内凝血、镰状细胞贫血、抗凝血酶Ⅲ缺乏、纤溶酶原激活物不全释放伴发的高凝状态等；蛋白C和蛋白S异常；脑淀粉样血管病、烟雾病、肌纤维发育不良和颅内外（颈动脉和椎动脉）夹层动脉瘤等。此外，尚有极少数不明原因者[1-2]。

（三）额、颞叶梗死

1. 额叶

（1）精神症状：额极病变以精神障碍为主，表现为记忆力和注意力减退，表情淡漠，反应迟钝，缺乏始动性和内省力，思维和综合能力下降，可有欣快感或易怒。

（2）运动障碍：中央前回病变刺激性病变可导致对侧上、下肢或面部的抽搐（Jackson 癫痫）或继发全身性癫痫发作；破坏性病变多引起单瘫。中央前回上部受损产生对侧下肢瘫痪，下部受损产生对侧面、舌或上肢的瘫痪；严重而广泛的损害可出现对侧偏瘫。后部的旁中央小叶（paracent tral lobule）病变：可使对侧膝以下瘫痪，伴有尿便障碍，临床上可凭膝关节以下瘫痪严重而膝关节以上无瘫痪与脊髓病变相鉴别。

（3）反射异常：额上回后部病变可产生对侧上肢强握和摸索反射。强握反射（grasp reflex）是指物体触及患者病变对侧手掌时，引起手指和手掌屈曲反应，出现紧握该物不放的现象；摸索反射（gropingreflex）是指当病变对侧手掌碰触到物体时，该肢体向各方向摸索，直至抓住该物紧握不放的现象。

（4）脑神经麻痹：额中回后部病变引起双眼向病灶对侧凝视，破坏性病变双眼向病灶侧凝视；更后部位的病变产生书写不能。额叶底面病变可出现同侧嗅觉缺失和视神经萎缩，对侧视乳头水肿，称为福斯特 - 肯尼迪综合征（Foster–Kennedy syndrome）。

（5）运动性失语：优势侧额下回后部病变产生运动性失语。表现为能理解语言的意义，但是不能用语言表达或者表达不完整。

（6）自主神经功能障碍：额叶眶面病变表现为饮食过量、胃肠蠕动过度、多尿、高热、出汗和皮肤血管扩张等状。

2. 颞叶（temporal lobe）

（1）解剖位置：颞叶位于外侧裂的下方，以此裂与额、顶叶分界，其前端为颞极，后面与枕叶相邻。颞叶上有横行的沟回，外侧面有两条与外侧裂平行的颞上沟及颞中沟，底面有颞下沟。外侧裂和颞上沟间为颞上回，颞上、中沟间为颞中回，颞中、下沟间为颞下回。外侧裂较深，颞上回的一部分掩入沟中，后端为颞横回。

（2）定位诊断：

1）感觉性失语：颞上回的后部（Wernicke 区）语言中枢损害所致。患者能听见说话的声音，能自言自语，但不能理解他人和自己说话的含义。

2）命名性失语：颞中、下回后部损害所致。患者丧失对物品命名的能力，对于一个物品，只能说出它的用途，说不出它的名称，也称健忘性失语。

3）听觉障碍：颞横回为听觉中枢，单侧损害不引起耳聋，双侧损害可致耳聋。刺激性病变可引起幻听。

4）颞叶癫痫：颞叶病变可引起癫痫，多为复杂部分性发作，亦称精神运动性发作。患者可突然出现似曾相识感、精神异常、自动症、对环境的生疏感、梦幻状态及视物变大、变小等症状，见于海马损害。如颞叶钩回（嗅味觉中枢）损害，患者可出现幻嗅和幻味或努嘴、咀嚼动作，称为钩回发作。

5）幻觉：包括幻听、幻视、幻嗅等。幻觉多为癫痫发作的先兆，也可单独出现。颞叶病变所致的幻视多为有形的，如看到奇形怪状的人和物，一般多在视野缺损侧出现，病变越偏颞前幻视越易出现：听觉的皮质代表区位于颞横回，幻听时患者可听到声音变大或变小，以及鼓声、喧哗声等；幻嗅一般为难闻的臭味。

6）精神症状：精神症状是颞叶病变较常见的表现，多发生于优势侧颞叶广泛病变或双侧颞叶病变时。主要表现为人格改变、情绪异常、记忆障碍、精神迟钝及表情淡漠。双侧颞叶内侧损害常表现为记忆力显著减退。

7）视野改变：颞叶深部的视放射纤维和视束受损，可出现两眼对侧视野的同向上象限盲[3]。

（四）枕叶梗死

单纯枕叶梗死在椎基底动脉系统脑梗死中不常见，脑梗死发生率的国外报道大约为3%，国内相关报道为6.4% ~6.5%，其后果往往较差，甚至终身失明。枕叶梗死其临床表现不典型或甚至无症状，同时枕叶发生梗死时可合并椎基底动脉系统其他的症状及体征，枕叶梗死甚至会合并出现颈内动脉系统的症状和体征，故枕叶梗死常被误诊或是延误诊治[4-5]。

（1）相关解剖：枕叶位于大脑半球后部，在顶枕裂至枕前切迹连线的后方，其后端为枕极。枕叶内侧面由距状裂分成楔回和舌回。距状裂两侧的皮质为视觉中枢，亦称纹状区。距状裂上方的视皮质接收上部视网膜传来的冲动，下方的视皮质接收下方视网膜传来的冲动。枕叶的功能主要与视觉有关。

（2）分型：采用SICC分型，分为5个亚型：①大动脉粥样硬化（large artery atherosclerosis，LAA）：包括主动脉弓粥样硬化与颅内外大动脉粥样硬化。②心源性卒中（cardiogenic stroke，CS）。③穿支动脉疾病（penetrating artery disease，PAD）。④其他病因（other etiologies，OE）。⑤病因不确定（undetermined etiology，UE）：无确定病因、多病因、检查欠缺等。

（3）临床表现：头痛－视觉障碍，还可以有眩晕和/或呕吐、言语不清、失语、TIA、小便失禁、无症状、共济失调等表现，但无特异性。

1）视野改变：①偏盲：一侧视中枢病变可产生对侧同向性偏盲，但中心视力（黄斑部视力）不受影响，称黄斑回避。②象限盲：距状裂以下舌回损害，可产生对侧同向性上象限盲；距状裂以上楔回损害，可产生对侧同向性下象限盲。③皮质盲：双侧视觉中枢病变产生双目失明（全盲），但瞳孔大小和对光反射正常。

2）视幻觉：为视中枢的刺激性病变所致患者可出现幻视、闪光、火星、暗影等。视觉失认见于左侧纹状区周围及角回病变。患者并非失明，能绕过障碍物走路，但不认识看见的物体、图像或颜色等，有时需借助于触觉方可辨认。视物变形见于视觉中枢及顶颞枕交界区病变。患者所看见的物体变大、变小和形状歪斜不规则及颜色改变，此症状亦可能是癫痫的先兆。

二 胼胝体梗死

随着影像技术的发展，胼胝体梗死的诊断率逐渐增高，但是由于其常伴有多发的梗死，从而造成解剖学和临床症状之间没有确定的关系。由于胼胝体血液供应丰富，胼胝体梗死临床并不常见[6]。

（一）相关解剖

胼胝体位于大脑纵裂底部，是中枢神经系统最大的联合纤维束，连接两侧大脑半球新皮质的广大区域。解剖学上分为嘴部、膝部、体部和压部。嘴部和膝部连接额叶前部，构成额叶的底部及侧脑室额角的前壁，其在双侧半球内的放射纤维形成胼胝体辐射线的额部。体部连接额叶的后部、顶叶，形成侧脑室体部的顶部。压部是胼胝体最后的部分，连接颞叶和枕叶，其放射纤维形成胼胝体辐射线的枕部。一般认为胼胝体的功能在于协调两侧大脑半球。

（二）病因病机

胼胝体最常见损害为胶质瘤、淋巴瘤和脱髓鞘。胶质瘤和淋巴瘤多为双侧并有强化，急性脱髓鞘多无占位效应，在病灶周围至少有强化。胼胝体由于血液供应丰富较少发生梗死。一般来说，造成胼胝体梗死的原因是动脉粥样硬化[7]。

（三）临床表现

胼胝体梗死有两个经典症状。胼胝体离断综合征：失用、失写、触觉命名不能、异手综合征等。额叶型步态障碍：额叶性运动困难、步基宽、小步移动、无上肢摆动等[8-10]。

三 脑干梗死

脑干位于脑的最底部，种系发育上是最早的脑结构，是重要致密的神经结构，亦是生命中枢的所在。因其内部有众多颅神经核团、重要的上下行传导束和网状上行激活系统。因此脑干不同部位出现梗死时，会有多种不同神经功能缺损症状的组合[11]。

（一）相关解剖

1. 中脑的解剖结构

中脑的外部结构：①腹面观：是由两个纤维束组成的大脑脚，两脚之间为脚间窝，有动眼神经传出。②背面观：可见四叠体，即上丘，接收视觉刺激；下丘，接收听觉刺激，下丘后方有滑车神经穿过。

中脑的内部结构包括中脑导水管及其周围灰质，顶盖脊髓束、中枢性交感神经束、内侧纵束、脊髓丘脑束、内侧丘系、三叉丘系、网状结构、动眼神经核团、滑车神经核及其纤维、黑质、红核、锥体束等[12]。

2. 脑桥的解剖结构

脑桥的外部结构：①腹面观：为横向走行的神经纤维构成的宽带，在正中线上有一与基底动脉走行一致的浅沟。②背面观：脑桥背面构成第四脑室底的上部，呈三角形。

脑桥的内部结构包括交感神经束、红核脊髓束、顶盖脊髓束、内侧纵束、脊髓丘脑束、内侧丘系、外侧丘系、网状结构、上橄榄核和Ⅴ～Ⅷ对颅神经核团及其纤维锥体束等。

3. 延髓的解剖结构

延髓的外部结构：①腹面观：可见由锥体束构成的锥体，还可见锥体交叉。②背面观：见中线两旁隆起的结构为薄束结节和楔束结节。菱形窝内有迷走三角、舌下三角、前庭区、面丘、髓纹等。

延髓的内部结构包括顶盖脊髓束、脊髓小脑束、交感神经束、红核脊髓束、内侧纵束、脊髓丘脑束、内侧丘系、网状结构、三叉神经脊束核、孤束核、疑核、下橄榄核、弓状核、薄束核、楔束核和Ⅸ～Ⅻ对颅神经核团及其纤维、锥体束等。

4. 脑干的血液供应

脑干位于后颅窝，属于椎基底动脉供血区的范围。椎动脉起至锁骨下动脉，两侧椎动脉经枕骨大孔入颅后合成基底动脉，供应大脑半球后 1/3 及部分间脑、小脑和脑干。

（1）椎动脉的主要分支。脊髓前、后动脉，供应脊髓。小脑下后动脉，为椎动脉的最大分支，供应小脑底面后部和延髓后外侧，易发生血栓。

（2）基底动脉的主要分支。小脑下前动脉，供应小脑下面前部。迷路动脉，发自基底或小脑下前动脉，供应内耳迷路。脑桥动脉，分为短旋支、长旋支、旁正中支，供应脑桥基底部。小脑上动脉，供应小脑上部。大脑后动脉，为基底动脉的终末支，供应部分间脑、颞叶内底面、枕叶及中脑[13]。

（二）病因病机

最常见的病因是动脉粥样硬化，其次为高血压糖尿病和血脂异常等。脑动脉血栓形成是动脉粥样硬化性血栓性脑梗死最常见的发病机制，斑块破裂形成溃疡后，由于胶原暴露，可促进血栓形成，血栓形成通常发生在血管内皮损伤（如动脉粥样斑块）或血流产生漩涡（如血管分支处）的部位，血管内皮损伤和血液“湍流”是动脉血栓形成的主要原因，血小板激活并在损伤的动脉壁上黏附和聚集是动脉血栓形成的基础。急性脑梗死病灶是由缺血中心区及其周围的缺血半暗带组成。神经细胞膜离子泵和细胞能量代谢衰竭。脑组织发生不可逆性损害。缺血半暗带的脑血流处于电衰竭与能量衰竭之间，局部脑组织存在大动脉残留血流和 / 或侧支循环，尚有大量存活的神经元，如能在短时间内迅速恢复缺血半暗带的血流，该区脑组织功能是可逆的，神经细胞可存活并恢复功能。缺血中心区和缺血半暗带是一个动态的病理生理过程。随着缺血程度的加重和时间的延长，中心坏死区逐渐扩大，缺血半暗带逐渐缩小。因此尽早恢复缺血半暗带的血液供应和应用有效的脑保护药物对减少脑卒中的致残率是非常重要的，但这些措施必须在一个限定的时间内进行，这个时间段即为治疗时间窗（therapeutic time window，TTW）。它包括再灌注时间窗（eperfusion time window，RTW）和神经细胞保护时间窗（yoprocte time window，CTW）。前者指脑缺血后，若血液供应在一定时间内恢复，脑功能可恢复正常；后者指在时间窗内应用神经保护药物，可防止或减轻脑损伤，改善预后。缺血半暗带的存在受 TTW 影响之外，还受到脑血管闭塞的部位侧支循环的代偿能力，脑组织对缺血的耐受性及体温等诸多因素的影响。因此不同的患者 TTW 存在着差异。一般认为 RTW 为发病后的 3～4 h 内，不超过 6 h，在进展性脑卒中可以相应的延长。CTW 包含部分或全部 RTW，包括所有神经保护疗法所对应的时间窗，时间可以延长至发病数小时后，甚至数天。

（三）临床症状

脑干病变大都涉及某些脑神经和传导束。当一侧运动、感觉神经核或传出、传入的神经纤维受到损害时，临床上就会出现交叉性瘫痪，即病灶侧脑神经周围性瘫痪及对侧肢体中枢性瘫痪及偏侧感觉障碍。其病变水平的高低依受损害的脑神经而定，如第Ⅰ对脑神经麻痹则病灶在中脑，第Ⅴ、Ⅵ、Ⅵ、Ⅶ对脑神经麻痹则病灶在脑桥，第Ⅹ、Ⅺ对脑神经麻痹则病灶在延髓。脑干病变多见于血管病、肿瘤和多发性硬化等。

1. 延髓（medulla oblongata）

（1）延髓背外侧综合征：病变位于延髓上段的背外侧区。常见的原因为小脑后下动脉或椎动脉血栓形成。表现为：①眩晕、恶心、呕吐及眼震（前庭神经核损害）；②病灶侧软腭；咽喉肌瘫痪，表现为吞咽困难、构音障碍、同侧软腭低垂及咽反射消失（疑核及舌咽、迷走神经损害）；③病灶侧共济失调（绳状体损害）；④ Horner 综合征（交感神经下行纤维损害）；⑤交叉性偏身感觉障碍，即同侧面部痛、温觉缺失（三叉神经脊束及脊束核损害），对侧偏身痛、温觉减退或丧失（脊髓丘脑侧束损害）。

（2）延髓旁正中综合征：病变位于延髓中腹侧。患者出现舌下神经交叉瘫，表现为：①病灶侧舌肌瘫痪及萎缩（舌下神经损害）；②对侧肢体中枢性瘫痪（锥体束损害）；③对侧肢体深感觉障碍（内侧丘系损害）。本征与 Jackson 综合征均有一侧舌下神经受损和对侧锥体束征，但后者具有第Ⅹ、Ⅺ对脑神经麻痹，且无内侧丘系受损所致的深感觉障碍。

2. 脑桥

（1）脑桥腹外侧综合征：病变位于脑桥腹外侧部，接近于延髓，损伤了展神经、面神经、锥体束、脊髓丘脑束和内侧丘系。表现为：①病灶侧展神经麻痹及周围性面神经麻痹；②对侧中枢性偏瘫；③亦可出现对侧偏身感觉障碍。病变波及脑桥内侧，同时损伤了内侧纵束，则还可表现两眼向病灶对侧共同偏视，称为 Foville 综合征。

（2）脑桥被盖下部综合征：病变位于脑桥背外侧部，损伤了展神经和面神经核，内侧纵束、小脑中脚、脊髓丘脑侧束和内侧丘系。表现为：①病灶侧展神经麻痹和面神经核性麻痹；②眼球震颤、向病灶侧注视不能；③同侧偏身共济失调；④对侧痛温觉障碍；⑤触觉、位置觉及振动觉减退。

(3) 闭锁综合征：又称去传出状态，系脑桥基底部病变所致。主要见于脑干的血管病变，多为基底动脉脑桥分支双侧闭塞，而引起脑桥基底部双侧梗死所致。患者大脑半球和脑干被盖部网状激活系统无损害，因此意识保持清醒，对语言的理解无障碍，由于其动眼神经与滑车神经的功能保留，故能以眼球上下运动示意与周围的环境建立联系。但因脑桥基底部损害，双侧皮质脑干束与皮质脊髓束均被阻断，展神经核以下运动性传出功能丧失，患者表现为不能讲话，只能眼球水平运动障碍，双侧面瘫，舌咽及构音、吞咽运动均障碍，不能转颈耸肩，四肢全瘫，可有双侧病理反射。因此虽然意识清楚，但因身体不能动，不能言语，常被误认为昏迷。脑电图正常或轻度慢波有助于和真正的意识障碍相区别。

3. 中脑

(1) 大脑脚综合征（Webersyndrome)：病变位于一侧中脑大脑脚脚底，侵犯了动眼神经和锥体束。表现为：①病灶侧动眼神经麻痹；②病灶对侧偏瘫（包括中枢性面瘫和舌肌瘫痪)。

(2) 红核综合征：病变位于中脑，侵犯了动眼神经、黑质、红核，而锥体束未受影响。表现为：①病灶侧动眼神经麻痹；②病灶对侧肢体震颤、强直（黑质损害）或舞蹈样动作、手足徐动及共济失调（红核损害)。

四　基底节区脑梗死

基底节区是缺血性卒中的好发部位，根据梗死区直径的大小，通常将< 2 cm 的梗死定义为腔隙性脑梗死，≥ 2 cm 的梗死定义为非腔隙性脑梗死，其中非腔隙性脑梗死致残率高，预后差[14-15]。近年来，随着神经影像技术的进步，人们发现基底节区脑梗死常合并同侧大脑中动脉粥样硬化性狭窄[16]。

（一）相关解剖

基底神经节（basal ganglia）亦称基底核（basal nucleus)，是埋藏在大脑白质深部的灰质核团，包括纹状体（含尾状核和豆状核)、屏状核及杏仁核。豆状核又分为壳核和苍白球两部分。在种系发生上，尾状核及壳核出现较晚，称为新纹状体；苍白球出现较早，称为旧纹状体；杏仁核是基底神经节中发生最古老的部分，称为古纹状体。广义的基底神经节，是将红核、黑质及丘脑底核也作为基底神经节的一部分。基底神经节是锥体外系统的中继站，除相互密切的联络纤维外，与大脑皮质、丘脑、小脑、脊髓都有广泛的纤维联系。它的功能是与大脑和小脑协同调节随意运动、肌张力、姿势及复杂的行为活动。在纹状体前端的下方，有数个细胞团，被称为 Meynert 基底神经核，是胆碱能神经元的发源地，发出大量的纤维致大脑皮质，与学习、记忆等认知功能关系密切[17]。

（二）病因和发病机制

基底节区是脑梗死的好发部位，约占全部脑梗死的 38.9%。MCA 的穿支动脉（主要是豆纹动脉）是基底节区最主要的供血动脉，由大脑中动脉的 M1 段垂直发出，分为内、外侧两组，有研究发现大脑中动脉管壁内斑块最常发生在内外侧壁（34%），这些斑块可直接堵塞豆纹动脉开口或者不稳定斑块脱落导致远端栓塞，从而导致基底节区脑梗死。因此，穿支动脉及大脑中动脉 M1 段的病变在理论上均可引起基底节区脑梗死[18-20]。

（三）临床表现

基底神经节病变的主要临床表现有两方面：一是不自主运动；二是肌张力改变。

（1）肌张力减低：运动过多综合征由新纹状体病变引起，如：舞蹈样动作，一种不重复、无规律、无目的急骤运动（壳核病变）；手足徐动症，手指、足趾的缓慢如蚯蚓蠕动样动作（尾状核病变）；偏侧投掷运动，一侧肢体的大幅度和有力的活动（丘脑底核病变）等。

（2）肌张力增高：运动减少综合征由旧纹状体（苍白球）黑质病变引起。通路受损害时，临床表现肌张力增高、运动减少及静止性震颤，见于帕金森病。

五 脑梗死的诊断

患者初期一般意识清醒，中期出现意识障碍、延髓性麻痹、四肢瘫、昏迷、中枢性高热、应激性溃疡等，晚期并发脑疝时，常危及生命，最终导致脑死亡。

诊断依据包括患者具有大脑半球梗死的危险因素，如中老年有动脉粥样硬化、高血压等病史，发病前有反复的阵发性的感觉、运动功能障碍发生，发生时的感觉、运动功能障碍。症状对应的脑中的部位与头颅 CT、磁共振成像检查显示的病变范围一致，可明确诊断。

（1）CT：急性脑梗死头颅 CT 平扫检查是常规影像检查，最常见的 CT 改变为大脑中动脉闭塞时的大脑中动脉高密度征，其他的早期缺血改变包括豆状核密度下降、岛带消失、半侧脑沟消失和半侧脑实质密度下降，后两种提示梗死面积大、预后不良及进行溶栓治疗的危险性增加。

（2）CT 血管成像（CTA）：CTA 为通过静注碘化造影剂后，经螺旋 CT 扫描进行血管重建成像，其成像质量正在接近常规血管造影。可较直观地看到脑的血液循环情况，对脑梗死的早期诊断有重要意义。

（3）CT 灌注成像：主要通过团注碘对比剂显示毛细血管内对比剂通过时引起的脑组织密度变化状态。急性脑缺血早期，特别是发病 2～4 h 的超早期，常规 CT 平扫改变轻微或无异常改变，一旦出现低密度病灶，就被认为是缺血性梗死形成，代表形态结构的破坏。而灌注成像能早期发现灌注异常区，对估计侧支循环和患者的预后极为重要。

（4）磁共振（MR）、磁共振成像（MRI）：是目前最重要的辅助检查之一，可以自症状出现数分钟发现异常，最多在发病后 1 h 左右即可出现。

（5）磁共振弥散加权成像（DWI）：DWI 对早期缺血改变非常敏感，在缺血性脑血管病中，缺血后 105 min 即可看到高信号。反映的是细胞内水肿情况，是细胞死亡的标志。

在梗死早期 DWI 的检测很敏感，且具有相对特异性。

（6）磁共振灌注成像（PWI）：PWI 反映的是血流灌注的情况，可提供最早和最直接的血流下降的信息，在缺血区呈现高信号，发现早期缺血较 DWI 更为敏感。

（7）磁共振血管成像（MRA）：是一项血流依赖性技术，血流信号的消失并不肯定意味着血管完全闭塞，而只能说明血流速度降低到了某个临界值。其成像方法有许多序列，其中 2D 相差 MRA 只捕获真正开放的血管，因此对区分缓慢血流、无血流与正常血流是一项特别有帮助的技术。

（8）磁共振频谱（MRS）：是 MR 技术的新进展之一，可以评价指定脑区的代谢活动及某种代谢物的浓度。其可以早期诊断脑梗死，并对预后做出判断[21]。

六　脑梗死治疗

（一）一般治疗

（1）保持呼吸道通畅及吸氧：保持呼吸道通畅，气道功能严重障碍者应给予气道支持（气管插管或切开）及辅助呼吸，合并低氧血症患者应给予吸氧。

（2）调控血压：

1）高血压：约 70% 的缺血性卒中患者急性期血压升高，原因主要包括疼痛、恶心、呕吐、颅内压增高、意识模糊、焦虑、卒中后应激状态、病前存在高血压等。关于调控血压的推荐意见：准备溶栓者，血压应控制在收缩压＜ 180 mmHg，舒张压＜ 100 mmHg；缺血性脑卒中后 24 h 内血压升高的患者应谨慎处理，应先处理紧张焦虑、疼痛恶心、呕吐及颅内压增高等情况。血压持续升高收缩压≥ 200 mmHg 或舒张压≥ 110 mmHg，或伴有严重心功能不全、主动脉夹层、高血压脑病，可予缓慢降压治疗，并严密观察血压变化；有高血压病史且正在服用降压药者，如病情平稳，可在卒中 24 h 后开始恢复使用降压药物。

2）低血压：卒中患者低血压可能的原因有主动脉夹层、血容量减少以及心输出量减少等，应积极查明原因，给予相应处理。必要时采用扩容升压措施。

（3）控制血糖：当患者血糖增高超过 11.1 mmo/L 时，应给予胰岛素治疗；当患者血糖低于 2.8 mmol/L 时，给予 10% ～20% 葡萄糖口服或注射治疗。

（4）降颅压治疗：严重脑水肿和颅内压增高是急性重症脑梗死的常见并发症，是死亡的主要原因之一。常用的降颅压药物为甘露醇呋塞米和甘油果糖。20% 甘露醇的常用剂量为 125 ~ 250 mL，每 4 ~ 6 h 使用一次；呋塞米（10 ~ 20 mg，每 2 ~ 8 h 一次）有助于维持渗透压梯度；其他可用白蛋白佐治，但价格昂贵。甘油果糖也是一种高渗溶液。常用 250 ~ 500 mL 静脉滴注，每日 1 ~ 2 次。

（5）吞咽困难：吞咽困难治疗的目的是预防吸入性肺炎。避免因饮食摄取不足导致的液体缺失和营养不良，以及重建吞咽功能。吞咽困难短期内不能恢复者早期可通过鼻饲管进食，持续时间长者经本人或家属同意可行胃造口管饲补充营养。

（6）发热、感染：脑卒中后可因下丘脑体温调节受损，并发感染或吸收热、脱水。中枢性高热的患者，应以物理降温为主（冰帽、冰毯或酒精擦浴）。脑卒中患者急性期容易发生呼吸道、泌尿系感染，是导致病情加重的重要原因。约 5.6% 卒中患者合并肺炎，早期识别和处理吞咽问题和误吸，对预防吸入性肺炎作用显著。患者可采用仰卧位，平卧位时头应偏向一侧，以防止舌后坠和分泌物阻塞呼吸道，经常变换体位，定时翻身和拍背，加强康复活动，是防治肺炎的重要措施。尿路感染主要继发于因尿失禁或尿潴留留置导尿管的患者，其中约 5% 出现败血症，与卒中预后不良有关。疑有肺炎、泌尿系感染的发热患者应给予抗生素治疗，但不推荐预防性使用抗生素。

（7）上消化道出血：是由于胃、十二指肠黏膜出血性糜烂和急性溃疡所致。

上消化道出血的处理包括：

1）胃内灌洗：冰生理盐水 100 ~ 200 mL 其中 50 ~ 100 mL 加入去甲肾上腺素 1 ~ 2 mg 口服；对于仍不能止血者，将另外的 50 ~ 100 mL 冰生理盐水加入凝血酶 1000 ~ 2000 U 口服。对有意识障碍或吞咽困难患者，可给予鼻饲导管内注入。也可用血凝酶、云南白药酚磺乙胺氨甲苯酸、生长抑素等。

2）使用抑酸止血药物：西咪替丁或奥美拉唑等。

3）防治休克：如有循环衰竭表现，应补充血容量，可采用输新鲜全血或红细胞成分输血。上述多种治疗无效情况下，仍有顽固性大量出血，可在胃镜下进行高频电凝止血或考虑手术止血。

（8）水电解质紊乱：脑卒中患者应常规进行水电解质检测，对有意识障碍和进行脱水治疗的患者，尤其应注意水盐平衡。出现水电解质紊乱时应积极纠正。对低钠血症的患者应根据病因分别治疗，注意补盐速度不宜过快，以免引起脑桥中央髓鞘溶解症。对高钠血症的患者应限制钠的摄入，严重的可给予 5% 葡萄糖溶液静滴，纠正高钠血症不宜过快，以免引起脑水肿。

（9）心脏损伤：脑卒中合并的心脏损伤包括急性心肌缺血、心肌梗死、心律失常及心力衰竭等，也是急性脑血管病的主要死亡原因之一。发病早期应密切观察心脏情况，必要时进行动态心电监测及心肌酶谱检查，及时发现心脏损伤，给予治疗。

（10）癫痫：缺血性脑卒中后癫痫的早期发生率为 2% ~ 33%，晚期发生率为 3% ~ 67%。有癫痫发作时给予抗癫痫治疗。孤立发作一次或急性期痫性发作控制后，不建议长期使用抗癫痫药，卒中后 2 ~ 3 个月再发的癫痫，建议按癫痫常规治疗进行长期药物治疗。

（11）深静脉血栓形成和肺栓塞：深静脉血栓形成（deep vein thrombosis，DVT）的危险因素包括静脉血流淤滞静脉系统内皮损伤和血液高凝状态。瘫痪重年老及心房颤动者发生 DVT 的比例更高，症状性 DVT 发生率为 2%。DVT 最重要的并发症为肺栓塞（pulmonary embolism，PE）。为减少 DVT 和 PE 发生，卒中后鼓励患者尽早活动、抬高下肢，尽量避免下肢（尤其是瘫痪侧）静脉输液。对于发生 DVT 及 PE 高风险且无禁忌者，可给予低分子量肝素或普通肝素，有抗凝禁忌者给予阿司匹林治疗，症状无缓解的近端 DVT 或 PE 患者可给予溶栓治疗。

（二）特殊治疗

（1）溶栓治疗：梗死组织周边存在半暗带是缺血性卒中现代治疗的基础。即使是脑梗死早期，病变中心部位已经是不可逆性损害，但是及时恢复血流和改善组织代谢就可以抢救梗死周围仅有功能改变的半暗带组织，避免形成坏死。溶栓治疗是目前最重要的恢复血流措施，重组组织型纤溶酶原激活剂（recombinant tssue type plasminogen activator，rt–PA）和尿激酶（urokinase，UK）是我国目前使用的主要溶栓药物。目前，认为有效抢救半暗带组织的时间窗为：使用 Tt–PA 溶栓应是在 4.5 h 内或使用尿激酶溶栓应在 6 h 内。

1）静脉溶栓的适应证：①年龄 18 ~ 80 岁。②发病 4.5 h 以内（rt–PA）或 6 h 内（尿激酶）；由于基底动脉血栓形成的死亡率非常高，而溶栓治疗可能是唯一的抢救方法，因此对基底动脉血栓形成患者溶栓治疗的时间窗和适应证可以适当放宽。③脑功能损害的体征持续存在超过 1 h，且比较严重。④脑 CT 已排除颅内出血，且无早期大面积脑梗死影像学改变。⑤患者或家属签署知情同意书。

2）静脉溶栓的禁忌证：①既往有颅内出血，包括可疑蛛网膜下腔出血；近 3 个月有头颅外伤史；近 3 周内有胃肠或泌尿系统出血。近 2 周内进行过大的外科手术；近 1 周内在有不易压迫止血部位的动脉穿刺。②近 3 个月内有脑梗死或心肌梗死史，但不包括陈旧小腔隙梗死未遗留神经功能体征。③严重心、肝、肾功能不全或严重糖尿病患者。④体检发现有活动性出血或外伤（如骨折）的证据。⑤已口服抗凝药，且 INR ＞ 1.5 或 48 h 内接受过肝素治疗（APTT 超出正常范围)。⑥血小板计数低于 100×10^9/L、血糖＜ 2.7 mmol/L（50 mg/dL）；⑦血压：收缩压＞ 180 mmHg，或舒张压＞ 100 mmHg。⑧妊娠。⑨不合作。

3）溶栓药物治疗方法：①尿激酶：(100 ~ 150）万 IU，溶于生理盐水 100 ~ 200 mL 中，持续静滴 30 min，用药期间应严密监护患者。② rt–PA：剂量为 0.9 mg/kg（最大剂量为 90 mg）静脉滴注，其中 10% 在最初 1 min 内静脉推注，其余持续滴注 1 h，用药期间及用药 24 h 内应严密监护患者。动脉溶栓较静脉溶栓治疗有较高的血管再通率，但其优点往往被耽误的时间所抵消。

（2）抗血小板聚集治疗：不符合溶栓适应证且无禁忌证的缺血性脑卒中患者应在发病后尽早给予口服阿司匹林 150 ~ 300 mg/d。急性期后可改为预防剂量（50 ~ 150 mg/d)。溶栓治疗者，阿司匹林等抗血小板药物应在溶栓 24 h 后开始使用。对不能耐受阿司匹林者，可考虑选用氯吡格雷等抗血小板治疗。

（3）抗凝治疗：

1）普通肝素：100 mg 加入 5% 葡萄糖或 0.85% 生理盐水 500 mL 中，以每分钟 10 ~ 20 滴的速度静脉滴注。

2）低分子量肝素（LMW)：4000 ~ 5000 IU 腹壁皮下注射，每日 2 次。

3）华法林（warfarin)：6 ~ 12 mg，每日 1 次，口服 3 ~ 5 天后改为 2 ~ 6 mg 维持，监测凝血酶原时间（PT）为正常值的 1.5 倍或国际标准化比值 INR 达到 2.0 ~ 3.0。必要时可用静脉肝素或低分子量肝素皮下注射。

4）类肝素：美国的 TOAST 试验显示类肝素不降低卒中复发率，也不缓解病情的发展，但在卒中亚型分析时发现类肝素可能对大动脉硬化型卒中有效。使用抗凝治疗时，应该密切监测凝血象。同时要监测部分凝血活酶时间（APTT），使其控制在正常范围的 1.5 倍之内；使用抗凝剂量要因人而异。《中国脑血管病防治指南》建议：①一般急性脑梗死者不推荐常规立即使用抗凝剂。②使用溶栓治疗的患者，一般不推荐在 24 h 内使用抗凝剂。③如果无出血倾向、严重肝肾疾病，血压＞ 180/100 mmHg 等禁忌证时，下列情况可考虑选择性使用抗凝剂：a. 心源性梗死（如人工瓣膜、心房纤颤、心肌梗死伴附壁血栓、左心房血栓形成等）患者，容易复发卒中。b. 缺血性卒中伴有蛋白 C 缺乏、蛋白 S 缺乏、活性蛋白 C 抵抗等易栓症患者；症状性颅外夹层动脉瘤患者；颅内外动脉狭窄患者。c. 卧床的脑梗死患者可使用低剂量肝素或相应剂量的 LMW 预防深静脉血栓形成和肺栓塞。

（4）降纤治疗：脑梗死急性期血浆纤维蛋白原和血液黏度增高，蛇毒酶制剂可显著降低血浆纤维蛋白原，并有轻度溶栓和抑制血栓形成作用。对不适合溶栓并经过严格筛选的脑梗死患者。特别是高纤维蛋白血症者可选用降纤治疗。常用的药物包括巴曲酶（batroxobin）、降纤酶（defibrase）及安克洛酶（ancrod）等。

（5）神经保护治疗：针对急性缺血或再灌注后细胞损伤的药物（神经保护剂）可保护脑细胞，提高对缺血缺氧的耐受性，但缺乏有说服力的大样本临床观察资料。

1）钙拮抗剂、兴奋性氨基酸拮抗剂、神经节苷脂、NXY-059、镁剂。吡拉西坦等在动物实验中的疗效都未得到临床试验证实。

2）依达拉奉：是一种抗氧化剂和自由基清除剂，国内外多个随机双盲安慰剂对照试验提示依达拉奉能改善急性脑梗死的功能结局并安全。

3）胞磷胆碱：Meta 分析提示卒中后 24 h 内口服胞磷胆碱的患者 3 个月全面功能恢复的可能性显著高于安慰剂组，安全性与安慰剂组相似。

4）脑蛋白水解物（Cerebrolysin）：是一种有神经营养和神经保护作用的药物，国外随机双盲安慰剂对照试验提示其安全并可改善预后。

5）高压氧和亚低温的疗效和安全性还需开展高质量的随机对照试验证实。

（6）传统治疗：多种药物如三七丹参、红花、水蛭地龙银杏叶制剂等国内常有应用。

（7）出血转化：脑梗死出血转化发生率为 8.5% ~30%，其中有症状的约为 1.5% ~5%。心源性脑栓塞、大面积脑梗死古位效应。早期低密度征、年龄大于 70 岁、应用抗栓药物（尤其是抗凝药物）或溶栓药物等会增加出血转化的风险。症状性出血转化时停用抗栓治疗，与抗凝和溶栓相关的出血处理。

（8）外科或介入治疗：对大面积脑梗死，可施行开颅减压术和（或）部分脑组织切除术。较大的小脑梗死，尤其是影响到脑干功能或引起脑脊液循环阻塞的，可行后颅窝开颅减压或 / 和直接切除部分梗死的小脑，以解除脑干压迫，伴有脑积水或具有脑积水危险的患者应进行脑室引流。脑梗死后出血量大时如无禁忌证可手术治疗。颈动脉狭窄超过 70% 的患者可考虑颈动脉内膜切除术或血管成形术治疗。介入性治疗包括颅内外血管经皮腔内血管成形术及血管内支架置入等，其与溶栓治疗的结合已经越来越受到重视。

第二节　脑出血

脑出血（intracerebral hemorrhage，ICH）指非创伤性脑内血管破裂，导致血液在脑实质内聚集，其在脑卒中各亚型中的发病率仅次于缺血性脑卒中位居第二[21]。在脑出血中大脑半球出血约占 80%，脑干和小脑出血约占 20%。

一　病因病机

最常见的病因是高血压合并细小动脉硬化，其他病因包括脑动静脉畸形、动脉瘤、血液病（白血病、再生障碍性贫血、血小板减少性紫癜、血友病和镰状细胞贫血病等）、梗死后出血、脑淀粉样血管病（cerebral amyloid angiopathy，CAA）、烟雾病、脑动脉炎、抗凝或溶栓治疗、脑卒中[17]。

脑内动脉壁薄弱，中层肌细胞和外膜结缔组织较少，而且无外弹力层。长期高血压使脑细小动脉发生玻璃样变及纤维素性坏死，管壁弹性减弱，血压骤然升高时血管易破裂出血。在血流冲击下，血管壁病变也会导致微小动脉瘤形成，当血压剧烈波动时，微小动脉瘤破裂而导致脑出血。

脑出血后由于血肿的占位效应及血肿周围脑组织水肿，可引起脑组织受压移位。幕上半球的出血，血肿向下挤压丘脑下部和脑干，使其变形、移位和继发出血，并常出现小脑天幕疝；如中线结构下移，可形成中心疝：如颅内压增高明显或小脑大量出血，可发生枕骨大孔疝。新鲜的出血呈红色，红细胞降解后形成含铁血黄素而带棕色。血块溶解，吞噬细胞清除含铁血黄素和坏死的脑组织，胶质增生，小出血灶形成胶质瘢痕，大出血灶形成中风囊，囊腔内有含铁血黄素等血红蛋白降解产物及黄色透明黏液。

二　临床表现

脑出血多在活动中或情绪激动时突然起病，少数在安静状态下发病。患者一般无前驱症状，少数可有头晕、头痛及肢体无力等。发病后症状在数分钟至数小时内达到高峰。血压常明显升高，并出现头痛、呕吐、肢体瘫痪、意识障碍、脑膜刺激征和痫性发作等。临床表现的轻重主要取决于出血量和出血部位。

（一）基底节区出血

（1）壳核出血：主要是由豆纹动脉尤其是其外侧支破裂引起的。血肿常向内扩展波及内囊。临床表现取决于血肿部位和血肿量。损伤内囊常引起对侧偏瘫、对侧偏身感觉障碍和同向性偏盲。还可表现有双眼向病灶侧凝视，优势半球受累可有失语。出血量大时患者很快出现昏迷，病情在数小时内迅速恶化。出血量较小则可表现为纯运动或纯感觉障碍，仅凭临床表现无法与脑梗死区分。

（2）丘脑出血：主要是由丘脑穿通动脉或丘脑膝状体动脉破裂引起的。出血侵及内囊可出现对侧肢体瘫痪，多为下肢重于上肢；感觉障碍较重，深、浅感觉同时受累，但深感觉障碍明显，可伴有偏身自发性疼痛和感觉过度；优势半球出血的患者，可出现失语，非优势半球受累，可有体象障碍及偏侧忽视等。丘脑出血可出现精神障碍，表现为情感淡漠、视幻觉及情绪低落等，还可出现丘脑语言（言语缓慢不清、重复言语、发音困难、复述差、朗读正常）和丘脑痴呆（记忆力减退、计算力下降、情感障碍、人格改变）。

丘脑出血向下扩展到下丘脑或中脑上部时，可引起一系列眼位异常，如垂直凝视或侧视麻痹、双眼分离性斜视、凝视鼻尖、瞳孔对光反射迟钝、假性展神经麻痹及会聚障碍等。血肿波及丘脑下部或破入第三脑室，表现为意识障碍加深，瞳孔缩小、中枢性高热及去大脑强直等症状。

（3）尾状核头出血：较少见，一般出血量不大，多经侧脑室前角破入脑室。临床表现为头痛、呕吐、对侧中枢性面舌瘫、轻度项强；也可无明显的肢体瘫痪，仅有脑膜刺激征，与蛛网膜下腔出血的表现相似。

（二）脑叶出血

脑叶出血占脑出血的 5% ~ 10%。一般以顶叶最多见，其次为颞叶、枕叶及额叶。临床可表现为头痛、呕吐等，癫痫发作比其他部位出血常见，肢体瘫痪较轻，昏迷较少见。根据累及脑叶的不同，可出血不同的局灶性定位症状和体征：

（1）额叶出血：可有前额痛及呕吐，痫性发作较多见；对侧轻偏瘫、共同偏视、精神障碍；尿便障碍，并出现摸索和强握反射等；优势半球出血时可出现运动性失语。

（2）顶叶出血：偏瘫较轻，而偏侧感觉障碍显著；对侧下象限盲；优势半球出血时可出现混合性失语，非优势侧受累有体象障碍。

（3）颞叶出血：对侧中枢性面舌瘫及上肢为主的瘫痪；对侧上象限盲；优势半球出血时可出现感觉性失语或混合性失语；可有颞叶癫痫、幻嗅、幻视等。

（4）枕叶出血：对侧同向性偏盲，并有黄斑回避现象，也可表现为对侧象限盲；可有一过性黑矇和视物变形，多无肢体瘫痪。

（三）脑干出血

（1）脑桥出血：临床表现为突然头痛、呕吐、眩晕、复视、眼球不同轴、侧视麻痹、交叉性瘫痪或偏瘫、四肢瘫等。出血量少时，患者意识清楚，可表现为一些典型的综合征，如 Fovile 综合征、Millard-Gubler 综合征、闭锁综合征等。大量出血（> 5 mL）时，血肿波及脑桥双侧基底和被盖部，患者很快进入意识障碍，出现针尖样瞳孔、四肢瘫痪、呼吸障碍、去大脑强直、应激性溃疡、中枢性局热，常在 48 h 内死亡。

（2）中脑出血：少见，轻症患者表现为突然出现复视、眼睑下垂、一侧或两侧瞳孔扩大、眼球不同轴、水平或垂直眼震、同侧肢体共济失调，也可表现 Weber 或 Benedikt 综合征。严重者很快出现意识障碍、四肢瘫痪、去大脑强直，常迅速死亡。

（3）延髓出血：更为少见，临床表现突然猝倒，意识障碍，血压下降，呼吸节律不规则，心律失常，继而死亡。轻症患者可表现为不典型的 Wallenberg 综合征。

（四）小脑出血

小脑出血约占脑出血的 10%。最常见的出血动脉为小脑上动脉的分支，病变多累及小脑齿状核。发病突然，眩晕和共济失调明显，可伴有频繁呕吐及后头部疼痛等。当出血量不大时，主要表现为小脑症状，如眼球震颤，病变侧共济失调，站立和行走不稳、肌张力降低及颈项强直、构音障碍和吟诗样语言，无偏瘫。出血量增加时，还可表现有脑桥受压体征，如展神经麻痹、侧视麻痹、周围性面瘫、吞咽困难及出现肢体瘫痪和 / 或锥体束征等。由于小脑第四脑室与脑干毗邻，大量小脑出血，尤其是蚓部出血时，血肿的机械压迫可直接损伤脑干，患者很快进入昏迷，出现严重意识障碍，双侧瞳孔缩小呈针尖样，呼吸节律不规则，有去脑强直发作，由于脑脊液循环通路受阻引起急性梗阻性脑积水，使颅内压急剧增高，最后致枕骨大孔疝而死亡，这是小脑出血不同于幕上出血的典型临床特点。

（五）脑室出血

分为原发性和继发性脑室出血。原发性是指脉络丛血管出血或室管膜下 1.5 cm 内出血破入脑室，继发性是指脑实质出血破入脑室者。原发性脑室出血，占脑出血的 3% ～5%。出血量较少时，仅表现头痛、呕吐、脑膜刺激征阳性，无局限性神经体征。临床上易误诊为蛛网膜下腔出血，需通过头 CT 扫描来确定诊断。出血量大时，很快进入昏迷或昏迷逐渐加深，双侧瞳孔缩小呈针尖样，四肢肌张力增高，病理反射阳性，早期出现去脑强直发作，脑膜刺激征阳性，常出现丘脑下部受损的症状及体征，如上消化道出血、中枢性高热、大汗、应激性溃疡、急性肺水肿、血糖增高及尿崩症，预后差，多迅速死亡。

三　辅助检查

（一）头部 CT 检查 [22]

（1）头部 CT：脑出血在 CT 上表现为高密度影，是诊断脑出血首选的影像学检查方法。可根据多田公式粗略计算血肿体积，也可应用相关软件，根据 CT 图像精确计算血肿体积。近几年的临床研究发现，首次急诊 CT 平扫上表现出来的混杂密度、岛征、黑洞征、漩涡征、液体平面等与早期血肿扩大密切相关，阅片时应予以特别关注。

（2）头部增强 CT 和灌注 CT（CTP）：增强 CT 扫描发现造影剂外溢，如“点征”是提示患者血肿扩大高风险的重要证据。CTP 能够反映脑出血后脑组织的血供变化，还可了解血肿周边血流灌注情况。

（二）头部 MRI

（1）MRI 普通扫描：脑出血在 MRI 上的表现较复杂，根据血肿的时间长短而有所不同。超急性期（0 ~ 2 h）：血肿为 T1 略低信号、T2 高信号，与脑梗死不易区别；急性期（2 ~ 72 h）：T1 等信号、T2 低信号；亚急性期（3 ~ 21 天）：T1、T2 均呈高信号；慢性期（＞ 21d）：T1 低信号、T2 高信号。MRI 在发现慢性出血、脑肿瘤脑卒中及脑血管畸形方面优于 CT，但其耗时较长、费用较高，一般不作为脑出血的首选影像学检查。

（2）多模式 MRI：包括弥散加权成像（DWI）、灌注加权成像（PWI）、液体抑制反转恢复（FLAIR）序列、梯度回波序列（GRE）和磁敏感加权成像（SWI）等，它们能够对脑出血提供更多的附加信息。如 SWI 对早期脑出血及微出血较敏感。功能磁共振成像，包括血氧水平依赖功能磁共振（BOLD-fMRI）及弥散张量成像（DTI），能够定位脑组织功能区及皮层下纤维束，可用于术前评估及术中神经功能导航以保护功能脑组织。

（三）脑血管检查

脑血管检查有助于了解脑出血病因和排除继发性脑出血，指导治疗方案的制订。常用检查包括 CTA、MRA、CTV、MRV、DSA 等[3]。

（1）CTA、MRA、CTV、MRV：是快速、无创性评价颅内、外动脉血管、静脉血管及静脉窦的常用方法，可用于筛查可能存在的脑血管畸形、动脉瘤、动静脉瘘、静脉窦血栓等的继发性脑出血，但阴性结果不能完全排除继发病变的存在。

（2）全脑数字减影血管造影（DSA）：能清晰显示脑血管各级分支，可以明确有无动脉瘤、脑动静脉畸形及其他脑血管病变，并可清楚显示病变位置、大小、形态及分布，目前仍是血管病变检查的重要方法和金标准。

四 治疗

脑出血的治疗包括内科治疗和外科治疗，大多数的患者均以内科治疗为主，如果病情危重或发现有继发原因，且有手术适应证者，则应该进行外科治疗[22]。

（一）一般治疗

脑出血患者在发病后的最初数天病情往往不稳定，应常规予以持续生命体征监测、神经 系统评估、持续心肺监护，包括袖带血压监测、心电图监测、氧饱和度监测。

（二）血压管理

脑出血患者常常出现血压明显升高，多种因素（应激、疼痛、高颅压等）均可使血压升高，且血压升高（＞ 180 mmHg）与血肿扩大和预后不良相关。早期通过平稳与持续地控制好血压可增强早期积极降压治疗措施的临床获益，130 ~ 139 mmHg 的收缩压是理想的控制目标值。对于血压极高（收缩压＞ 220 mmHg）的脑出血患者，缺乏积极降压治疗的安全性和有效性的资料。由于血压已超过正常脑血流调节的上限，在密切监测的情况下，应积极静脉降压治疗，收缩压 160 mmHg 可为参考目标值。

（三）血糖管理

（1）高血糖：无论患者既往是否有糖尿病史，入院时高血糖均预示脑出血患者的死亡和不良转归风险增高。目前认为应对脑出血后高血糖进行控制，但还需进一步研究明确应用降糖药物的种类及目标血糖值。血糖值可控制在 7.8 ~ 10.0 mmol/L。应加强血糖监测并相应处理，血糖超过 10 mmol/L 时可给予胰岛素治疗。

（2）低血糖：低血糖可导致脑缺血损伤及脑水肿，严重时导致不可逆损害。需密切监测，尽早发现及时纠正。血糖低于 3.3 mmol/L 时，可给予 10% ~ 20% 葡萄糖口服或注射治疗。目标是达到正常血糖水平。

（四）体温

脑出血患者早期可出现中枢性发热，特别是在大量脑出血、丘脑出血或脑干出血者中出现。入院 72 h 内患者的发热持续时间与临床转归相关，然而尚无资料表明治疗发热能改善临床转归。发病 3 天后，患者可因感染等原因引起发热，此时应针对病因治疗。

（五）药物治疗

（1）止血治疗：氨甲环酸有助于限制血肿体积扩大和降低早期病死率，但长期获益不确定，不推荐无选择性使用。

（2）神经保护剂：自发性脑出血 6 h 内应用自由基清除剂治疗是安全、可耐受的，如依达拉奉，在脑出血的临床研究与分析中发现对改善患者神经功能起到了一定积极作用。

（六）病因治疗

（1）口服抗凝药（OACs）相关脑出血：使用抗凝药物发生脑出血时，应立即停药。华法林相关性脑出血患者，可考虑将凝血酶原复合物（prothrombin complex concentrates，PCCs）作为新鲜冰冻血浆（fresh frozen plasma，FFP）的一种替代选择，同时静脉应用维生素 K。对新型口服抗凝药物（达比加群、阿哌沙班、利伐沙班）相关脑出血，有条件者可应用相应拮抗药物（如依达赛珠单抗）。不推荐重组活化凝血因子Ⅶa（recombinant activated coagulation factor Ⅶa，rFⅦa）单药治疗口服抗凝药相关性脑出血。

（2）对普通肝素相关性脑出血，推荐使用硫酸鱼精蛋白治疗。

（3）对溶栓药物相关脑出血，可选择输注凝血因子和血小板治疗。

（4）对于使用抗血小板药物相关性脑出血，不推荐常规输注血小板治疗。

（七）并发症治疗

（1）颅内压增高的处理：颅内压升高者，应卧床、适度抬高床头、严密观察生命体征。需要脱水降颅压时，应给予甘露醇和高渗盐水静脉滴注，用量及疗程依个体化而定。

同时，注意监测心、肾及电解质情况。必要时也可用呋塞米、甘油果糖和（或）白蛋白。对伴有意识障碍的脑积水患者可行脑室引流以缓解颅内压增高。

（2）痫性发作：不推荐预防性应用抗癫痫药物。有临床痫性发作者应进行抗癫痫药物治疗。疑为痫性发作者应考虑持续脑电图监测，如检测到痫样放电，应给予抗癫痫药物治疗。

（3）深静脉血栓和肺栓塞的防治：脑出血患者发生深静脉血栓形成（deep vein thrombosis，DVT）和肺栓塞（pulmonary embolism）的风险很高，常于前 2 周内发生并明显增加病死率。可采取以下手段进行预防：卧床患者应注意预防；对疑似患者可行 D- 二聚体检测及肢体多普勒超声检查。鼓励患者尽早活动、腿抬高；尽可能避免下肢静脉输液，特别是瘫痪侧肢体。瘫痪患者入院后即应用气压泵装置，可预防深静脉血栓及相关栓塞事件；不推荐弹力袜预防深静脉血栓。对易发生深静脉血栓的高危患者（排除凝血功能障碍所致的脑出血患者），血肿稳定后可考虑发病后 1 ~ 4 天皮下注射小剂量低分子肝素或普通肝素预防 DVT，但应注意出血的风险。当患者出现深静脉血栓或肺动脉栓塞症状时，可使用系统性抗凝治疗或下腔静脉滤器植入，合适治疗方案的选择取决于多重因素（出血时间、血肿稳定性、出血原因及全身情况）。

（八）外科治疗

（1）各部位脑出血的手术指征：

1）基底节区出血中等量出血（壳核出血≥ 30 mL，丘脑出血≥ 15 mL）。

2）小脑出血易形成脑疝，出血量≥ 10 mL，或直径≥ 3 cm，或合并脑积水，应尽快手术治疗。

3）脑叶出血高龄患者常为淀粉样血管病出血，除血肿较大危及生命或由血管畸形引起需外科治疗外，宜行内科保守治疗。

4）脑室出血轻型的部分脑室出血可行内科保守治疗；重症全脑室出血（脑室铸型），需脑室穿刺引流加腰椎穿刺放液治疗[12]。

（2）常用的手术方式：骨瓣开颅血肿清除术、小骨窗开颅血肿清除术、内镜下血肿清除术、硬通道锥颅穿刺血肿清除术、定向穿刺置管血肿吸引术等。

（3）术后处理：对于接受手术的患者，原则上应在神经重症病房治疗，有条件的医院推荐进行颅内压监测。术后处理包括降颅压、血压管理、血糖管理、镇静、镇痛、预防和治疗颅内及肺部等感染、保持内环境稳定、营养支持、防治癫痫及深静脉血栓形成等，并强调在生命体征和颅内压稳定后，尽早进行床边早期康复治疗。术后 24 h 内要常规复查脑 CT 了解手术情况并排除术后再出血，对于有再发血肿的患者，应根据临床表现和颅内压等情况决定是否再次手术。对于有凝血功能不全或术中渗血明显者，可术后短期（24 ~ 48 h 内）应用止血药物。

第三节　脑血管疾病的康复评定

一　急性期脑损伤严重程度的评定

（1）格拉斯哥昏迷量表（Glasgow coma scale，GCS）：用以确定患者有无昏迷及昏迷严重程度。GCS 总分为 15 分，最低分 3 分，8 分以下为重度损伤预后差，9～11 分中度损伤，≥ 12 分为轻度损伤，≤ 8 分提示有昏迷，≥ 9 分提示无昏迷，数值越低，预示病情越重。（表 14–1）

表 14–1　Glasgow 昏迷量表

项目	患者反应	评分
睁眼（E）	对疼痛无反应（捏患者时不睁眼）	1
	对疼痛刺激可有反应（捏患者时能睁眼）	2
	对语言刺激可有反应（大声向患者提问时患者睁眼）	3
	自然睁眼	4
最佳言语反应（V）	无反应（不发声）	1
	不可理解的反应（发声）	2
	不适当反应（能理解，无意义）	3
	含混反应（言语错乱，定向障碍）	4
	完全清醒，定向佳（正确会话，人时地定向）	5
最佳运动反应	无反应（捏痛患者毫无反应）	1
	痛刺激有伸展反应（捏痛时患者身体呈大脑强直：上肢伸直、内收内旋，腕指屈曲，下肢与去皮质强直同）	2
	痛刺激出现屈曲反应（捏痛时患者身体呈去皮质强直：上肢屈曲、内收内旋；下肢伸直，内收内旋，踝跖屈）	3
	痛刺激出现逃避反应（捏痛时患者撤出被捏的部分）	4
	痛刺激出现局部反应（捏痛时患者拨开医生手）	5
	正常反应（能执行简单命令）	6

（2）脑卒中患者临床神经功能缺损程度评分：该评分标准简单、实用、可靠、易于操作，是脑卒中最基本的功能评定方法之一。最高分是 45 分，最低分是 0 分，轻型是 0～15 分，中型是 16～30 分，重型是 31～45 分。（表 14–2）

表 14–2　脑卒中患者临床神经功能缺损程度评分标准

评价内容		得分
一、意识（最大刺激、最佳反应）		
1. 提问：①年龄； ②现在是几月份 相差 2 岁或 1 个月都算正确	都正确	0
	一项正确	1
2. 两项指令：握拳、伸掌、睁眼、闭眼（可示范）	均完成	0
	完成一项	3
	均不能完成，进行以下检查	4
3. 强烈局部刺激健侧肢体	定向退让	6
	定向肢体回缩	7
	肢体伸直	8
	无反应	9
二、水平凝视功能	正常	0
	侧方凝视功能受限	2
	眼球侧方凝视	4
三、面瘫	正常	0
	轻瘫，可动	1
	全瘫	2
四、语言	正常	0
	交谈有一定困难，需借助表情动作表达；或流利但不易听懂，错语较多	2
	可简单交流，但复述困难，语言多迂回，有命名障碍	5
	词不达意	6
五、上肢肌力	Ⅴ级 正常	0
	Ⅳ级 不能抵抗外力	1
	Ⅲ级 抬臂高于肩	2
	Ⅲ级 平肩或以下	3
	Ⅱ级 上肢与躯干夹角＞ 45°	4
	Ⅰ级 上肢与躯干夹角≤ 45°	5
	0	6

续表

评价内容		得分
六、手肌力	Ⅴ级 正常	0
	Ⅳ级 不能紧握拳	1
	Ⅲ级 握空拳，能伸开	2
	Ⅲ级 能屈指，不能伸	3
	Ⅱ级 能屈指，不能击拳	4
	Ⅰ级 指微动	5
	0	6
七、下肢肌力	Ⅴ级 正常	0
	Ⅳ级 不能抵抗外力	1
	Ⅲ级 抬腿 45°以上，踝或趾可动	2
	Ⅲ级 抬腿 45°左右，踝或趾不能动	3
	Ⅱ级 抬腿离床不足 45°	4
	Ⅰ级 水平移动，不能抬高	5
	0	6
八、步行能力	正常行走	0
	独立行走 5 m 以上，跛行	1
	独立行走，需拐杖	2
	他人扶持下可以行走	3
	能自己站立，不能走	4
	坐不需支持，但不能站立	5
	卧床	6
分表总分		

（3）美国国立研究院脑卒中评定量表（NIHSS）：NIHSS 是国际上公认的、使用频率最高的脑卒中评定量表，有 11 项检测内容，得分高说明神经功能损害程度重，得分低说明神经功能损害程度轻，见表 14–3。

表 14–3　美国国立研究院脑卒中评定量表（NIHSS）

项目	评分标准	评分
1 a. 意识水平	清醒，反应灵敏	0
	嗜睡，轻微刺激能唤醒，可回答问题，执行指令	1
	昏睡或反应迟钝，需反复刺激、强烈或疼痛刺激才有非刻板的反应	2
	昏迷，仅有反射性活动或自发性反应或完全无反应、软瘫、无反射	3

续表

项目	评分标准	评分
1 b. 意识水平提问	两项均正确 一项正确 两项均不正确	0 1 2
1 c. 意识水平指令	两项均正确 一项正确 两项均不正确	0 1 2
2. 凝视	正常 部分凝视麻痹（单眼或双眼凝视异常，但无强迫凝视或完全凝视麻痹） 强迫凝视或完全凝视麻痹（不能被头眼反射克服）	0 1 2
3. 视野	无视野缺损 部分偏盲 完全偏盲 双侧偏盲（包括皮质盲）	0 1 2 3
4. 面瘫	正常 轻微（微笑时鼻唇沟变平、不对称） 部分（下面部完全或几乎完全瘫痪） 完全（单侧或双侧瘫痪，上、下面部缺乏运动）	0 1 2 3
5. 上肢运动	无下落，置肢体于 90°（或 45°）坚持 10 s 能抬起但不能坚持 10 s，下落时不撞击床或其他支持物 试图抵抗重力，但不能维持坐位 90° 或仰位 45° 不能抵抗重力，肢体快速下落 无运动	0 1 2 3 4
6. 下肢运动	无下落，于要求位置坚持 5 s 5 s 末下落，不撞击床 5 s 内下落到床上，可部分抵抗重力 立即下落到床上，不能抵抗重力 无运动	0 1 2 3 4
7. 肢体共济失调	无共济失调 一个肢体有 两个肢体有	0 1 2
8. 感觉	正常 轻 – 中度感觉障碍（感觉针刺不尖锐或迟钝，或针刺感缺失但有触觉） 重度 – 完全感觉缺失（面、上肢、下肢无触觉）	0 1 2
9. 语言	正常 轻 – 中度失语：流利程度和理解能力部分下降，但表达无明显受限 严重失语，患者破碎的语言表达，听者须推理、询问、猜测 不能说话或者完全失语，无言语或听力理解能力	0 1 2 3
10. 构音障碍	正常 轻 – 中度，至少有些发音不清，虽有困难但能被理解 言语不清，不能被理解，但无失语或与失语不成比例，或失音	0 1 2

续表

项目	评分标准	评分
11. 忽视	正常 视、触、听、空间觉或个人忽视；或对一种感觉的双侧同时刺激忽视 严重的偏侧忽视或一种以上的偏侧忽视；不认识自己的肢体	0 1 2
总分		

二　运动功能评定

评定方法主要有 Brunnstrom 偏瘫功能评定法、简化 Fugl–Meyer 运动功能评定法、上田敏偏瘫功能评价法。其中简化 Fugl–Meyer 运动功能评定法在感觉运动功能和平衡功能方面的信度和效度较好，其缺点是在评定过于复杂和费时；上田敏偏瘫功能评价法对于上、下肢和手指运动功能评定简易、快速，但使用较局限；而 Brunnstrom 偏瘫功能评定法在临床中以其简便易于操作而应用广泛。

（1）Brunnstrom 偏瘫运动功能评定法：Brunnstrom 将脑卒中后肢体偏瘫恢复过程结合肌力肌张力变化情况分为 6 个阶段进行评定，见表 14–4 ~ 表 14–6。

表 14–4　Brunnstrom 上肢运动功能分期

阶段分期	表现
1 期	迟缓，无任何随意运动出现
2 期	出现联合反应、痉挛，并开始出现轻微随意运动
3 期	能充分完成屈肌共同运动，进行伸肌共同运动
4 期	（1）肘关节 90°屈曲位，前臂能旋前、旋后，可不充分 （2）肘关节伸展位，肩关节能前屈至 90° （3）手能触摸至身体后正中线旁 5 cm 内
5 期	（1）肘关节伸展位，肩关节外展至 90° （2）肘关节伸展位，肩关节能前屈至 180° （3）肘关节伸展位，肩关节前屈 90°，前臂能旋前、旋后
6 期	动作基本正常或略显笨拙，提高速度时动作不够灵巧

表 14–5　Brunnstrom 下肢运动功能分期

阶段分期	表现
1 期	迟缓，无任何随意运动出现
2 期	出现联合反应、痉挛，并开始出现轻微随意运动
3 期	端坐位下，出现下肢各关节充分的屈曲共同运动

续表

阶段分期	表现
4 期	（1）端坐位下，膝关节屈曲 90°或以上时，足跟可向后滑动 （2）端坐位下，足跟不抬离地面的情况下，踝可背屈 （3）端坐位下，膝关节可充分伸展
5 期	（1）站立位下，膝关节伸展情况下，足稍向前，踝可背屈 （2）站立位下，髋关节伸展情况下，膝关节可以屈曲
6 期	（1）站立位下，髋关节可外展，并且外展范围大于骨盆上抬的角度 （2）站立位下，小腿能做内外旋运动，可伴有踝关节内外翻

表 14–6　Brunnstrom 手指功能分期

阶段分期	表现
1 期	迟缓，无任何随意运动出现
2 期	出现轻微的屈曲
3 期	能充分做屈曲运动，但不能伸展
4 期	（1）所有手指可完成部分伸展动作 （2）拇指可完成侧捏动作
5 期	（1）所有手指可完成全范围伸展运动，能抓握住球状或圆柱形物体，可完成第三指对指动作 （2）指伸展位，可完成各手指外展动作 （3）能完成手掌抓握动作
6 期	手指稍屈曲位可完成外展，能完成系扣或投球等，但稍欠灵活，动作基本正常

（2）简化 Fugl–Meyer 运动功能评定法：是由 Fugl–Meyer 等在 Brunnstrom 评定法的基础上制定的综合躯体功能的定量评定法，其内容包括上肢、下肢、平衡四肢感觉功能和关节活动度的评测。简化 Fugl–Meyer 运动评定法是一种只评定上、下肢运动功能的简化评定形式，具有省时、简便的优点。简化 Fugl–Meyer 运动功能评定中各单项评分充分完成为 2 分，不能完成为 0 分，部分完成为 1 分。其中上肢 33 项、下肢 17 项，上、下肢满分为 100 分。可以根据最后的评分对脑卒中患者的运动障碍严重程度进行评定。（表 14–7）

表 14–7　简化 Fugl–Meyer 运动评定法

评定内容	最大积分
运动	
上肢	36
腕	30
上肢总积分	66
下肢总积分	34
总运动积分	100
平衡总积分	14

续表

评定内容	最大积分
感觉总积分	24
被动关节活动度	
运动总积分	44
疼痛总积分	44
Fugl-Meyer 总积分	226

(3) 上田敏偏瘫功能评价法：日本上田敏等认为，Brunnstrom 评定法从完全偏瘫至完全恢复仅分为 6 级是不够的。他在 Brunnstrom 评定法的基础上，将偏瘫功能评定分为 12 级、并进行了肢位、姿势、检查种类和检查动作的标准化判定，此方法称为上田敏偏瘫功能评定法，也是一种半定量的方法。

(4) 运动功能评定量表（motor assessment scale，MAS）：这是由澳大利亚的 Carr 等人于 1985 年提出的，由 8 个不同的运动功能项目和 1 个有关全身肌张力项目组成。每一项评定记分为 0 ~ 6 分，检测内容有仰卧位翻至侧卧位、仰卧位至床边坐、坐位平衡、坐位至站位、行走、上肢功能、手的运动和手的精细活动等。

(5) Rivermead 运动指数（RMI）：由英国 Rivermead 康复中心 1991 年编制的、专门用于评估运动功能的方法。该方法针对性强，简单、实用、易于掌握，但相对较粗，共有 15 项评测内容和 2 个功能等级（0 ~ 1 分），能独立完成规定的运动得 1 分，不能完成则为 0 分。

(6) 改良 Ashworth 肌张力分级评定法：主要用于上运动神经元损伤引起的肌张力增高的评定，通过被动活动关节来了解受累肌肉的张力情况。

三　平衡功能评定

(1) 三级平衡检测法：三级平衡检测法在临床上经常使用。Ⅰ级平衡是指在静态下不借助外力，患者可以保持坐位或站立位平衡；Ⅱ级平衡是指在支撑面不动（坐位或站立位），身体某个或几个部位运动可以保持平衡；Ⅲ级平衡是指患者在外力作用或外来干扰下仍可以保持坐位或站立平衡。

(2) Berg 平衡评定量表：Berg 平衡评定量表是脑卒中临床康复与研究中最常用的量表，一共有 14 项检测内容包括：①坐→站；②无支撑站立；③足着地，无支撑坐位；④站→坐；⑤床→椅转移；⑥无支撑闭眼站立；⑦双脚并拢，无支撑站立；⑧上肢向前伸；⑨从地面拾物；⑩转身向后看；⑪转体 360°；⑫用脚交替踏台阶；⑬双足前后位，无支撑站立；⑭单腿站立。每项评分 0 ~ 4 分，满分 56 分，得分高表明平衡功能好，得分低表明平衡功能差。(表 14-8)

表 14-8　Berg 平衡评定量表

检查项目	完成情况及评分	得分（0～4）
1 从坐位站起	4 分　不用手扶能够独立地站起并保持稳定 3 分　用手扶着能够独立地站起 2 分　几次尝试后自己用手扶着站起 1 分　需要他人少量的帮助才能站起或保持稳定 0 分　需要他人中等或大量的帮助才能站起或保持稳定	
2 无支持站立	4 分　能够安全站立 2 min 3 分　在监视下能够站立 2 min 2 分　在无支持的条件下能够站立 30 s 1 分　需要若干次尝试才能无支持地站立达 30 s 0 分　无帮助时不能站立 30 s	
3 无靠背坐位，双脚着地或放在凳子上	4 分　能够安全地保持坐位 2 min 3 分　在监视下能够保持坐位 2 min 2 分　能坐 30 s 1 分　能坐 10 s 0 分　没有靠背支持不能坐 10 s	
4 从站立位坐下	4 分　最少量用手帮助安全地坐下 3 分　借助于双手能够控制身体的下降 2 分　用小腿的后部顶住椅子来控制身体的下降 1 分　独立地坐，但不能控制身体下降 0 分　需要他人帮助坐下	
5 转移	4 分　稍用手扶就能够安全地转移 3 分　绝对需要用手扶着才能够安全地转移 2 分　需要口头提示或监视才能够转移 1 分　需要一个人的帮助 0 分　为了安全，需要两个人的帮助或监视	
6 无支持闭目站立	4 分　能够安全地站 10 s 3 分　监视下能够安全地站 10 s 2 分　能站 3 s 1 分　闭眼不能达 3 s，但站立稳定 0 分　为了不摔倒而需要两个人的帮助	
7 双脚并拢无支持站立	4 分　能够独立地将双脚并拢并安全站立 1 min 3 分　能够独立地将双脚并拢并在监视下站立 1 min 2 分　能够独立地将双脚并拢，但不能保持 30 s 1 分　需要别人帮助将双脚并拢，但能双脚并拢站 15 s 0 分　需要别人帮助将双脚并拢，双脚并拢站立不能保持 15 s	
8 站立位时上肢向前伸展并向前移动	4 分　能够向前伸出 > 25 cm 3 分　能够安全地向前伸出 > 12 cm 2 分　能够安全地向前伸出 > 5 cm 1 分　上肢可以向前伸出，但需要监视 0 分　在向前伸展时失去平衡或需要外部支持	

续表

检查项目	完成情况及评分	得分（0~4）
9 站立位时从地面捡起物品	4 分　能够轻易地且安全地将鞋捡起 3 分　能够将鞋捡起，但需要监视 2 分　伸手向下达 2 ~ 5 cm 且独立地保持平衡但不能将鞋捡起 1 分　试着做伸手向下捡鞋动作时需要监视，但仍不能将鞋捡起 0 分　不能试着做伸手向下捡鞋的动作，或需要帮助免于失去平衡摔倒	
10 站立位转身向后看	4 分　从左右侧向后看，体重转移良好 3 分　仅从一侧向后看，另一侧体重转移较差 2 分　仅能转向侧面，但身体的平衡可以维持 1 分　转身时需要监视 0 分　需要帮助以防失去平衡或摔倒	
11 转身 360°	4 分　在≤ 4 s 时间内安全地转身 360° 3 分　在≤ 4 s 时间内仅能从一个方向安全地转身 360° 2 分　能够安全地转身 360°，但动作缓慢 1 分　需要密切监视或口头提示 0 分　转身时需要帮助	
12 无支持站立将一只脚放在台阶或凳子上	4 分　能够安全且独立地站，在 20 s 的时间内完成 8 次 3 分　能够独立地站，完成 8 次的时间＞ 20 s 2 分　无须辅助在监视下能够完成 4 次 1 分　需要少量帮助能够完成＞ 2 次 0 分　需要帮助以防止摔倒或完全不能做	
13 一脚在前的支持站立	4 分　能独立将双脚一前一后地排列（无间距）并保持 30 s 3 分　能独立将一只脚放在另一只脚前方（有间距）并保持 30 s 2 分　能够独立地迈一小步并保持 30 s 1 分　向前迈步需要帮助，但能够保持 15 s 0 分　迈步或站立时失去平衡	
14 单腿站立	4 分　能够独立抬腿并保持时间＞ 10 s 3 分　能够独立抬腿并保持时间 5 ~ 10 s 2 分　能够独立抬腿并保持时间≥ 3 s 1 分　试图抬腿，不能保持 3 s，但可维持独立站立 0 分　不能抬腿或需要帮助以防摔倒	
	总分	

注：评分标准及临床意义：最高分 56 分，最低分 0 分，分数越高平衡能力越强。0 ~ 20 分，提示平衡功能差，患者需要乘坐轮椅；21 ~ 40 分，提示有一定平衡能力，患者可在辅助下步行；41 ~ 56 分者说明平衡功能较好，患者可独立步行。＜ 40 分，提示有跌倒的危险。

四　步行能力评定

常用 Hoffer 步行能力分级、Holden 步行功能分级，见表 14–9、表 14–10。

表 14-9　Hoffer 步行能力分级

分级		评定标准
Ⅰ	不能步行	完全不能步行
Ⅱ	非功能步行	借助于膝－踝－足矫形器（KAFO）、手杖等能在室内行走，又称治疗性步行
Ⅲ	家庭性步行	借助于踝－足矫形器（AFO）、手杖等可在室内行走自如，但在室外不能长时间行走
Ⅳ	社区性步行	借助于 AFO、手杖或独立可在室外和社区内行走，并进行散步、去公园、去诊所、购物等活动，但时间不能持久，需要离开社区长时间步行时仍需坐轮椅

表 14-10　Holden 步行功能分级

级别	特征	表现
0 级	无功能	患者不能走，需要轮椅或两人协助才能走
Ⅰ级	需大量持续性的帮助	需使用双拐或需要一个人连续不断地搀扶才能行走及保持平衡
Ⅱ级	需少量帮助	能行走但平衡不佳，不安全，需一人在旁给予持续或间断的接触身体的帮助或需使用膝－踝－足矫形器、踝－足矫形器、单拐、手杖等以保持平衡和保证安全
Ⅲ级	需监护或言语指导	能行走，但不正常或不够安全，需一人监护或用言语指导，但不接触身体
Ⅳ级	平地上独立	在平地上能独立行走，但在上下斜坡、不平的地面上行走或上下楼梯时仍有困难，需他人帮助或监护
Ⅴ级	完全独立	在任何地方都能独立行走

五　感觉功能障碍评定

感觉检查包括浅感觉检查、深感觉检查和复合感觉（皮质感觉）检查。患者的反应通常为：①正常：患者反应灵敏而准确；②减低或减退：迟钝的反应，回答的结果与所受的刺激不相符合；③消失：无反应。感觉评定的设备通常包括以下物件：①大头针若干个（一端尖、一端钝）；②两支测试管及试管架；③一些棉花、纸巾或软刷；④ 4～5 件常见物：钥匙、钱币、铅笔、汤勺等；⑤感觉丧失测量器，纸夹和尺子；⑥一套形状、大小、重量相同的物件；⑦几块不同质地的布；⑧定量感觉测试仪。

六　日常生活活动能力评定

日常生活活动能力评定方法：应用改良的 Barthel 指数评定量表判断患者能力丧失的程度，亦可采用 Katz 指数、功能独立性量表（FIM）评定。改良 Barthel 指数评定量表：是在 Barthel 指数的基础上将每一项得分都分为 5 个等级，同样被证实具有良好的信度和效度，且灵敏度更高，能较好地反映等级变化和需要帮助的程度，目前在康复医学中广泛使用，见表 14–11。

表 14–11　改良 Barthel 指数评定量表

日常生活活动（ADL）项目	完全独立	最小依赖	中等依赖	较大依赖	完全依赖
进食	10 分	8 分	5 分	2 分	0 分
洗澡	5 分	4 分	3 分	1 分	0 分
修饰	5 分	4 分	3 分	1 分	0 分
穿衣	10 分	8 分	5 分	2 分	0 分
大便控制	10 分	8 分	5 分	2 分	0 分
小便控制	10 分	8 分	5 分	2 分	0 分
如厕	10 分	8 分	5 分	2 分	0 分
床椅转移	15 分	12 分	8 分	3 分	0 分
行走 / 轮椅	15 分	12 分	8 分	3 分	0 分
上下楼梯	10 分	8 分	5 分	2 分	0 分

注：轮椅操控只适用于步行评定“完全不能行走”的患者

七　认知功能障碍评定

简易精神状态检查量表（MMSE）是目前国际上应用最广的认知筛查工具，该表具有标准化、简单易行、对记忆和语言敏感、对痴呆的特异性和敏感性较高等特点，但无执行功能评估项目，对中等教育程度以上的患者来说较为简单，对轻度认知障碍者敏感性相对较差，见表 14–12。

表 14–12　简易精神状态检查量表（MMSE）

项目		积分			
定向力（10 分）	1. 今年是哪一年？			1	0
	现在是什么季节？			1	0
	现在是几月份？			1	0
	今天是几号？			1	0
	今天是星期几？			1	0
	2. 你住在那个省？			1	0
	你住在那个县（区）？			1	0
	你住在那个乡（街道）？			1	0
	咱们现在在那个医院？			1	0
	咱们现在在第几层楼？			1	0
记忆力（3 分）	3. 告诉你三种东西，我说完后，请你重复一遍并记住，待会还会问你（各 1 分，共 3 分）	3	2	1	0

续表

项目		积分					
注意力和计算力（5 分）	4.100−7=？连续减 5 次（93、86、79、72、65。各 1 分，共 5 分。若错了，但下一个答案正确，只记一次错误）	5	4	3	2	1	0
回忆能力（3 分）	5. 现在请你说出我刚才告诉你让你记住的那些东西？			3	2	1	0
语言能力（9 分）	6. 命名能力 出示手表，问这个是什么东西？ 出示钢笔，问这个是什么东西？					1	0
	7. 复述能力 我现在说一句话，请跟我清楚的重复一遍（四十四只石狮子）！					1	0
	8. 阅读能力 （闭上你的眼睛）请你念念这句话，并按上面意思去做！					1	0
	9. 三步命令 我给您一张纸请您按我说的去做，现在开始："用右手拿着这张纸，用两只手将它对折起来，放在您的左腿上。"（每个动作 1 分，共 3 分）			3	2	1	0
	10. 书写能力要求受试者自己写一句完整的句子					1	0
	11. 结构能力 （出示图案下图）请你照上面图案画下来！					1	0

注：满分 30 分，正确为 1 分。文盲 ≥ 17 分；小学 ≥ 20 分；初中及以上 ≥ 24 分。(1）辨认：出示手表问是不是刚才他看过的物体。(2）按卡片上书写的指令动作（闭眼睛）。

八 言语功能障碍评定

（一）失语症的评定方法

（1）Halstead-Wepman 失语症筛选测验：是一种判断有无失语障碍的快速筛选测验方法。项目的设计除包括对言语理解接收表述过程中各功能环节的评价（如呼名、听指、拼读、书写）外，还包括对失认症、口吃和言语错乱的检查，可用于各种智力水平、多种不同文化程度和经济状况的受试者。

（2）标记测验（Token Test）：用于检查言语理解能力，主要对失语障碍表现轻微或完全没有的患者，能敏感地反映出语言功能的损害。Token 测验也设计言语次序的短时记忆广度和句法能力，还能鉴别那些由于其他的能力低下而掩盖了伴随着的语言功能障碍的脑损伤患者，或那些在符号处理过程中仅存在轻微的不易被察觉出问题的脑损伤患者。

（3）波士顿诊断性失语检查：1972 年编制发表的，目前英语国家普遍采用的标准失语症检查方法。该检查包括了语言和非语言功能的检查，语言交流及特征的定量与定性分析，确定语言障碍程度及失语症分类。缺点是检查所需时间长，评分较为困难。（表 14–13）

表 14–13　波士顿诊断性失语检查严重程度分级

分级	语言表现
0 级	无有意义的言语，无听觉理解能力
1 级	言语交流中有不连续的言语表达，但大部分需要听者去推测、询问和猜测；可交流的信息范围有限、听者在言语交流中感到困难
2 级	在听者的帮助下，可能进行熟悉话题的交谈。但对陌生话题常常不能表达出自己的思想，使患者与检查者都感到进行言语交流有困难
3 级	在仅需要少量帮助或无帮助下，患者可以讨论几乎所有的日常问题。但由于言语和（或）理解能力的减弱，使某些谈话出现困难或不大可能
4 级	言语流利，但可观察到有理解障碍，但思想和言语表达尚无明显限制
5 级	有极少的可分辨得出的言语障碍，患者主观上感到有点儿困难，但听者不一定能明显觉察到

（4）西方失语成套测验（the westem aphasia battery，WAB）：WAB 是较短的波士顿失语症检查版本，克服了其冗长的缺点。该测验提供一个总分，称失语商，可以分辨出是否为正常语言。WAR 还可以测出操作商（PQ）和皮质商（CQ），前者可了解大脑的阅读、书写、运用、结构、计算和推理等功能；后者可了解大脑认知功能。WAB 是目前西方国家比较流行的一种失语症检查方法，很少受民族文化背景的影响。

（5）汉语标准失语症检查（chinarehabilitation research center aphasia examination，CRRCAE）：由中国康复研究中心 1990 年编制的，此检查法是以日本的标准失语检查（SLTA）为基础，同时借器了国外有影响的失语症量表的优点，按照汉语的语言特点和中国人的文化习惯编制的。该测验包括了两部分内容：第一部分是通过患者回答 12 个问题了解其语言的一般情况；第二部分由 30 个分测验组成，分为 9 个大项目，包括听理解、复述、说、出声读、阅读理解、抄写、描写、听写、计算。此检查不包括身体部位辨别、空间结构等高级皮质功能检查，适用于成人失语症患者。

（6）汉语失语成套测验（aphasia battery of chinese，ABC）：由北京医科大学附属一院神经心理研究室于 1988 年编制的，主要参考西方失语成套测验，结合中国国情及临床经验修订的。该检查可区别语言正常和失语症，对脑血管病语言正常者，也可检测出某些语言功能的轻度缺陷。通过测试可做出失语症分类诊断，且受文化差异影响较小。

（二）功能性交流能力评定 [24]

（1）日常生活交流活动能力评定（communication activities of daily living，CADL）是评定患者在日常环境中，采取任何可能的方式传递信息的能力。测验内容包括 68 个项目，对每个项目的反应分为正确、恰当和错误。日本版将其简化为34项，见表14–14。对评定康复后的交流能力在实际中的应用是有价值的。

表14–14　常生活交流活动检查（CADL）评分

顺序	项目	项目内容	得分	0	1	2	3	4
1	1	适当的问候						
2	2–①	表明自己的情况（姓名）						
3	2–②	表明自己的情况（是–不是）						
4	2–③	表明自己的情况（住址）						
5	2–④	表明自己的情况（年龄）						
6	3	要求对方重复问候						
7	4	说出自己的症状						
8	5–①	填写出诊单（姓名、住址、年龄）						
9	5–②	填写出诊单（症状）						
10	5–③	填写出诊单（抄写病案号）						
11	6–①	看懂院内标志（内科、外科）						
12	6–②	看懂院内标志（中、西药房）						
13	7	按规定量服药						
14	8	小卖部买冷饮						
15	9	辨明楼层						
16	10–①	购物（选择物品）						
17	10–②	购物（判断价格）						
18	10–③	购物（计算找钱）						
19	11	看菜单点菜						
20	12–①	问路（问交警问路）						
21	12–②	问路（理解走向顺序）						
22	13	理解指令						
23	14–①	打电话（拨电话）						
24	14–②	打电话（说要求）						
25	15	查电话号码						
26	16–①	接电话						
27	16–②	接电话（记下电话内容）						
28	17	对表						

续表

顺序	项目	项目内容	得分	0	1	2	3	4
29	18	报告时间						
30	19-①	看电视节目表（选择节目）						
31	19-②	看电话节目表（选择频道）						
32	20	读报						
33	21	听电台的天气预报						
34	22	理解量的概念						

CADL 评分标准：4 分：在与家属以外的人交谈时，一般均可做出适当反应。3 分：超过 3 ~ 30 s 才做出反应，其实用性未达 4 分的水平。2 分：给予提示或反复刺激方达到 4 分水平。1 分：给予提示或反复刺激方达到 3 分水平。0 分：回答完全错误。

（2）美国言语与听力学会交流能力的功能性评定（ASHA-FACS）：该评定包括数量和质量量表，涵盖日常生活活动的 4 个方面，评定患者完成这些活动的能力，即社会交流（如“打电话交流信息”）、基本需求的交流（如“紧急事件的反应”）、读写和数字概念（如“理解简单标志”）和日常生活计划（如“看地图”），该评定具有良好的信度和效度。

（3）功能性交际测验（functional communication therapy，FCP）：目的是了解患者交流障碍所带来的实际交流后果。它根据患者患病前的日常生活交流能力，对现有的能力进行评分。如患者在患病前可书写商务信件，100% 表示正常操作能力，50% 表示目前的操作能力是患病前的一半。在自然交际场合，以非正式对话的方式，观察患者的语言理解、动作、阅读和各种行为的表现，如理财等方面的能力。

（4）日常交流需求评定：包括一个对话和一个问卷，对话用来评定个人的交流需求，问卷用来评定社会支持和观察。该量表关注是在个体的自然环境中的评分，这种评定反映了失语症患者和非失语症者之间真正发生了什么，失语症患者和交流伙伴之间真正需要的是什么，而且康复可以做些什么。

（三）构音障碍评定

构音检查是以普通话语音为标准音，结合构音类似运动，对患者的各个言语水平及其异常的运动障碍进行系统评定。

（1）会话：可以通过询问患者的姓名、年龄、职业等，观察是否可以说、音量、音调变化是否清晰、气息音、粗糙音、鼻音化、震颤等。一般 5 min 即可，需录音。

（2）单词检查：此项由 50 个单词组成，根据单词的意思制成 50 张图片，将图片按记录表中词的顺序排好或在背面注上单词的号码，检查时可以节省时间。检查时首先向患者出示图片，患者根据图片的意思命名，不能自述采取复述引出。50 个词检查结束后，将查出的各种异常标记在下一页以音节形式出现的表上，音节下面的第一行数字表示处于前面第一音节的单词号码，第二行（在虚线之下）为处于第二音节的单词号，依次类推，记录方法见表 14-15。

表 14-15　单词检查标记方式

表达方式	判断类型	标记
自述引出，无构音错误	正确	○（画在正确单词上）
自述，由其他音替代	置换	—（画在错误音标之下）
自述，省略、漏掉音	省略	/（画在省略的音标上）
自述，与目的音相似	歪曲	△（画在歪曲的音标上）
歪曲严重，很难判定是哪个音	无法判断	×（画在无法分辨的音标下）
复述引出		（　　）（画在患者复述出的词上）

注：如有其他异常要加相应标记，四声错误要在单词上面或角上注明。

（3）音节复述检查：此表是按照普通话发音方法设计，共 140 个音节，均为常用和比较常用的音节。目的是在患者复述时，在观察发音点的同时注意患者的异常构音运动，发现患者的构音特点及规律，标记方法同单词检查，同时把患者异常的构音运动记入构音操作栏，确定发生机制，以利于制订训练计划。

（4）文章水平检查：通过在限定连续的言语活动中，观察患者的音调、音量、韵律、呼吸运用，选用的是一首儿歌，患者有阅读能力自己朗读，不能阅读，由复述引出，记录方法同前。

（5）构音类似运动检查：依据普通话的特点，选用代表性 15 个音的构音类似运动，如 [f]（f）、[p]（b）、[p']（p）、[m]（m）、[s]（s）、[t]（d）、[t']（t）、[n]（n）、[L]（L）、[k]（g）、[k']（k）、[x]（h）等。方法是检查者示范患者模仿，观察者是否要以完成任务，观察者是否可以完成任务，在结果栏标出能与不能项，此检查可发现患者构音异常的运动基础，对指导今后训练有重要意义。

九　吞咽功能评定

（1）反复唾液吞咽测试（RSST）：由才藤荣一于 1996 年提出，是一种评定由吞咽反射诱发吞咽功能的方法。患者取坐位或半卧位，检查者将手指放在患者的喉结及舌骨处，让患者尽量快速反复吞咽。通过手指确诊随着吞咽运动，喉结和舌骨越过手指向前上方移动然后再复位，观察在 30 s 内患者吞咽的次数和活动幅度。正常吞咽时喉部可上下移动 2 cm 越过手指。口腔干燥患者无法吞咽时，可在舌面上注入约 1 mL 水后再让其吞咽。高龄患者 30 s 内完成 3 次即可。对于患者因意识障碍或认知障碍不能听从指令的，反复唾液吞咽测试执行起来有一定的困难，这时可在口腔和咽部用棉棒冰水做冷刺激，观察吞咽的情况和吞咽启动所需要的时间。

（2）饮水试验：由洼田俊夫在 1982 年提出，方法是患者坐位，像平常一样喝下 30 mL 的温水，然后观察和记录饮水时间、有无呛咳、饮水状况等，见表 14-16。

表 14-16　饮水试验分级及判断标准

级别	说明	处理建议
1 级	一次饮完，无呛咳停顿	正常饮食
2 级	分两次或以上饮完，无呛咳停顿	进一步吞咽评估或改变食物性状
3 级	能一次饮完，但有呛咳	进一步吞咽评估或必要时留置胃管
4 级	分两次或以上饮完，有呛咳	进一步吞咽评估或必要时留置胃管
5 级	多次呛咳，难以饮完	进一步吞咽评估或必要时留置胃管

（3）吞咽障碍的辅助检查：电视荧光放射吞咽功能检查、电视内镜吞咽功能检查及其他辅助检查等。

十　心脏功能评定

（一）简易的心功能分级

1. 纽约心脏病协会（NYHA）心功能判断标准

心功能Ⅰ级：患有心脏病，但体力活动不受限制，一般体力活动不引起过度疲乏、心悸、呼吸困难或心绞痛。

心功能Ⅱ级（轻度）：患有心脏病，体力活动稍受限制，休息时无症状；感觉舒适，但一般体力活动会引起疲乏、心悸、呼吸困难或心绞痛。

心功能Ⅲ级（中度）：患有心脏病，体力活动大受限制，休息时无疼痛，尚感舒适，但一般轻微体力活动会引起疲乏、心悸、呼吸困难或心绞痛。

心功能Ⅳ级（重度）：患有心脏病，体力活动能力完全丧失，休息时仍存在心力衰竭症状或心绞痛，即呼吸困难和疲乏；进行任何体力活动都会使症状加重，即轻微活动能使呼吸困难和疲乏加重。

2. 运动试验评估心功能[24]

（1）适应证：有应用需求，病情稳定、无明显步态和骨关节异常、无感染及活动性疾病、患者精神正常以及主观上愿意接受检查，并能主动配合者，均为适应证。

（2）禁忌证：病情不稳定者均属于禁忌证。临床上稳定与不稳定是相对的，取决于医师和技师的经验和水平，以及实验室的设备和设施条件。

绝对禁忌证：①未控制的心力衰竭或急性心力衰竭。②严重的左心功能障碍。③血流动力学不稳的严重心律失常（室性或室上性心动过速、多源性室性期前收缩、快速型心房颤动、三度房室传导阻滞等）。④不稳定型心绞痛。⑤近期心肌梗死后非稳定期。⑥急性心包炎、心肌炎及心内膜炎。⑦严重未控制的高血压。⑧急性肺栓塞或梗死。⑨全身急性炎症或传染病。⑩下肢功能障碍、确诊或怀疑主动脉瘤、严重主动脉瓣狭窄、血栓性脉管炎或心脏血栓、精神疾病发作期间或严重神经症。

相对禁忌证：①严重高血压（收缩压≥ 200 mmHg 或舒张压＞ 120 mmHg）。②肺动脉高压。③中度瓣膜病变。④心肌病。⑤明显心动过速或过缓。⑥中 – 重度（瓣口面积 ≤ 1.5 cm^2 以下）主动脉瓣狭窄或严重阻塞型心肌病。⑦心脏明显扩大。⑧Ⅱ度Ⅱ型以上房室传导阻滞为 高度房室传导阻滞。⑨严重冠状动脉左主干狭窄或类似病变。⑩严重肝肾疾病、严重贫血、未能控制的糖尿病、甲状腺功能亢进、骨关节病、水电解质紊乱、慢性感染性疾病、运动会导致恶化的神经肌肉疾病及骨骼肌肉疾病或风湿性疾病、晚期妊娠或妊娠有并发症者、病情稳定的心力衰竭患者、明显骨关节功能障碍，运动受限或可能由于运动而使病情恶化。

（3）结果评估：心肺运动试验所获得的最大摄氧量［VO_{2max}，单位为 mL/（kg · min）］及无氧阈（AT）是评价心功能的客观指标，根据 VO_{2max} 可将心功能定量为 4 级，见表 14–17。

表 14–17　心功能分级（Weber KT 标准，按 VO_{2max} 和 AT 分级）　单位：mL/（kg · min）

级别	心功能损伤程度	最大摄氧量（VO_{2max}）	无氧阈（AT）
A 级	无或轻度	＞ 20	＞ 14
B 级	轻至中度	16–20	11 ~ 14
C 级	中至重度	10–15	8 ~ 10
D 级	重度	＜ 10	＜ 8

（二）超声心动图评价心功能

（1）适应证：适用于所有怀疑或确诊的心血管疾病患者。①了解心脏和大血管的解剖和功能。②评价血流动力学状况。③了解心包的形态学改变及其对心脏的影响。④了解心脏周围器官、组织病变与心脏的关系。

（2）禁忌证：一般无特殊禁忌证。

（3）结果评估：超声心动图有一系列的指标可分别评价左、右心室收缩及舒张功能。在反映心肌收缩功能的指标中，左室射血分数是评价左心室收缩功能比较稳定的指标，临床应用最为广泛。因为对左心室功能不同的患者，射血分数（ejection fraction，EF）的重叠最小，其测量方法简便。在心脏病的长期随访中，EF 具有较高的预后估测价值。然而 EF 受左心室后负荷的影响，因此不适于左心室后负荷急性改变（如动脉压急剧升高）时左心室收缩功能的评价。但对绝大多数患者左心室功能的动态观察和长期随访，EF 仍是首选的指标。EF：40% ~ 50% 为轻度降低，30% ~ 40% 为中度降低，＜ 30% 为重度降低。

（三）核素心肌显像

（1）适应证：①冠心病的诊断。②冠状动脉病变的范围和程度的评估。③心肌活性的评估。④冠状动脉血管重建手术适应证的筛选及术后疗效的评估。⑤急性心肌缺血的诊断和溶栓治疗的疗效评价。⑥预后的评估或危险性分级。⑦心肌炎及心肌病的诊断及鉴别诊断。⑧测定心室功能、观察室壁运动[5]。

（2）禁忌证：与“心脏运动试验”禁忌证相同。

（3）结果评估：放射性核素心血池显像，除有助于判断心室腔大小外，以收缩末期和舒张末期的心室影像的差别计算 EF 值，同时还可通过记录放射活性 - 时间曲线计算左心室最大充盈速率，以反映心室舒张功能。

（四）脑钠肽检测慢性心力衰竭

脑钠肽（brain natriuretic peptide，BNP）主要起源于心室肌，是心室膨胀的应激产物。美国科研人员发现，正常人群的 BNP 含量非常低，一般在 30 ng/L 左右，左心室功能紊乱者的 BNP 有所升高。目前推荐用 BNP 和 N 末端 B 型利钠肽（NT-proBNP）检测，用于心力衰竭筛查、诊断和鉴别诊断、病情严重程度及预后评估。若 BNP ＜ 100 ng/L、NT-proBNP ＜ 300ng/L，可排除急性心力衰竭；若 BNP ＜ 35 ng/L、NT-proBNP ＜ 125ng/L，可排除慢性心力衰竭。诊断急性心力衰竭时，NT-proBNP 水平应根据年龄和肾功能进行分层：50 岁以下的患者 NT-proBNP 水平＞ 450 ng/L；50 岁以上的患者 NT-proBNP 水平＞ 900 ng/L；75 岁以上的患者 NT-proBNP 水平＞ 1800 ng/L；肾功能不全（肾小球滤过率＜ 60 mL/min）时 NT-proBNP 水平应＞ 1200 ng/L。经住院治疗后脑钠肽水平无下降的心力衰竭患者，提示预后差。

第四节　脑血管疾病康复治疗

一　康复目标及原则

康复治疗的基本原则：①选择合适的病例和早期康复时机。②康复治疗计划建立在功能评定的基础上，由康复治疗小组共同制订，并在其实施过程中酌情加以调整。③康复治疗贯穿于脑血管疾病治疗的全过程，做到循序渐进。④综合与日常生活活动和健康教育相结合，并有脑血管疾病患者的主动参与及其家属的配合。⑤积极防治并发症，做好二级预防。

患者病情稳定后应尽早介入康复治疗。在超早期（发病 24 h 内），不建议患者进行大量活动和高频率的训练，会降低 3 个月时获得良好功能转归的可能性。训练强度应与患者对治疗效果的预期以及患者的耐受度相对应，条件许可的情况下，开始阶段每天完成至少 45 min 的康复训练，在可以耐受的情况下，适当增加训练强度对改善功能预后是有益的。一般来说经休息后，第 2 天早晨患者体力基本恢复，不觉得劳累为宜[25]。

二　运动疗法

1. 急性期

急性期持续时间一般为 2 ~ 4 周，待病情稳定后康复治疗即可与临床诊治同时进行。

（1）良肢位摆放：急性期的大部分患者肢体呈弛缓状态，此阶段不仅不能运动，还会导致关节半脱位和关节周围软组织损伤，甚至由于长时间异常体位造成肢体的痉挛模式。正确体位的摆放能预防和减轻肌肉弛缓或痉挛带来的特异性病理模式，防止因卧床引起的继发性功能障碍。

1）健侧卧位：是患者最舒服的体位。患肩前伸、肘、腕、指各关节伸展，放在胸前的垫枕上，健侧上肢向头顶方上举约 100°。患腿屈曲向前放在身体前面的另一垫枕上，既不外旋，也不内旋，避免足内翻。（图 14–1；本节所有图示以左侧为患侧，右侧为健侧）

2）患侧卧位：患肩前伸，将患肩拉出，避免受压和后缩，肘、腕、指各关节伸展，前臂旋后。患侧髋关节伸展，膝关节微屈，健腿屈曲向前放在身体前面的垫枕上。该体位可以牵拉整个偏瘫侧肢体，增加患侧感觉输入，防止痉挛。（图 14–2）

3）仰卧位：仰卧位不是一个好的体位，因为仰卧位可以加重患者的痉挛模式，如患侧肩胛骨后缩及内收，上肢屈曲、内旋，髋关节轻度屈曲及下肢外旋，足下垂及内翻。为预防这些异常现象，患肩应放在体旁的垫枕上，肩关节前伸，保持伸肘、腕背伸、手指伸展。患侧臀部和大腿下放置垫枕，使骨盆前伸，防止患腿外旋，膝下可置一小枕，使膝关节微屈，足底避免接触任何支撑物，以免足底感受器受刺激，通过阳性支持反应加重足下垂。此外，偏瘫患者应避免半卧位，因该体位的躯干屈曲及下肢伸展姿势直接强化了痉挛模式。（图 14–3）

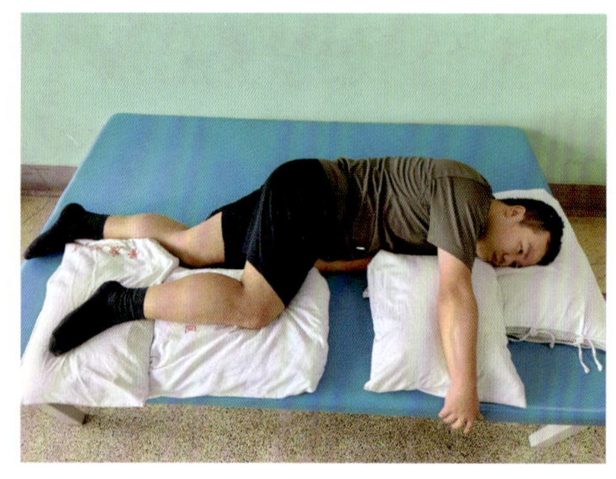

图 14–1

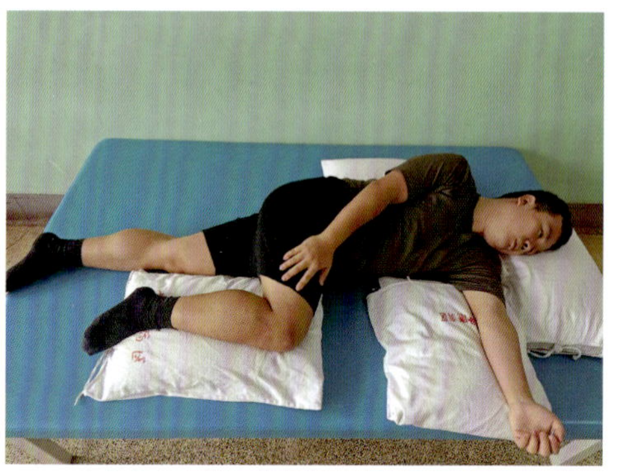

图 14–2

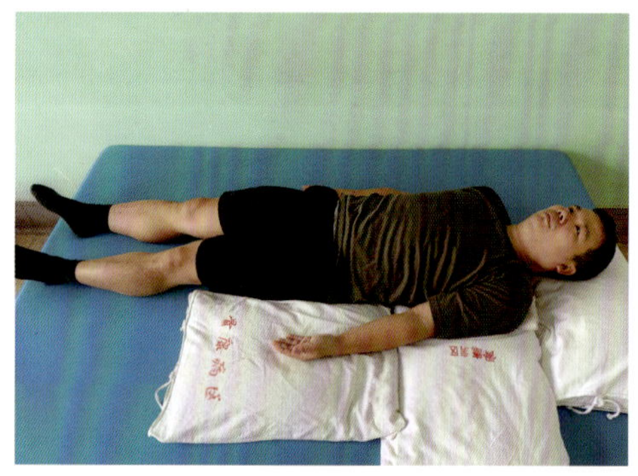

图 14–3

（2）床上体位变换：任何一种体位若持续时间过长，都可能引起继发性损伤，如关节挛缩、褥疮等。因此，为了防止关节的挛缩或维持某一种体位时间过长而导致褥疮，要适时变换体位。

1）被动向健侧翻身：先旋转上半部躯干，再旋转下半部躯干。治疗师一手放在颈部下方，另一手放在患侧肩胛骨周围，将患者头部及上半部躯干转呈侧卧位；然后一手放在患侧骨盆将其转向侧方，另一手放在患侧膝关节后方，将患侧下肢旋转并摆放于自然半屈位。（图 14-4、图 14-5）

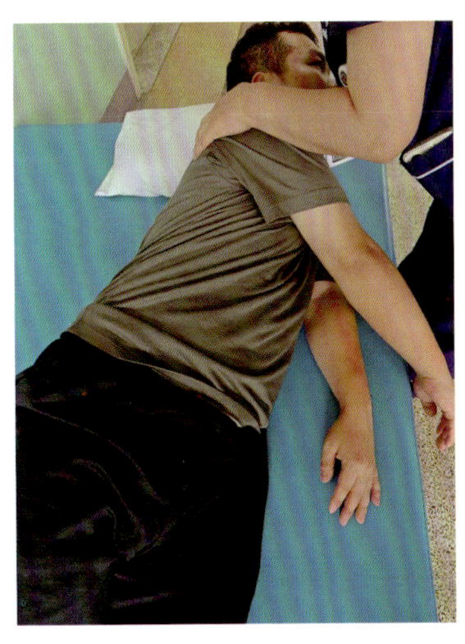

图 14-4

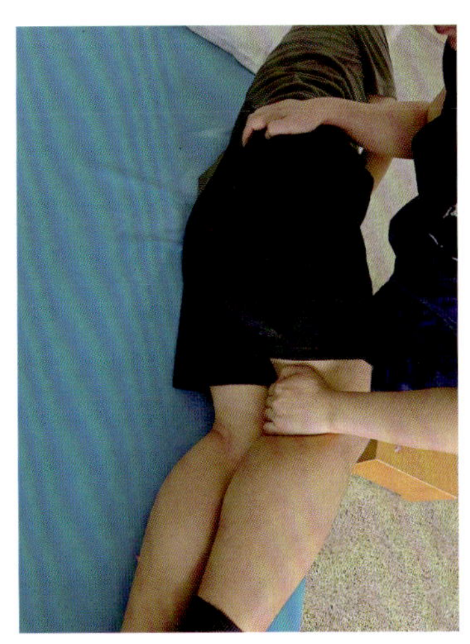

图 14-5

2）被动向患侧翻身：治疗师先将患侧上肢放置于外展 90° 的位置，再让患者自行将身体转向患侧，若患者处于昏迷状态或体力较差时，则可采用向健侧翻身的方法来帮助患者翻身，见图 14-6。

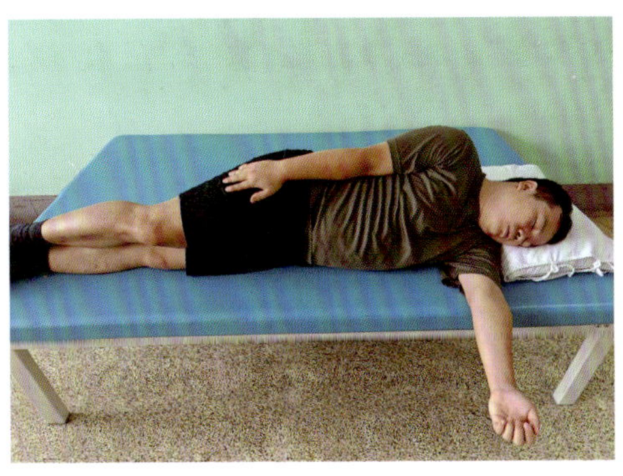

图 14-6

体位变换应注意以下几点：①每隔 2 h 变换 1 次体位。在特殊情况下亦不应超过 3 h，否则褥疮开始形成。②变换体位时不要在肢体远端牵拉，必须对肢体远端及近端进行支撑并经慢进行活动。③出现下列症状时，应暂时停止体位变化：血压明显下降，收缩压在 100 mmHg 以下；头部轻度前屈时出现瞳孔散大；患侧瞳孔散大和对光反射消失；呼吸不规则；呕吐频繁；双侧弛缓性麻痹；频发性全身痉挛；去大脑强直状态。

（3）被动活动关节：对昏迷或不能做主动运动的患者，应做患肢关节的被动活动。通过被动活动关节，既可以防治关节挛缩和变形，又能早期体验正确的运动感觉，保持大脑皮质对运动的“记忆”。

肢体的被动活动应注意以下几点：①被动运动要在关节正常活动范围内进行，若患者出现疼痛，不可勉强。②要充分固定活动关节的近端关节，以防止替代运动。③动作要缓慢、柔和、有节律性，避免因粗暴动作而造成的软组织损伤。④对容易引起变形或已有变形的关节要重点运动。⑤活动顺序应从近端关节至远端关节，各关节的诸运动方向都要进行，每个动作各做 3 ~ 5 次，每日 2 次。⑥两侧均要进行，先做健侧后做患侧。

（4）床上活动：当肢体肌力部分恢复时，可进行早期的辅助运动；待肌力恢复至 3 ~ 4 级时，可让患者进行主动活动。急性期的主动训练主要是在床上进行的，目的是使患者独立完成各种床上的早期训练后达到独立完成从卧位到床边坐位的转移。

1）双手交叉上举训练：患者仰卧位，双手手指交叉，患手拇指置于健手拇指之上（Bobath 握手），用健侧上肢带动患侧上肢在胸前伸肘上举，然后屈肘，双手返回置于胸前，如此反复进行。在上举过程中，要保证肩胛骨前伸，肘关节伸直，患者可将其上肢上举过头。（图 14–7、图 14–8）

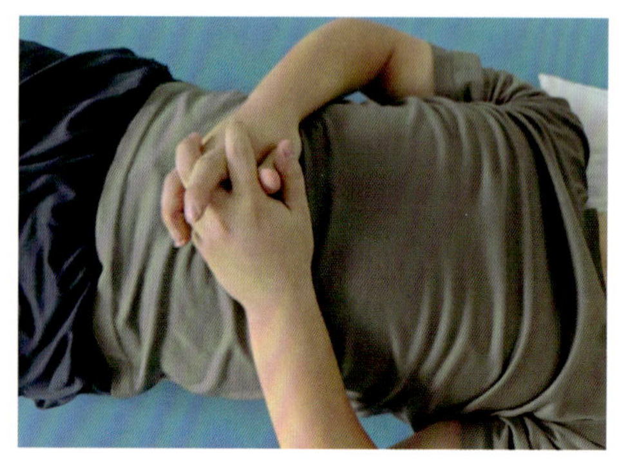

图 14–7

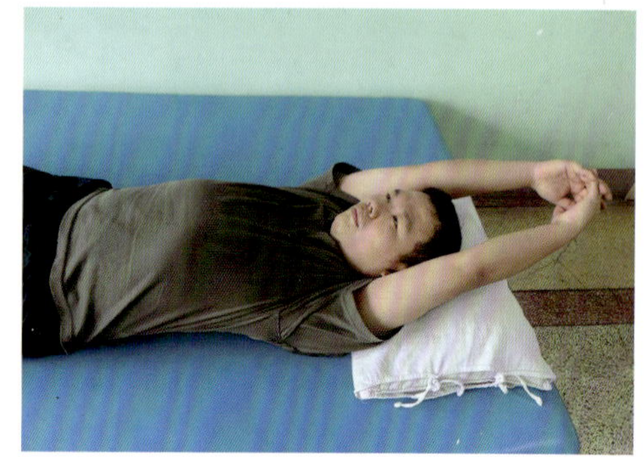

图 14–8

2）双手交叉摆动训练：在完成双手交叉上举训练的基础上，进行上举后向左、右两侧摆动的训练。摆动的速度不宜过快，但幅度应逐渐加大，并伴随躯干的转移。（图 14–9）

3）利用健侧下肢辅助抬腿训练：患者仰卧位，用健侧足从患侧腘窝处插入并沿患侧小腿伸展，将患足置于健足上方。患者利用健侧下肢将患侧下肢抬起，尽量抬高，患侧下肢不得屈曲。然后缓慢放回床面，如此反复进行。（图 14–10）

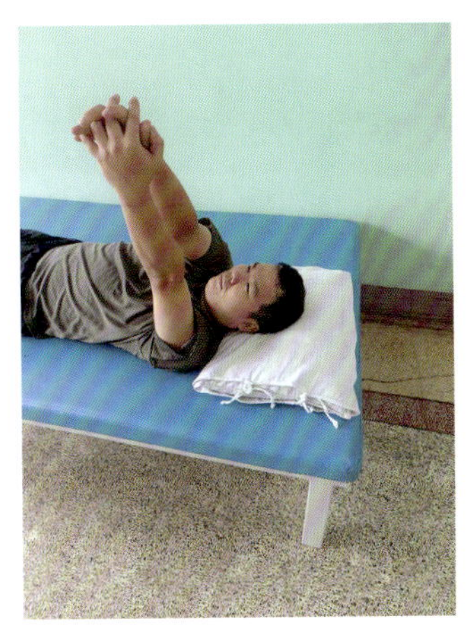

图 14-9

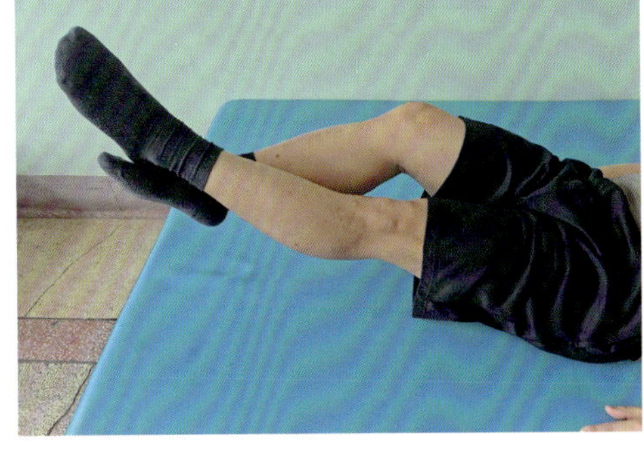

图 14-10

4）“桥式”运动：患者仰卧位，上肢伸直放于体侧，双腿屈髋屈膝，足支撑在床上。嘱患者将臀部主动抬起，并保持骨盆呈水平位，维持一段时间后慢慢放下（双桥式运动）。开始治疗时可以通过轻拍患侧臀部，刺激其活动，帮助伸髋。随着控制能力的改善，为了进一步提高患侧髋关节伸展控制能力，可逐步调整桥式运动的难度，如将健足从治疗床上抬起，或将健腿置于患腿上，以患侧单腿完成桥式运动（单桥式运动）。（图 14-11、图 14-12）

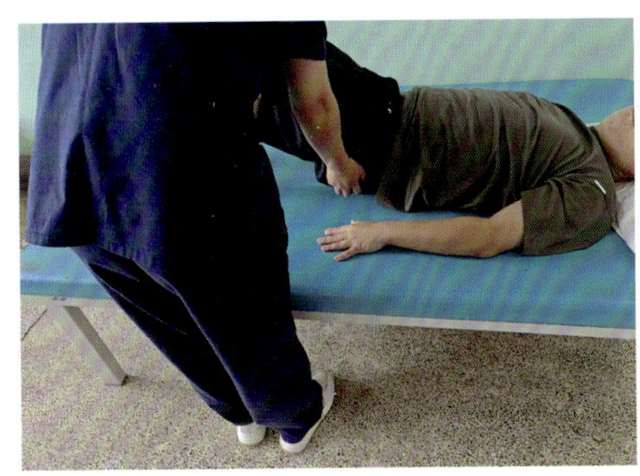

图 14-11

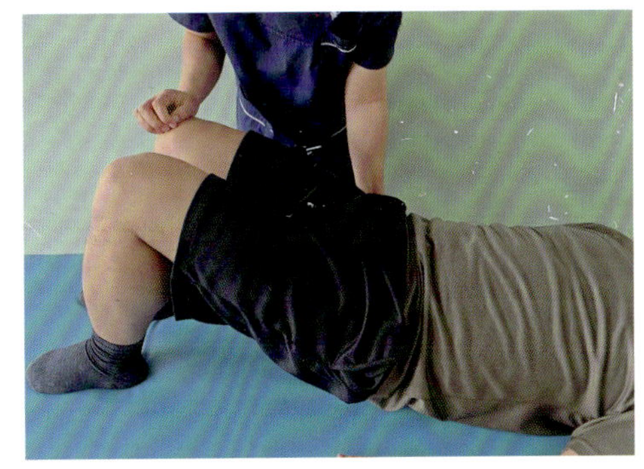

图 14-12

2. 恢复期

恢复期一般为 1 年，言语和认知功能的恢复可能需要 1 ~ 2 年。发病后 1 ~ 3 个月是康复治疗和功能恢复的最佳时期。恢复后期功能进步缓慢或停滞不前，出现肢体的废用。

（1）床上活动：

1）分离运动及控制能力训练：患者仰卧位，支撑患侧上肢前屈 90°，让患者上抬肩部使手伸向天花板并保持一定的时间，或患侧上肢随治疗师的手在一定范围内活动，并让患者用患手触摸自己的前额、另一侧肩部等部位，见图 14-13、图 14-14。

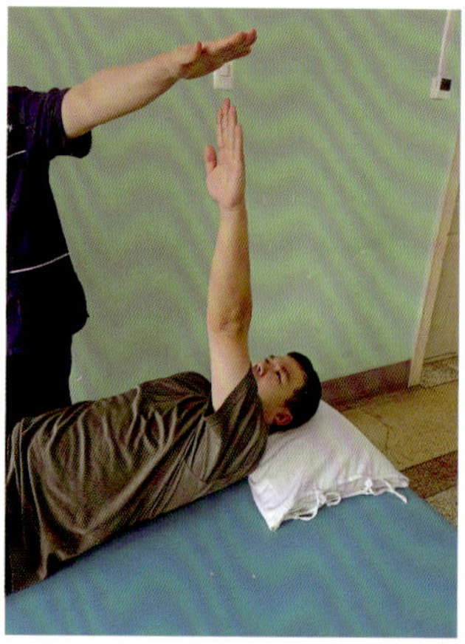

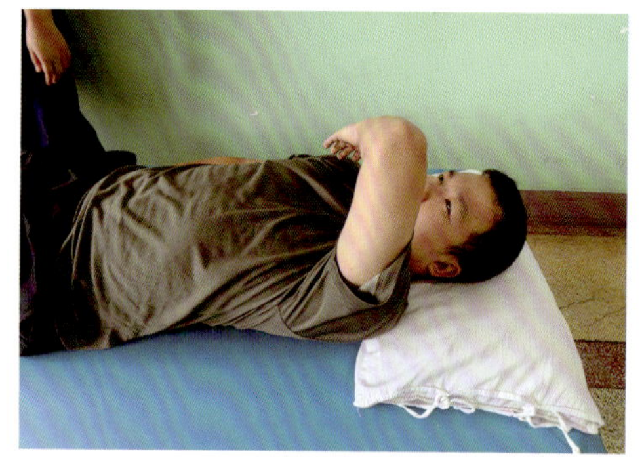

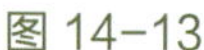

图 14-13

图 14-14

2）屈曲分离训练：患者仰卧位，上肢置于体侧。治疗师一手将患足保持在背屈位、足底支撑于床面，另一手扶持患侧膝关节，维持髋关节呈内收位，令患足不离开床面完成髋、膝关节屈曲，然后缓慢地伸直下肢，如此反复练习。（图 14-15、图 14-16）

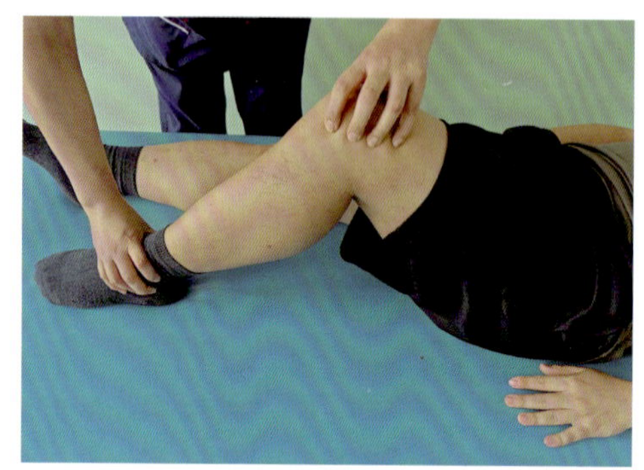

图 14-15

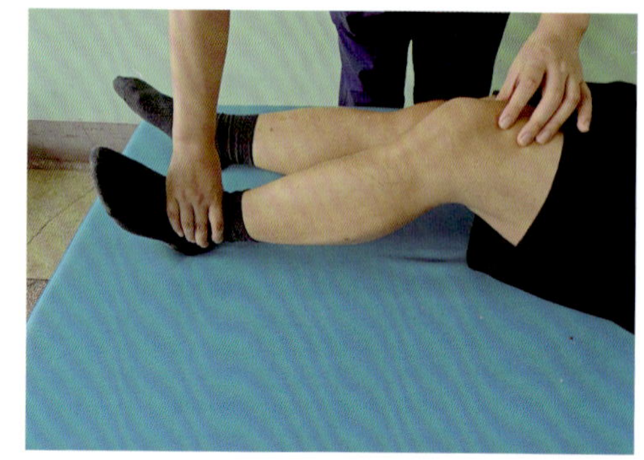

图 14-16

3）伸展分离训练：患者仰卧位，患膝屈曲，治疗师用手握住患足（不应接触足尖），使其充分背屈和足外翻。随后缓慢地诱导患侧下肢伸展，让患者不要用力向下蹬，并避免髋关节出现内收内旋。（图 14-17、图 14-18）

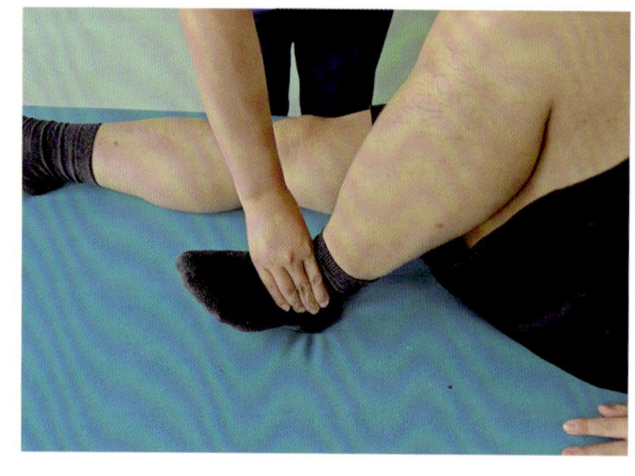

图 14-17

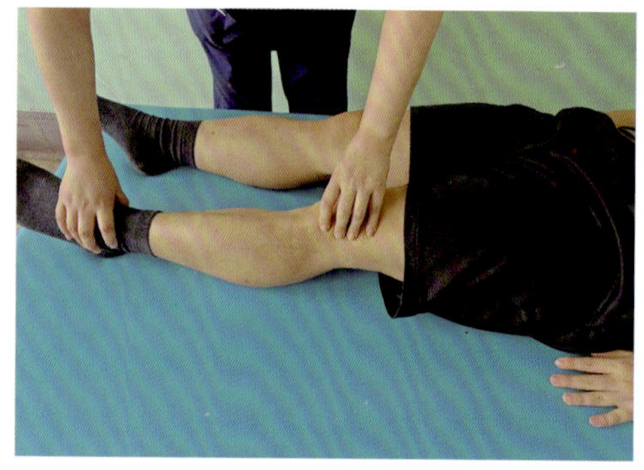

图 14-18

4）髋控制能力训练：摆髋是早期髋关节控制能力的重要训练方法。患者仰卧位，双腿屈髋屈膝，足支撑在床上，双膝从一侧向另一侧摆动。同时，治疗师可在健膝内侧施加阻力，加强联合反应以促进患髋由外旋回到中立位。进一步可进行患腿分、合运动。（图 14–19）

5）踝背屈训练：患者仰卧位，双腿屈髋屈膝，双足踏在床面上。治疗师一手拇、示指分开，夹住患侧踝关节的前上方，用力向下按压，使足底保持着床位，另一手使足背屈外翻。当被动踝关节背屈抵抗消失后，让患者主动保持该位置，随后指示患者主动背屈踝关节。（图 14–20）

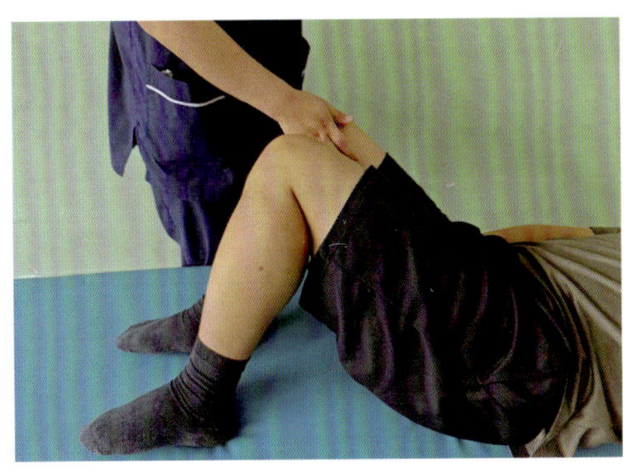
图 14–19

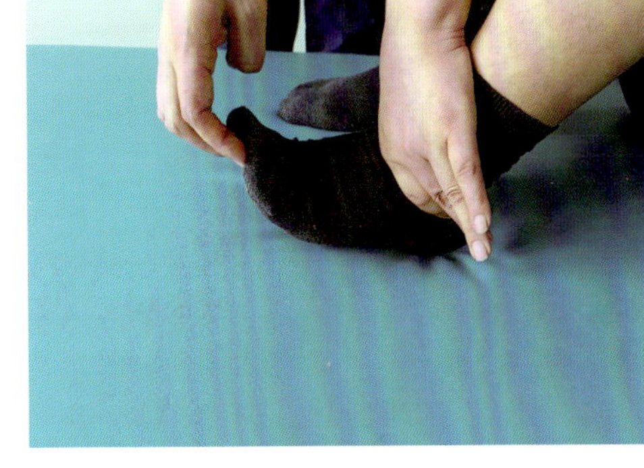
图 14–20

（2）翻身训练：患者仰卧位，双上肢 Bobath 握手，伸肘、头转向要翻转的一侧，肩上举约 90°，健侧上肢带动患肢伸肘向前送，用力转动躯干向翻身侧，同时摆膝，完成肩胛带、骨盆带的共同摆动而达到侧卧位。

（3）坐位训练：

1）坐起训练：患者首先从仰卧位变换为侧卧位，用健手握住患手置于腹部，头抬起，健侧肘关节屈曲，上臂呈直立位以支撑上半身抬起；健足插入患足下呈交叉状，以健足带动患足向床边挪动；上半身进一步上抬、前倾，同时健手手掌向下放在床上，以支撑身体起立。两足下垂在床边。坐起，移开交叉的双腿，两足着地。（图 14–21、图 14–22）

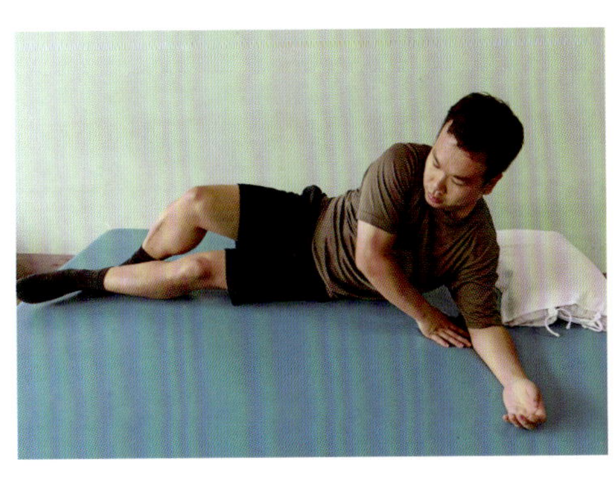
图 14–21

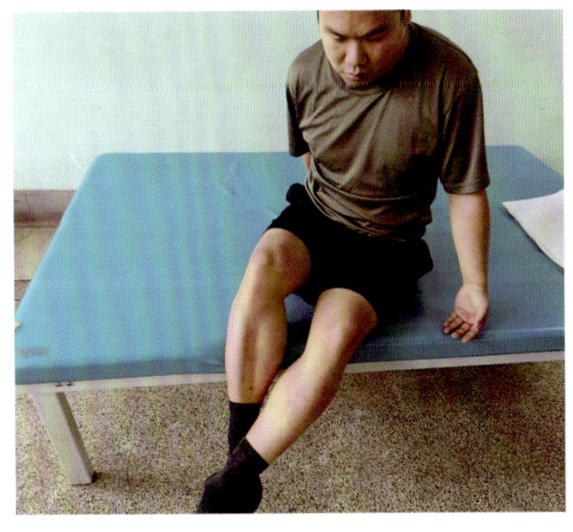
图 14–22

2）坐位平衡训练：平衡训练分静态平衡训练和动态平衡训练。静态平衡训练要求患者无支撑下在床边或椅子上保持静坐位，髋关节、膝关节和踝关节均屈曲 90°，足踏地或支撑台，双足分开约一脚宽，双手置于膝上。治疗师协助患者调整躯干和头至中立位，当感到双手已不再用力时松开双手，此时患者可保持该位置数秒，然后慢慢地倒向一侧。随后治疗师要求患者自己调整身体至原位，必要时给予帮助。静态平衡完成后，让患者自己双手手指交叉在一起，伸向前、后、左、右、上和下方并有重心相应的移动，此为自动态坐位平衡训练。患者一旦在受到突然的推、拉外力仍保持平衡时（被动态平衡），就可以认为已完成坐位平衡训练。

3）坐位时身体重心向患侧转移训练：偏瘫患者坐位时常出现脊柱向健侧侧弯，身体重心向健侧偏移。治疗师站在患者对面，一手置于患侧腋下，协助患侧上肢肩胛带上提，肩关节外展、外旋、肘关节伸展，腕关节背伸，患手支撑于床面上；另一手置于健侧躯干或健侧肘部，调整患者姿势，使患侧躯干伸展，完成身体重心向患侧转移，达到患侧负重的目的。

（4）立位训练：

1）站起训练：患者坐位，双足平放于地面，足尖与膝盖成一直线。治疗师坐在患者对面，膝关节屈曲并抵住患侧膝关节，用肘部将患者上肢抵在自己的腰部，另一手置于患者肩部，协助患者将身体重心向前移动。当双肩前移超过双足时，膝关节伸展而完成起立动作。起立时尽量患测负重，抬头看前方。（图 14–23、图 14–24）

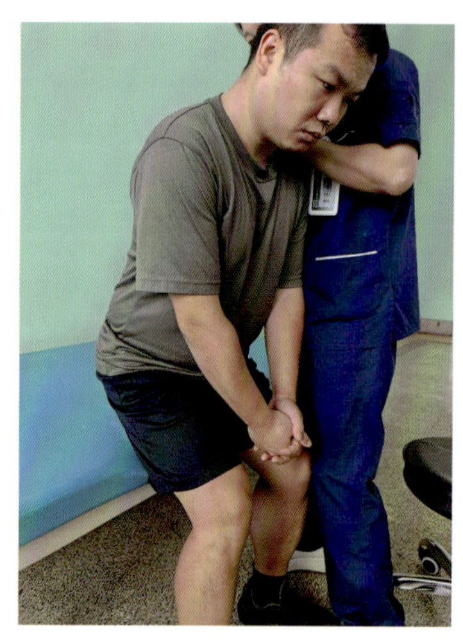

图 14–23

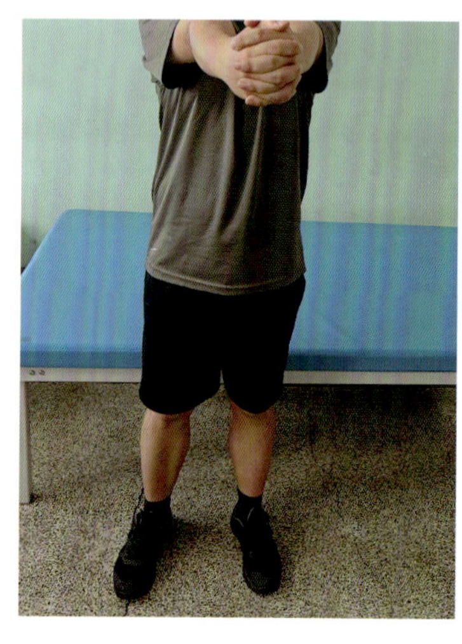

图 14–24

2）站位平衡训练：静态站位平衡训练是在患者站起后，让患者松开双手，上肢垂于体侧，治疗师逐渐除去支撑，让患者保持站位，注意站位时不能有膝过伸。患者能独立保持静态站位后，让患者重心逐渐向患侧，训练患腿的持重能力。同时让患者双手交叉的上肢（或仅用健侧上肢）伸向各个方向，并伴有随躯干（重心）相应的摆动，训练自动态站位平衡。如在受到突发外力的推拉时仍能保持平衡，说明已达到被动态站位平衡。

3）患侧下肢负重训练：当患侧下肢负重能力逐渐提高后，就可以开始患侧单腿站立训练。患者站立位，身体重心移向患侧，健手可抓握一固定扶手起保护作用，为避免患侧膝关节过度伸展，治疗师可用手辅助膝关节保持屈曲 15°左右。然后患者将其健足抬起，置于患侧膝关节内侧、躯干、骨盆及患侧下肢位置不动，将健侧下肢内收、内旋。

（5）步行训练：

1）步行前准备：如扶持站立位下患腿的前后摆动、踏步、屈膝、伸髋练习，患腿负重，健腿向前、向后移动及进一步训练患腿的平衡。

2）扶持步行：治疗师站在偏瘫侧，一手握住患手，掌心向前；另一手从患侧腋下穿出置于胸前，手背靠在胸前处，与患者一起缓缓向前步行，训练时要按照正确的步行动作行走或在平行内步行，然后扶杖步行（四脚杖、三脚杖、单脚杖）到徒手步行。（图 14–25）

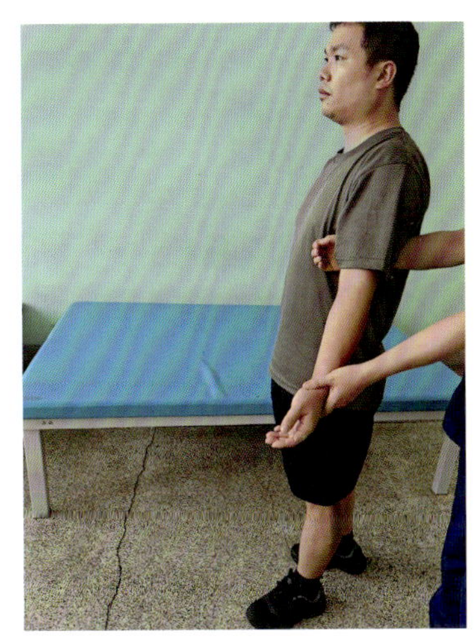

图 14–25

3）改善步态训练：步行早期常有膝过伸和膝打软（膝突然屈曲）现象，应进行针对性的膝关节控制训练。

4）复杂步行训练：如高抬腿步、弓箭步、绕圈走、转换方向、越过障碍走、各种速度和节律的步行，以及训练步行的耐久力（如长距离的步行、接力游戏）、增加下肢力量（如上斜坡、上楼梯）、训练步行的稳定性（如在窄步道上步行），训练步行的协调性（如踏固定自行车、踏脚踏式织布机等）。

5）上下楼梯训练：偏瘫患者上、下楼梯训练应遵照健足先上、患足先下的原则。治疗师站在患侧后方，一手协助控制膝关节，另一手扶持健侧腰部，帮助患者将重心转移至患侧，健侧先上一层台阶。当健侧下肢在高一层台阶上支撑时，重心充分前移，治疗师一手固定腰部，另一手协助患足抬起，髋、膝关节屈曲，将患足置于高一层台阶。如此反复进行，逐渐减少帮助，最终使患者能够独立上楼梯。下楼梯时，治疗师站在患侧，一手置于患膝上方，稍向外展方向引导，协助完成膝关节的屈曲及迈步，另一手置于健侧腰部，身体向前方移动。患者健手轻扶楼梯扶手以提高稳定性，但不能把整个前臂放在扶手上。（图 14–26、图 14–27）

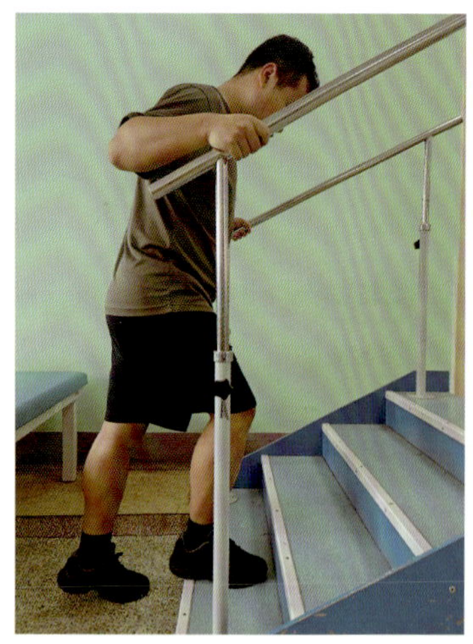
图 14-26

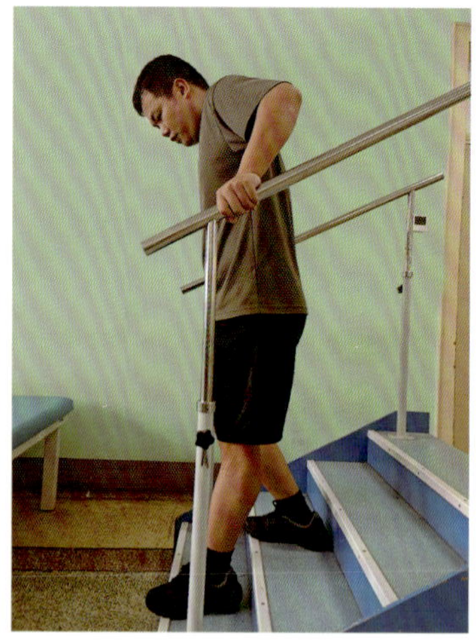
图 14-27

3. 后遗症期

指发病后 1 年以上的时期，此期患者不同程度地留下各种后遗症，如痉挛、肌力减退、挛缩畸形、共济失调、姿势异常甚至软瘫。①利用健侧代偿。②适时使用辅助器具（杖、步行器、轮椅），改善周围环境，争取最大限度的日常生活自理。③重视职业、社会、心理康复，使患者尽可能回归社会。

三 作业疗法

1. 功能性作业治疗

应针对其功能障碍采用相应的作业治疗。

（1）肩、肘、腕关节的训练：应用墙式或桌式插件进行肩、肘、腕关节的训练，做捶钉木板、调和黏土等肘关节伸屈的训练。

（2）前臂旋前或旋后的训练：拧龙头、拧螺帽，利用圆盘状插件等，见图 14-28 ~ 图 14-30。

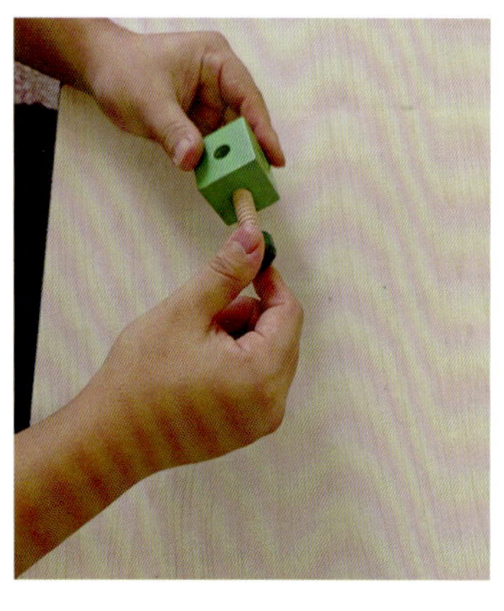
图 14-28

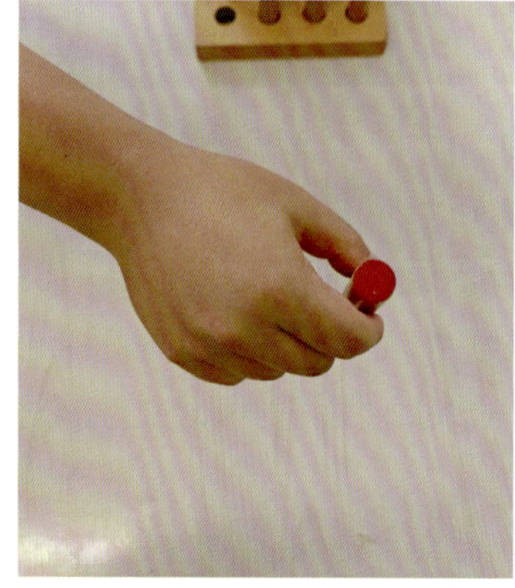
图 14-29

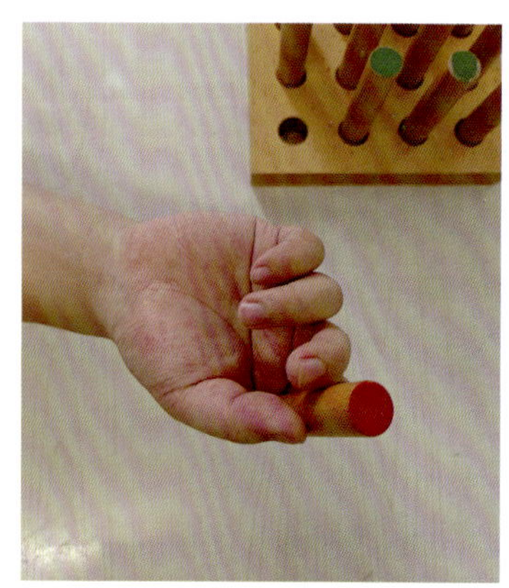
图 14-30

（3）手指精细活动：用栓状插件进行拇指的对指、内收、屈曲活动，以及捡豆、和面、编织、刺绣、拼图、打字等，见图 14-31、图 14-32。

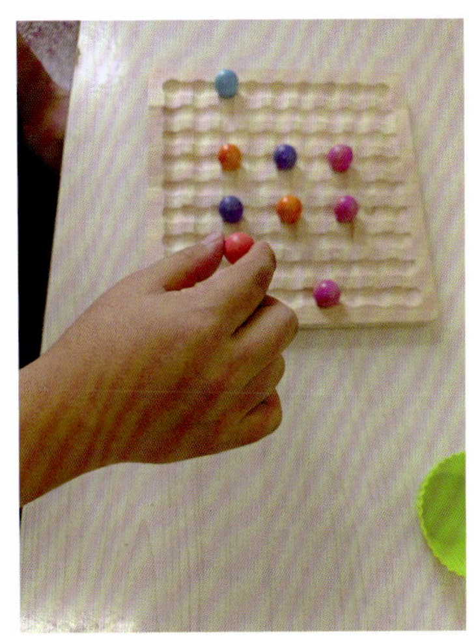

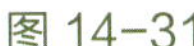

图 14-31

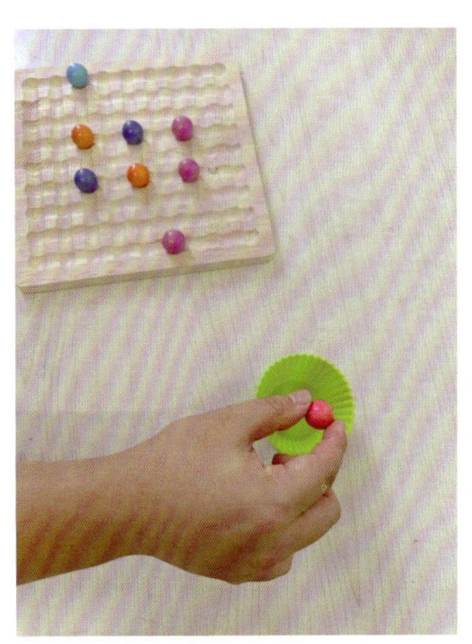

图 14-32

（4）改善协调平衡功能的训练：脚踏缝纫机、拉锯、保龄球、砂磨板作业等。

（5）认知功能的作业训练：脑卒中患者很多存在认知障碍，主要包括注意力障碍、记忆力障碍及定向力障碍等。有针对性地采取相应的作业训练，如注意力、记忆力、定向力、表达力、计算力、理解力等的作业训练。

2. 日常生活活动能力训练

包括床椅转移、穿衣、进食、上厕所、洗澡、行走、上下楼梯、个人卫生等。通过作业治疗，使患者尽可能实现生活自理。

四 感觉障碍康复

躯体感觉障碍的康复治疗

常用的感觉刺激方法包括反复触摸各种刺激、振动刺激、关节活动、经皮电刺激、间歇性气压疗法等[26]。

（1）浅感觉障碍的训练：浅感觉障碍的训练以对皮肤施加感觉刺激为重点，刺激的种类有叩打、轻拍、摩擦、轻擦等。对于感觉障碍严重的患者应施加比较剧烈的刺激。

1）针刺觉训练：患者仰卧位，用大头针先轻轻地刺激患者皮肤，同时询问患者的感觉。刺激力度应缓慢加大，治疗过程中应避免损伤表皮组织。

2）温度觉训练：患者仰卧位，治疗前准备好一盆冷水（10℃）和一盆温水（40℃），每个盆里放一条毛巾。治疗师可以单独使用一种温度刺激法（冷或热），也可以使用冷热交替刺激法，每次保持 10～15 s。整个过程中需注意患者的反馈。

3）轻触觉训练：患者仰卧位，在患侧肢体上轻拍、叩击，有节律地轻微触摸，拿毛刷沿着逆毛发的方向，快速而轻巧地摩擦感觉受损区的皮肤。

（2）深感觉障碍的训练：深感觉障碍严重影响康复预后，瘫痪肢体的肌张力在 1 个月以上不恢复者多数有深感觉障碍，可在多方面表现出不同程度的缺陷，如较差的目标精准性、多节段运动控制障碍、运动序列难以协调执行、复杂手指运动困难、行动迟缓等。在多种感觉障碍类型中，关节位置觉的恢复难度较大。训练主要刺激包括肢体负重和关节压缩、肢体定位放置和控制等。肢体负重和关节压缩刺激了皮肤、皮下和关节的压力感受器，定位放置和控制均与运动控制能力和位置觉有关。除肢体负重和关节压缩可用于痉挛尚未完全消除的阶段外，其余各法均只适用于痉挛已完全消失，留下肌力不足的情况，且进行中不能过度用力，更不允许诱发痉挛。

（3）皮层复合感觉障碍的训练：皮层感觉障碍者主要通过实体觉训练让患者触摸不同形状、质地的物体，令其分辨。

1）识别物品：患者闭目，治疗师从不同的积木中选出一个放在患者手中，让其尽可能地描述手中的物体特征，如它是扁的、光滑的、冷的、正方形的等。然后让患者睁开眼，假如有遗漏，则继续补充描述其特点。可用健侧手重复上述训练，记录正确识别所需时间，作为对比参考。触摸识别应从形状简单、体积较大且质地相同的目标开始，逐渐过渡到形状复杂、体积较小且质地不同的目标。最初可将物品放到患者手中，往后可要求患者从许多物品中摸索出指定的物品进行匹配。在选择匹配作业中，应逐渐增加物品的数量。

2）识别物品的质地：首先选择形状相同但质地不同的物品，如皮、毡、砂纸、塑料等进行识别比较。从差异明显的材料开始比较，如丝绒和粗砂纸的比较。随着触觉识别能力的提高，再识别两者质地差别细微、分辨难度较大的物品，如比较天鹅绒和棉絮。

3）识别日常生活用品：从识别较大的物品开始，如电插销、火柴盒、羽毛球等，逐步过渡到识别小巧的物品，如硬币、大头针、纽扣等。可以将这些物品混合放在一只盛有豆子或沙子的盆里以增加识别难度。在此阶段应增加识别速度的训练，要求患者在规定时间内完成相应数量的生活用品识别，并逐步缩短时间、增加单位时间内的物品识别数量。

五　视觉障碍的康复治疗

脑血管病视觉障碍大致可分为 4 种视觉功能受损：中心视力下降、周边视野缺损、眼球运动障碍以及视觉空间或感知障碍。其中，视野缺损在脑血管病几周或几个月内通常会发生一定程度的自然恢复[26]。视野恢复疗法是获益最佳的康复方式。

（1）替代疗法：利用棱镜、眼贴或放大镜等辅助器械扭曲或替换部分完好的视野，以弥补受损区视野，从而达到改善整体视觉水平的目的。其中棱镜最常被应用，患者将自身视线对准棱即可获得缺损的目标视野。

（2）适应疗法：卒中后视觉自我适应，通常表现为对盲区额外扫视。伴有偏侧视觉忽略的患者对中心点的判断会偏向健侧；不伴有偏侧视觉忽略的患者则相反。眼动疗法会通过一些眼球的移动控制训练改变眼球的运动策略，修正患者的中心偏移，从而提升整体的视觉表现。视觉搜索训练即为一种常见的眼动疗法，即令患者在盲区内识别物体或扫看盲侧，训练总时长约 20 h 后即可初见成效。

（3）视野恢复疗法：该法以家庭康复为基础，通过特定的视觉刺激模式在日常生活中不断刺激视区与盲区的交界处，从而增加视野范围。

六　失语症康复

失语症除有精神症状、意识障碍、情感障碍、行为异常的患者外，几乎所有失语患者在当原发疾病不再进展、生命体征稳定时都适合进行语言治疗。

（一）完全性失语症的治疗

完全性失语症是最重的失语症类型，患者的理解能力好于表达能力，需要建立交流手段，增强交流欲望，提高交流能力，从而建立患者的自信心。可选择让患者学会点头、摇头来表示是或否的反应，从患者最熟悉的问题开始。

（1）功能性交际治疗：利用一些日常用语和患者感兴趣的话题引出患者反应。只要使用适当的提示和刺激，甚至最严重的失语症患者也可以理解和产生语言。

（2）言语失用症八步疗法：治疗通过听觉和视觉刺激，诱发和指导患者发音，包括同时产生目标语音、模仿复述练习、日常简单对话诱发产生词语。该疗法适用于伴有言语失用症的患者。

（3）旋律语调疗法（melodic intonation therapy，MIT）：是运用音乐的旋律和重音成分，通过患者残存的歌唱能力诱发言语输出的一种治疗模式，引导失语症患者跟着唱目标词，促进患者言语的表达。根据患者完成唱歌的独立程度，治疗人员逐渐减少音韵提示等帮助，从而让患者过渡到正常言语的表达。

（4）辅助替代方法：对于较为严重的完全性失语症患者，鼓励辅助其他形式进行交流，如做手势、用交流板和交流册等。

（二）运动性失语症的治疗

运动性失语症是典型的非流利型失语症，治疗重点放在言语表达的改善上，并根据每个患者的需要进行调整。

（1）刺激促进疗法（即 Schuell 刺激法）：训练原则是采用丰富、有意义的语言刺激材料，应用强的、控制下的听觉刺激，最大限度地恢复受损的语言符号系统。

（2）音乐疗法：包括旋律语调疗法和音乐治疗。音乐是一种强烈的多模态刺激，它同时以视觉、听觉和运动信息传递给由额颞顶叶组成的特殊大脑网络，这些区域的组成部分也被认为是人类镜像神经元系统的一部分。该系统能支持感知觉（视觉或听觉）和运动动作（语音 / 发音动作）之间的耦合。音乐也可提供个切入点使受损的大脑系统与多个神经网络之间连接，音乐治疗具有康复价值。

（3）无声视觉 - 运动提示（silent visuomotor cueing）：以无声的视频形式为患者提供启动词，视频显示目标词发音的标准唇部运动。对于重度 Broca 失语症患者的疗效更好，有助于训练单词提取和命名能力，并能够触发与口面部感知见相关的语言－运动脑区，为语言多模式整合加工提供依据，在可穿戴移动设备中应用，可提高患者在日常生活中的语言表达。

（4）语音和语义启动：治疗师以书面或口头形式提示与目标词汇相关的语音、语义或句法信息作为启动。语音提示可以是目标词的初始音/首字，而语义线索则提供了目标词的描述。在临床中广泛应用于词汇提取治疗，对词提取有益，能够改善短时和长时词汇加工能力。

（5）语句生成训练：以动词为中心，提供一种围绕动词生成句子的方法，通过对句子的理解和产生来整合语义，使句子生产和连接语的应用得到改善，从而提高语句生成。另外，基于补偿机制简化句法治疗，训练固定形式的句法，将句法的加工最小化，来应对句法损伤。

（6）强制性诱导疗法（constraint-induced aphasia therapy，CIAT）：采用强制口语交流和抑制非口语交流形式进行大量有目标的语言训练，最大限度地激发受损半球的语言康复潜能。该疗法适用于各种慢性恢复期存在交流障碍的失语症患者。

（三）感觉性失语症的治疗

感觉性失语症的特点是听理解障碍突出，治疗重点首先是听理解功能的改善，其次是命名能力的恢复，最终让患者利用残存的语言功能表达想法和需求。

（1）一词多功能疗法：通过听词辨认能够兴奋左颞听觉语言区，促进词的音、义结合；听词指字能够兴奋左颞及左顶枕区，促进词的音、形结合；复述能够加强左颞听觉语言区与左额言语运动区的联系，从而改善感觉性失语症患者的听理解能力，减少患者图命名时的错语。如果患者保留阅读理解能力，在听词－图匹配失败时，利用视觉词－图匹配补偿听理解障碍。应用该方法感觉性失语症患者早期治疗效果较为显著，病程6个月以上患者疗效欠佳。

（2）情景治疗：为训练感觉性失语症患者自发的、有效的交流能力，将患者置于真实的情境中，利用非语言沟通渠道来引导其语言功能康复。感觉性失语症患者对语言的理解能力差。他们运用语言表达的沟通技巧较差，而利用非语言方式能够很好地交流，比如动作、手势、面部表情等。

（四）传导性失语症的治疗

传导性失语症患者复述障碍是其更为主要的特征，在自发言语中出现音位错语，常合并找词困难。治疗重点放在改善复述、命名，以提高交流能力。

（1）刺激促进疗法（Schuell刺激法）：进行系统的、频繁的语言康复治疗是必要的，家属的参与、日常交流的训练可以取得较好的疗效。

（2）复述训练：复述训练能够较有针对性地治疗传导性失语症患者的复述障碍，在训练时强调对有意义的字词表达进行训练。

（五）命名性失语症的治疗

治疗主要以口语、命名训练为主，并强化对命名的记忆。

（1）Schuell 刺激法：采用刺激法及常规语言治疗，包括应用动词、名词、情景画等图卡，以及漫画故事、报刊和书籍等，进行命名、描述、阅读、描写等语言表达训练。

（2）语音和语义提示法：由治疗师以书面或口头形式提示与目标词汇相关的语音、语义或句法信息作为启动。语音提示可以是目标词的初始音或首字，语义线索则提供了目标词的语义特征描述。语义可进行分层次提示（如首音、首字、整词）。

（3）语义特征分析（semantic feature analysis，SFA）：治疗师引导患者使用特征分析图表来生成目标词的语义特征，直到患者能够用最少的线索完成分析。

（4）动词网络强化治疗（verb network strengthening treatment，VNeST）：是一种针对动词及其相关主题角色的失语症治疗方法。可以促进特定的、广泛的词汇检索，促进动词与多个宾语之间的语义联系，并促进基本句法的生产，改善句子交流中词汇的检索。

（5）交流效果促进疗法（promoting aphasics communication eltectiveness，PACE）：是治疗师和患者平等地作为信息的接收者和传递者，应用所有可能的沟通方式（如手势、绘画、指点、扮演角色等）参与信息的传递和接收，进行新信息的交流，以接近实用交流的方式来激发患者做出更多反应的一种训练方法。

（6）计算机辅助治疗：计算机辅助训练系统不同于传统语言治疗，它不受限于训练场景，患者只要触及屏幕即可显示场景中物体的名称，听见物体名称及定义，同时可进行反馈式的字词朗读训练

七　构音障碍康复

构音障碍是“言语”（speech）功能的障碍，语言（language）系统本身无明显障碍，听理解基本正常。对于构音障碍的脑卒中患者，建议采用生物反馈和扩音器提高语音和改变强度，使用腭托代偿腭咽闭合不全，应用降低语速、用力发音、手势语等方法进行代偿。对严重构音障碍患者可采用增强和代偿性交流系统（augmentative and alternative communication，AAC）来提高和改善交流能力。辅助性和替代性交流装置及治疗方法应被用作言语治疗的补充手段。

八　吞咽困难康复

吞咽困难会导致肺炎、营养不良、脱水及其他并发症。脑卒中患者在开始进食、饮水或口服药物前均应进行吞咽功能评估。饮水试验可作为脑卒中患者判断误吸危险的筛选方法之一。饮水试验结果为阳性的患者建议使用吞咽造影录像检查或纤维内镜吞咽评估进行进一步检查。

吞咽障碍治疗策略：①调整食物质地，增加经口进食安全。②采用低风险进食方式

及代偿策略来预防并发症如误吸和呛咳的发生。③监控经口进食量，预防脱水的发生。④补充饮食来保证足够的营养。⑤对于不能吞咽的患者采用管饲。⑥针对不同吞咽障碍的发生机制进行不同的康复训练。

（一）口腔感觉训练技术

针对口腔期吞咽障碍患者的口腔浅深感觉、反射异常设计的一系列训练技术，旨在帮助改善口腔器官的各种感觉。

（1）冷刺激训练：冰棉棒刺激或冰水漱口是一种特别的感觉刺激，此法适用于口腔感觉较差的患者。

（2）嗅觉刺激：又称“芳香疗法”。是通过芳香物质中的小分子物质刺激嗅觉来达到对嗅觉的调节及对嗅觉信息传递的促进作用，包括黑胡椒、薄荷脑刺激。

（3）味觉刺激：舌的味觉是一种特殊的化学性感觉刺激，通常舌尖对甜味敏感，舌根部感受苦味，舌两侧易感受酸味刺激，舌体对咸味与痛觉敏感。将不同味道的食物放置于舌部相应味敏感区域，可以增强外周感觉的传入，从而兴奋吞咽皮质，改善吞咽功能。

（4）口面部振动刺激：用改良的振动棒刷擦口腔内颊部、舌部或面部，给予这些部位深感觉刺激，提高口颜部的运动协调能力。

（5）气脉冲感觉刺激：通过气流冲击刺激口咽腔黏膜诱发吞咽反射，提高口咽腔黏膜敏感性，加快吞咽启动。其无误吸风险，安全性高，尤其适用于因严重认知障碍不能配合其他治疗的成人及儿童患者。

（6）冰酸刺激：吞咽前在腭舌弓给予冰酸刺激，可以提高口咽对食团知觉的敏感度，减少口腔过多的唾液分泌，通过刺激脑干的激活系统，提高对食物的感知和对进食吞咽的注意力。适用于口腔温度觉、味觉感觉差的患者。

（7）K 点刺激：K 点位于后磨牙三角的高度，腭舌弓和翼突下颌帆的中央位置。可选择专用的小岛勺、普通棉棒活手指等方法刺激该点。目的是促进张口和诱发吞咽反射，适用于上运动神经元损伤后张口困难的患者。

（8）深层咽肌神经刺激：该方法利用一系列的冰冻柠檬棒刺激，改善咽喉的反射功能，刺激时着重强调三个反射区，即舌根部、软腭、上咽与中咽缩肌，强化口腔肌肉功能与咽喉反射。

（9）改良振动棒深感觉训练：利用改良振动棒可提供口腔振动感觉刺激，通过振动刺激深感觉的传入，反射性强化运动传出，改善口腔颜面运动协调功能。

（二）口腔运动训练技术

（1）口腔器官运动体操：徒手或借助简单小工具做唇、舌的练习，借以加强唇、舌、上下颌的运动控制、稳定性及协调、力量，提高进食咀嚼的功能。

（2）舌压抗阻反馈训练：通过应用舌抗阻反馈训练装置改善舌流体静压，提高舌活动能力的一种训练方法，是一种直观地将患者舌上抗阻能力通过压力值显示的正反馈训练技术。

（3）舌肌主被动康复训练：使用舌肌康复训练器（吸舌器）被动牵拉或舌活动时施加助力、阻力，提高舌肌力量。不仅用于牵拉舌，也可在唇、舌、面颊部等肌肉运动感觉训练中使用。

（4）Masako训练法：吞咽时，通过对舌的制动，使咽后壁向前运动与舌根部相贴近，增加咽的压力，加快食团推进。可增加舌根的力量，延长舌根与咽喉壁的接触时间，促进咽后壁肌群代偿性向前运动。

（5）Shaker锻炼：又称抬头训练，目的是增加食管上段括约肌开放的时间和宽度，促进清除吞咽后因食管上段括约肌开放不全而引起的咽部残留食物。

（三）低频电刺激

（1）神经肌肉电刺激疗法：主要治疗目标是强化无力肌肉及进行感觉刺激，帮助恢复喉上抬运动控制，延缓肌肉萎缩、改善局部血流。

（2）经皮神经电刺激疗法：一般使用便携式刺激器，应用于体表，刺激感觉神经，用于吞咽障碍治疗。

（3）手持式感应电刺激：通过移动电极刺激舌内肌群、软腭、咽肌等传统电刺激无法刺激的口腔内肌肉，能改善患者的舌骨运动范围和降低误吸风险。

（四）表面肌电生物反馈训练

通过电子仪器记录口咽喉部表面肌肉的肌电信号，以视、听等方式显示并反馈给患者，根据这种反馈信号及治疗师的语言提示，使患者学会控制这些肌肉活动，训练患者提高吞咽肌群的力量和协调性。

（五）导管球囊扩张术

适用于环咽肌或贲门失弛缓症，用12号乳胶球囊导管经鼻孔或口腔插入食管，在食管入口处，用分级注水或注气的方式充盈球囊，通过间歇性牵拉环咽肌，激活脑干与大脑的神经网络调控，恢复吞咽功能，主要应用于神经疾病导致的环咽肌功能障碍患者。

（六）代偿性方法

代偿口咽功能，改善食团摄入，而不会改变潜在的吞咽生理的治疗技术。

（1）食物调整：食物的性状影响吞咽的过程，通过调节食物的性状可以让部分吞咽患者安全有效的进食。可以通过液体稠度的调、食物质地调整、一口量的调整（推荐5～20 mL）等。

（2）吞咽姿势的调整：在吞咽时通过头颈等部位的姿势调整使吞咽通道的走向、腔径的大小和某些吞咽器官组成结构的位置有所改变和移动，避免误吸和残留，消除症状的方法。适用神经系统疾病（如脑血管病）头颈部肿瘤术后等情况。

（3）进食工具的调整：选择杯子、勺子、吸管、缺口杯或运动水杯等，进食工具应充分考虑安全，方便适用。

(4) 环境改造：环境的调节如减少干扰、降低噪音、增亮照明、促进社交互动，可以改善进食体验。

九 认知功能障碍康复

认知障碍康复应以个体化、从易到难、循序渐进为原则，基本训练和强化训练相结合。家属的参与度、改变外界环境、社会参与能力等也不容忽视。认知障碍康复的目标是改善现有的认知功能，提高日常生活活动能力、生活质量和社会活动能力，使患者最大限度地回归社会。

（一）注意障碍康复治疗

注意力是一项基本的认知功能，是其他认知功能的基础。注意广度、注意维持、注意转移、注意分配是注意力的四大特征。注意障碍康复一般采用划消、游戏、阅读选择、听觉选择、表达性注意训练、接受性注意训练、双任务训练等。

（二）记忆障碍康复治疗

记忆障碍康复可以在日常生活活动当中利用吃饭、穿衣、记事、钟表、写日记、填写表格、购物等方式，通过反复朗读、叙述、复述、制订活动计划、时间表等方法进行训练。

（三）失认症康复治疗

(1) 视觉失认：可以利用卡片、照片、人物、常用物品等让患者确认颜色、物品名称及用途、人员关系、叙述故事等。

(2) 听觉失认：可以让患者闭眼听声音，然后在图片上确认声音的来源；还可以在嘈杂的声音中确定特定声音的次数。

(3) 触觉失认：可以让患者闭眼触摸熟悉的物品，通过感受其形状、质地等说出其名称来进行视觉反馈训练，还可以通过抓豆、触摸沙子等进行功能活动训练。

十 情感障碍康复

发病初期，对患者和家属应进行脑卒中后抑郁的流行病学和治疗方面的教育。在确认无禁忌证的情况下，诊断为脑卒中后抑郁的患者应接受抗抑郁药物治疗，药物治疗推荐首选选择性 5- 羟色胺再摄取抑制剂、选择性 5- 羟色胺和去甲肾上腺素再摄取抑制剂类等抗抑郁药，并密切监测以确定其治疗效果。对于情绪不稳或假性延髓情绪造成情绪困扰的患者，可应用 SSRI 或右美沙芬 / 奎尼丁进行试验性治疗。脑卒中后抑郁患者均应接受心理支持治疗，可考虑药物治疗联合心理治疗、物理治疗等非药物治疗手段。应对患者进行保持积极健康生活方式的宣教，提倡患者参与休闲娱乐活动，培养克服参加社会活动障碍的自我管理技能。对于情感障碍造成的持续困扰或残疾状态恶化，应为脑卒中患者提供专业的精神科或心理科医师会诊。诊断患有中度至重度抑郁的患者应被转介到精神卫生专科医院进行评价和治疗。当患者有自杀倾向、冲动伤人或伤害自己的风险及伴精神病症状时建议紧急转诊精神科。

十一 心脏与呼吸功能康复

脑卒中卧床患者应尽早离床接受常规的运动功能康复训练，以提高患者的心血管功能。下肢肌群具备足够力量的脑卒中患者，建议进行增强心血管适应性方面的有氧训练，如活动平板训练、水中运动等。重症脑卒中合并呼吸功能下降、肺部感染的患者，建议加强床边的呼吸道管理和呼吸功能训练，以改善呼吸功能、增加肺通气和降低脑卒中相关性肺炎的发生率和严重程度，改善患者的整体功能。脑卒中后血氧分压、氧饱和度、肺活量和 1 s 用力呼吸量可以作为评价肺功能的监测指标。对于健康状况极差的患者，锻炼强度在心率储备的 30%就可以达到心血管训练效果。

参考文献

[1] 滑宏巨，丁继惠，凌文哲．脑梗死病因研究 [J]. 现代医药卫生，2005，21（8）：947–948.

[2] 贾建平．神经病学（第六版）[M]. 北京：人民卫生出版社，2008.6：6–8，175–186.

[3] 中医康复临床实践指南缺血性脑卒中（脑梗死）制定工作组．中医康复临床实践指南缺血性脑卒中（脑梗死）[J]. 康复学报，2021，31（6）：437–447.

[4] 唐强．临床康复学 [M]. 上海：上海科学技术出版社，2009：14–22.

[5] 王玉龙．康复功能评定学 [M]. 北京：人民卫生出版社，2018：94–151.

[6] 陈海，贾建平．胼胝体梗死的临床研究 [J]. 脑与神经疾病杂志，2006，14（6）：421–424.

[7] BENJAMIN B. KUZMA, M. D. JULIUS M. GOODMAN, M. D. Corpus Call osum Infarction[J]. Surg Neurol. 1999;52：210–212.

[8] GIROUD M, DUM AS R. Clinical and topographical range of callosal in farction：a clinical and radiological correlation study[J]. J Neurol Neurosurg Psy chiatry.1995;59（3）：238–242.

[9] DAVID L. KASOW, S YLVIE DESTIAN, CARL BRAUN, et al. Corpus callosum Infarcts with atypical clinical and radiologic present ations[J]. AJNR Am J Neu roradiol;2000,21（10）：1876–1880.

[10] NC SUWANWELA, N LEELACHEAVASIT. Isolated corpus callosal infarction secondary to pericallosal artery disease presenting as alien hand syndrome[J]. J Neurol Neurosurg Psychiatry. 2002;72：533–536.

[11] 中国脑卒中防治报告编写组．中国脑卒中防治报告 2019 概要 [J]. 中国脑血管病杂志，2020，17（5）：272–281.

[12] Writing Group of Stroke Prevention and Treatment in China. Brief report on stroke prevention and treatment in China, 2019[J].Chin J Cerebrovascul Dis,2020,17（5）：272–281.

[13] 吴洋，王德生，汤颖，等．脑干梗死的解剖学基础及临床特点 [J]. 现代生物医学进展，2012.2（9）：

5772–5777.

[14] WANG W, JIANG B, SUN H, et al. Prevalence, Incidence, and Mortality of Stroke in China: Results from a Nation wide 7Based Survey of Adults[J]. Circulation,2017,135（8）：759–771.

[15] 王维治．神经病学 [M]．北京：人民卫生出版社，2006：32–35.

[16] 徐运．中国脑血管病影像应用指南 [J]. 中华神经科杂志，2016，49（3）：164–181.

[17] 吴江，贾建平．神经病学（第 3 版）[M]. 北京：人民卫生出版社，2017.

[18] 张月．高分辨磁共振成像对基底节区急性脑梗死的 M1 段血管斑块特征分析的应用研究 [D]. 承德：承德医学院，2020.

[19] 田秀辉．脑梗死诊断与治疗 [J]. 临床合理用药杂志，2011，4（6）：96–97.

[20] 张学敏，王华．基底节区脑梗死的发病机制及危险因素分析 [J]. 青岛医药卫生，2021，53（4）：279–281.

[21] 中华医学会神经病学分会脑血管病学组．中国脑出血诊治指南（2019）[J]. 中华神经科杂志，2019，52（12）：994–1002.

[22] 国家卫生健康委脑卒中防治工程委员会．中国脑卒中防治指导规范 [M]. 北京：人民卫生出版社，2021.

[23] 吴江．神经病学 [M]. 北京：人民卫生出版社，2010.8：158–166.

[24] 岳寿伟，黄晓琳．康复医学 [M]. 北京：人民卫生出版社，2022.

[25] 倪朝民．神经康复学 [M]. 北京：人民卫生出版社，2018.

[26] 张通．脑血管病康复指南 [M]. 北京：人民卫生出版社，2021.